Jean Carper
Wundermedizin Nahrung

Jean Carper

Wundermedizin Nahrung

Wie Sie durch richtige Ernährung
über 100 Krankheiten und Beschwerden
vorbeugen und sie heilen können.
In mehr als 10 000 wissenschaftlichen
Studien erforscht und erprobt.

Aus dem Amerikanischen von
Gerhard Beckmann

ECON Verlag
Düsseldorf · Wien · New York · Moskau

Titel der amerikanischen Originalausgabe: Food – Your Miracle Medicine
Originalverlag: HarperCollins Publishers, New York
Übersetzt von Gerhard Beckmann

Die Deutsche Bibliothek – CIP-Einheitsaufnahme

Carper, Jean:
Wundermedizin Nahrung: Wie Sie durch richtige Ernährung über 100 Krankheiten und Beschwerden vorbeugen und sie heilen können; in mehr als 10 000 wissenschaftlichen Studien erforscht und erprobt / Jean Carper. Aus dem Amerikan. von Gerhard Beckmann. – Düsseldorf; Wien; New York; Moskau: ECON Verl., 1994
Einheitssacht.: Food – your miracle medicine ‹dt.›
ISBN 3-430-11741-0

Umschlag: Bayer-Eynck
Titelabbildung: Ursel Borstel, Essen
Lektorat: Nina Börnsen-Holtmann
Gesetzt aus der Times und der Imago der Fa. Berthold
Satz: Dörlemann-Satz, Lemförde
Papier: Papierfabrik Schleipen GmbH, Bad Dürkheim
Druck und Bindearbeiten: Ebner Ulm
Printed in Germany
ISBN 3-430-11741-0

In Erinnerung an Lola

Inhalt

Die richtigen Ernährungsweisen für Fortpflanzungsfunktionen

Anhang

Einleitung

»Was immer der Vater einer Krankheit gewesen ist – die Mutter war eine schlechte Ernährung.« *Chinesisches Sprichwort*

Zu wissen, was dem individuellen Gesundheitszustand entsprechend jeweils die richtige – oder falsche – Nahrung ist, bietet einen reichen Schatz an Erkenntnissen, wie es ihn vor unserer Zeit noch nie gegeben hat. Damit lassen sich gesundheitliche Probleme von einfachen Erkältungen bis hin zu Krebs behandeln und vorbeugend verhüten. Das zu vermitteln ist der Zweck dieses neuen Buches.

Mein vorhergehendes Buch »Nahrung ist die beste Medizin«, das 1989 in den USA und 1991 auf deutsch erschienen ist, hat die damaligen wissenschaftlichen Erkenntnisse über die Heilwirkung der allgemein gebräuchlichen Nahrungsmittel untersucht. Wie die erste Reise des Columbus hat auch dies Buch aufregende, großenteils unerforschte neue Welten aufgetan. Damals fand die Vorstellung, daß Nahrung legitime, wissenschaftlich bestätigte medizinische Eigenschaften besitzt, nur wenig Beachtung. Inzwischen wird diese Idee jedoch mit leidenschaftlichem Interesse verfolgt. Renommierte staatliche und wissenschaftliche Gremien in aller Welt sind darin einer Meinung, daß die Ernährung einen starken Einfluß auf Gesundheit und auf Krankheiten hat. Die Forschung hat sich dieses Bereichs mittlerweile vehement angenommen. Dutzende von internationalen Konferenzen, die manchmal sogar nur einem Einzelthema wie Knoblauch, Tee, Fischölen, oxidationsverhütenden Fasern oder ungesättigten Fetten gewidmet waren, haben über die heilenden und vorbeugenden Kräfte von Nahrungsmitteln erstaunliche neue wissenschaftliche Ergebnisse ans Licht gebracht. So sind beispielsweise in Brokkoli und Kohl völlig neue Mittel zur Krankheitsbekämpfung entdeckt worden.

Gleichzeitig sind neue Hinweise und Theorien aufgetaucht oder verbessert worden, die präzise erläutern, welche Auswirkungen Nahrung auf das Zellverhalten und damit auf Gesundheit oder Erkrankung ausübt. So glauben beispielsweise Wissenschaftler inzwischen entdeckt zu haben, was eigentlich das

Blutcholesterin für Arterien so gefährlich macht und welche Möglichkeiten die Ernährung bietet, um solche Gefährdung auf völlig neue Weise zu bekämpfen. Inzwischen ist Forschern bekannt, daß bei allen Arten von Entzündungskrankheiten - wie etwa Arthritis oder Asthma - Fischöle Milderung verschaffen, Maisöl sie dagegen verschlimmert. Es gibt auch immer mehr Beweismaterial dafür, daß sich bestimmte Nahrungsmittel bei einer überraschend großen Zahl von Menschen mit unvermuteten Formen von Nahrungsunverträglichkeit bzw. »Allergien« auf die Gesundheit verheerend auswirken.

Vor allem aber wird inzwischen viel deutlicher, welche Nahrungsmittel auf eine ganze Reihe von Gesundheitsproblemen besonders stark einwirken können. Und deshalb dokumentiert dieses Buch nicht nur allgemein die wachsenden Kenntnisse über die heilenden und prophylaktischen Kräfte in der Nahrung, sondern es empfiehlt auch ganz konkret bestimmte Nahrungsmittel, die zur Heilung oder zum Vorbeugen beitragen können - von leichten Beschwerden bis hin zu lebensgefährlichen Krankheiten. Das Buch »Nahrung ist die beste Medizin« hat bewiesen, daß es eine neue Welt gibt. In diesem neuen Buch, »Wundermedizin Nahrung«, wird im einzelnen erkundet, wie diese neue Welt aussieht und was das für Sie persönlich bedeutet. Das Buch bietet wissenschaftliche Wegweiser an, die Sie dazu benützen können, Ihre gesundheitlichen Sorgen zu meistern, Krankheiten abzuwehren und vorhandene Beschwerden zu behandeln.

Es ist für mich ein abenteuerliches Erlebnis gewesen, neue, verblüffende wissenschaftliche Ergebnisse über die Zusammenhänge zwischen Ernährung und Gesundheit auszukundschaften. Im Laufe der Arbeiten für dieses Buch habe ich Hunderte von Wissenschaftlern interviewt, Tausende von Seiten mit Literaturverzeichnissen und Ausdrucken von Computerstudien geprüft, an etwa einem Dutzend internationaler wissenschaftlicher Symposien teilgenommen und unzählige medizinische und naturwissenschaftliche Abhandlungen gelesen. Eine Hauptinformationsquelle war die riesengroße Datenbank von medizinischen und wissenschaftlichen Artikeln in der National Library of Medicine in Bethesda, Maryland, die als MEDLARS bekannt ist. Ich habe auch in der Universität von Illinois in Chicago in der dortigen großen Datenbank über pharmakologische Eigenschaften von Nahrungsmitteln und Pflanzen nachgeschlagen; sie ist unter dem Namen »Natural Products Alert« oder NAPRALERT bekannt. Nach einer vorsichtigen Schätzung basiert dieses Buch auf mehr als 10 000 Studien, die ich insgesamt bzw. in Zusammenfassungen studiert oder von Einzelforschern unmittelbar kennengelernt habe.

Ein wichtiger Hinweis: Die wissenschaftlichen Informationen dieses Buches kommen von herausragenden Forschern, die mit führenden Wissenschaftszentren in der ganzen Welt zusammenarbeiten und deren Erkenntnisse in hochangesehenen wissenschaftlichen Zeitschriften veröffentlicht wurden. Es handelt sich um Männer und Frauen, die in Grenzbereichen arbeiten, nichtsdestoweniger aber die wissenschaftlichen Maßstäbe der traditionellen Medizin repräsentieren. Ohne es vielleicht zu wissen, nehmen sie außerdem teil an einem unaufhaltsamen, positiven Trend – daß alternative Medizin allgemein akzeptiert und angewandt wird. Wie aus Befragungen ersichtlich ist, wird alternative Medizin in irgendeiner Form von einem Drittel der amerikanischen Bevölkerung benützt. Die beste, sicherste und billigste alternative Medizin ist zweifellos eine richtige Ernährung. Daß sie von der traditionellen Medizin legitimiert wird, kann uns nur viel unnötiges Leiden ersparen und überdies ein wenig von den astronomischen Arzneikosten und vom Monopol der Pharmaindustrie befreien. Laut einer 1988 im »Journal of the American Medical Association« vorgestellten ökonomischen Analyse könnten die Arzneimittelkosten eines Menschen um 80 Prozent verringert werden, wenn man ein spezifisches cholesterinsenkendes Medikament durch Haferkleie ersetzte. Und obendrein hat Haferkleie natürlich nicht die potentiellen Nebenwirkungen des Medikaments.

»Wundermedizin Nahrung« zeugt von einer neuen Welt – nicht nur von Entdeckungen an sich, sondern auch Lösungen persönlicher Probleme. Es erkundet die wunderbaren Eigenschaften von Nahrungsmitteln zur Steuerung biochemischer Ereignisse auf der Ebene der Zellen, das heißt dort, wo alle Aspekte der Gesundheit anfangen und enden. Trotz der vom Menschen geschaffenen heutigen Wunderheilmittel ist Mutter Natur wirklich der älteste und beste Apotheker der Welt, die Quelle von großen und kleinen Wundern der Gesundheit. Wenn Sie auf die neuen wissenschaftlichen Offenbarungen über ihre zeitlose Weisheit hören, gewinnen Sie eine bisher noch nie dagewesene Kontrolle über Ihre eigene Gesundheit.

> »Die Diät hat den Vorzug, der einzige wesentliche Bestimmungsfaktor der Gesundheit zu sein, der völlig Ihrer eigenen Kontrolle untersteht. Über das, was in Ihren Mund und in Ihren Magen kommt, haben Sie selber das letzte Wort. Die übrigen Determinanten Ihrer Gesundheit können Sie nicht immer in der Hand haben – etwa die Qualität der Luft, die Sie atmen, den Lärm, dem Sie ausgesetzt sind, oder das emotionelle Klima Ihrer Umgebung –, doch darüber, was Sie essen, können Sie selber entscheiden.«
>
> *Andrew Weil, M. D., »Natural Health, Natural Medicine«*

Wichtig: Nahrung ist nur *ein* Faktor in der Genese von Krankheiten. Genetische Anfälligkeit sowie Umweltbelastung mit Krankheitserregern und Schadstoffen sind ebenfalls kritisch. Deshalb sollten Sie sich niemals allein auf die Ernährung verlassen, um Krankheiten zu heilen oder zu verhüten, und genausowenig sollten Sie Medikamente durch Nahrungsmittel ersetzen, ohne Ihren Arzt zu konsultieren. Außerdem sollte man nie ein einzelnes Nahrungsmittel oder nur Nahrungsmittel eines einzigen bestimmten Typs unter Ausschluß von anderen essen, um einer spezifischen Krankheit vorzubeugen oder sie zu behandeln oder auch um die Gesundheit zu erhalten – es sei denn, daß der Arzt es Ihnen empfohlen hat. Verschiedene Arten von Nahrungsmitteln versorgen uns mit bekannten und unbekannten Substanzen, die für die Gesundheit lebensnotwendig sind; zum Erzielen und Bewahren eines besseren Gesundheitszustandes ist eine variationsreiche Ernährung ein wesentlicher Faktor. Die Information dieses Buches ist keine ärztliche Empfehlung und wird auch nicht als medizinischer Rat gegeben. Für individuellen ärztlichen Rat sollen Sie sich an Ihren Arzt wenden. Im übrigen beziehen sich die Informationen und Forschungen, die in diesem Buch vorgestellt werden, sofern nicht ausdrücklich anders vermerkt, auf Erwachsene und nicht auf Kinder.

Das Wunder der Nahrung

Die meisten Menschen halten Wunderheilmittel für Erfindungen pharmazeutischer Genies – für Zauberpillen, die zur Heilung all unserer großen wie kleinen Gebrechen in einem Labor zusammengebraut wurden. Viele Wissenschaftler sind jedoch in zunehmendem Maße mit der Suche nach einem ganz andersartigen Schatz von Heilmitteln beschäftigt – Heilmitteln, die auf unserem Planeten vor Millionen von Jahren erschaffen worden sind. Solche Heilmittel stammen von anderen Lebewesen und Pflanzen. Es sind Sachen, die wir uns täglich, oft ohne es zu wissen, in den Mund stecken.

Auch diese Substanzen sind Wunderwerke – ehrfurchtgebietend wegen ihrer Fähigkeit, unser Wohlbefinden zu beeinflussen. Im Rahmen des Gesamtsystems sind die Wunder sehr klein, welche diese Substanzen in der Nahrung unablässig bewirken – sie finden außerhalb unseres Bewußtseins in unseren Körperzellen statt. Doch im Lebensprozeß unserer Zellen handelt es sich um große Wunder, die das Schicksal der Zellen fortwährend verändern – und in ihrer kumulativen Gesamtwirkung damit auch *unser* Schicksal.

Wer wollte es nicht als Wunder empfinden, daß Knoblauch Krebszellen abzutöten vermag? Daß Substanzen im Spinat die Fähigkeit besitzen, jenen Virus abzukapseln und zu lähmen, der sonst Gebärmutterhalskrebs verursachen würde? Daß eine unbekannte Verbindung in Spargel und Avocados bei Experimenten im Reagenzglas das Wuchern des Virus stoppte, der für die größte Infektionstragödie unserer Zeit verantwortlich ist – AIDS? Daß chemische Verbindungen im Kohl helfen können, unsere Körper von den Schadstoffen der Luft des 20. Jahrhunderts zu entgiften – etwas, was zur Zeit des Entstehens dieser Pflanze nie vorausgesehen war? Daß Verbindungen, die Pflanzen entwickelt haben, um sich gegen ihre eigene Vernichtung zur Wehr zu setzen, in unseren Körpern zu Engeln der Barmherzigkeit geworden sind, die Blutgerinnseln vorbeugen, welche durch eine außer Rand und Band geratene fette Ernährungsweise gefördert werden? Daß Partikel, die durch die Verdauungstätigkeit aus der Faserstruktur der Pflanzen freigesetzt werden, unsere Leber anweisen, ihren Cholesterinausstoß zu reduzieren? Daß chemische Stoffe aus dem Pflanzenreich in unser Gehirn eintreten können und auf die Übertragung von Botschaften unter Neuronen einwirken und so unsere Stimmungen, unsere Erinnerungen, unsere Wachsamkeit beeinflussen - also all das, was wir als Wesensmerkmale unseres Menschseins schätzen.

Täuschen Sie sich nicht: Für die Abermilliarden von Zellen, die Ihr Sein bilden, ist Essen keineswegs eine triviale Angelegenheit. Wie die Wissenschaft in der Geschichte der Menschheit nun erstmals energisch erforscht und anerkennt, ist die Nahrungsaufnahme eine Handlung von höchster Bedeutung, Teilhabe und Zwiegespräch mit der Natur, die entweder das Leben oder den Tod fördert. Darüber zu entscheiden liegt zunehmend in unserer Hand; denn neue wissenschaftliche Entdeckungen enthüllen die enorme Auswirkung unserer alltäglichen Ernährungsweise für unsere Aussichten auf ein gesundes und langes Leben.

Jüngste Forschungen zeigen, daß Nahrungsmittel Gesundheit und Kraft verleihen können, weil sie uns von kleineren Beschwerden zu befreien und vor verheerenden Krankheiten zu bewahren - oder krank und unglücklich zu machen vermögen.

Nahrung kann unser Gehirn stimulieren und unsere Stimmung heben. Sie kann unser Gehirn mit elektrischen Energiestößen versehen, so daß wir schneller denken und mehr leisten. Sie kann unsere Verstörung genauso wirksam lindern wie ein rezeptpflichtiges Beruhigungsmittel; sie kann uns andererseits aber auch schläfrig machen und uns die Konzentration nehmen. Sie kann uns aus einer Depression herausholen oder uns in Panik versetzen. Nahrungsmittel können heimliche Attacken in Gang bringen, die unsere Gelenke abtragen und unsere Arterien verstopfen - sie können uns aber auch helfen, den Schaden rückgängig zu machen. Was wir im Kindes- oder Jugendalter an Nahrung zu uns nehmen, kann je nach Art eventuell die Chemie unseres Gehirns subtil verändern, so daß wir in mittleren Jahren Opfer einer muskelzerstörenden multiplen Sklerose werden oder in hohem Alter das Zittern der Parkinsonschen Krankheit bekommen.

Nahrungsmittel können innerhalb der Zellen eine anormale Aktivität fördern, die Jahre später schließlich als krebsartiges Gewächs in Erscheinung tritt. Umgekehrt können Nahrungsmittel Wirkstoffe absondern, die krebserzeugende Chemikalien buchstäblich zerstäuben oder Kettenreaktionen von Molekülen auslöschen, die durch unseren Körper stürmen, die Membrane gesunder Zellen herausreißen, ihre genetisch gute Ausrichtung verderben oder sie absterben lassen. Und selbst nachdem anormale Zellwucherungen mit Tendenz zum Krebs schon aufgetreten sind, können Lebensmittel zu ihrem Schrumpfen oder gänzlichen Verschwinden führen. Oder: Wenn Wanderzellen eines Brustkrebses nach neuen Stellen suchen, wo sie festmachen und wachsen können, dann sind Botenstoffe in der Nahrung in der Lage, eine abweisende, feindliche Oberfläche zu bilden, die von Krebszellen nicht kolonisiert werden kann.

Nahrungsmittel sind ferner auch dazu fähig,

- die Linse des Auges davor zu bewahren, im hohen Alter wegen grauen Stars undurchsichtig zu werden,
- Luftröhren zu erweitern und das Atmen zu erleichtern,
- Cilia zu verjüngen, diese winzigen schlagenden Härchen in den Lungen, die Emphyseme und chronische Bronchitis abweisen helfen,
- Substanzen zu erzeugen, die rheumatische Arthritis aufflackern lassen oder aber die arthritischen Schmerzen und Schwellungen dämpfen,
- Kopfschmerzen und Asthmaanfälle auszulösen oder zu verhüten,
- die Widerstandskraft des Magens gegen Geschwüre zu steigern,
- Rötung, Jucken und Schmerzen von Psoriasis (Schuppenflechten) zu beseitigen,
- den Körper zu stimulieren, zur Verhütung von Infektionen mehr natürliche Abwehrzellen sowie Interferon zu erzeugen,
- Bakterien und Viren mit einer Kraft anzugreifen, die den im Labor hergestellten Medikamenten gleichkommt,
- bei Säuglingen Durchfall und bei älteren Menschen Verstopfung zu kurieren,
- Immunität zu ändern, um so gewöhnliche Erkältungen und Heuschnupfen zu vertreiben.

Bei Herzkrankheiten spielt die Ernährung eine ganz entscheidende Rolle. Nahrungsmittel können destruktive Prozesse auslösen, die die Arterien verengen und versteifen - genau das Richtige zur Bildung von Blutgerinnseln, die ein Ersticken und Absterben des Herzmuskels verursachen. Umgekehrt können Nahrungsmittel ein chemisches Arsenal liefern, das im Blut zirkuliert, die Feinde der Arterien entwaffnet und ihr gefährliches Werk sogar teilweise wieder von den Arterienwänden wegschrubbt. Nahrungsmittel können Mittel zur Lösung von Blutgerinnseln, zur Blutverdünnung und zur Verminderung von Cholesterin erzeugen. Nahrungsmittel können den Ausstoß von Insulin anregen und plötzliches Ansteigen von Zucker im Blut regulieren. Nahrungsmittel können Hormone entsenden, um die Arterienwände zu entspannen, und so den Blutdruck senken.

Nahrungsmittel können die sogenannten natürlichen Prozesse des Alterns beeinflussen. Der Verfall des Körpers kann durch Nahrungsmittel aufgehalten werden.

Es gibt kaum ein Gesundheitsproblem oder einen natürlichen Körperprozeß, der nicht auf irgendeine Weise von den Substanzen beeinflußt wird, die man sich in den Mund steckt. Nahrung wird inzwischen auf völlig neue Weise betrachtet und verstanden, nämlich als eine wirkungsvolle Medizin – als Heilmittel, die man zur Verhütung oder Eindämmung aller möglichen Krankheiten und zur Steigerung von geistiger und körperlicher Energie, von Lebenskraft und Wohlbefinden nutzen kann.

Nahrung ist das bahnbrechende Heilmittel des 21. Jahrhunderts.

»Volkstümliche Weisheiten vom Essen sind keine bloßen Märchen.«
Dr. David Kritchevsky, Wistar Institute, Philadelphia

Aus alten Mythen wird moderne Medizin

Bis vor kurzem hat die moderne Medizin die in der täglichen Nahrung gegebenen Arzneien ignoriert und als etwas Volkstümliches ohne wissenschaftliche Beweise und Gültigkeit abgetan. Mittlerweile greifen Vertreter der traditionellen Medizin jedoch in zunehmendem Maße auf die Wahrheiten der alten Volksheilkunde und auf ihre diätetischen Praktiken zurück, um Fingerzeige auf Heil- und Gegenmittel für unsere modernen Krankheiten zu entdecken. Die wissenschaftliche Forschung macht auf dem Gebiet der naturgegebenen Arzneien rasche Fortschritte.

Wie kommt es zu diesem auffälligen Interesse an den medizinischen Aspekten der Ernährung? Warum teilen uns angesehene Forschungsinstitute wie Johns Hopkins und Harvard unter großem Tamtam mit, daß Brokkoli reich ist an starken Mitteln gegen Krebs und daß ein erhöhter Karottenkonsum offensichtlich zur Vorbeugung vor Schlaganfällen und Herzkrankheiten sehr effektiv ist?

Der Grund: Es wird – in der Menschheitsgeschichte zum erstenmal – von der Wissenschaft nachdrücklich bestätigt, daß das, was wir essen, wichtig ist für die Ausrichtung von Vorgängen auf der Ebene der Zellen, wo die wahren Geheimnisse und die dramatischen Entwicklungen begründet liegen; *hier* werden unentwegt Schlachten verloren oder gewonnen; hier wird also entweder Gesundheit und langes Leben gesichert oder das Urteil zu Krankheit und Tod gefällt. Hier ist der Anfang unseres Lebens – in diesen Meeren von Zellflüssigkeiten, genetischen und organischen Stoffen, wo das weitere Schicksal von der Anwesenheit eines bestimmten Enzyms oder von einer aus dem Molekül eines Nahrungsmittels umgewandelten Fettsäure abhängt.

Wenn wir wissen, was in unseren Zellen vorgeht, wissen wir, was aus unserer Gesundheit wird. Unser Körper besteht aus sechzig Milliarden Zellen. Jede Zelle ist eine komplexe und staunenerregende Miniaturwelt, die in jeder Minute unseres Lebens Milliarden von chemischen Reaktionen durchmacht. Und was lenkt die chemischen Reaktionen innerhalb dieser Zellen? Ihre einzige Energiequelle ist die Nahrung, die wir ihnen zukommen lassen. Heute ist die Wissenschaft erstmals in der Lage, zu erforschen, auf welche Art und Weise die Ernährung auf der Ebene der Zellen Gesundheit oder Krankheit fördert; und sie ist somit auch erstmals in der Lage, die seit langem immer wieder behauptete, aber bisher nie bewiesene Volksweisheit zu belegen, daß Nahrungsmittel medizinische Kräfte besitzen.

Zweifellos haben die Ärzte früherer Zeiten gegen Krankheiten hauptsächlich Lebensmittel verschrieben. Dr. John Potter von der University of Minnesota hat kürzlich in einer medizinischen Zeitschrift über einige frühere medizinische Nutzanwendungen von Nahrungsmitteln berichtet: »Plinius verkündete, daß der Verzehr von Kohl 87 Krankheiten heilen könnte und der Verzehr von Zwiebeln 28. Knoblauch wurde als heilige Pflanze angesehen. Kreuzblütlergemüse (Kohl und Brokkoli) wurden hauptsächlich für medizinische Zwecke angebaut und gegen Kopfschmerzen, Taubheit, Durchfall, Gicht und Magenbeschwerden therapeutisch genützt . . . Die alten Römer glaubten, daß Linsen ein Heilmittel gegen Durchfall darstellten und eine ausgeglichene Stimmung förderten. Trauben und Rosinen wurden häufig als Heilmittel verwendet und in oral einzunehmenden Präparaten, im Klistier, durch Inhalationen und für lokale Anwendung verwendet.«

Wir haben uns seit Beginn der menschlichen Zivilisation bei unseren Heilmitteln auf die Wälder, die Felder und die Gärten verlassen; ungefähr 75 Prozent der Weltbevölkerung tun es immer noch. Solch eine Ansammlung menschlichen Wissens sollte man nicht unbeachtet lassen, sagt Dr. James Duke, ein Botaniker und Heilkräuterexperte im US-Landwirtschaftsministerium. Wenn ein bestimmtes Nahrungsmittel einem weitverbreiteten Brauchtum zufolge den Ruf genießt, ein Heilmittel für eine bestimmte Krankheit zu enthalten, so stellt allein das schon seines Erachtens einen Beweis für potentielle Gültigkeit dar. Immerhin hat ein solcher Volksbrauch, wie Duke geltend macht, Wissenschaftler häufig genug dahin geführt, in Pflanzen starke Heilmittel zu entdecken. Mindestens 25 Prozent unserer rezeptpflichtigen Heilmittel stammen aus Pflanzen; dazu gehört auch Taxol, ein neues, wirkungsvolles Mittel gegen Krebs.

Ärzte und Heiler der Antike, die gegen Krankheiten natürliche Heilmittel einsetzten, ließen sich leiten von ihrer eigenen Erfahrung und von den Erfahrungen ihrer Ahnen und Verwandten. Sie haben selbstverständlich nichts gewußt von Bazillen, die sie ja nicht sehen konnten, von Hormonen oder Cholesterin und davon, wie Schmerzmittel und Stoffe gegen Blutgerinnung tatsächlich funktionieren, ganz zu schweigen davon, wie man auf der

Suche nach solchen pharmakologischen Eigenschaften Nahrungsmittel testen kann.

Neue Beweise für die Wirkung der Nahrung

Heutzutage können Wissenschaftler dank neuer Technologien winzige Mengen von bioaktiven Pflanzenverbindungen testen. Durch komplizierte Laborversuche können sie die biologischen Aktivitäten von Nahrungsmitteln in ihrer Gesamtheit und in ihren Einzelkomponenten sowie deren Wirkung auf den Verlauf von Krankheiten aufspüren.

Wissenschaftler untersuchen auch die Ernährungsweise von Völkern mit niedrigen Krankheitsraten – beispielsweise Mittelmeervölkern und Japanern –, um zu erkunden, inwiefern sie sich anders ernähren als Völker mit hohen Krankheitsraten. In isolierten, kontrollierten Fallstudien werden fast identische Personengruppen untersucht, die sich nur dadurch unterscheiden, daß ein Teil unter einer bestimmten Krankheit leidet und der andere nicht. Dann wird ihre Ernährungsweise verglichen. Solche sogenannten epidemiologischen Untersuchungen oder Bevölkerungsstudien liefern viele Indizien.

Am aufschlußreichsten sind die *Interventionsuntersuchungen*, bei denen Forscher Patienten mit einer bestimmten Krankheit wie Herzbeschwerden oder vorkrebsartigen Geschwulsten auf sehr spezifische, aber unterschiedliche Diät setzen. Danach beobachten sie, wer sich während der folgenden zwei oder drei Jahre erholt und wer nicht. Auf diese Weise wird ein Nahrungsmittel getestet wie ein Heilpräparat, um die Wirksamkeit einer Therapie zu beurteilen. Solche Interventionsuntersuchungen sind selten, aber die so erhaltenen Informationen sind einmalig.

Tests, die mit solch präzisen wissenschaftlichen Methoden durchgeführt werden, überzeugen viele führende Wissenschaftler von den außerordentlichen Einwirkungen der Ernährung auf Körperfunktionen und lassen keinen Zweifel daran, daß Nahrungsmittel ähnliche Reaktionen auslösen wie Arzneimittel. Zahllose Untersuchungen haben bestätigt, daß Nahrungsmittel als Antikoagulantia wirken, als Antidepressiva, als Heilmittel bei Geschwüren und bei Thrombosen, als Analgetika, als Beruhigungsmittel, Sedativa, Arznei zur Cholesterolsenkung und gegen Krebs, als chemische Verhütungsmittel von Krebs, als Hormone, als Fruchtbarkeitsauslöser, als Abführmittel oder als Mittel gegen Durchfall, als Immunstimulans, als Steuerungsmittel für biologische Reaktionen, als Mittel gegen erhöhten Blutdruck, harntreibendes Mittel, Antikongestionsmittel, Mittel gegen Entzündungen, als Antibiotika, als Mittel gegen Viren, gegen Übelkeit, gegen Husten, zur Erweiterung der Blutgefäße und

Bronchien usw. An der Universität von Illinois in Chicago enthält eine riesige Computer-Databank namens NAPRALERT über 102 000 Einträge mit pharmakologischen Eigenschaften von Pflanzen in aller Welt, von denen viele als Lebensmittel genießbar sind.

Die Nahrungsmittelapotheke ist genauso praktikabel wie die Pillenapotheke und wesentlich komplexer. Bis jetzt hat noch niemand beispielsweise eine »Brokkolipille« erfunden, die dem Genuß des echten Gemüses gleichkommt; wahrscheinlich wird es dazu auch nie kommen. Ein einziges Nahrungsmittel enthält Hunderte oder Tausende von meist unbekannten chemischen Stoffen, welche die mannigfaltige, heilwirkende Tätigkeit eines jeden Bissens ausmachen.

Gleichzeitig kommen einige sehr fundierte Theorien auf, welche die pharmakologischen Eigenschaften der Nahrung erklären und begründen. Ein besseres medizinisches Verständnis der biochemischen Veränderungen, die dem Fortschreiten einer chronischen Erkrankung zugrunde liegen – von Vorgängen in einzelnen Zellen bis hin zu akuten Krankheitssymptomen –, liefert den Wissenschaftlern Grund zu ihrem Glauben an das gewaltige Potential, das Nahrung zur Beeinflussung von Krankheiten besitzt. Solche jüngsten wissenschaftlichen Entwicklungen haben Forschung und Wissen über die »Kraft« der Nahrung aus dem Bereich von Volksweisheit und Folklore in die Praxis der Allgemeinmedizin katapultiert.

> »Die Griechen haben schon vor zweitausend Jahren eine schmackhafte Kost gegessen, die so gesund war wie die beste uns auf der ganzen Welt heute bekannte. Statt den Zauberlehrling zu spielen, sollten wir auf Mutter Natur schauen und begreifen, was die Menschen seit Tausenden von Jahren gemacht haben.«
>
> *Serge Renaud, Biologe und Epidemiologe am INSERM, dem größten Forschungsinstitut der französischen Regierung*

Drei Theorien über die Heilwirkung der Nahrung

Es gibt Dutzende von wissenschaftlich plausiblen Möglichkeiten, wie die Ernährung die Gesundheit beeinflussen kann. Neue Forschungen über die heilenden und vorbeugenden Kräfte in Lebensmitteln werden jedoch vielfach von drei übergreifenden Theorien angeregt und geprägt. Diese drei Theorien konzentrieren sich auf:

- in Nahrungsmitteln enthaltene, krankheitsbekämpfende Antioxidationsstoffe,
- nicht hinlänglich beachtete pharmakologische Eigenschaften von Fett,
- neue Arten von »Allergien« oder Unverträglichkeiten von Nahrungsmitteln.

Eine Kenntnis dieser Theorien wird Ihnen ein besseres Verständnis ermöglichen, wie Nahrungsmittel Krankheiten entweder entgegenwirken oder aber sie fördern können und wie Sie sich am besten schützen können.

Wie Antioxidationsstoffe in der Nahrung Sie vor praktisch allen Krankheiten schützen können

Viele unserer Gesundheitsprobleme liegen in der Perversität von Sauerstoff begründet. Jawohl - der gleiche Stoff, der Leben schenkt, kann auch dazu beitragen, es wieder zu nehmen. Es ist wirklich eine bemerkenswerte Behauptung, daß unsere Zellen ständig von giftigen Formen des Sauerstoffs belagert werden, daß unsere Existenz, ein Molekül nach dem andern, von den arg destruktiven Kräften dieses Elements ausgelöscht wird. Der Beschuß durch unaufhörliche Explosionen von Sauerstoffreaktionen fördert die Belagbildung unserer Arterien, macht unsere Zellen krebsig, führt dazu, daß unsere Gelenke versagen und unser Nervensystem falsch funktioniert. Aber es ist tatsächlich so, daß diese neue Theorie über Sauerstoff unter Wissenschaftlern zu einer Revolution der Sicht geführt hat, wie sie Entstehung und Verhütung von Krankheiten betrachten. Einzeln und für sich genommen, ist diese Theorie die bedeutungsvollste Forschungsrichtung hinter dem starken neuen Glauben der Wissenschaft an die Macht der Nahrung, dem Verfall des Körpers entgegenzuwirken. Inzwischen haben Wissenschaftler destruktive Sauerstoffreaktionen mit mindestens sechzig verschiedenen chronischen Krankheiten sowie mit dem Altern selbst in Verbindung gebracht.

»Je älter wir werden, desto stärker werden wir oxidiert«, bemerkt Dr. Helmut Sies, Vorsitzender des Instituts für Physiologische Chemie der Medizinischen Fakultät der Universität Düsseldorf und ein auf diesem Gebiet führender Gelehrter. Weniger angenehm ausgedrückt: Wir sind ein bißchen wie ein Stück Fleisch, das zu lange herumgelegen hat. Wir werden ranzig, manche von uns schneller als andere. Die entscheidenden Fragen lauten: Warum »verderben« gewisse Leute schneller? Oder umgekehrt: Warum halten manche dem von Sauerstoff bewirkten Verfall besser stand? Warum altern manche Menschen nicht so rasch wie andere? Warum scheinen sie weniger anfällig für Krankheiten zu sein? Und natürlich: Wie kann man den Verfallsprozeß verlangsamen?

Die Sauerstofftheorie über Krankheiten ist, wie Dr. Sies erklärt, eigentlich recht simpel. In unserem Körper tobt ein Krieg zwischen zwei außerordentlichen Kräften, nämlich abtrünnigen Sauerstoffmolekülen, *Oxidationsstoffe* genannt, und den Ordnungshütern des Körpers, genannt *Antioxidationsstoffe.* Obgleich manche Oxidationsmittel positiv wirken können und in normalen Stoffwechselprozessen regelmäßig erzeugt werden, gibt es viele andere, die als böse, fremdartige Eindringlinge auftreten. Man stellt sich solch destruktive Oxidationselemente vielleicht am besten wie mutwillige Banden von Molekülen vor, die durch den Körper toben, Zellen überfallen und niederschlagen, ihnen Membrane herausreißen und das genetische Material verderben, die Fett ranzig machen und Zellen zurücklassen, die dem Tod geweiht sind. Natürlich verläuft dieser Prozeß, der über Jahre hinweg in unablässigen, Mikrosekunden kurzen Explosionen der Zerstörung vor sich geht, nur so allmählich und innerlich schmerzlos, daß Sie es gar nicht bemerken, bis die Schäden sich kumulieren und schließlich das verursachen, was wir als Symptome einer Krankheit bezeichnen – also etwa Entzündungen, abnehmende Sehkraft, Schmerzen in der Brust, Konzentrationsschwäche und Krebs.

Dagegen setzen sich verschiedene Oxidationsverhüter, die meist mit der Nahrung in den Körper gelangen, dadurch für den Schutz der Zellen ein, daß sie die zerstörerischen Sauerstoffmoleküle abwehren. Es ist im Prinzip so: Wenn die bösen Oxidierer den guten Oxidationsverhütern dauernd zahlenmäßig und taktisch überlegen sind, gerät Ihr Körper in eine »oxidische Streß«-Zone. Dann befinden Sie sich in einem Bereich mit hohem Krankheitsrisiko.

Achtung: Die freien Radikalen

Oxidationselemente treten in verschiedenen Erscheinungsformen auf. Am berüchtigtsten und auch am besten erforscht sind die sogenannten freien Radikalen des Sauerstoffs. Diese Moleküle sind aufgeladen und auf Ärger aus. Sie haben eines jener Elektronen verloren, die sie chemisch stabil halten. Auf ihrer hektischen Suche nach Ersatz versuchen sie, sich irgendwo eins zu schnappen; dabei zerstören sie gesunde Zellen, wodurch sie weitere Banden von freien Radikalen schaffen. Das alles geschieht in Abläufen, die Bruchteile einer Sekunde dauern – Kettenreaktionen, die außer Kontrolle geraten. Es gehört zu den Naturgesetzen, so betont Dr. Sies, daß »Radikale Radikale erzeugen, die immer weitere Radikale erzeugen«.

Freie Radikale des Sauerstoffs können das genetische Zellenmaterial – DNS – angreifen und Mutationen verursachen, die einen ersten Schritt in Richtung Krebs bedeuten. Und was vielleicht noch erschreckender ist – die freien Radikale attackieren die fettigen Teile von Zellmembranen. Wenn diese fettigen Moleküle ohne einen hinreichenden Schutz durch Oxidationsverhüter wehrlos sind, werden sie *peroxidiert* – mit einem anderen Wort: ranzig. Dadurch kann die Struktur der Zellmembran total aus den Fugen geraten. Schlimmer noch – jedes peroxidierte Fettmolekül ist nun gleichsam eine Fackel; es könnte jedes neue Fettmolekül peroxidieren, mit dem es in Berührung kommt, und so eine Kettenreaktion auslösen, die sich so lange fortsetzt, bis sie unterbrochen wird oder sich erschöpft, letztlich aber Millionen anderer Fettmoleküle besudelt.

Woher kommen Oxidationselemente? Manche sind einfach Abfallprodukte von gewöhnlichen Stoffwechselvorgängen wie Atmen und Immunreaktionen. Ein gewisser Teil der Oxidationstätigkeit entzieht sich also der Kontrolle und ist nützlich. Aber viele Oxidationselemente kommen aus der Umwelt und sind zerstörerisch – so etwa ionisierende Strahlung, Luftverschmutzung, giftige Industriechemikalien, Pestizide, Zigarettenrauch und Drogen. Es ist daher offensichtlich, daß Sie stark auf Ihr persönliches Schicksal einwirken können, indem Sie riskante Sachen unterlassen – etwa das Zigarettenrauchen oder den Kontakt mit gefährlichen Chemikalien. Sie können aber auch versuchen, die Oxidationselemente in unterschiedlichem Maße zu überlisten, indem Sie zur Verteidigung gegen deren Angriffe eine bessere Oxidationsabwehr aufbauen.

Auftritt der Nahrungskrieger

Massivem, wachsenden Beweismaterial zufolge besteht eine der wichtigsten Offenbarungen der letzten Jahre darin, daß Sie sich – im Rahmen der Grenzen, die durch die Lebensspanne und die Genetik des Menschen vorgegeben sind –

aus diesem Dilemma durch Essen befreien könnten. Es ist nämlich möglich, daß Sie Ihre Körperzellen durch Lebensmittel mit oxidationshemmenden Verbindungen versorgen, die randalierende Sauerstoffmoleküle niederschlagen, abfangen und vernichten und sogar manche Schäden wiedergutmachen. Bestimmte Nahrungen - ganz besonders pflanzliche Nahrung, also Obst und Gemüse - sind randvoll mit einem Spektrum unterschiedlicher, starker Oxidationsverhüter. Wenn Sie solche Nahrung essen, gelangen die Antioxidationsstoffe in Ihr Körpergewebe und in Ihre Körperflüssigkeit, wo sie Ihnen bei der Abwehr der Invasionen von Oxidationselementen helfen. Seit Wissenschaftler die gewaltigen potentiellen Kräfte von Oxidationsverhütern erkannt haben, sind sie vollauf damit beschäftigt, Nahrungsmittel auf diese Vorkommen hin zu analysieren. Die Suche hat in Pflanzen bereits eine ganze Reihe wirksamer Oxidationshemmer mit solch exotischen Bezeichnungen wie Querzetin, Lyzopen, Lutein und Glutathion ans Licht gebracht, aber auch vertraute Nährstoffe, nämlich die Vitamine C und E, Beta-Karotin und das Spurenelement Selen.

Was Oxidationsstoffe bewirken können und was sich durch Antioxidationsstoffe in Nahrungsmitteln alles verhüten läßt

- LDL-Cholesterin in eine Art umwandeln, die Arterien mit Blutgerinnseln verstopfen kann,
- das genetische Zellmaterial angreifen und damit Mutationen auslösen, die zu Krebs führen können,
- Zellen im Auge zerstören, was zu Katarakten und makulöser Entartung führen kann,
- normale Prozesse beeinträchtigen, wodurch der Blutdruck steigt
- Nervenzellen zerstören mit der möglichen Folge neurologischer Entartungen wie der Parkinsonschen Krankheit und der Lou-Gehrig-Krankheit,
- Entzündungen fördern wie bei Arthritis und Asthma,
- Sperma schädigen mit der möglichen Folge von Unfruchtbarkeit und Geburtsfehlern.

Die neuen Forschungen über Antioxidationsstoffe sind so überzeugend, daß Dr. William A. Pryor, Leiter der Abteilung für Biomedizinische Forschung an der Louisiana State University, die Forderung aufgestellt hat, einen speziellen Bluttest zu entwickeln und breit einzusetzen, der - so wie sich heutzutage der Cholesterinspiegel messen läßt - den »Oxidations-Abwehr-Befund des Menschen« feststellt. Solch ein Test würde das Ausmaß schädlicher oxidierender Vorgänge in Ihrem Körper überprüfen und auch feststellen, ob Sie bei Ihrer persönlichen Ernährungsweise auch genügend neutralisierende Oxidationshemmer zu sich nehmen. Falls bei Ihnen eine hohe Oxidationsaktivität und eine niedrige Zufuhr von Oxidationsverhütungsstoffen sichtbar würde, müßte auf ein hohes persönliches Krankheitsrisiko geschlossen werden - mit der Empfehlung, daß Sie die Einnahme von Antioxidationsstoffen steigern. Der regelmäßige Genuß von Nahrungsmitteln mit reichem Gehalt an krankheitsbekämpfenden Antioxidationsstoffen gehört zu den allerwichtigsten Gesundheits- und Überlebensmaßnahmen. (Eine Liste mit besonders wichtigen Oxidationsverhütern finden Sie auch auf Seite 429 f.).

Sie hätten nie geahnt, was Fette Ihnen antun und auch für Sie tun können

Das Fett in Nahrungsmitteln hat eine erstaunliche Macht über Ihre Körperzellen. Die biologische Aktivität einer Zelle - folglich auch ihre Disposition, Krankheitsprozesse zu fördern oder zu hemmen - hängt häufig von einem sehr heiklen Gleichgewicht der durch Nahrungsaufnahme gewonnenen Fettsäuren ab. *Das heißt: Die Art von Fett, die Sie essen, hat für Ihren Gesundheitszustand insgesamt ungeheure Konsequenzen.*

Wie man die meisten krankheitsbekämpfenden Antioxidationswirkstoffe bekommt

Wenn Sie Obst und Gemüse auswählen, suchen Sie solche mit kräftiger Farbe aus; je dunkler die Farbe, um so mehr Oxidationshemmer enthalten sie gewöhnlich. Außerdem haben frisches und tiefgekühltes Obst und Gemüse mehr Oxidationsverhüter als konserviertes, verarbeitetes oder erhitztes Obst und Gemüse.

Ganz allgemein führen Sie sich mehr Antioxidationsstoffe zu, wenn Sie folgendes essen:

- rote Trauben statt grüner oder weißer Trauben,
- rote und gelbe Zwiebeln statt weißer Zwiebeln,
- Kohl, Blumenkohl und Brokkoli roh oder nur wenig gekocht,
- frischen, zerdrückten Knoblauch,
- frisches und tiefgekühltes Gemüse statt Konserven,

- Gemüse, das in der Mikrowelle gegart und nicht gedämpft oder in Salzwasser gekocht ist,
- Olivenöl aus erster Kaltpressung,
- besonders dunkelgrüne Blattgemüse,
- rosa Grapefruit statt gelber,
- ganze Früchte statt Fruchtsäften,
- frische und tiefgekühlte Säfte statt konservierten,
- besonders dunkelorangefarbene Karotten, süße Kartoffeln und Kürbisse.

Jüngste Forschungen weisen nach, daß jede Art von Fett nach Verzehr in den Körperzellen biochemische Feuerwerke höchster Komplexität auslöst. Das Resultat kann darin bestehen, daß hormonähnliche Boten zur Erregung von Entzündungen, Immunreaktionen, Blutgerinnung, Kopfschmerzen, Verengung von Blutgefäßen, Kopfschmerz und bösartigen Tumoren ausgesandt werden. Im Gegensatz dazu regen bestimmte andere Fette die Zellen zur Erzeugung chemischer Stoffe an, die unerwünschte Blutgerinnsel auflösen, Gelenkschmerzen bekämpfen und die Entstehung von Krebszellen verhüten. Obwohl die Pharmakologie des Fetts eine äußerst komplexe Sache ist, die Enzyme, viele Stoffwechselvorgänge und ein empfindliches Gleichgewicht von Fetten in Körperzellen berücksichtigen muß, birgt sie doch sensationelle Möglichkeiten zur Abschreckung wie zur Linderung von Krankheit.

Unser Wissen über die Formen, wie Fett gewisse entscheidende Zellfunktionen dominiert, basiert auf zwei bedeutenden Entdeckungen der jüngsten Zeit. Da kam zuerst einmal die Entdeckung, daß zahlreiche körperliche Prozesse wie Blutgerinnung und Entzündung weitgehend von sehr wirksamen hormonartigen Substanzen – *Prostaglandin, Thromboxan und Leukotriene* – gesteuert werden, die unter einem Sammelbegriff als *Eikosanoiden* bekannt sind. Danach haben Forscher noch etwas viel Bedeutsameres in Erfahrung gebracht – daß nämlich das Rohmaterial, aus dem diese starken eikosanoiden Botenstoffe erzeugt werden, Fett aus Nahrungsmitteln ist. Mit anderen Worten: Die Ernährung liefert das Rohmaterial von Fettsäuren für die Zellfabriken, welche diese überaus wichtigen Eikosanoiden produzieren. Da ist es gar nicht sonderlich überraschend, daß der Typus und die Mengen von spezifischen Fettsäuren, die den Zellen zugeführt werden, den Typus und die Mengen der Eikosanoide bestimmen, die dann herauskommen. Sie können biologisch positiv oder gefährlich sein. Die tiefgreifende Folgerung ist jedenfalls die: Durch den Typus von Fett, den Sie konsumieren, können Sie die Höhe und die biologische Wirksamkeit der in Ihrem Körper zirkulierenden Eikosanoide manipulieren.

Das Fett, das Sie essen, prägt Sie

Fett taucht nach Verzehr sehr bald in den Zellmembranen auf, wo sein metabolisches Schicksal entschieden wird. Obwohl Fettsäuren in ihrem molekularen Aufbau viele feine Unterschiede aufweisen, sind für die Entstehung von Eikosanoiden zwei größere Kategorien besonders wichtig: *Omega-3-Fettsäuren*, die in der Meeresfauna und -flora wie auch in einigen wenigen Landpflanzen konzentriert sind, und *Omega-6-Fettsäuren*, die in Ölen von auf Land wachsenden Pflanzen wie Maisöl, Färberdistel- und Sonnenblumenöl vorkommen sowie im Fleisch von Tieren, die mit auf dem Land wachsender Nahrung aufgezogen werden.

Wenn man agrarische Omega-6-Fettsäuren eines Stücks Fleisch oder von Maisöl konsumiert, so verwandeln sie sich tendentiell in *Arachidonsäure*, eine Substanz, die wiederum andere Substanzen erzeugt, welche stark entzündungsfördernd sind oder Blutverdickung und das Verengen von Blutgefäßen begünstigen. Fett aus Meeresfrüchten ist etwas völlig anderes und wirkt wohltuend. Seine Omega-3-Fettsäuren tendieren zur Umwandlung in Substanzen, die einer Verklumpung der Blutplättchen entgegenarbeiten, Blutgefäße erweitern sowie Entzündungen und Zellschäden verringern.

Da Nahrung aus Gemischen von Omega-3-Fettsäuren und Omega-6-Fettsäuren besteht, ist offensichtlich, daß diese zwei Fettsäuren den Zellen laufend gegensätzliche Anweisungen geben. Welche Anweisungen die Oberhand gewinnen – die gesundheits- oder die krankheitsfördernden –, das hängt nun ganz von der Proportion dieser beiden Fettsäuren in Ihrer Ernährung und somit auch in Ihren Körperzellen ab, wie Dr. William E. M. Lands erläutert, ein Pionier in der Erforschung von Fischölen und ehemals Professor für Biochemie an der University of Illinois in Chicago. Wenn Ihre Körperzellen mit Omega-6-Fettsäuren überschwemmt werden, dann führt die daraus resultierende Überversorgung leicht zum Amoklauf der hyperaktiven Prostaglandine, und das ist krankheitsauslösend. Wenn Sie dagegen genügend Omega-3-Fettsäuren im Körper haben, können sie die Arachidonproduktion unter Kontrolle halten oder dämpfen, welche wiederum die krankheitsverursachenden Eikosanoide ausspuckt.

Die Kämpfe zwischen Fisch- und Maisöl

Auf der Ebene der Zellen steht viel auf dem Spiel. Unsere Körperzellen, so erklärt Dr. Lands, sind das Schlachtfeld, auf dem Omega-3- und Omega-6-Fettsäuren um die Vorherrschaft kämpfen, und der jeweilige Sieger bestimmt Tag für Tag Ihren Gesundheitszustand. Um ganz ehrlich zu sein – für die meisten Menschen der westlichen Welt bedeutet das eine ständige Niederlage.

Bei unserer Ernährungsweise nehmen wir viel zu viele Omega-6- und zu wenige Omega-3-Fettsäuren in uns auf. Dr. Lands meint, daß Amerikaner mindestens zehn- bis fünfzehnmal mehr Omega-6-Fettsäuren aus Landnahrung als Omega-3-Fettsäuren aus Meeresnahrung essen – in einer geradezu »schrecklichen Mengenproportion«. Dagegen verzehren Eskimos, die für ihre extrem geringe Rate an chronischen Erkrankungen bekannt sind, dreimal soviel Omega-3-Fettsäuren als Omega-6-Fettsäuren, und zwar in erster Linie deshalb, weil sie so viele Meeresfrüchte essen. Bei Amerikanern zeigt sich das Problem im Körpergewebe. Phyllis Bowen, außerordentliche Professorin am Institut für Ernährung und Medizinische Diätetik der University of Illinois in Chicago, hat in jüngsten Untersuchungen entdeckt, daß Omega-6-Fettsäuren 80 Prozent der ungesättigten Fettsäuren ausmachen, die in Zellmembranen von Amerikanern zirkulieren. Bei Franzosen lag der Omega-6-Anteil eher um die 65 Prozent, bei Japanern bei 50 Prozent und bei den Eskimos auf Grönland bei nur 22 Prozent.

Überschüsse an Omega-6-Fettsäuren beunruhigen die Fachleute, so auch Alexander Leaf, Professor emeritus an der Harvard University Medical School. Er bemerkt, daß der menschliche Körper in seiner Entwicklungsphase vor Äonen Jahren mit vielen Omega-3-Fettsäuren und praktisch ganz ohne Omega-6-Fettsäuren ernährt wurde. Seit der Erfindung pflanzlicher Raffinerieöle ist die Proportion in vielen Kulturen durcheinandergeraten. Die heutige fischarme Ernährung enthält unseren Körperzellen Fischöle vor und führt zu ihrer Überbelastung mit modernen Raffinerieölen und Tierfetten – Big Macs und Maizola-Öl, die für unsere Körperzellen etwas Fremdartiges sind. Leaf ist der Meinung, daß die relativ neue Unausgeglichenheit in puncto Fettsäuren die Zellen in eine größere Fehlfunktion stürzt, welche die heutige Epidemie chronischer Leiden wie Herzkrankheit, Krebs, Diabetes und Arthritis auslöst. Er betont, daß der Körper des Menschen ein Minimum an Fischölen benötigt und daß deren Mangel sich durch die unterschiedlichsten Krankheiten rächt.

> »Unsere heutige Epidemie von Herzkrankheiten und Krebs ist möglicherweise das Ergebnis eines so ungeheuren Mangelzustands von Fischölen, daß wir ihn gar nicht mehr erkennen.«
>
> *Dr. med. Ewan Cameran, Linus Pauling Institute of Science and Medicine, Kalifornien*

Jüngste Forschungen unterstreichen die ungeheuer lebensrettende Kraft von Fischfett. Fettreiche Fische können direkt nutzen, Menschen vor Tod oder Behinderung durch Herzanfälle zu bewahren. Untersuchungen haben gezeigt, daß Arteriosklerose – kranke und belegte Arterien – sich um so mehr verschlimmert, je weniger Meeresfischöl man ißt. Dr. Lands hat eine Formel entwickelt, die das Risiko eines Menschen für Herzanfälle voraussagen kann; mit einem einfachen Fingerstechtest kann das Verhältnis von Omega-3- und Omega-6-Fettsäuren im Blut gemessen werden. Je höher der Anteil der Meeresfisch-Omega-3-Fettsäuren im Vergleich zu Omega-6-Fettsäuren, desto geringer ist die Gefahr eines Herzanfalls. In ähnlicher Weise haben andere Studien aufgedeckt, daß ein hohes Ausmaß von Omega-3-Fettsäuren im Blut die Krebsgefahr mindert. Obwohl weitgehend nicht darauf geachtet wird, fördert der bei uns übliche Überkonsum von Omega-6-Ölen, die in Margarine, Salatölen, Kochölen und verarbeiteten Nahrungsmitteln enthalten sind, das Heraufziehen einer Gesundheitskatastrophe – so Dr. med. Artemis Simopoulous, Vorsitzender am Center for Genetics, Nutrition and Health in Washington, D. C. Es ist durchaus richtig, daß Wissenschaftler anfangs zur weiten Verbreitung und zum Verbrauch solcher pflanzlicher Öle aufgerufen haben, um den Cholesteringehalt im Blut zu senken; sie haben damals nicht geahnt, daß die Öle sich dermaßen schädlich auf andere Gesundheitsaspekte auswirken könnten – daß sie beispielsweise Entzündungskrankheiten fördern, das Immunsystem schwächen und Krebs begünstigen. Laborversuche haben bewiesen, daß solche Omega-6-Öle bei Tieren für erhöhtes Vorkommen, Verbreitung und Todeswirkung von Krebs verantwortlich sind.

Um solch abnormales und alarmierendes Ungleichgewicht von Fetten in Zellen zu korrigieren, gibt es laut Experten nur eine Möglichkeit, nämlich einen drastisch reduzierten Konsum von Nahrungsmitteln, die reich an Omega-6-Fettsäuren sind, und einen vermehrten Konsum von Omega-3-Fettsäuren aus Meeresfisch. Die Wirkung setzt fast augenblicklich ein. Wenn man 100 Gramm Fisch pro Tag ißt, läßt sich im Gewebe innerhalb von 72 Stunden ein wohltuender biochemischer Effekt erkennen.

Es ist ratsam, wöchentlich mindestens zwei- bis dreimal Fisch zu essen, vor allem fettreichen Fisch wie Lachs, Sardinen, Makrelen, Hering und Thunfisch. Bei einer an Meeresfrüchten armen Ernährungsweise vermag allerdings schon eine noch so geringe Ergänzung um Meeresfisch das Fettsäurengleichgewicht ein wenig zu verbessern. Das hilft, nicht nur Herzkrankheiten, sondern auch viele andere moderne Dysfunktionen zu reduzieren, die mit einem entsprechenden Mangel an Meeresfrüchten verknüpft sind. Untersuchungen zeigen: Schon bei 30 Gramm Meeresfisch pro Tag läßt sich bewirken, daß unsere Zellen wieder gesund funktionieren. Damit könnten unzählige Menschen vor Behinderung und vorzeitigen Tod durch ungeahnte pharmakologische Kräfte von Fett bewahrt werden. Die besten Quellen für Omega-3-Fettsäuren siehe Seite 456f.

Funktionsstörungen, die Fischöl abschwächen oder verhüten kann

- **Bei rheumatischer Arthritis** mindert es Gelenkschmerzen, Wundsein, Steifheit, Müdigkeit.
- **Bei Herzanfällen** reduziert es das Risiko nachfolgender Attacken um ein Drittel.
- **Bei Arterienbelag** hält es die Arterien frei und sauber (Leute, die fettreichen Fisch essen, haben weniger Arteriosklerose); es mindert die Gefahr des Wiederverschließens der Arterien nach Operationen um 40 bis 50 Prozent.
- **Bei hohem Blutdruck** elimiert oder reduziert es die Notwendigkeit der Einnahme von pharmazeutischen Medikamenten zur Blutdrucksenkung.
- **Bei geschwürbildender Kolitis** (Dickdarmentzündung): In einem Test wurde die Aktivität der Krankheit um 56 Prozent verringert, indem acht Monate lang 4,5 Gramm Fischöl täglich verzehrt wurden – das entspricht etwa 200 Gramm Makrelen. In einem anderen Test reduzierte sich die nötige Behandlung mit dem Steroid Prednison um ein Drittel.
- **Bei Schuppenflechte:** mindert das Jucken, die Rötung, bei manchen Patienten den Schmerz und senkt die erforderliche Menge von Medikamenten.
- **Bei multipler Sklerose:** trägt bei manchen Patienten zur Verminderung der Symptome bei.
- **Bei Asthma:** reduziert in manchen Fällen die Anfälle.
- **Bei Migräne:** vermindert bei manchen Betroffenen Stärke und Häufigkeit.

Wo Sie die meisten krankheitsbekämpfenden Omega-3-Fettsäuren herbekommen

Gewöhnlich finden Sie das meiste Omega-3-Fett im fetthaltigsten Fisch aus den kältesten tiefen Meeren. Besonders reichhaltig sind Makrelen, Sardellen, Heringe, Lachs, Seeforelle, Atlantikstör und Thunfisch. Mäßige Mengen kommen vor in Steinbutt, Blaubarsch, Hai, Regenbogenstint, Schwertfisch oder Regenbogenforelle. Schaltiere – Taschenkrebs, Hummer, Shrimps, Miesmuscheln, Austern, Venusmuscheln, Sandmuscheln – und Tintenfisch enthalten geringere Mengen von Omega-3-Fettsäuren. (Im Anhang findet sich eine komplette Liste.)

Um die Vorzüge der Omega-3-Fettsäuren größtmöglich zu nutzen, sollten Sie den Fisch im Ofen schmoren oder dünsten. Braten oder sonstige Formen der Fettzufügung, insbesondere von Omega-6-reichen Pflanzenölen, schwächen die Wirksamkeit der Omega-3-Fettsäuren im Fisch.

Kaufen Sie in Dosen Thunfisch natur und Sardinen, die nicht in Öl konserviert sind, es sei denn in Sardinenöl. Hinzugegebene Öle, wie etwa Sojabohnenöl, können nämlich die Omega-3-Fettsäuren verringern. Beim Abgießen des Öls bei Dosenthunfisch werden außerdem 15 bis 25 Prozent der Omega-3-Fettsäuren weggespült; beim Abgießen von Wasser dagegen nur 3 Prozent.

Sie können jedoch auch aus pflanzlichen Nahrungsmitteln Omega-3-Fettsäuren erhalten. Die höchsten Konzentrationen gibt es in Walnüssen, Leinsamen, Rapssamen und im Portulakgewächs, einem grünen Blattgemüse, das in den Vereinigten Staaten wild wächst und im allgemeinen in Europa und im Mittleren Osten gegessen wird. Pflanzliche Omega-3-Fettsäuren bewirken allerdings nur ein Fünftel der positiven Zellreaktionen wie die Omega-3-Fettsäuren aus Meeresfisch.

Das Beste an Fisch, das Schlimmste an Fisch

Fisch, ein uralter, natürlicher Wohltäter des Menschen, ist nun leider manchmal mit modernen Giften wie Pestiziden und anderen industriellen Chemikalien infiziert. Sie sichern sich die gesundheitlichen Vorteile von Fisch am besten und gehen die geringsten Risiken ein, wenn Sie folgendes beachten:

- Wählen Sie Salzwasserfisch aus dem Meer statt Süßwasserfischen aus Flüssen, Bächen und Seen, die eher vergiftet sein könnten.
- Meiden Sie Fisch, der von Freizeitanglern in Seen und Flüssen gefangen wurde. Er ist am ehesten verseucht.
- Bevorzugen Sie kleine Fische. Kleine Fische, wie etwa Sardinen, sind den Schadstoffen kürzere Zeit ausgesetzt.
- Essen Sie nicht nur eine, sondern verschiedene Fischarten. Das mindert das Risiko, zuviel von einer verseuchten Quelle abzubekommen.
- Verzichten Sie auf die Fischhaut, in der sich die giftigen Chemikalien am stärksten ablagern.
- Um ganz sicherzugehen, können Sie Fisch – so etwa Wels und Lachs – von Fischfarmen kaufen, bei denen eine Vergiftung unwahrscheinlich ist. Solcher Fisch enthält allerdings oft weniger Omega-3-Öl als wildlebender Fisch.
- Übertreiben Sie nicht. Auch wenn manche Bevölkerungsgruppen mit niedrigen Krankheitsraten, wie japanische Fischer und Eskimos, täglich Fisch essen – manchmal fast ein halbes Pfund –, ist es nicht notwendig, soviel Fisch zu essen, um in den Genuß der Vorteile zu kommen, die Fisch bietet. Die meisten Studien betonen, daß schon ein regelmäßiges Essen von Fisch, also

zwei- bis dreimal die Woche, einen ungeheuren Rückgang von Herzkrankheit, Krebs und anderen chronischen Erkrankungen bedeuten kann.

- Schwangere sollten besonders vorsichtig sein, da der Fötus durch giftige Chemikalien Schaden nehmen könnte. Verzichten Sie auf Fisch aus Binnengewässern, und beschränken Sie den Verzehr von Schwertfisch, Haifisch und frischem Thunfisch auf einmal pro Monat. Manchen Experten zufolge sollten Schwangere sogar von Dosenthunfisch nicht mehr als 200 Gramm pro Woche essen.

Merkwürdige Schmerzen und Probleme, die durch Nahrungsmittel verursacht werden

Leiden Sie unter Kopfschmerzen? Nesselausschlag? Asthma? Ekzemen? Einem reizbaren Darm? Geschwürbildender Kolitis? Rheumatischer Arthritis? Chronischer Müdigkeit? Sind Sie deprimiert, launisch, träge? Hat Ihr Baby Koliken? Ausschläge? Durchfall? Haben Ihre Kinder Keuchhusten? Ohrinfektionen? Migräne? Epileptische Anfälle? Immer mehr Wissenschaftler erkennen, daß solche Leiden von einer angeborenen Ablehnung gewisser Nahrungsmittel durch den Körper ausgelöst oder verschlimmert werden können. Es handelt sich da nicht um gewöhnliche Allergien, sondern um eine merkwürdige Art von Nahrungsfolter, die bestimmten Menschen eigen ist. Warum sie vorkommt, versteht niemand genau, doch eins steht fest: Es handelt sich um wirkliche, um echte Leiden; daß sie jetzt erkannt worden sind, hat viele Rätsel der Gesundheit gelöst. Daß häufig die Möglichkeit einer solchen ungünstigen Reaktion auf Nahrungsmittel übersehen wird, verurteilt viele Menschen unnötig zu jahrelanger schlechter Gesundheit und Qual.

Die Identifizierung solch seltsamer Nahrungs-»Allergien« ist eine revolutionäre Erkenntnis. Es gibt führende Experten, die der Auffassung sind, daß solche versteckten Formen der Unverträglichkeit von Nahrungsmitteln weithin für die unterschiedlichsten Krankheiten verantwortlich zu machen sind. Landläufig werden derartige Reaktionen Allergien genannt; sie entsprechen aber nicht der klassischen Definition von Nahrungsallergien. Aus dem Grund bezeichnet die Fachwelt solche Reaktionen oft als »Unverträglichkeit«, »Empfindlichkeit«, »Stoffwechselreaktionen« oder einfach als »ungünstige Reaktionen«.

Zwischen der alten und der neuen Auffassung von Nahrungsallergien besteht folgender Unterschied. Bei der klassischen, eindeutigen Nahrungsmittelallergie, die Ärzten seit langem bekannt ist, tritt nach dem Verzehr auch nur des kleinsten Bissens einer Speise, auf die Sie allergisch sind, eine sofortige, oft dramatische Reaktion ein – etwa ein wunder Mund, ein juckender roter Hautausschlag, ein Asthmaanfall oder ein anaphylaktischer Schock. Blut- und Hauttests auf das allergenetische Nahrungsmittel fallen positiv aus.

In einem echten, klassischen Fall von Nahrungsmittelallergie kommt es zu einer Überreaktion des Immunsystems - es identifiziert harmlose Komponenten etwa von Kuhmilch oder Nüssen irrtümlich als Feinde wie Bakterien oder Viren. Dieser Irrtum versetzt das Immunsystem in einen Alarmzustand mit Kettenreaktionen. Es erzeugt Antikörper, die sogenannten Immunglobine E oder IgE, um die scheinbare Bedrohung (Antigene) abzuwehren, und dabei werden Histamine und andere Stoffe freigesetzt, welche die Allergiesymptome hervorrufen. Als echte Allergien werden herkömmlich nur Reaktionen betrachtet, an denen IgE beteiligt sind.

Die fünf Nahrungsmittel, die besonders wahrscheinlich allergische chronische Störungen auslösen

Tests des britischen Experten Dr. med. John O. Hunter zufolge provozieren folgende Nahrungsmittel am häufigsten die unterschiedlichsten Krankheitssymptome:

- Getreideprodukte aus Weizen und Mais,
- Milchprodukte,
- Koffein,
- Hefe,
- Zitrusfrüchte.

Verzögerte Nahrungsmittelallergien

Mittlerweile schenkt die Medizin aber einer anderen Theorie über Nahrungsmittelallergien, die genauer gesagt Unverträglichkeit oder Überempfindlichkeit darstellen, immer größere Beachtung. Diese Theorie besagt, daß es beim Genuß eines Nahrungsmittels auch zu einer subtileren Reaktion kommen kann, die nicht so leicht zu erkennen ist. Sie setzt möglicherweise erst nach einigen Stunden ein, nach ein oder zwei Tagen, oder eventuell sogar noch später. Außerdem ist zur Auslösung einer Reaktion eine größere Menge notwendig, und Blut- und Hauttests auf diese Nahrung können sowohl positiv als auch negativ ausfallen. Möglicherweise ist das Immunsystem gar nicht spezifisch betroffen. Solch verzögerte Empfindlichkeit gegenüber einer Nahrung trägt nach Meinung mancher Forscher zum Ausbruch von so andersartigen Leiden wie Lethargie, Kopfschmerzen, Stimmungsumschwüngen und Konzentrationsverlust als auch von Dauerzuständen wie rheumatischer Arthritis und chronischer Darmentzündung bei.

Außerdem kann das Meiden gewisser Nahrungsmittel bei sogenannten unheilbaren, lang bestehenden chronischen Zuständen - so auch bei rheumatischer Arthritis und bei Verdauungsproblemen - zu bemerkenswerten Umkehrungen führen. Laut dem britischen Arzt John O. Hunter, Gastroenterologe am Addenbrookes Hospital in Cambridge und auf seinem Gebiet ein Pionier, sind »in kontrollierten Versuchen Ausschlußdiäten (eingeschränkte Diäten) wirksam bei Migräne, chronischer Darmentzündung, Crohn-Krankheit, Ekzemen, Hyperaktivität und rheumatischer Arthritis. Trotz der großen Verschiedenartigkeit der Krankheiten sind die Nahrungsmittel, um die es geht, auffallend ähnlich - am häufigsten sind es Getreide, Milchprodukte, Koffein, Hefe und Zitrusfrüchte. Der Verzicht auf manche oder alle dieser Nahrungsmittel führt zum Nachlassen der Symptome.« Dr. Hunter hat in einer Studie festgestellt, daß Weizen das ärgerlichste Universalnahrungsmittel ist; 60 Prozent der Testpersonen ist es nicht bekommen. Es folgen Milchprodukte. Am harmlosesten war Honig, der bloß bei 2 Prozent der Personen Unannehmlichkeiten auslöste.

Merkwürdigerweise ist es laut Dr. Hunter bei dieser Form der Nahrungsmittelallergie keineswegs so, daß jedesmal gleich eine Reaktion eintreten muß, wenn man das spezifische störende Nahrungsmittel in den Blutkreislauf einführt. Daraus folgt, so erklärt er, daß die Reaktion eben nicht im Blut und im Immunsystem geschieht, sondern im Darm. Nach seiner Theorie geben Nahrungsmittel, wenn sie von Bakterien im Darmtrakt aufgespalten werden, Toxine und andere chemische Stoffe frei, die Reaktionen auslösen. Solche Reaktionen treten unregelmäßig und phasenweise in Erscheinung, je nach den Empfindlichkeiten des Betroffenen und dem heiklen Gleichgewicht der verschiedenen Bakterien im Darmtrakt.

Zur Erklärung dieser seltsamen, schwächenden Reaktionen gibt es noch einige andere Theorien. Eine Möglichkeit ist die, daß manche Leute aufgrund von chronischer Darmentzündung einen »undichten Darm« haben, der unverdaute Nahrungsteilchen durch die Dickdarmwand in den Blutkreislauf gelangen läßt, wo sie vom Immunsystem als Fremdkörper behandelt werden und deshalb allergischen Aufruhr verursachen. Einer anderen Erklärung zufolge sind einzelne Komponenten in Nahrungsmitteln unmittelbar Erreger der Symptome. So enthalten zum Beispiel Kaffee, Obst und vor allem Wein Phenole - natürliche chemische Stoffe, die bei der Verdauungstätigkeit durch Enzyme lahmgelegt werden. Wenn ein Mensch fehlerhafte Enzyme hat, so daß die Phenole nicht richtig inaktiv gemacht werden, dann schaffen sie Probleme; man verdächtigt Phenole in Wein, Migränekopfschmerz auszulösen. Manche Nahrungsmittel sind ferner direkte Träger starker allergischer Substanzen. In Milch ist durch Tests Histamin festgestellt worden, die Hauptsubstanz für viele allergische Reaktionen wie etwa Asthma. Milch und Weizen enthalten natürliche Beruhigungsmittel, morphinähnliche Substanzen, die auf die Tätigkeit der Gehirnzellen einwirken können und dadurch die Stimmung und die geistige Aktivität beeinflussen, möglicherweise sogar Müdigkeit hervorrufen.

Das Syndrom der kranken Seele

Können Nahrungsmittelreaktionen auch seelische Leiden verursachen? »Wachsendes Beweismaterial deutet zunehmend darauf hin, daß psychische Symptome wie Depression und Angst bei manchen anfälligen Personen möglicherweise durch Nahrungsmittelempfindlichkeiten hervorgerufen und/oder verstärkt werden können« - zu dem Schluß kam kürzlich ein Bericht von Allan Gettis vom Columbia University College of Physicians and Surgeons. Dr. Talal Nsouli, ein Allergologe der Medizinischen Fakultät der Georgetown University, hat herausgefunden, daß in überraschend vielen Fällen chronische Müdigkeit durch verzögerte Nahrungsmittelallergien verursacht werden - besonders auf Weizen, Milch und Mais.

Solche jüngst entdeckten Zusammenhänge zwischen Nahrungsmittelunverträglichkeiten und einer langen Reihe von verblüffenden, scheinbar unheilbaren Zuständen bedeuten auf lange Sicht für Millionen von Menschen neue Hoffnung auf Heilung.

Wie man eine chronische »Allergie« auf Nahrungsmittel entdeckt

Wenn Sie den Verdacht hegen, daß Ihnen bestimmte Nahrungsmittel vielleicht nicht bekommen, daß sie bei Ihnen chronische Probleme verursachen oder verschärfen - etwa Arthritis, Kopfschmerzen, Stimmungsumschwünge, Unterleibschmerzen, Durchfall oder sonstige Verdauungsstörungen -, dann können Sie möglicherweise die Ursachen durch Ausprobieren feststellen und sie dann von Ihrem Speisezettel ausklammern. Dazu hier einige Vorschläge von Dr. Nsouli.

- Verzichten Sie eine Woche lang auf den Genuß eines verdächtigen Nahrungsmittels. Sinnvollerweise beginnt man da mit einem der häufigsten Sündenböcke - mit Milch und Milchprodukten, Weizen- oder Maisprodukten. Lesen Sie die Etiketten der Lebensmittel gründlich daraufhin durch, ob sie eine derartige Substanz enthalten. So kommen in weiterverarbeiteten Nahrungsmitteln zum Beispiel sehr häufig Milchkasein, Weizengluten und Süßstoffe aus Mais vor.

- In der Woche, in der Sie das verdächtige Nahrungsmittel meiden, sollten Sie darauf achten, ob Sie sich besser fühlen – ob zum Beispiel Durchfall oder Kopfschmerzen abgenommen haben. Wenn ja, müssen Sie nach weiteren Nachweisen für Ihren Verdacht suchen.
- Um die Probleme mit einem bestimmten Nahrungsmittel nachzuweisen, sollten Sie einen »Härtetest« machen. Konsumieren Sie von dem gleichen Nahrungsmittel, das sie vorher eliminiert hatten, eine Woche lang eine Menge. Wenn es sich um Milchprodukte handelt, dann trinken und essen Sie zwei- oder dreimal täglich fettarme Milch, Joghurt und Hüttenkäse. Wenn es sich um Mais handelt, dann essen Sie viele ganze Maiskörner, Corn-flakes, Tortillas, Maisbrot und Mais-Chips. Falls es sich um Weizen handeln sollte, essen Sie Brot, Weizenflocken und Pasta. Achten Sie darauf, ob Sie sich schlechter fühlen, ob die Symptome wie Schmerz, Müdigkeit oder Unterleibsschmerzen zurückgekehrt sind. Denken Sie daran, daß das Syndrom möglicherweise auch erst zwei oder drei Tage nach dem Genuß des betreffenden Nahrungsmittels auftritt.

Warnung: Falls Sie bei sich je eine akute Reaktion auf ein Nahrungsmittel festgestellt haben oder meinen, daß Sie auf Nahrungsmittel wie etwa Erdnüsse oder Shrimps allergisch reagieren, dann machen Sie bitte *unter keinen Umständen* einen herausfordernden Test. Meiden Sie solche Nahrungsmittel total; ihr Genuß könnte zu lebensgefährlichen Reaktionen führen – einschließlich eines anaphylaktischen Schocks.

- Wiederholen Sie den Vorgang mit anderen Nahrungsmitteln mit hohem Risikofaktor wie Weizen, Milch, Mais, Soja und Eiern.
- Natürlich können Sie auch einen Arzt aufsuchen, der sich als Facharzt auf Nahrungsmittelallergien spezialisiert hat. Er wird üblicherweise Routinetests durchführen, so etwa Haut- und/oder Bluttests, die Immunreaktionen aufdecken. Solche Tests sind nützlich, um Frühzeichen einer Nahrungsmittelallergie aufzuspüren, sind jedoch nicht absolut sicher. Es ist möglich, daß sie bestimmte Unverträglichkeiten übersehen oder irrtümlich andere melden. Dr. Nsouli betont, daß es letztlich nur einen Test gibt, der zählt, um zu erkennen, ob ein Nahrungsmittel tatsächlich die Ursache der Probleme ist: nämlich es von Ihrer Speisekarte zu streichen und danach wieder aufzunehmen. Selbst für Allergologen liefere das den einzigen wirklichen Beweis.

Wenn Sie eine Allergie haben oder Sie empfindlich reagieren auf ein konkretes Nahrungsmittel, das Ihnen das Leben schwermacht, wird ein Verzicht sofortige Heilung bringen.

Die richtige Herzmuskelnahrung für jedermann

Was man essen sollte, um Herzstörungen zu verhüten

Nahrungsmittel, die Arterien retten und Herzkrankheiten vorbeugen können: Meeresfrüchte · Obst · Gemüse · Nüsse · Körner · Hülsenfrüchte · Zwiebeln · Knoblauch · Olivenöl · Alkohol in Maßen · Vitamin C und E und an Beta-Karotin reichhaltige Lebensmittel.
Nahrungsmittel, die Arterien und Herz schaden können: an gesättigtem Fett reichhaltige Fleisch- und Milchprodukte · zuviel Alkohol.

Wenn man Angst vor Herzkrankheiten hat – und wer hat davor keine Angst in einem Land wie den USA, wo daran alljährlich ungefähr eine halbe Million Menschen sterben? –, dann gibt es einen besonders guten Fingerzeig fürs Überleben – nämlich zu erfahren, was die Menschen essen, die keine Herzkrankheiten bekommen, und was jene, die daran sterben. Natürlich, zum Teil sind dafür Gene und Geschlecht verantwortlich. Und auch die Lebensweise – ob man raucht, sich zuwenig bewegt und Streß hat. Doch selbst bei Berücksichtigung all dieser Dinge erweist sich wissenschaftlich die Ernährungsweise als der entscheidende Faktor dafür, ob die Arterien sich verstopfen oder das Herz versagt. Um das Fortschreiten von Gefäßkrankheiten zu hemmen – und sie nehmen ja mit dem Alter immer zu –, muß man in erster Linie Herzinfarkte und Schlaganfälle abwenden. Wichtige neue Ergebnisse zeigen jedoch, daß selbst bei früheren leichtsinnigen Eßgewohnheiten und auch *nach* Herzstörungen einschließlich Herzinfarkt eine Änderung der Ernährungsweise einem künftigen Herzleiden vorbeugen kann und sogar Gefäßschaden stoppen oder rückgängig zu machen vermag, indem sie zur Gesundung der Arterien beiträgt. Es ist dafür nie zu früh oder zu spät.

Wie sich in den Arterien Blutgerinnsel bilden und wie sich dieser Prozeß durch die Ernährung aufhalten läßt

Bei Geburt sind die Arterien sauber, offen und elastisch. Aber der Prozeß der Arterienverstopfung beginnt, auch als Arteriosklerose oder Herzkranzgefäß-Erkrankung, bereits frühzeitig im Leben. Unter der Zellschicht bilden sich fetthaltige Streifen, die die Arterienwände belegen. Die Streifen verwandeln sich nach und nach in Flecken - fetthaltige Narbengewebe, die sich in der Arterienöffnung ballen und teilweise den Blutfluß drosseln. Wenn sich dann einer dieser Flecken ablöst, kann der Mechanismus der Verstopfung ausgelöst werden. Bei hinreichender Zunahme kann das Gerinnsel den Blutfluß blockieren und dabei große Stellen von Herzmuskeln ersticken - ein Ereignis, das Herzanfall genannt wird. Ein verminderter Blutfluß kann auch anormale Herzrhythmen hervorrufen - Tachykardie und Kammerflattern - und manchmal plötzlichen Tod verursachen. Wenn ein Blutgefäß zum Gehirn blockiert wird oder zerreißt, erleidet der Mensch einen Schlaganfall.

Wie schnell oder wie ernstlich die Arterien verstopft werden, das wird durch die Nahrung entschieden. Eine richtige Ernährungsweise kann helfen, die Gefäße offen, von gefährlichen Gerinnseln frei und hinreichend elastisch zu halten, damit sie als gesunde Röhre dem Blutkreislauf dient. Die Nahrung bewirkt es dadurch, daß sie den Aufbau von Cholesterin und sonstigen Blutfetten bekämpft und vor allem indem sie die Faktoren der Blutgerinnung beeinflußt. Menschen ohne Herzkrankheiten ernähren sich auf eine besondere Weise. Das wird von Forschern aus aller Welt bestätigt. Hier eine Übersicht ihrer Lebensmittel.

Die Universalmedizin für das Herz: Fisch

Die beste Methode zur radikalen Senkung des Risikos von Herzerkrankungen ist der Konsum von Fisch, insbesondere von fetthaltigem Fisch, der voller Omega-3-Fettsäuren ist. Die Beweise für die vorbeugenden und therapeutischen Wirkstoffe im Fisch gegen kardiovaskuläre Störungen sind unwiderlegbar.

Überall in der Welt leiden Menschen, die Meeresfrüchte essen, viel weniger an Herzkrankheiten. Selbst kleinste Mengen von Fisch können gewaltige Auswirkungen haben. Eine bahnbrechende holländische Studie hat festgestellt, daß die Aussichten, eine Herzkrankheit mit tödlichem Ausgang zu bekommen, sich auf die Hälfte reduzieren, wenn man im Tagesdurchschnitt nur rund 30 Gramm Fisch ißt. Eine Untersuchung von 6000 amerikanischen Männern mittleren

Alters hat gezeigt, daß die Teilnehmer, die das Meeresfett von täglich ungefähr 30 Gramm Makrelen oder 90 Gramm Barsch aßen, 36 Prozent weniger Risiko liefen, an Herzkrankheiten zu sterben, als Männer mit geringerem Fischkonsum. Eine andere amerikanische Studie, die über 25 Jahre lief und 17 000 Männer umfaßte, hat ergeben, daß die Zahl von tödlichen Herzinfarkten um so mehr sank, je mehr Fisch sie aßen. Bei Männern, die keinen Fisch verzehrten, gab es ein Drittel mehr Todesfälle durch Herzkrankheiten als bei Männern, die täglich mehr als 35 Gramm Meeresfrüchte aßen.

Wenn man in den Arterien von Menschen hineinblicken könnte, würde man erkennen, daß Fischesser die gesündesten und Personen mit fischloser Ernährung besonders kranke Arterien haben. Das wird durch Arterienuntersuchungen bei Autopsien deutlich, wie sie kürzlich von dänischen Forschern durchgeführt wurden. Sie haben einen bemerkenswerten neuen Beweis für die Eigenschaft von Fischöl erbracht, Arteriosklerose vorzubeugen.

Die dänischen Forscher erhielten Arterien und fetthaltige Gewebe von vierzig aufeinanderfolgenden Autopsien im Frederiksberg-Krankenhaus in Dänemark. Sie maßen das Fischöl im fetthaltigen Gewebe, das enthüllt, wieviel fetthaltigen Fisch der Betreffende bei Lebzeiten gegessen hat. Es gab keinen Zweifel: Die glattesten und saubersten Arterien gehörten den Menschen mit den meisten Omega-3-Ölen im Gewebe – also jenen, die am meisten Fisch gegessen hatten. Und die stark verstopften Arterien gehörten zu denen mit den wenigsten Omega-3-Ölen im Gewebe – sie hatten also den Fehler gemacht, mit fetthaltigem Fisch zu sparen.

Studien haben ergeben, daß die Aussichten auf Herzinfarkt um ein Drittel bis zur Hälfte sinken, wenn man 30 Gramm Fisch pro Tag oder zweimal wöchentlich größere Portionen Fisch ißt.

Überlebenskost nach einem Herzinfarkt

Falls Sie einen Herzinfarkt hatten, gibt es gar keinen Zweifel, was Sie tun müssen. Ergreifen Sie eine Präventivmaßnahme. Halten Sie sich ab sofort an eine Diät mit viel Fisch. So können Sie das Risiko tödlicher Herzinfarkte um ein Drittel reduzieren. Es ist tatsächlich so, daß der Genuß von Fisch zur Verhütung späterer Herzinfarkte mehr Chancen hat als die traditionelle Methode, den Konsum von Speisen einzuschränken, die an gesättigten Tierfetten reich sind. Das hat eine wegweisende Zweijahresstudie ergeben, die von Dr. med. Michael Burr vom Medical Research Council in Cardiff, Wales, durchgeführt worden ist.

Dr. Burr hat 2033 Männer getestet, die mindestens einen Herzanfall erlitten hatten. Eine Gruppe von ihnen forderte er auf, wenigstens zweimal wöchentlich entweder 150 Gramm fetthaltigen Fisch wie Salm, Makrelen oder Sardinen zu verzehren oder Fischölkapseln einzunehmen. Eine zweite Gruppe hielt er an, ihren Konsum von Nahrungsmitteln mit gesättigten Fetten wie Butter, Käse und Sahne einzuschränken, und eine dritte Gruppe wies er an, mehr Getreidekleie und Vollkornbrot zu essen, um den Faserkonsum zu erhöhen. Zum Vergleich gab es eine vierte Gruppe, der er keinerlei diätätische Empfehlungen gegeben hat.

Die fettarme und die faserreiche Diät zeigte nach zwei Jahren keine lebensrettende Wirkung. Aber die Auswirkung der Fischdiät war überraschend. Todesfälle bei den Fischessern sanken um 29 Prozent! »Das ist fast schon phantastisch«, meint Alexander Leaf, Professor emeritus von der Harvard Medical School, eine Kapazität auf dem Gebiet der Fischöle.

Fazit: Nach einem Herzanfall sinkt das Risiko eines weiteren weitaus mehr, wenn Sie zweimal wöchentlich Fisch und sehr viel Obst und Gemüse essen, als wenn Sie den herkömmlichen Rat befolgen, sich fettärmer zu ernähren.

Nach einer Herzoperation: Diät als neue Lebenschance

Wenn Ihre verstopften Arterien durch einen chirurgischen Eingriff wieder frei gemacht worden sind, könnte der Konsum von fetthaltigem Fisch sie danach offenhalten helfen. In 40 bis 50 Prozent der Fälle besteht nämlich die Gefahr, daß solche Arterien sich wieder verstopfen. Trotzdem: Mehrere Studien zeigen, daß Fischöle die Wahrscheinlichkeit einer Wiederholung halbieren können. Auch hier vermögen Fischöle besser zu wirken als eine bloß fettarme Diät. In einem Test von Mark R. Milner, einem Chirurgen im Hospital Center in Washington, D. C., verstopften sich die Arterien bei nur 19 Prozent von 42 operierten Patienten, nachdem sie über sechs Monate lang einer fettarmen Diät folgten und zusätzlich Fischölkapseln eingenommen hatten. Dagegen ergab sich bei der gleichen Anzahl von Patienten mit fettarmer Diät *ohne* Fischölkapseln ein doppelt so hohes Vorkommen von wiederkehrendem Arterienbelag. Die tägliche schützende Dosis entsprach einem Konsum von täglich 200 Gramm Makrelen.

Wie Dr. Milner erläutert, brauchen Menschen, die regelmäßig wöchentlich dreimal oder öfter Fisch essen, nicht die Soforthilfe von hohen Mengen Fischöl. Das dokumentiert auch eine andere Studie mit Nachoperationspatienten, die

Dr. Isabelle Bairati von der Laval-Universität in Québec City, Kanada, durchgeführt hat. Sie stellte fest, daß der beständige Konsum von Fisch vor und nach der Operation die Arterien genausogut frei gehalten hat wie die Einnahme von Fischölkapseln. Die Patienten, die wöchentlich 220 Gramm Meeresfrüchte aßen, waren etwa nur halb so gefährdet, eine erneute Klumpenbildung in den Arterien zu erleiden, wie jene, die wöchentlich nur weniger als 100 Gramm aßen. Kein Wunder, daß fetthaltiger Fisch, der an Omega-3-Fettsäuren reich ist – so Lachs, Makrelen und Sardinen –, hier wirksamer war als andere Fischarten.

Zehn Mittel und Wege, wie Fischöl Herzkrankheiten bekämpft

- Fischöl blockiert Blutplättchenaggregationen (Gerinnung),
- vermindert das Verengen von Blutgefäßen,
- steigert den Blutfluß,
- senkt Fibrinogen (Gerinnungsfaktor),
- erhöht gerinnselauflösende Aktivität,
- verhindert Zellschaden durch sauerstofffreie Radikale,
- senkt Triglyzeride,
- erhöht gutes HDL-Cholesterin,
- macht Zellmembrane elastischer,
- senkt den Blutdruck.

Knoblauch macht Arterien wieder fit

Der regelmäßige Genuß von Knoblauch kann Arteriengerinnung verhüten und, was noch außergewöhnlicher ist, die Schäden sogar wieder rückgängig machen, weil er die Arterien heilen hilft – so Arun Bordia, ein Kardiologe am Tagore Medical College in Indien. Dr. Bordia, ein Pionier auf dem Gebiet der Knoblauchforschung, hat entdeckt, daß bei Kaninchen mit 80prozentiger Arterienverstopfung, die mit Knoblauch gefüttert werden, das Ausmaß der Gerinnung reduziert wird und die Arterien teilweise wieder gesund werden.

Nach diesem Ergebnis hat er Knoblauch bei einer Gruppe von 432 herzkranken Patienten getestet, die dann meistens von Herzanfällen genasen. Die Hälfte der Gruppe aß täglich drei Jahre lang zwei oder drei gekochte oder rohe Knoblauchzehen; diese Patienten preßten den Knoblauch aus und mischten den Saft mit Milch für ein »Morgentonikum«, oder sie aßen ihn in Wasser gekocht oder auch kleingehackt. Die andere Hälfte aß keinen Knoblauch. Nach Ablauf eines Jahres zeigten sich bei den beiden Gruppen keine Unterschiede in der Anzahl von Herzanfällen.

Doch während des zweiten Jahres *sanken die Todesfälle unter den Knoblauchessern um 50 Prozent und im dritten Jahr um 66 Prozent.* Die Herzanfälle ohne Todesfolge sanken um 30 Prozent während des zweiten Jahres und im dritten Jahr um 60 Prozent. Außerdem sanken der Blutdruck und das Cholesterin im Blut. Bei den Knoblauchessern gab es auch weniger Anfälle von Angina pectoris - Brustschmerzen. Dagegen gab es bei den Personen, die keinen Knoblauch aßen, keine bedeutenden kardiovaskulären Veränderungen.

Dr. Bordia ist der Ansicht, daß regelmäßige Knoblauchinfusionen mit der Zeit einen Teil der Arterienplättchen auflösen und zukünftige Schäden verhüten. Die wichtigste Waffe des Knoblauchs ist wahrscheinlich eine Ansammlung von Antioxidationsstoffen. Man behauptet, daß Knoblauch mindestens fünfzehn verschiedene solche Stoffe enthält, die möglicherweise arterienzerstörende Wirkelemente neutralisieren.

Hinweis: Dr. Bordia zufolge hat gekochter Knoblauch bei der Abwendung von Herzanfällen und Todesfällen die gleiche Wirkung wie roher Knoblauch.

Ein Knoblauchbonus. Knoblauch verschaffte auch unerwartete Vorteile. Wie Dr. Bordia berichtet, meldeten die Knoblauchesser weniger Gelenkschmerzen, weniger chronische Körperschmerzen und eine geringere Disposition zu Asthma, andererseits aber mehr Kraft, Energie, Libido und einen besseren Appetit. Besonders bemerkenswert waren die verminderten Gelenkschmerzen bei Patienten mit Arthrose. Allerdings haben 5 Prozent der Teilnehmer den Test abgebrochen, weil sie über brennenden Urin, blutende Hämorrhoiden, Blähungen und Reizbarkeit klagten; dabei verursachte roher Knoblauch mehr Beschwerden als gekochter Knoblauch.

Ein Zusammenhang zwischen dem Genuß von Knoblauch und weniger Herzkrankheiten ist weltweit feststellbar. 1981 ergab eine Studie von Forschern der University of Western Ontario in fünfzehn Ländern, daß die Länder mit hohem Knoblauchkonsum niedrige Quoten von Herzkrankheiten aufwiesen.

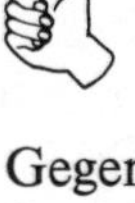

Entdecken Sie die Herzarzneien der Nuß

Gegen Herzerkrankungen sollten Sie täglich ein paar Nüsse essen – das empfiehlt Dr. Gary Fraser, Professor für Medizin an der Loma Linda University

(Kalifornien). In einer Studie bei 31 208 Adventisten entdeckte Dr. Fraser, daß alle, die sich hauptsächlich mit Nüssen ernährten, überhaupt keine Herzanfälle erlitten. Die Personen, welche mindestens fünfmal in der Woche Nüsse knabberten, liefen ungefähr *50 Prozent weniger Gefahr, Herzanfälle zu bekommen oder an Herzinfarkt zu sterben*, als die Menschen, die weniger als einmal wöchentlich Nüsse aßen. Sogar der Genuß von einigen Nüssen einmal pro Woche erwies sich als hinreichend, um das Risiko von Herzerkrankungen um ungefähr 25 Prozent zu senken. Die konsumierten Nüsse bestanden zu rund 25 Prozent aus Erdnüssen, zu 29 Prozent aus Mandeln, zu 16 Prozent aus Walnüssen und zu 23 Prozent aus sonstigen Nußarten.

Das ist keineswegs so verrückt, wie man zunächst meint. Nüsse sind reich an Fasern und olivenölartigen einfachen ungesättigten Fetten, die dafür bekannt sind, Herzkrankheiten zu bekämpfen. Nüsse sind auch reich an verschiedenen Antioxidationsstoffen inklusive Vitamin E, Selen (besonders stark in Paranüssen) und ellagischer Säure (besonders stark in Walnüssen), welche die Arterien gegen die verheerenden Cholesterinschäden zu schützen vermögen. Da Nüsse reich an Fett sind, darf man aber, obwohl das Fett meistens vorteilhaft ist, bei Gewichtsproblemen Nüsse nicht nach Herzenslust essen. In Dr. Frasers Studie waren begeisterte Nußesser trotzdem nicht so dick wie die andern. Dr. Fraser hat nicht vorgegeben, wie viele Nüsse seine Patienten auf einmal aßen. Eine vernünftige Menge wäre je nach Gewicht des Patienten um die 30 bis 60 Gramm pro Tag.

Das italienische Experiment

Worin unterscheidet sich das Verhalten der italienischen Frauen, die Herzanfälle bekommen, von den Frauen, die ohne Herzanfälle bleiben? Um das herauszufinden, haben Forscher des Istituto di Ricerche Farmacologiche Mario Negri in Mailand die Ernährungsweise von 936 älteren Frauen analysiert.

Sie entdeckten, daß die Frauen mit dem stärksten Konsum von Karotten und frischem Obst 60 Prozent weniger Neigung zu Herzanfällen aufwiesen; die Frauen, die besonders viel grünes Gemüse und Fisch aßen, hatten ein um 40 Prozent niedrigeres Risiko. Ein mäßiger Genuß von Alkohol reduzierte das Risiko ebenfalls, und zwar um 30 Prozent; dagegen erhöhte ein starker Alkoholkonsum es um 20 Prozent. Frauen mit einer höheren Risikorate aßen mehr Fleisch, besonders Schinken und Salami, Butter und Fett allgemein.

Nutzen Sie Pflanzenkraft gegen Herzattacken

Der Genuß von viel Obst und Gemüse kann das Risiko von Herzanfällen und Schlaganfällen radikal herabsetzen, selbst wenn man bereits einen Herzanfall erlitten hat. Es besteht kein Zweifel, daß treue Obst-und-Gemüse-Esser bessere Arterien besitzen. Vegetarier leiden am wenigsten an kardiovaskulären Krankheiten. Nach neuen Harvard-Studien reduzierten Frauen, die pro Tag zusätzlich eine große Karotte oder hundert Gramm Süßkartoffeln (oder andere an Beta-Karotin reiche Lebensmittel) aßen, das Risiko von Herzanfällen um 22 Prozent und von Schlaganfällen um 40 bis 70 Prozent.

Auch nach einem Herzanfall sind Obst und Gemüse ein gutes Rezept. Haben Sie einen Herzanfall überlebt, so können Obst und Gemüse Sie besser vor einer weiteren Herzkrankheit und vor dem Tod bewahren als eine bloße Reduktion fetthaltiger Fleischarten und Milchprodukte – das ist das Ergebnis einer ein ganzes Jahr umspannenden indischen Studie bei 400 Patienten nach einem Herzanfall. Die Ärzte verschrieben der einen Hälfte der Überlebenden eine fettarme Standarddiät, der anderen eine »experimentelle« Diät, die reich war an Obst, Körnern, Nüssen, Hülsenfrüchten, Fisch und Gemüse. Zu dieser Diät gehörten pro Tag spezifisch 420 Gramm Obst und Gemüse (Guaven, Trauben, Papayafrüchte, Bananen, Orangen, Limonen, Äpfel, Spinat, Radieschen, Tomaten, Lotoswurzeln, Pilze, Zwiebeln, Knoblauch, Griechisch-Heu-Samen, Erbsen und rote Bohnen).

Nach einem Jahr gab es bei den Obst-und-Gemüse-Essern 40 Prozent weniger Herzkrankheiten und 45 Prozent weniger Todesfälle aus unterschiedlichen Ursachen als unter den Personen mit der fettarmen Ernährung. Die Forscher zogen daraus den Schluß, daß unzählige Leben gerettet werden könnten, wenn alle Menschen nach einem Herzanfall sofort eine an Obst und Gemüse reiche Diät befolgen würden. Merke: Um bessere Resultate zu erreichen, sollten die Herzanfallopfer die vegetarische Diät so früh wie möglich anfangen. Im indischen Test wurde binnen 72 Stunden nach dem Anfall mit einer solchen Diät begonnen.

Einer jüngsten holländischen Studie zufolge haben Herzpatienten, die zwei Jahre lang eine vegetarische, an Cholesterin und gesättigtem Fett arme Diät einhielten, die Schäden an den Arterien gestoppt und sogar wieder rückgängig gemacht.

Die wahrscheinlichste Erklärung: Die vegetarischen Karotine und andere Antioxidationsstoffe in Obst und Gemüse tragen nach Ansicht der Forscher dazu bei, die Arterien von Gerinnseln frei und gesund zu halten.

Probieren Sie die Herzrettungsdiät der Japaner

Ernähren Sie sich so, wie es früher die Japaner getan haben. Mit der Invasion des westlichen fettreichen »Fast food« steigt in Japan auch die Zahl der Herzerkrankungen. Dabei war die fettarme, fischreiche Diät dieses Landes über lange Zeit beispielhaft für ein Leben ohne Herzkrankheiten. 1957 untersuchte Ancel Keys, damals Professor an der University of Minnesota, die Herzkrankheitsquoten von sieben Ländern: den USA, Finnland, Holland, Italien, Jugoslawien, Griechenland und Japan. Dabei entdeckte er, daß westliche Länder insgesamt bei Herzkrankheiten fünfmal mehr Todesfälle aufwiesen als Japan; Japan hatte die niedrigste Quote überhaupt. Ostfinnland wies am meisten Herzkrankheiten auf, ungefähr achtmal soviel wie Japan. Dabei kam die verblüffende Tatsache ans Licht, daß die Japaner nur 9 Prozent ihrer Kalorien aus Fett und davon nur 3 Prozent aus Tierfett bezogen, die Finnen dagegen 39 Prozent ihrer Kalorien aus Fett, und davon 22 Prozent aus Tierfetten.

Obwohl die klassischen herzschonenden Eßgewohnheiten der Japaner im Schwinden begriffen sind, haben Forscher der Universität Helsinki vor kurzem japanische Dorfbewohner interviewt, die sich noch an die Eßgewohnheiten ihrer Ahnen hielten. Im Durchschnitt bestand ihre tägliche Nahrung aus folgendem: vier bis fünf Tassen Reis, ungefähr 140 bis 220 Gramm Obst, 250 Gramm Gemüse, 60 Gramm Bohnen, ungefähr 60 Gramm Fleisch, 90 bis 120 Gramm Fisch, eine halbe Tasse Milch, höchstens ein Ei, zwei Teelöffel Zucker, ein bis eineinhalb Löffel Sojasoße. Die Männer tranken außerdem 420 Gramm Bier, die Frauen nur einen Schluck.

Das heißt, die klassische japanische Ernährung ist arm an Kalorien, an Fett und an Fleisch, aber reich an Fisch, Obst, Gemüsen und Reis. Der einzige Makel an dieser Ernährungsweise ist ein Übermaß an Natrium, größtenteils durch die Sojasoße, das zum Teil für die hohe Rate von Schlaganfällen verantwortlich ist. Wenn man die Natriummenge verringert und sich ansonsten an die frühere Ernährungsweise der Japaner hält, hat man offenbar eine hervorragende Methode zur Verhütung von Herzkrankheiten.

Warum Menschen in Mittelmeerländern gesündere Herzen haben

Übernehmen Sie die Eßgewohnheiten der Bewohner der Mittelmeerländer, besonders der Griechen, Italiener, Spanier und Südfranzosen. Diese Menschen laufen 50 Prozent weniger Gefahr als die Amerikaner, an Herzkrankheiten zu sterben. Manche Forscher sind fest davon überzeugt, daß die mediterrane

Ernährungsweise eine angenehmere Möglichkeit darstellt, das Herz heil und gesund zu erhalten, als eine fettarme Ernährung, wie sie von der offiziellen Medizin meist empfohlen wird. Nein, die mediterrane Nahrung ist *nicht* fettarm; im Gegenteil, Mittelmeermenschen nehmen mehr Fett zu sich als die Amerikaner. Aber es gibt da einen großen Unterschied. Ungefähr drei Viertel aller Fettkalorien kommen aus einfach ungesättigtem Fett wie Olivenöl; und man ißt dort auch sehr wenig gesättigtes Tierfett. Die Bewohner der Insel Kreta etwa trinken Olivenöl manchmal glasweise und decken auf diese Weise mehr als 40 Prozent ihres Kalorienquantums aus Fett. Wie Dr. Keys in seiner bahnbrechenden Studie »Seven Countries Study« feststellte, sterben die Kreter aber trotzdem selten an Herzkrankheiten. In einem Zeitraum von fünfzehn Jahren starben von 10000 Kretern nur 38 an Herzkrankheiten, verglichen mit 773 Amerikanern, so daß in den USA proportional zwanzigmal so viele tödliche Fälle von Herzkrankheit vorkommen als auf Kreta. Andere Mittelmeerländer hatten ebenfalls niedrige Quoten.

Der entscheidende Faktor ist folgender: In den Mittelmeerländern zeigten die besonders engagierten Verbraucher von olivenölähnlichen Fetten die geringste Wahrscheinlichkeit, an Krebs oder einer anderen Krankheit zu sterben. Da sie laut Dr. Keys für ihr Fett als Hauptquelle einfach ungesättigte Fette verwenden, waren sie allein durch diesen Faktor gegen alle Todesursachen geschützt. Kein Wunder, daß Olivenöl manchmal die »Speise des langen Lebens« genannt wird.

Die an arterienschützenden Fetten reichsten Lebensmittel

	Prozent von einfach ungesättigtem Fett
Haselnüsse	81
Avocados	80
Olivenöl	72
Mandeln	71
Rapssamenöl	60

Fazit: Eine verhältnismäßig fettreiche Ernährung scheint für das Herz ungefährlich zu sein, wenn sie an Tierfett sehr arm und an olivenölähnlichem Fett reich ist. Eine lautstarke Gruppe von Ärzten der Universität Harvard bevorzugt eine mittelmeertypische Ernährung mit 35 bis 40 Prozent Fettkalorien aus hauptsächlich einfach ungesättigten Fetten gegenüber der einschränkenderen Diät mit 30 Prozent Fettkalorien, wie amtliche Herzspezialisten sie weitgehend empfehlen.

Das risikolose Fett fürs Herz: Olivenöl

Warum ist einfach ungesättigtes Fett, das in Olivenöl vorherrscht, besser für das Herz? Chemisch ist es schlichtweg besser für die Arterien. Es senkt das schlechte LDL-, aber nicht das gute HDL-Cholesterin. Außerdem hat einfach ungesättigtes Fett eine oxidationsverhütende Wirkung, die Arterienschäden durch LDL-Cholesterin abwehrt. Italienische Ärzte haben zur Therapie nach Herzanfällen Olivenöl verwendet und entdeckt, daß die Patienten ein besseres Blutprofil hatten und für künftige Herzanfälle weniger anfällig waren. Dazu bemerkt Dr. Walter Willet von der Harvard-Universität, daß es »für die positiven Eigenschaften von Olivenöl jahrhundertealte epidemiologische Hinweise gibt«.

Ein weiterer Grund für dessen Beliebtheit bei den Kapazitäten: In Olivenöl sind bisher überhaupt keine Risikofaktoren entdeckt worden. »Es ist wirklich das einzige sichere Fett«, betont Dr. Harry Demopolous, ein New Yorker Forscher auf dem Gebiet der Antioxidationsstoffe. Einfach ungesättigtes Fett ist auch in Mandeln, Haselnüssen, Rapssamen und Avocadoöl konzentriert.

Hinweis: Olivenöl aus erster Kaltpressung ist das beste.

> »In der mediterranen Nahrung ist Olivenöl eine wichtige Energiequelle. Fett macht durchschnittlich 35 bis 40 Prozent der gesamten Kalorien aus, und die Quote von Koronarerkrankungen ist genau so niedrig wie bei Völkern mit sehr fettarmer Ernährungsweise.«
>
> *Dr. Frank Sacks, Harvard School of Public Health*

Weitere Mittelmeer-Tips für ihr Herz

Olivenöl ist nicht das einzige Lebensmittel, dem die gesunden Herzen der Bewohner des Mittelmeerraums zuzuschreiben sind. Deren Ernährungsweise weist noch mehr wichtige Besonderheiten auf. Wer sich am Beispiel des mediterranen Menschen orientieren möchte, sollte

- seinen Konsum von Meeresfrüchten verdoppeln,
- den Verzehr von Gemüsen um 66 Prozent und von Obst um 10 Prozent steigern,
- 20 Prozent mehr Vollkörner und Bohnen essen,
- 45 Prozent weniger rotes Fleisch essen,
- 16 Prozent weniger Eier essen,
- viermal mehr Olivenöl verwenden,
- andere Pflanzenöle um die Hälfte reduzieren,
- 50 Prozent weniger Milch, Sahne und Butterfett essen.

Wie man Arterien mit Sicherheit vergiftet

Meiden Sie Tierfett - es ist ein wahrer Nahrungsteufel bei Herzerkrankungen. Es vernichtet Arterien, indem es das Cholesterin im Blut erhöht, das Blut zum Gerinnen verleitet, gerinnsellösende Mechanismen unterdrückt und die Arterien mit Blutgerinnseln besetzt und dadurch verengt. Nationen mit hohem Verbrauch von Tierfett haben die höchsten Raten an Herz- und Gefäßkrankheiten der Welt. Sowie der Konsum von Tierfett steigt, nehmen auch Herzkrankheiten zu. Ein Bericht der Weltgesundheitsorganisation stellte 1990 fest, daß Bevölkerungsgruppen, die nur 3 bis 10 Prozent ihrer gesamten Kalorien in Form von Tierfett einnehmen, wenig an Herzkrankheiten leiden. Der Gebrauch größerer Mengen von gesättigtem Fett verursacht »deutlich erkennbare und progressive« tödliche Herzerkrankungen. In den USA und anderen westlichen Ländern macht gesättigtes Fett häufig lebensgefährliche 15 bis 20 Prozent der vereinnahmten Kalorien aus.

Eine weitere gute Nachricht: Sie können Ihre Fehler rückgängig machen und durch Verzicht auf tierisches Fett aktiv dazu beitragen, die Arterien von Blutgerinnseln zu befreien. Es ist durch mehrere Studien belegt, daß eine Einschränkung von Fett, das heißt von Tierfett, die Formation und das Wachstum von fetthaltigen Ablagerungen in den Arterien blockieren helfen kann; sie kann sogar nützen, solche fetthaltigen Zuwächse zu reduzieren. Dr. H. Blankenhorn von der University of Southern California School of Medicine hat eine solche fettarme Diät mit 5 Prozent der Kalorien in gesättigtem Fett bei Patienten mit Koronar-Bypass erfolgreich angewandt und erklärt, daß die meisten Leute ihre Arterien vor Tierfettzerstörung retten könnten, »wenn sie einfach fettreiche Milchprodukte durch fettarme Milchprodukte ersetzen«.

> »Wenn ich den Patienten nur eines sagen dürfte, damit sie ihr Risiko einer Herzkrankheit reduzieren, so würde ich ihnen raten, den Verzehr von Nahrungsmitteln tierischer Herkunft, und ganz besonders von Tierfett, zu verringern und solche Fette durch komplexe Kohlehydrate - Körner, Obst und Gemüse - zu ersetzen.«
>
> *Dr. Ernst Schaefer, USDA Human Nutrition Research Center on Aging an der Tufts University*

Ein Gläschen am Tag hält den Arzt aus dem Haus

Wenn Sie trinken, dann trinken Sie maßvoll. Es gibt einige Dutzend Studien, die ergeben haben, daß ein oder zwei Gläser pro Tag Herzkrankheiten abwehren.

Eine Studie bestätigt konkret, daß Menschen, die zwei Gläser pro Tag genießen, um 40 Prozent weniger gefährdet sind als Nichttrinker, mit einem Herzanfall im Krankenhaus zu landen. Eine wichtige Untersuchung des Jahres 1991, die Eric Rimm an der Harvard University School of Public Health durchgeführt hat, zeigte: Männer, die ein halbes bis ein ganzes Glas pro Tag trinken, haben 21 Prozent weniger Herz- und Gefäßkrankheiten als Abstinenzler. Ein bis anderthalb Drinks täglich schalteten 32 Prozent der Aussichten auf Herzkrankheiten aus. Wenn man mehr trinkt, kann man das Risiko noch weiter reduzieren, aber mehr als zwei Gläser täglich erhöhen andere Krankheitsgefahren.

»Die höchste ungefährliche Menge von Alkohol ist zwei Gläser pro Tag«, sagt Dr. William Castelli, Leiter des Framingham Heart Study. Untersuchungen ergeben immer wieder, so betont er, daß das Risiko einer Herzerkrankung mit ein bis zwei Gläsern pro Tag leicht sinkt, daß aber andererseits bei drei Drinks täglich die Gefährdung durch alle übrigen Krankheiten mit Todesfolge, einschließlich Krebs, steigt. Eine Studie zeigte, daß drei bis fünf alkoholische Drinks pro Tag Todesfälle um 50 Prozent steigerten.

Einige mögliche Gründe für positive Wirkungen des Alkohols auf das Herz: Alkohol fördert das gute HDL-Cholesterin; Wein, insbesondere Rotwein, ist ein gerinnungshemmendes Mittel; Alkohol reduziert Streß, und alkoholische Getränke enthalten Antioxidationsstoffe.

> »Es gibt kein so wirksames Heilmittel zur Verhinderung von Herzanfällen wie der maßvolle Genuß von Alkohol.« *Dr. Serge Renaud*

Die kräftigen Herzen der Franzosen – liegt's am Wein?

Wenn man unter alkoholischen Getränken ein für das Herz und die allgemeine Gesundheit bekömmliches wählen will, sollte man sich wahrscheinlich für Wein entscheiden - eine Medizin, die auf mehr als viertausend Jahre zurückgeht. Laut Dr. R. Curtis Ellison, Leiter des Department of Preventive Medicine and Epidemiology an der Boston University School of Medicine, deuten die Forschungen in die Richtung, daß Wein zur Verringerung kardiovaskulärer Störungen geeigneter ist als gebrannte Spirituosen oder Bier. Diese Auffassung vertreten vor allem die Franzosen.

Merkwürdigerweise haben französische Männer um zwei Drittel weniger Herzanfälle als Amerikaner, obwohl die Franzosen sich fettige Gerichte gönnen und ihr Cholesterinspiegel und Blutdruck nicht weniger hoch sind. Dieses sogenannte »französische Paradox«, wie einige Wissenschaftler es nennen, rührt von der französischen Gewohnheit her, Wein, und vor allem Rotwein, zu den Mahlzeiten zu trinken. Dr. Alun Evans von der Queens University in Belfast bemerkt dazu, daß Franzosen ein Drittel weniger an Herzanfällen leiden als die irischen Männer. Beide trinken die gleiche Menge Alkohol, aber es gibt, wie er bemerkt, da einen großen Unterschied. Die Franzosen trinken meist Wein, die Iren trinken lieber hochprozentige Spirituosen.

Es ist wahr, daß einige Rotweine, und ganz besonders Bordeauxweine, als gerinnungshemmendes Mittel wirken. Deshalb meinen die französischen Gesundheitskapazitäten, daß Wein, der während fetthaltiger Mahlzeiten getrunken wird, dem Fettrisiko entgegenwirkt. Fetthaltige Nahrungsmittel neigen dazu, das Blut träger zu machen, so daß es die Arterien mit Gerinnseln besetzt und sie zustopft. Wein kann diesen Prozeß verhindern. Die Wissenschaftler mahnen, regelmäßig, aber »mäßig nicht mehr als zwei bis drei Achtellitergläser Wein pro Tag zu trinken«.

Außerdem kann Weißwein auch auf andere Weise wirken, um Herzkrankheiten zu verhüten, wie die Recherchen von Dr. Arthur Klatsky vom Kaiser Permanente Medical Center in Oakland, Kalifornien, ergeben. In einer bedeutenden Studie an 82 000 Männern und Frauen kam er zu dem Schluß, daß alkoholische Getränke, wenn maßvoll genossen, offenbar Herzkrankheiten verhüten, Wein anscheinend besser als Bier und harte Spirituosen. Allerdings schien Rotwein hier nicht ein besseres Schutzmittel als Weißwein zu sein.

Fazit: Wenn Sie schon trinken und keine Probleme mit Alkohol haben, könnten ein Glas oder zwei pro Tag Ihr Herz schützen. Mehr Alkohol ist aber gefährlich, und übermäßiges Trinken ist besonders gefährlich für das Herz und die Gesundheit insgesamt. Falls Sie nicht trinken, so fangen Sie nicht damit an, um kardiovaskulären Krankheiten vorzubeugen. Und falls Sie ein starker Trinker sind, so sollten Sie den Alkoholkonsum einschränken. Alkohol in großen Mengen ist zweifellos Gift für das Herz und kann ernste Herzschäden und plötzlichen Tod verursachen.

Fördert Kaffee Herzkrankheiten?

Es gibt wenig Belege dafür, daß Sie, um Ihr Herz zu retten, Kaffee oder Koffein aufgeben müssen, obwohl manche Leute mit einer hohen Risikotendenz zu Herzkrankheiten gut daran täten, wenn sie ihren Konsum einschränkten. Eine Analyse des Jahres 1992 von elf bedeutenden Untersuchungen zu diesem Thema durch Dr. Martin G. Myers von der Universität von Toronto fand keinen Zusammenhang zwischen Kaffeegenuß und Herzerkrankungen, ganz gleich, ob die Versuchspersonen eine Tasse oder mehr als sechs Tassen pro Tag tranken.

Eine andere Untersuchung bei mehr als 100 000 Personen über einen Zeitraum von zehn Jahren, die Dr. Klatsky am Kaiser Permanente Center durchführte, deutet allerdings darauf hin, daß vier oder mehr Tassen Kaffee täglich das Risiko von Herzkrankheiten bei Männern um 30 Prozent und bei Frauen um 60 Prozent in die Höhe treiben. Die Tatsache, daß Tee ungefährlich war, zeigt, daß daran nicht das Koffein schuld ist. Dr. Klatsky rät Patienten mit hoher Neigung zu Herzkrankheiten, täglich weniger als vier Tassen Kaffee zu trinken. Eine weitere neue Studie fand heraus, daß zehn oder mehr Tassen Kaffee pro Tag das Risiko von Herzkrankheiten verdreifachen.

Und wie wär's mit koffeinfreiem Kaffee? Es gibt keinen Beweis dafür, daß koffeinhaltiger Kaffee Ihrem Herzen mehr schadet als koffeinfreier Kaffee. Es könnte sogar umgekehrt sein. Wie eine Harvard-Studie des Jahres 1990 bei 45 000 Männern entdeckte, besteht durch Kaffee, Tee oder Koffeingenuß insgesamt keine größere Gefahr von Herzerkrankungen oder -anfällen. Sie fand andererseits aber heraus, daß Trinker von koffeinfreiem Kaffee ein wenig mehr gefährdet waren, und aus dem Grund sahen die Forscher »wenig Vorteil darin, von koffeinhaltigem zu koffeinfreiem Kaffee zu wechseln«, um Herzkrankheiten zu vermeiden.

»Für Leute, die bis zu sechs Tassen Kaffee pro Tag trinken, gibt es keinen wirklichen Grund, den Kaffeegenuß aufzugeben, und keinen Grund, zu koffeinfreiem Kaffee zu wechseln.«

Dr. Walter Willett, Harvard School of Public Health

Was Sie essen sollten, falls Sie Angina pectoris haben

Herzleiden - oder Angina pectoris - ist ein Warnzeichen, daß die Arterien verengt oder teilweise verstopft sind, so daß Sauerstoff und Blut nicht mehr ungehemmt fließen können. Solche Verengung, die gewöhnlich von Arteriosklerose verursacht wird, einer Anhäufung von Belag in den Koronararterien, die den Sauerstoff zum Herzmuskel führen, kann auch von Herzkrämpfen ausgelöst werden.

Herzleiden hängt zusammen mit niedrigem Gehalt von oxidationsverhütendem Vitamin E, Vitamin C und Beta-Karotinen sowie Omega-3-Fischölen im Blut. Folglich sollten Sie, um die Angina pectoris zu lindern, mehr Obst, Gemüse, fettreichen Fisch, Körner, Nüsse und Vitamin-E-reiche Pflanzenöle konsumieren, empfiehlt Dr. Rudolph A. Riemersma von der Universität Edinburgh. In einer wichtigen Studie mit 500 Männern mittleren Alters - die Hälfte davon mit Angina pectoris - hat Dr. Riemersma entdeckt, daß bei den Versuchsteilnehmern mit überdurchschnittlich hohen Anteilen von Karotinen, Vitamin C und besonders Vitamin E im Blut Herzleiden am unwahrscheinlichsten waren. In der Tat, bei Männern mit niedrigen Anteilen von Vitamin E im Blut lag die Wahrscheinlichkeit eines Eintretens von Angina pectoris beim Zweieinhalbfachen derer, die höhere Anteile von Vitamin E hatten. Es ist vermutlich die oxidationsverhütende Aktivität der Vitamine, welche Arterienschäden und Gerinnung abwehrt. In einer späteren Untersuchung entdeckte Dr. Riemersma, daß Männer mit höheren Anteilen von Blutplättchen durch ein bestimmtes Fischöl, das als EPA bekannt ist, sofort vor Angina pectoris geschützt waren.

Alkohol fördert Angina pectoris

Der englische Arzt William Heberden empfahl 1786 Alkohol zur Behandlung von Angina pectoris. Und das gleiche haben seither viele Ärzte getan. Doch Alkohol ist vermutlich eher schädlich als wohltuend. Laufende Forschungen zeigen, daß Alkohol bei Patienten mit vorher vorhandenen Herzgefäßerkrankungen eigentlich Angina pectoris auslöst.

Dr. Joan Orlando und ihre Kollegen in Long Beach, Kalifornien, gaben in einem Test zwölf Männern mittleren Alters mit Angina pectoris drei bis vier alkoholische Getränke zu trinken (zirka 60 bis 140 Gramm Alkohol) und ließen sie eine Stunde später turnen. Herzschmerzen setzten viel früher ein, wenn sie Alkohol getrunken hatten und turnten, als wenn sie keinen Alkohol getrunken hatten. Sie konnten 10 bis 15 Minuten länger turnen, bevor die Angina auftrat, wenn sie nicht getrunken hatten. Alkohol erhöhte den Puls und den systolischen Blutdruck im Zusammenhang mit der Übung anormal schnell.

Irreguläres Herzklopfen - ist Kaffee die Ursache?

Wenn Sie unter Herzrhythmusstörungen - unregelmäßigem Pulsschlag - leiden, dann erscheint es vernünftig, Koffein zu reduzieren. Aber vielleicht brauchen Sie auf Kaffee nicht ganz zu verzichten. Dr. Martin G. Myers von der Universität Toronto analysierte 23 neue Studien über den Zusammenhang zwischen Koffein und Herzrhythmusstörungen und fand keinen Beweis dafür, daß weniger als 500 Milligramm Koffein - ungefähr fünf Tassen Kaffee pro Tag - die Häufigkeit oder die Stärke von Herzrhythmusstörungen bei normalen Leuten oder bei Patienten mit Herzproblemen steigerte.

Dennoch halten manche Experten es für ratsam, nur ein paar Tassen Kaffee pro Tag zu trinken, wenn man einen unregelmäßigen Pulsschlag hat. Der Forscher Thomas B. Graboys von der Harvard-Universität gab Versuchspersonen mit lebensgefährlichen Ventrikularrhythmusstörungen Koffeintabletten, die der Menge von zwei Tassen Kaffee entsprachen, und ließ sie dann während drei Stunden lang je fünf Minuten pro Stunde Heimräder treten. Ihr Pulsschlag änderte sich nicht, egal, ob sie Koffein oder Placebopillen eingenommen hatten. Dr. Graboys: »Ein kategorisches Verbot von jeglichem Koffein für jemanden mit Herzrhythmusstörungen hat keinen Sinn. Es gibt keinen Grund, daß sie nicht ein bis zwei Tassen Kaffee pro Tag trinken sollten.«

Andererseits können so hohe Mengen Koffein wie in neun oder zehn Tassen bereits vorhandene Ventrikularrhythmusstörungen verschlimmern. Ferner kann bei besonders koffeinempfindlichen Personen ein unregelmäßiger Herzrhythmus verstärkt werden. Jüngste Forschungen an der Oregon Health Sciences University ergaben, daß bei einer ausgewählten Gruppe von koffeinempfindlichen Personen die Menge von Koffein in zweieinhalb Tassen Kaffee leichter ernsthafte Ventrikularrhythmusstörungen verursachten. Um absolut sicherzugehen, empfehlen die Wissenschaftler herzkranken Patienten nur zwei Tassen Kaffee pro Tag.

> »Bei drei oder mehr Gläsern Alkohol pro Tag bemerkt man keinerlei negative Koronarauswirkungen, man bemerkt jedoch ein Ansteigen von hohem Blutdruck, Leberzirrhose, Halskrebs, Unfällen, Krankenhauseinweisungen und der Zahl der Todesfälle.«
>
> *Arthur L. Klatsky, Leiter der Kardiologischen Abteilung, Kaiser Permanente Medical Center, Oakland, Kalifornien*

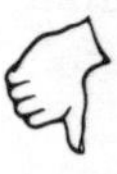

Das Feiertags-Herz-Syndrom

Kann Alkohol Herzrhythmusstörungen verursachen? Die Kapazitäten beantworten diese Frage mit einem entschiedenen Ja – egal, ob Sie ein Alkoholiker oder ein Gelegenheitstrinker sind. Bei Alkoholikern verursachen durch Alkohol hervorgerufene Herzrhythmusstörungen oft den plötzlichen Herztod.

So sind beispielsweise nach Wochenenden oder an Feiertagen vor allem zwischen Weihnachten und Neujahr viele Menschen mit starken Herzrhythmusstörungen nach Trinkgelagen auf Unfallstationen zu sehen – weshalb dieses Problem auch den Namen »Feiertags-Herz-Syndrom« erhielt. Diese Art Kammerflattern verschwindet normalerweise wieder ohne bleibenden Schaden, wenn die Alkoholwirkungen nachlassen. Obwohl es häufiger unter Alkoholikern oder bei Menschen vorkommt, die bereits seit langem stark trinken, kann das Feiertags-Herz-Syndrom nach einem Gelage gelegentlich auch bei maßvollen Trinkern auftreten.

Alkoholexzesse bedeuten ganz klar eine Erhöhung des Risikos, daß Sie einen Herzstillstand oder Schlaganfall erleiden können. Eine Studie ergab, daß 40 Prozent der Frauen, die an einem plötzlichen Tod starben, als Alkoholikerinnen diagnostiziert waren. Nach der berühmten Framingham-Herzstudie besteht bei Personen, die täglich mehr als fünf oder sechs Gläser trinken, eine höhere Wahrscheinlichkeit, daß sie eines plötzlichen Todes sterben, selbst wenn sie keinerlei Anzeichen für Herzgefäßerkrankungen verraten.

Je mehr und länger Sie trinken, desto mehr sind Sie anfällig für kardiovaskuläre Schäden. Wer den Alkoholkonsum einschränkt, verringert damit häufig Herzrhythmusstörungen.

Diätempfehlungen, damit das Herz gesund bleibt

- Empfehlung Nummer eins zur Verhütung von Herzkrankheiten: Essen Sie mehr fetten Fisch, der an Omega-3-Fettsäuren reich ist – mindestens 30 Gramm Fisch pro Tag oder ein Fischgericht zwei- oder dreimal in der Woche.
- Essen Sie viel Knoblauch, Zwiebeln und alle Arten von Gemüse und Obst, um viele Antioxidationsstoffe im Blut zu erhalten, wie auch gerinnungshemmende Mittel, die Belag in den Arterien verhüten.
- Meiden Sie an Tierfetten reichhaltige Nahrung wie fettes Fleisch und Milchprodukte.
- Benützen Sie Oliven- und Rapsöl.
- Dieser Rat ist doppelt wichtig, wenn Sie schon einmal kardiovaskuläre Probleme hatten. Durch solche Diät können Sie nämlich weitere Schäden in den Arterien verhindern und damit auch weitere Herzanfälle, Schlaganfälle und sonstige kardiovaskuläre Probleme verhüten.
- Wenn Sie Alkohol trinken, kann die Menge von ein bis zwei Gläsern pro Tag, besonders Wein während der Mahlzeiten, als Gegenmittel bei Herzkrankheiten wirken; wenn Sie aber das Trinken nicht gewohnt sind, fangen Sie gar nicht erst damit an, weil die Gefahren die Vorteile überwiegen könnten. Falls Sie täglich mehr als zwei Gläser trinken, sollten Sie die Menge reduzieren. Übermäßiges Trinken kann Ihrem Herzen und der Gesundheit allgemein schaden und möglicherweise zum Tod führen.
- Reduzieren Sie den Kaffeekonsum auf ein paar Tassen pro Tag, falls Sie einen unregelmäßigen Pulsschlag haben. Es gibt keinen Beweis dafür, daß koffeinfreier Kaffee Herzkrankheiten vorbeugt.

Die beste Ernährungsweise gegen Cholesterin

Nahrungsmittel, die helfen können, um Cholesterin unter Kontrolle zu halten: Bohnen · Hafer · Äpfel · Karotten · Olivenöl · Avocados · Mandeln · Walnüsse · Knoblauch · Zwiebeln · Meeresfrüchte, besonders fetthaltiger Fisch · an Vitamin C und Beta-Karotin reiches Obst und Gemüse · an auflösbaren Fasern reiche Körner · Alkohol in Maßen.
Nahrungsmittel, die schädliches Cholesterin steigern können: hoch gesättigtes Fett und cholesterinreiche Lebensmittel

Cholesterin – das gelbe, wächserne, fettige Zeug in Ihrem Blut – ist einer der Gründe, weshalb Ihre Arterien zu Deponien des biologischen Mülls werden, der Belag genannt wird, die Blutgefäße verengt und Herzkrankheiten näherbringt. Trotzdem ist die Sache mit dem Cholesterin keine so einfache Geschichte. Einige Komponenten des Cholesterins sind für die Arterien gefährlich, andere dagegen von Nutzen. Außerdem kann manche Nahrung, die Sie essen, schädliches Cholesterin entgiften, damit es den Arterien nicht schaden kann. Ohne hier näher auf die Komplexität des Cholesterins einzugehen, ist eins sicher: Was Sie essen, kann schädlichem Cholesterin ganz schön schaden und neuen Erkenntnissen zufolge seine Beschaffenheit so verändern, daß es nicht mehr tödlich ist.

Diese radikale neue Art, Cholesterin durch Entgiftung unter Kontrolle zu halten, verspricht, neuen Recherchen zufolge, das Fortschreiten der Arteriosklerose um 50 bis 70 Prozent zu verlangsamen und die bereits bestehende Blutgerinnung sogar wieder rückgängig zu machen, indem die Gerinnsel des Belags an den Arterienwänden zum Schrumpfen gebracht werden – so die Aussage des führenden Forschers Dr. Daniel Steinberg von der University of California School of Medicine in San Diego. »Wir können die Krankheit in den Griff bekommen oder einfach den Cholesterinspiegel senken. Das alles ist sehr aufregend«, sagt er.

Bei richtiger Ernährung läßt Cholesterin sich unter Kontrolle halten

Im Prinzip sollten Sie sich so ernähren, daß ein Typ des Cholesterins, das sogenannte LDL (»low-density lipoprotein«), reduziert und ein anderer Typ, das sogenannte HDL (»high-density lipoprotein«) gesteigert wird. Der Grund: Das LDL ist das böse Cholesterin, das als Rohmaterial dient, um die Arterien zu verstopfen. Das gute HDL dagegen verschlingt das böse LDL und schleppt es zur Leber, wo es vernichtet wird. Da sind natürlich die Arterien um so sicherer, je mehr HDL und je weniger LDL sich in ihnen befindet. Bestimmte Nahrungsmittel helfen, das schädliche LDL zu vernichten und gutes HDL zu erzeugen.

Und inzwischen gibt es eine aufregende neue Theorie, die eine Möglichkeit verheißt, Cholesterin mit Hilfe von Nahrung so unter Kontrolle zu halten, wie es noch vor wenigen Jahren unvorstellbar gewesen wäre. Nach dieser neuen Theorie, die unter anderem von Dr. Steinberg vorgetragen wurde, ereignet sich die Verstopfung der Arterien wie folgt: Spezielle Arten von Sauerstoff, die als freie Radikale bezeichnet werden, stoßen im Blut mit fettigen LDL-Cholesterin-Molekülen zusammen und oxidieren sie. Daraufhin wird das LDL ranzig, so wie ungekühlte Butter, und in dieser veränderten Form wird es bald verschlungen von Zellen, die man Makrophagen nennt. Mit fetten Tröpfchen gefüllt, vergrößern sich diese Makrophagen zu gefürchteten »Schaumzellen«, die sich in die Arterienwände einschleichen und die Zerstörung der Zellen verursachen. Sofern diese toxische Verwandlung verhindert wird, kann Ihr LDL-Cholesterin relativ harmlos bleiben. Es geht also nicht nur darum, wieviel LDL-Cholesterin Ihr Blut enthält, sondern auch darum, wieviel davon wiederum »toxisch oxidiertes LDL« ist, das Ihre Arterien verstopfen kann. Nach Auffassung nicht nur von Dr. Steinberg ist das Cholesterin gar nicht so gefährlich für die Arterien – es sei denn, daß es von freien Radikalen in Ihrem Blut in toxische Form verwandelt wird.

Und hier kann die Ernährungsweise sich als starke Waffe erweisen. Es gibt immer mehr Belege dafür, daß man die toxische Umwandlung von LDL – und damit auch seine furchterregenden Risiken – durch den Genuß von Nahrungsmitteln blockieren kann, die reich sind an schützenden Antioxidationsstoffen. Das heißt: Der Mensch kann in allen Altersstufen bei der Entstehung von Arteriosklerose intervenieren, also die Kaskade von Arterienstörungen hemmen, die verstopfte Arterien, Herz- und Schlaganfälle verursachen.

Fazit: Um gegen gefährliches Blutcholesterin anzukämpfen, sollten Sie schlechtes LDL-Cholesterin reduzieren und gutes HDL-Cholesterin vermehren, damit möglichst viel LDL-Cholesterin daran gehindert wird, für die Arterien toxisch zu werden. Besonders folgende Ernährungstips sind zu empfehlen:

Der Zauber der Bohnen

Sie sollten getrocknete Bohnen oder Hülsenfrüchte essen. Sie sind eine natürliche Medizin gegen Cholesterin - die billigste, sicherste, überall verfügbare und am schnellsten wirksame. Sie reduzieren, wie Untersuchungen zeigen, fortlaufend hohes Cholesterin. Nach Dr. James Anderson vom University of Kentucky College of Medicine verringert der Genuß von einer Tasse gekochter Bohnen schlechtes Cholesterin um 20 Prozent. Resultate darf man innerhalb etwa drei Wochen erwarten. Wirksam sind alle Arten von Hülsenfrüchten (Kidneybohnen, gefleckte Kidneybohnen, kleine weiße Kidneybohnen, Feuerbohnen, Linsen, Kichererbsen, Sojabohnen und sogar *Baked Beans* aus der Dose). Bei einer Testuntersuchung hat eine tägliche halbe Tasse Bohnen bei Männern mittleren Alters mit hohem Cholesterinspiegel - typische Esser im Sinne der fetten amerikanischen Küche - das Cholesterin um 12 Prozent verringert.

Eine Tasse Bohnen pro Tag steigert gutes HDL um zirka 9 Prozent, allerdings nicht sofort, sondern nach ein bis zwei Jahren. Und das kritische Verhältnis von HDL zu LDL verbessern Bohnen laut einem anderen Test um 17 Prozent. Dr. Andersons Empfehlung: Um bessere Resultate zu erzielen, sollten Sie die Bohnen über den Tag verteilen, zum Beispiel eine halbe Tasse mittags und eine andere halbe Tasse abends essen. Bohnen enthalten mindestens sechs cholesterinreduzierende Elemente; das Hauptelement könnte lösbare Faser sein.

Vergessen Sie nicht die Sojabohnen. Auch sie sind, wie sich aus mehreren Studien aus aller Welt ergibt, starke Verhüter von Cholesterin. Typisch ist dafür eine jüngste Untersuchung des Wissenschaftlers John Erdman von der University of Illinois; sie zeigt, daß Cholesterin bei Versuchspersonen, die Gerichte mit Soja als Zutat aßen, durchschnittlich um 12 Prozent sank. In Dr. Erdmans Studie hat sich Sojaprotein tatsächlich als wirksamstes Mittel zur Verhütung von Cholesterin herausgestellt. Das Geheimnis liegt in dem Sojaprotein, das man in Lebensmitteln aus ganzen und gespaltenen Sojabohnen, in Sojamilch, Tofu, Sojafleisch und *tempeh* findet, dagegen nicht in Sojasoße und Sojabohnenöl.

> »Die meisten Menschen könnten das Cholesterin reduzieren, indem sie täglich zwei Drittel einer Tasse Haferkleie oder eine Tasse Bohnen essen.«
>
> *Dr. James Anderson, University of Kentucky School of Medicine*

Haferkraft

Essen Sie Hafergrütze, um das Cholesterin zu verringern. Die Anticholesterinwirkung der Hafergrütze haben erstmals holländische Wissenschaftler vor dreißig Jahren entdeckt; inzwischen ist sie durch 23 von 25 Studien bestätigt worden – so Dr. Michael C. Davidson, Assistenzprofessor für Kardiologie am Rush-Presbyterian-St. Luke's Medical Center in Chicago. Und man braucht dazu sogar nur kleine Mengen. »Eine mittelgroße Schüssel gekochter Haferkleie oder eine große Schüssel Haferschrot haben ausgereicht«, erklärte Dr. Davidson in einer neuen Studie. Er kam zu dem Schluß, daß man höchstens 60 Gramm Haferkleie pro Tag oder zwei Drittel von einer Tasse trockenem Hafer braucht. Diese Menge verringert das schädliche Cholesterin bei Menschen, die fettarm essen, um 16 Prozent. Die Hälfte dieser Menge – 30 Gramm oder ein Drittel einer Tasse – verringert das Cholesterin um 10 Prozent. Im übrigen ist es so, daß *90 Gramm Haferkleie keine weitere Verringerung des Cholesterins brachten.*

Haferschrot wirkte ebenfalls; für die gleiche Wirkung ist allerdings die doppelte Menge wie bei Haferkleie erforderlich. Dr. Davidson weist auf die vielversprechende Tatsache hin, daß Hafer das Cholesterin so weit reduzierte, daß ein Drittel der Versuchsgruppe auf starke Medikamente verzichten konnte. Laut einer anderen Studie verringerten 60 Gramm Fertighafergrütze pro Tag das Blutcholesterin nach zwei Monaten.

Dr. Anderson hebt hervor, daß eine große Schüssel Haferkleie pro Tag nach zwei oder drei Monaten das gute HDL-Cholesterin um 15 Prozent verstärkt. Die cholesterinvernichtende Hauptsubstanz in Hafer ist Beta-Glucans, eine lösliche klebrige Faser, die im Darmtrakt geliert, dadurch die Absorption und die Produktion von Cholesterin beeinträchtigt, und damit wird mehr Cholesterin aus dem Blutkreislauf entfernt.

Die Geheimnisse der Haferkleie: Was Sie wissen müssen

Hafergrütze wirkt nicht bei allen Menschen gleich. Einige Untersuchungen konstatieren große Cholesterinrückgänge bis zu 20 Prozent, andere nur um 3 oder 4 Prozent. Eine stark publizierte Harvard-Studie erklärte Hafer sogar für wirkungslos. Im folgenden finden Sie mögliche Gründe für die unterschiedlichen Forschungsergebnisse:

1. Handelsübliche Haferkleie variiert in ihrem Gehalt an löslichen Fasern, also an Beta-Glucans, und deshalb auch in der pharmakologischen Wirkung. Tests haben gezeigt, daß der Prozentsatz an typischen löslichen Fasern in

Haferbrei zwischen 8 und 28 Prozent variiert. Manche Haferkleien haben allerdings nur ganz wenig oder gar kein Beta-Glucans und deshalb auch keine Wirkung, wie Dr. Gene Spiller, ein berühmter Faserforscher, feststellt, Leiter des Health Research and Studies Center in Kalifornien. Sein Rat: Wenn der Anteil an »löslichen Fasern« auf der Aufschrift angegeben ist, wählen Sie die Haferkleie mit dem größten Anteil. Oder bleiben Sie bei Hafergrütze; die enthält, wie er sagt, immer Beta-Glucans.

2. Haferkleie wirkt, wie alle pharmakologischen Mittel, bei jedem Menschen anders. Dr. Wendy Demark-Wahnefried von der Duke University fand heraus, daß Männer und Frauen, die 50 Gramm gekochte Haferkleie oder 40 Gramm ungekochte Haferkleie täglich essen, ihren Cholesterinanteil durchschnittlich um 10 bis 17 Prozent reduzierten. Dagegen sank bei 33 Prozent der Kleieesser und bei 27 Prozent der Personen, die eine fettarme Diät einnahmen, der Cholesteringehalt überhaupt nicht. Im Gegensatz dazu sank er bei den anderen überraschenderweise um 80 bis 100 Punkte. Das heißt, so bemerkt Dr. Demark-Wahnefried, daß Haferkleie, wie andere natürliche und künstliche Heilmittel auch, keine Allheilmittel sind. Aber wenn sie bei Ihnen wirkt, kann es für sie jedoch einen großen Unterschied machen. Es gibt nur einen Weg, um das herauszufinden - ausprobieren.

3. Je höher Ihr Cholesterinspiegel ist - über 230 -, desto mehr vermag Haferkleie ihn zu senken. (Das gleiche gilt für Bohnen und andere Nahrungsmittel mit sehr löslichen Fasern.) Haferkleie reduziert das Cholesterin nicht wesentlich, wenn es schon normal oder ziemlich niedrig ist - »bei jenen, die sie nicht brauchen«, wie Dr. Anderson bemerkt. Haferkleie senkt aber das Cholesterin sogar bei jenen Menschen, die eine typisch amerikanische fetthaltige Küche essen. In einer anderen Untersuchung reduzierten 60 Gramm Haferkleie am Tag schlechtes LDL-Cholesterin bei Männern mit hohem Cholesterinspiegel (210 bis 325), die 41 Prozent der Kalorien aus Fett bezogen, um 8,5 Prozent.

4. Die Wirkung von Hafer ist nach Alter und Geschlecht unterschiedlich. Wie eine neue Studie zeigt, sinkt das Cholesterin bei jungen Frauen durch Hafer manchmal überhaupt nicht, während ältere Frauen damit oft einen markanten Erfolg erzielen. Männer aller Altersgruppen erreichten im Vergleich dazu mittlere Ergebnisse.

Fazit: Wenn Ihr Cholesterinspiegel hoch ist - über 230 -, kann eine tägliche Schüssel Haferkleie ihn reduzieren. Wenn er bereits niedrig ist, wird Hafer wahrscheinlich gar nichts bewirken. Sie dürfen auch keine besonderen Vorteile erwarten, wenn Sie mehr als zwei Drittel einer Tasse von trockener Haferkleie oder ein Drittel Tasse von trockener Hafergrütze pro Tag essen, schreibt Cynthia

M. Ripsin von der University of Minnesota in einem Überblick zur Forschungslage.

Eine Knoblauchzehe täglich

Essen Sie doch Knoblauch, wenn Sie sich über Ihr Cholesterin Sorgen machen. Rund zwanzig veröffentlichte Tests zeigen, daß frischer Knoblauch und einige Knoblauchpräparate das Cholesterin reduzieren. Nach Dr. Robert Lin, dem Leiter einer internationalen Tagung über die Gesundheitsaspekte von Knoblauch, die kürzlich stattfand, können drei frische Knoblauchzehen pro Tag das Cholesterin um 10 Prozent und bei manchen Personen sogar um 15 Prozent verringern. (Selbstverständlich wirken kleinere Mengen proportional weniger.) Ob der Knoblauch roh oder gekocht gegessen wird, spielt dabei nach seiner Aussage keine Rolle - er wirkt in beiden Fällen. Man hat sechs Elemente in Knoblauch identifiziert, die Cholesterin senken, indem sie dessen Lebersynthese unterdrücken.

> »Die einfache Knoblauchzehe wird immer mehr als ein potentielles, sicheres Prophylaktikum zum täglichen Gebrauch gegen kardiovaskuläre Risikofaktoren betrachtet.« *Dr. J. Grunwald*

In einem neuen, durch Gegenversuche kontrollierten Test am L. T. M. Medical College in Bombay erlebten fünfzig Versuchspersonen, die zwei Monate lang allmorgendlich drei Knoblauchzehen aßen, ein Absinken ihres Cholesterins um 15 Prozent; ihre Blutgerinnungsfaktoren verbesserten sich wesentlich. In einer anderen Studie am Bastyr College in Seattle senkte eine tägliche Dosis von Knoblauchöl aus drei frischen Knoblauchzehen das Cholesterin innerhalb eines Monats um 7 Prozent; aber, noch wichtiger, sie erhöhte das gute HDL um 23 Prozent.

Hinweis: Frischer Knoblauch, ob gekocht oder roh oder sogar eingelegt, kann den Cholesteringehalt verbessern. Das übliche Knoblauchpulver oder Knoblauchsalz, das in Supermärkten verkauft wird, hat dagegen keine therapeutische Wirkung.

Eine halbe Zwiebel pro Tag

Eine der besten Methoden zur Steigerung des guten HDL-Cholesterins ist der Genuß roher Zwiebeln. Eine halbe rohe Zwiebel (auch in Form von Saft) steigert den Anteil an HDL bei den meisten Menschen mit Herzkrankheiten oder Cholesterinproblemen durchschnittlich um 30 Prozent, wie Victor Gurewich, Kardiologe und Professor der Medizin an der Harvard Medical School, erklärt. Die Volksmedizin gab Dr. Gurewich den Hinweis für diese Therapie, die er an seiner Klinik getestet hat. Der Erfolg war so groß, daß er all seinen Patienten empfahl, Zwiebeln zu essen. Je länger Zwiebeln gekocht werden, um so mehr verlieren sie die Eigenschaft, das HDL-Cholesterin zu steigern. (Gekochte Zwiebeln bekämpfen auf andere Weise jedoch Herzkrankheiten.) Dr. Gurewich weiß nicht, welche chemischen Stoffe der Zwiebel es sind, die das HDL steigern. Seiner Meinung nach kann es sich um nur einen, aber auch um über hundert Stoffe handeln. Die Zwiebeltherapie wirkt bei ungefähr 70 Prozent der Patienten. Falls es Ihnen unmöglich ist, täglich die Menge einer halben Zwiebel zu essen, so essen Sie eben weniger. Jede auch noch so kleine Menge nützt, das wichtige HDL zu steigern.

Vom Lachs auf Schwung gebracht

Um gutes HDL einzuschleusen, sollten Sie immer daran denken, fetten Fisch wie Lachs und Makrele zu essen, die voller Omega-3-Fettsäuren sind. Sie können das HDL erhöhen, selbst wenn die Werte schon normal sind. In einem Test schlemmten Männer mit normalem Cholesteringehalt mittags und abends ungefähr vierzig Tage lang Lachsgerichte – ihre HDL-Werte schnellten in die Höhe. Was nach einer Untersuchung von Dr. Gary J. Nelson vom U. S. Department of Agriculture's Western Human Nutrition Research Center in San Francisco aber noch wichtiger ist: Ein ganz bestimmter, lebensrettender Teil von HDL erhöhte sich um durchschnittlich 10 Prozent. Laut Nelson ist dieser HDL-Teil eng verbunden mit der Verhütung von Herzkrankheiten. Überdies kam die HDL-Erhöhung binnen zwanzig Tagen zustande, und dieses überraschend schnelle Resultat ist laut Dr. Nelson ein Indiz dafür, daß der Genuß von fettem Fisch rasche Vorteile für den Cholesterinspiegel und das Herz zu bringen vermag.

Wieviel Lachs sollte man essen? Die Männer aßen »die maximale Menge« – ungefähr ein Pfund frischen Lachs pro Tag. Normalerweise zeigen große Mengen eine Wirkung. Aber geringere Mengen würden, wenngleich weniger ausgeprägt, die HDL-Werte ebenfalls erhöhen, erklärt Dr. Nelson. Falls Ihre HDL-Werte unter dem normalen Niveau liegen, dürfen Sie, wenn Sie Fisch essen, größere Erhöhungen erwarten. Da man annimmt, daß das im Fisch aktive Mittel Omega-3-Fettsäuren sind, würden andere ölhaltige Fische (Makrelen, Heringe, Sardinen, Thunfisch) ebenfalls höhere HDL-Werte verursachen. Im übrigen reduzierte Lachs, wie der Konsum von Fisch generell, Triglyzeriden.

Olivenöl schafft alles spielend

Man kann von den großzügigen Vorteilen von Olivenöl für Arterien und Cholesterin nie genug schwärmen. Es ist ein dreifacher Retter. Olivenöl schränkt schlechtes LDL-Cholesterin ein, erhöht gutes HDL ein wenig oder hält es auf gleichem Niveau und verbessert das herzrettende Verhältnis von HDL und LDL. Im Gegensatz dazu verringern Öle wie Mais-, Soja-, Distel- und Sonnenblumenöl beides, sowohl gutes HDL wie schädliches LDL. Eine wichtige Studie hat sogar erklärt, daß zur Bekämpfung des Cholesterins Olivenöl noch besser ist als die gewöhnlich empfohlene fettarme Diät. Wenn Versuchspersonen 41 Prozent ihrer Kalorien in Form von Fett, davon jedoch den größten Teil in Form von Olivenöl zu sich nahmen, sank ihr schlechtes LDL-Cholesterin mehr, als wenn sie eine Diät einfach nur mit der Hälfte der Kalorienzufuhr durch Fett befolgten. Dazu steigerten sich die HDL-Werte mit der Olivenöldiät; sie sanken mit der fettarmen Diät.

Entscheidend ist, daß Olivenöl auch hilft, das schlechte Cholesterin zu entschärfen, so daß es für die Arterien weniger gefährlich ist. Studien von Dr. Daniel Steinberg an der University of California und von Forschern in Israel haben ergeben, daß Olivenöl eine toxische Oxidation des LDL-Cholesterins verhindert. Im Rahmen einer bahnbrechenden Studie gaben Dr. Steinberg und seine Kollegen einer Gruppe von gesunden Freiwilligen täglich etwa 40 Prozent ihrer Kalorien in einfach ungesättigtem Fett, das etwa drei Eßlöffeln Olivenöl entspricht. Eine andere Gruppe bekam normales Distelöl, das arm an einfach ungesättigten Fettsäuren ist. Anschließend untersuchen die Forscher das schlechte LDL-Cholesterin in beiden Gruppen. Bemerkenswerterweise lief das LDL der Konsumenten des einfach ungesättigten Öls *nur halb soviel Gefahr, oxidiert zu werden und die Arterien zu verstopfen.* Das heißt nun nicht etwa, daß Sie jede Menge Olivenöl schlucken sollen. Aber es weist auf eins hin: Wenn Sie Fett benützen, dann sind Olivenöl oder einfach ungesättigte Öle genau das richtige, um der Arteriengerinnung vorzubeugen.

> »Nach vielen Untersuchungen in Kreta habe ich den Eindruck, daß es dort unter den Bauern viele Hundertjährige gibt, deren Frühstück oft nur aus einem Weinglas Olivenöl besteht.« *Dr. Ancel Keys, Epidemiologe*

Schwärmerei für Mandeln und Walnüsse

Wie können Nüsse für Cholesterin gut sein? Sind sie denn nicht voller Fett? Doch, aber es ist meist einfach ungesättigtes Fett, welches das Cholesterin reduziert und LDL am Oxidieren hindert. Dr. Gene Spiller ließ Männer und Frauen mit ziemlich hohem Cholesterinspiegel - durchschnittlich 240 - über drei bis neun Wochen täglich hundert Gramm Mandeln essen. Andere Versuchspersonen aßen die gleiche Menge Fett aus Käse oder Olivenöl.

Im Vergleich mit dem Cholesterin der Käseesser sank das der Mandelesser um durchschnittlich 10 bis 15 Prozent. Die Mandeln hatten die gleiche gute Wirkung wie das Olivenöl. Das ist begreiflich, sagt Dr. Spiller, weil das Fett im Olivenöl und in Mandeln chemisch identisch ist. Wenn also Olivenöl gut ist fürs Herz, dann gilt das, wie die Forschung zeigt, auch für Mandelöl.

Nach neuen Forschungsergebnissen von Dr. Joan Sabate von der Loma Linda University sind auch Walnüsse wirksam. Dr. Sabate untersuchte Versuchspersonen mit normalem Cholesteringehalt im Blut. Alle bekamen eine fettarme Ernährung. Aber einen Monat lang nahmen sie 20 Prozent ihrer Kalorien in Form von Walnüssen zu sich (bei einer 1000-Kalorien-Diät am Tag etwa 60 Gramm Walnüsse). Während des nächsten Monats aßen sie dagegen keine Nüsse. Während der Diät ohne Nüsse sank ihr Cholesterin durchschnittlich um 6 Prozent. Während der Walnußdiät fiel es jedoch um 18 Prozent. Im Durchschnitt sank das Cholesterin um 22 Punkte. Die Walnüsse reduzierten also das Cholesterin in viel stärkerem Maße als eine nur fettarme Ernährung. Dr. William Castelli vom Framingham Heart Study bemerkte: »Es sieht ganz so aus, daß Menschen, die Nüsse verzehren, besser über die Runden kommen als alle anderen.«

Aber Dr. Spiller und Dr. Sabate warnen vor übermäßigem Konsum von Nüssen, da man sonst an Gewicht zunimmt. (Nüsse haben ungefähr 600 Kalorien pro 100 Gramm.) Man sollte täglich einige wenige Nüsse als Ersatz für andere Kalorien- und Fettquellen essen. »Das ist eine einfache Methode, um den Cholesterinspiegel zu verbessern«, sagt Dr. Sabate.

Avocados? Aber sicher!

Es ist überraschend, aber wahr, daß Avocados das Cholesterin senken können. Avocados enthalten große Konzentrationen vom gleichen cholesterinverbessernden Fett wie Mandeln und Olivenöl. Israelische Forscher haben vor kurzem herausgefunden, daß eine Gruppe von Männern, die drei Monate lang Avocados, Mandeln und Olivenöl aßen, ihr schädliches LDL-Cholesterin um etwa

12 Prozent reduzierten. Australische Kardiologen des Wesley Medical Center in Queensland haben kürzlich entdeckt, daß Avocados - ein bis anderthalb Avocados täglich - das Cholesterin optimaler reduzieren als eine fettarme Diät. In einem ihrer Tests erhielt eine Gruppe von 15 Frauen eine kohlenhydratreiche, fettarme Diät und eine andere Gruppe eine fettreiche Avocadodiät (37 Prozent Fettkalorien), beides über drei Wochen. Die rohen Avocados waren in Salate gemischt oder auf Brot oder Crackers gestrichen worden.

Die Ergebnisse: Der durchschnittliche Cholesterinwert sank bei der fettarmen Diät um 4,9 Prozent im Vergleich zu fast dem Doppelten - 8,2 Prozent - bei der Avocadodiät. Das Alarmierende bestand darin, daß die fettarme Diät das gute HDL-Cholesterin sogar um 14 Prozent auslöschte, ohne jedoch wesentlich das schlechte LDL-Cholesterin zu reduzieren. Das ist bei sehr fettarmen Diäten oft der Fall. Im Gegensatz dazu griffen die Avocados nur das schädliche LDL an. Forscher haben auch bemerkt, daß Avocados Arterien gegen Oxidation schützen, die Cholesterin gefährlich macht.

Fazit: Obwohl Olivenöl, Mandeln und Avocados fetthaltig sind, ist ihr Fett meist einfach ungesättigt und verbessert deshalb das Cholesterin und schützt auf dramatische Weise die Arterien, statt sie zu zerstören.

Kurieren Sie Ihr Cholesterinproblem mit Erdbeeren

Geben Sie Ihrem Blut eine Spritze mit Vitamin C, Vitamin E und anderen Antioxidationsstoffen, indem sie Obst und Gemüse essen. Obst und Gemüse sind eine Anti-Cholesterin-Supernahrung. Vitamin C bekämpft das Cholesterin auf zweierlei Art. Es wirkt als Leibgarde von HDL, das die Arterien ständig von bösem Zeug befreit. Und Vitamin C und E blockieren gemeinsam tatkräftig die Umwandlung von LDL-Cholesterin, das die Arterien zerstört. So hatten zum Beispiel Frauen und Männer, die täglich 180 Milligramm Vitamin C aßen - das ist die Menge, die in einer Tasse Erdbeeren plus einer Tasse Brokkoli enthalten ist -, 11 Prozent mehr HDL als jene, die nur ein Drittel der Menge Vitamin C aßen. Diese Feststellung machte Dr. Judith Hallfrisch vom National Institute of Health. Eine Theorie erklärt es so, daß das Vitamin C durch Vernichtung der freien Sauerstoffradikale das HDL vor Angriff und Zerstörung schützt.

Sie brauchen nur die Arterien von Versuchsaffen in Betracht zu ziehen, um zu verstehen, wie wichtig Vitamin C und E sind, um die Gerinnung in den Arterien zu verhüten. Dr. Anthony J. Verlangieri vom Artherosclerosis Research Laboratory der University of Mississippi hat sechs Jahre lang Affen beobachtet. Wenn er sie mit Speck, Cholesterin und sehr wenig Vitamin C und E fütterte, wurden ihre Arterien stark beschädigt und verstopft. Aber er konnte die Verschlechterung der Arterien blockieren und die Schäden sogar rückgängig machen, indem er der fettreichen Diät Vitamin C und E hinzufügte. Die mit Fett gefütterten Affen, die Vitamin E bekamen, wiesen lediglich ein Drittel der Arterienverstopfung auf. Noch wundersamer: Schon relativ kleine Vitaminmengen machten über einen Zeitraum von zwei Jahren die Arterienverstopfung um 8 bis 33 Prozent rückgängig!

Die oxidationshemmenden Vitamine wirken, indem sie sauerstofffreie Radikale vernichten, die das LDL-Cholesterin sonst toxisch und gefährlich machen würden. Wie der Harvard-Forscher Dr. Balz Frei betont, braucht man gar nicht viel, um diese Verteidigung vorzubereiten; 160 Milligramm Vitamin C – ein paar große Orangen – pro Tag genügen, um den Geweben die Munition zu liefern, damit sie die freien Radikale abblocken und verhindern, daß das LDL in die Arterien eindringt, wie Dr. Frei erläutert. (Für an Vitamin C und E reiche Nahrungsmittel siehe Seite 454f.)

Man nehme: Zwei Äpfel und ...

Äpfel und anderes Obst, die reich sind an einer löslichen Faser, Pektin genannt, können Cholesterin senken. Französische Forscher ergänzten die übliche Nahrung einer Gruppe von gesunden Männern und Frauen mittleren Alters einen Monat lang um zwei oder drei Äpfel täglich. Bei 80 Prozent von ihnen sank das LDL-Cholesterin – bei der Hälfte sogar um über 10 Prozent. Außerdem stieg der Anteil des guten HDL. Interessanterweise hatten die Äpfel bei den Frauen eine größere Wirkung. Bei einer Frau sank das Cholesterin sogar drastisch um 30 Prozent.

Auf ähnliche Weise testete Dr. David Gee von der Central Washington University faserreichen Apfelbrei, der vom Apfelsaftpressen übriggeblieben war. Er ließ diesen Apfelbrei zu Plätzchen backen. Wenn 26 Männer mit ziemlich hohem Cholesterin statt Placeboplätzchen drei Apfelplätzchen pro Tag aßen, sank ihr Cholesterin durchschnittlich um 7 Prozent. Ein Apfelplätzchen enthielt 15 Gramm Faser – die Menge von vier bis fünf Äpfeln. Die meisten Experten schreiben die Senkung des Cholesterins durch Apfelkonsum dem Pektin zu – dem Stoff, den man zum Herstellen von Gelee verwendet –, selbst wenn andere Äpfelkomponenten eine Rolle spielen. Wie Dr. David Kritchevsky vom Wistar Institute in Philadelphia betont, senkt ein ganzer Apfel mehr an Cholesterin, als sein bloßer Pektingehalt senken würde. »Da wirkt also gleichzeitig noch etwas anderes«, sagt er.

Karotten gegen Cholesterin

Nehmen Sie Karotten zu Hilfe, um schlechtes Cholesterin zu unterdrücken und gutes zu vermehren. Sie sind voll löslicher Anticholesterinfasern, einschließlich Pektin, stellen Dr. Philip Pfeffer und Dr. Peter Hoagland fest, Wissenschaftler am U. S. Department of Agriculture's Eastern Regional Research Center. Dr. Pfeffer kalkuliert, daß die Fasern von täglich ein paar Karotten Cholesterin um 10 bis 20 Prozent reduzieren können - was viele Menschen mit entsprechend hohem Cholesterinspiegel wieder auf ein normales Maß bringen würde. Nachdem er mit dem täglichen Konsum von einigen Karotten begonnen hatte, sank sein Cholesterinspiegel um die 20 Prozent. Ein kanadischer Test ergab, daß Männer, die täglich zweieinhalb rohe Karotten aßen, eine durchschnittliche Senkung ihres Cholesterins um 11 Prozent erlebten. Nach einer deutschen Studie wurde gutes HDL durch die in ein bis zwei Karotten enthaltene Tagesmenge von Beta-Karotinen ganz erheblich gesteigert.

Wie Dr. Pfeffer erklärt, bleibt die therapeutische Wirkung unverändert, ganz gleich, ob die Karotten roh, gekocht, tiefgefroren, aus der Dose, gehackt oder verflüssigt sind.

Superquellen von cholesterinvernichtenden Fasern

Einige Kapazitäten wie beispielsweise Dr. James Anderson betonen, daß lösliche Fasern in der Nahrung das maßgebliche Mittel zur Cholesterinsenkung sind. Je mehr Fasern ein Nahrungsmittel enthält, desto größer ist auch seine Fähigkeit, Cholesterin zu senken. Sie finden nachstehend Dr. Andersons Zusammenfassung der besten Quellen für lösliche Fasern. Nach seiner Überzeugung sollte man mindestens 6 Gramm löslicher Faser täglich essen, um schlechtes Cholesterin zu bekämpfen.

	Gramm der löslichen Fasern
½ Tasse Gemüse:	
Rosenkohl, gekocht	2,0
Pastinaken, gekocht	1,8
Rüben, gekocht	1,7
Eßbarer Eibisch, roh	1,5
Erbsen, gekocht	1,3
Brokkoli, gekocht	1,2
Zwiebeln, gekocht	1,1
Karotten, gekocht	1,1

	Gramm der löslichen Fasern
Obst:	
Orangen, nur roh, klein	1,8
Aprikosen, roh, 4 Stück mittlerer Größe	1,8
Mango, Fleisch, ½ kleine	1,7
Getreide:	
Haferkleie, gekocht, ¾ Tasse	2,2
Haferflocken, kalt, ¾ Tasse	1,5
Haferschrot, roh, ⅓ Tasse	1,4
Hülsenfrüchte, gekocht, ½ Tasse:	
Mondbohnen	2,7
Baked Beans aus der Dose	2,6
Schwarze Bohnen	2,4
Weiße Bohnen	2,2
Weiße Bohnen aus der Dose	2,2
Kidneybohnen aus der Dose	2,0
Kichererbsen	1,3

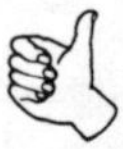

Die Grapefruitlösung

Essen Sie Grapefruitfleisch - die Teile mit Membranen und Saftsäckchen. Sie enthalten eine einzigartige Sorte von löslicher Faser namens Galacturonsäure, die nicht nur Cholesterin senkt, sondern auch helfen könnte, den Belag aufzulösen, der die Arterien bereits verstopft. Dr. James Cerda, Professor für Gastroenterologie an der University of Florida, kam in einer Studie zu dem Ergebnis, daß die Fasern von zweieinhalb Tassen Grapefruitstückchen am Tag das Blutcholesterin um 10 Prozent reduzierten. Hinweis: Der Saft enthält keine Fasern und zeigt keine cholesterinsenkende Wirkung.

In einer Studie mit Schweinen, die ein dem menschlichen ähnliches kardiovaskuläres System haben, hat Dr. Cerda außerdem entdeckt, daß Grapefruit dazu führte, daß weniger Arterien und Aorten erkrankten und sich verengten, da Grapefruit schon entstandenen Belag teilweise wieder entfernte.

Die richtige Nahrung zur Verminderung von Triglyzeriden

Ein anderer Typ von Blutfett, Triglyzeride, könnte gefährlicher sein als zunächst vermutet. Neue Beweise zeigen, daß ein hoher Anteil von Triglyzeriden im Blut Herzanfälle verursachen kann, besonders bei Frauen über fünfzig und Männern mit ungünstigem LDL/HDL-Cholesterinverhältnis. Eine finnische Studie ergab, daß Männer mit schlechten Cholesterinproportionen und einem Triglyzeridenniveau über 203 mg/dl das Risiko von Herzanfällen fast vervierfachte. Wenn das Verhältnis von LDL und HDL jedoch stimmte, bedeuteten Triglyzeride keine Gefahr. Das Problem liegt darin, daß niedrige HDL-Werte und hohe Triglyzeridewerte normalerweise zusammen auftreten.

Nahrungsmittel, die Triglyzeride reduzieren:

Die beste Nahrungsmitteltherapie sind Meeresfrüchte. Wie alle relevanten Studien zeigen, setzt Fischöl Triglyzeride dramatisch herunter. In einer Testuntersuchung der Oregon Health Sciences University wehrte eine tägliche Dosis von Fischöl – vergleichbar mit 200 Gramm Lachs, Makrelen oder Sardinen – mehr als 50 Prozent der Triglyzeride ab. Bei einem anderen Test an der University of Washington nahmen Männer statt der gewöhnlichen Proteine (Fleisch, Eier, Milch und Käse) drei Wochen lang zweimal täglich Schaltiere zu sich. Venusmuscheln entfernten 61 Prozent ihrer Triglyzeride, Austern 51 Prozent und Krabben 23 Prozent. Weitere gute Tips: Eine Knoblauchzehe am Tag reduzierte die Triglyzeride bei einer Studie ungefähr um 13 Prozent, in einer andern um 23 Prozent. Eine halbe Tasse getrockneter Bohnen drückte die Triglyzeride um 17 Prozent. Eine fettarme Diät kann ebenfalls Triglyzeride reduzieren.

Nahrungsmittel, die Triglyzeride vermehren können:

Feinzucker, Feinmehl, Fruchtsäfte, Dörrobst und übermäßig viel Alkohol, insbesondere bei Alkoholmißbrauch. Ein oder zwei Gläser pro Tag erhöhen den Forschern zufolge Triglyzeride im allgemeinen nicht.

Alte Weisheiten über Weintrauben bewahrheiten sich

Hier ist die letzte Ergänzung zu den Nahrungsmitteln, die das äußerst wichtige HDL-Cholesterin erhöhen kann. Es ist Traubenkernöl, ein mildes, aus Traubenkernen gepreßtes Salatöl, das man in Delikatessengeschäften finden kann. David T. Nash, ein Kardiologe am State University of New York Health Science Center in Syracuse, testete Traubenkernöl bei 23 Männern und Frauen unter 45 Jahren mit niedrigen HDL-Werten. In Ergänzung zu ihrer fettarmen Diät nahmen sie vier Wochen lang täglich zwei Löffel Traubenkernöl zu sich. Ihr HDL steigerte sich durchschnittlich um 14 Prozent. »Bei einigen Testpersonen zeigte sich keinerlei Reaktion«, führt Dr. Nash aus, »aber bei mehr als der Hälfte von ihnen wurde das HDL gesteigert.« Dabei war es generell so, daß die Personen mit den bereits höchsten HDL-Werten (über 55) am wenigsten reagierten.

Falls Sie trinken – ein Schluck hilft gegen Cholesterin

Es ist eine anerkannte Tatsache, daß ein wenig Bier, Wein oder Alkohol das gute HDL erhöht. Eine britische Studie zeigt, daß ein oder zwei Gläser Wein, Bier oder Cocktail pro Tag HDL durchschnittlich um 7 Prozent steigert. Eine andere Studie ergab, daß 36 Gramm Alkohol HDL um 17 Prozent erhöhen. Auch geringere Mengen bringen bereits Vorteile. Eine neue Studie der Oregon Health Sciences University fand heraus, daß Frauen, die monatlich zwischen vier und dreißig alkoholische Drinks trinken, höhere HDL-Werte haben als Frauen, die monatlich weniger als vier Drinks zu sich nehmen.

Forscher der Johns-Hopkins-Universität fanden auch heraus, daß Männer, die zwei Monate lang täglich 336 Gramm amerikanisches Bier tranken, ihren Anteil an Apolipoprotein A-1, das sich in HDL umwandelt, im Blut erhöhten. Manche Forscher deuten darauf hin, daß ein Glas Bier pro Tag den Unterschied zwischen Gesundheit und Herzanfall ausmacht.

Hüten Sie sich vor Alkoholmißbrauch. Wenn Sie am Freitag- und Samstagabend sieben bis vierzehn Drinks herunterschlucken, profitiert Ihr Cholesterin davon nicht im gleichen Maße, als wenn Sie den Alkohol über die ganze Woche verteilen. Zuviel Alkohol auf einmal kann, wie Untersuchungen beweisen, HDL-Cholesterin zerstören und LDL erhöhen.

Fazit: Selbst wenn ein Gläschen Alkohol gegen Cholesterin guttun kann, so sind doch viele Forscher absolut dagegen, Alkohol als Maßnahme gegen Herzkrankheiten und Streß zu empfehlen. Sie betonen, daß niemand, und ganz besonders nicht Menschen mit einer persönlichen oder familiären Vorgeschichte als Alkoholiker, anfangen sollte zu trinken, um seine Cholesterinsituation zu verbessern.

Eine Überraschung: Schaltiere

Sie sollten nicht befürchten, daß Schaltiere Ihr Cholesterin außergewöhnlich steigern könnten. Viele Experten halten solche Ängste für unbegründet und betonen, daß man deswegen nicht auf Schaltiere verzichten soll. Die meisten Schaltiere haben eine gute Wirkung auf das Cholesterin, wenn sie andere Tierproteine ersetzen.

Bei Untersuchungen der Lipidenforscherin Dr. Marian Childs, zuvor an der University of Washington, ersetzten achtzehn gesunde Männer mit normalem Cholesterinspiegel für einen Zeitraum von drei Wochen ihre normalen Eiweißnahrungsmittel wie Fleisch und Käse durch bestimmte Schaltiere.

Keines der gewöhnlichen Schaltiere (Austern, Venusmuscheln, Krabben, Muscheln, Garnelen) und Tintenfisch erhöhten Blutcholesterin. Im Gegenteil – die Austern-Venusmuschel-und-Krabben-Diät senkte das gesamte Cholesterin und das schädliche LDL-Cholesterin. Austern und Muscheln verbesserten den Anteil an gutem HDL-Cholesterin.

Laut Dr. Childs waren alles in allem Austern und Venusmuscheln die für das Cholesterin positivsten Schaltiere. Auch Krabben zeigten eine gute Wirkung. Bei Garnelen und Tintenfisch gab es weder Erhöhung noch Senkung des Cholesterinspiegels; ihr Genuß wird von Dr. Childs daher auch nicht zur Verbesserung der Cholesterinwerte empfohlen.

Filtern Sie das Gefährliche vom Kaffee heraus

Wenn Sie Kaffee trinken wollen, so machen Sie ihn nach amerikanischer Art – mit der Träufelmethode: Der aufgegossene Kaffee wird durch einen Filter gesiebt. Solcher Kaffee scheint Cholesterin nicht wesentlich zu erhöhen, obwohl nach anderen Studien europäisch gekochter Kaffee das Cholesterin erhöht. Der wahrscheinliche Grund: Der aktive Bestandteil im Kaffee, der das Cholesterin erhöht, scheint im Papierfilter abgefangen zu werden; ungefähr 75 Prozent des in den USA getrunkenen Kaffees sind gefiltert.

Holländische Forscher haben das Rätsel gelöst. Sie entzogen dem europäisch gekochten Kaffee eine fette Substanz, einen sogenannten lipoiden Faktor. Freiwillige, die den »kaffeelipoiden Faktor« einnahmen, erlebten binnen sechs Wochen Cholesterinerhöhungen von durchschnittlich 23 Prozent – von 180 bis

220 –, fast gänzlich aus schädlichem LDL. Es ist anscheinend so, daß die Chemikalie, die das Cholesterin erhöht, nicht in den gefilterten Kaffee gelangt. Solange Sie bei gefiltertem Kaffee bleiben, steigert Kaffeegenuß Ihr Cholesterin also offenbar nicht. Interessanterweise führte an der John Hopkins University eine andere Studie zu dem Ergebnis, daß auch normaler Kaffee, selbst wenn er das Cholesterin leicht erhöht, gutes HDL und schlechtes LDL gleichermaßen erhöht, so daß er hinsichtlich des Risikos von Herzkrankheiten keinen Unterschied macht.

Koffeinfreier Kaffee – neue Risiken?

Koffeinfreien Kaffee können Sie als Mittel, um das Cholesterin unter Kontrolle zu haben, völlig vergessen. Zunächst einmal wird Koffein von der Forschung gar nicht als cholesterinsteigernd klassifiziert. Als in einer holländischen Untersuchung 45 Männer und Frauen ihre fünf Tassen von normalem Kaffee pro Tag durch fünf Tassen koffeinfreien Kaffee ersetzten, blieb die Wirkung auf ihr Blutcholesterin »im wesentlichen gleich Null«.

Im übrigen gibt es zunehmend Hinweise auf die Gefahren von koffeinfreiem Kaffee. Untersuchungen am California's Center for Progressive Arteriosclerosis Management in Berkeley ergaben, daß bei 181 gesunden Männern mit normalen Cholesterinwerten schädliches LDL-Cholesterin ungefähr um 6 Prozent anstieg, wenn sie statt normalen Kaffees koffeinfreien Kaffee tranken. Ein anderer Risikofaktor für Herzerkrankungen, Apolipoprotein B, stieg ebenfalls an.

Bei Männern, die, statt zu koffeinfreiem Kaffee überzugehen, gänzlich auf den Kaffeegenuß verzichteten, gab es im übrigen keine Veränderung der Cholesterinwerte. Der Leiter der Berkeley-Studie, H. Robert Superko, schätzt, daß der Wechsel zu koffeinfreiem Kaffee das Risiko von Erkrankungen der Koronararterien etwa um 10 Prozent steigern kann – ein nach seiner Auffassung wichtiger Hinweis angesichts der Tatsache, daß ein Fünftel des amerikanischen Jahreskonsums von 139 Milliarden Tassen Kaffee koffeinfrei ist. Dr. Superko macht dafür eine noch unbekannte Chemikalie in starken Robusta-Bohnen verantwortlich, die für koffeinfreien Kaffee gewöhnlich verwendet werden. Kaffee mit Koffein wird normalerweise aus leichteren Arabica-Bohnen hergestellt.

Diese Erkenntnisse stehen erstaunlicherweise im Widerspruch zu anderen, neueren Studien wie beispielsweise einem Test an der Universität Harvard, die unter Männern bei Konsum von koffeinfreiem Kaffee ein etwas höheres Risiko an Herzkrankheiten feststellten. Die Botschaft ist klar: Verlassen Sie sich nicht darauf, daß koffeinfreier Kaffee Sie vor hohem Cholesterin bewahrt.

Schokolade: Freispruch

Steigt Ihr Cholesterin, wenn Sie viel Schokolade essen? Theoretisch ja. Aber nach Untersuchungen an der Pennsylvania State University eigentlich doch nicht. Es ist wahr, daß 60 Prozent des Fettes in Schokolade gesättigt ist; das kommt aber hauptsächlich aus Kakaobutter, und die Hauptart von gesättigtem Fett in Kakaobutter ist Stearin, das erwiesenermaßen Cholesterin merkwürdigerweise nicht erhöht und vielleicht sogar senkt.

Forscher der Pennsylvania State University haben es überprüft. Sie ließen junge Männer mit normalem Cholesterinspiegel (unter 200) 25 Tage ohne Unterbrechung nach Belieben Schokolade, Kakaobutter oder einfache Butter geradezu »schlingen«. Sie bezogen 31 Prozent ihrer täglichen Kalorien aus Butter, Schokolade oder Kakaobutter - das bedeutete 280 Gramm reine Schokolade pro Tag.

Bei Konsum von Schokolade und Kakaobutter stieg das Cholesterin eindeutig nicht an. »Was das erhöhte Cholesterin betrifft, so scheint Kakaobutter neutral zu sein«, sagt Forscherin Elaine McDonnell. Dagegen schnellte der Cholesterinspiegel (zum größten Teil schädliches LDL) während eines übermäßigen Konsums von Butter bei den Männern durchschnittlich um 18 Punkte nach oben.

Eier und Cholesterin - die wahre Geschichte

Wie gefährlich sind Eier, Leber, Kaviar, gewisse Meeresfrüchte oder ähnliche mit Cholesterin vollgestopfte Lebensmittel? In Wahrheit sind cholesterinreiche Nahrungsmittel nur eine geringe Ursache für hohes Blutcholesterin. Der eigentliche Feind ist gesättigtes Tierfett - es erhöht den Blutcholesterinspiegel ganze viermal mehr. In der Tat, Studien an der Rockefeller University in New York belegen, daß eine cholesterinschwere Eierdiät das Blutcholesterin bei nur zwei von fünf Versuchspersonen erhöhte. Der Grund: Wenn man in der Nahrung zuviel Cholesterin aufnimmt, pumpt die Leber automatisch weniger Cholesterin in den Blutkreislauf, so daß der Stand ungefähr gleich bleibt oder nur unwesentlich steigt. Paul N. Hopkins, Kardiologe der University of Utah in Salt Lake City, hat vor kurzem 27 Untersuchungen zu diesem Thema analysiert und ist zu dem Schluß gekommen, daß cholesterinreiche Lebensmittel bei den meisten Menschen keine großen Veränderungen des Blutcholesterinspiegels verursachen.

> »Bei einer Ernährung mit gesättigten Fettarten ist eine Erhöhung des Cholesterinstandes im Blut viermal wahrscheinlicher als bei Cholesterin.«
>
> *John La Rosa, Kardiologe, George Washington University*

Der Verzehr von zu vielen cholesterinreichen Nahrungsmitteln ist jedoch aus anderen Gründen nicht ratsam. Erstens einmal können Orgien mit cholesterinreichen Gerichten Herzkrankheiten verursachen, indem sie Gerinnsel im Blut stimulieren - so Dr. Richard Shekelle, Professor für Epidemiologie am University of Texas Health Science Center in Houston. Seine neue Studie ergab ferner, daß ausgesprochene Cholesterinesser (700 Milligramm pro Tag oder mehr) durchschnittlich eine drei Jahre kürzere Lebensspanne haben.

Umgekehrt ist es aber auch gefährlich, cholesterinreiche Nahrung fanatisch zu meiden. Überraschenderweise könnten Sie, wenn Sie selten oder nie cholesterinreiche Lebensmittel konsumieren, einen Cholinmangel entwickeln, der gemäß Forschungen von Stephen Zeisel an der University of North Carolina zu Leberschäden führt. Cholin ist ein Vitamin-B-Komplex, der in cholesterinreichen Nahrungsmitteln wie Eiern und Leber konzentriert ist. Zeisel ließ drei Wochen lang gesunde Männer eine cholinfreie Diät essen; sie zeigten daraufhin Symptome von Leberdysfunktion. Andere Forschungen deuten darauf hin, daß ein Mangel an Cholin in der Ernährung dem Gedächtnis und der Konzentration schaden könnte. Cholin wandelt sich um in Acetylcholin. Ein niedriger Stand dieses Gehirnzellenbotenstoffs wird mit schlechtem Erinnerungsvermögen und Alzheimer in Verbindung gebracht.

Fazit: Essen Sie cholesterinreiche Lebensmittel, damit Sie sich ausreichend Cholin zuführen; aber übertreiben Sie nicht. Von Kapazitäten wird insgesamt ein Maximum von täglich 300 Milligramm an Cholesterin, das sind ungefähr vier Eidotter pro Woche, empfohlen.

Das gefährlichste Fett überhaupt

Unter den verfügbaren Nahrungsmitteln jagt den Cholesterinspiegel nichts so sehr in die Höhe wie gesättigtes Tierfett, das heißt, das in Fleisch, Geflügel und Milchprodukten konzentrierte Fett. Das wird schon seit den fünfziger Jahren behauptet, seit ein Zusammenhang gesehen wird zwischen Cholesterin und Ernährung. Es besteht kein Zweifel, daß tierisches Fett in unterschiedlichem Maße bei den meisten Menschen schlechtes LDL-Cholesterin erhöht; bei Verzicht auf dieses Fett verringert sich normalerweise auch HDL-Cholesterin. Aus diesem Grunde sollte man Butter, Vollmilch, Käse, Rind- und Schweinefett sowie die Haut bei Geflügel meiden, um die Arterien von Gerinnung möglichst frei zu halten.

Eine Forschungsstudie nach der anderen zeigt immer das gleiche: Es ist das Fett vom gesättigten Typus und kein anderes Fett sonst, das schädliches Cholesterin vermehrt. Zum Beispiel: In einer Untersuchung aßen alle Versuchspersonen eine fettreiche Diät - 40 Prozent der Kalorien in Form von Fetten. Doch eine Gruppe bekam die typische amerikanische Nahrung, die reich an gesättigtem Fett ist, während die andere Gruppe nur 10 Prozent der Kalorien in gesättigtem Fett einnahm - und deren Blutcholesterin sank fast sofort um 13 Prozent. Die Reaktionen auf gesättigte Fette variieren sehr stark. Es ist mit großer Wahrscheinlichkeit so, daß Personen mit ziemlich hohen Cholesterinwerten bei einer Reduzierung des gesättigten tierischen Fettes in der Nahrung die höchsten Senkungen haben.

Fazit: Sie sollten nicht mehr als 10 Prozent Ihrer Kalorien aus gesättigtem Tierfett beziehen; wenn möglich, weniger.

Die offensichtliche Rettung

Kann man Fleisch essen und gleichzeitig Cholesterin niedrig halten? Wenn man das Fett möglichst wegschneidet, bestimmt - so das Ergebnis mehrerer Studien. Anscheinend ist für das Cholesterin nicht das Fleisch verantwortlich, sondern das Fett, das im Fleisch steckt. Forscher der Deakin University und am Royal Melbourne Hospital in Australien haben beispielsweise einer Gruppe von zehn gesunden Männern und Frauen eine entsprechende Diät verordnet - drei Wochen lang ein halbes Kilo Rindfleisch pro Tag, das weitestmöglich ohne Fett war, so daß der Fettgehalt nur 9 Prozent der Kalorien ausmachte. Statt zu steigen, sank das Blutcholesterin dieser Personen um 20 Prozent im Durchschnitt.

Um ganz sicherzugehen, gaben die Forscher während der vierten und fünften Woche des Experiments extra Bratenfett hinzu, woraufhin das Cholesterin der Versuchspersonen in die Höhe schoß.

Fischöl gegen einen merkwürdigen Cholesterintyp

Bei hohen Werten eines merkwürdigen Typus von Cholesterin, Lp(a) genannt, laufen Sie Gefahr, in frühem Alter mit Blutgerinnseln besetzte Arterien und Herzanfälle zu bekommen. Das gilt ganz besonders, wenn Ihr LDL-Cholesterin hoch ist. Die Schuld an einem Viertel aller Herzanfälle bei Patienten unter sechzig Jahren liegt nach Meinung mancher Experten bei erhöhtem Lp(a). Sie behaupten auch, daß 10 bis 25 Prozent der amerikanischen Bevölkerung zuviel Lp(a) haben könnten, das genetisch verursacht ist.

Eine herkömmliche fettarme Diät ändert das Lp(a) nicht. Aber es gibt eine Hoffnung: Fischöl. Der führende dänische Forscher Dr. Jorn Dyerberg hat entdeckt, daß bei einer Gruppe von Männern ein neunmonatiges Einnehmen von Fischöl das anormal hohe Lp(a) um 15 Prozent senkte. Die tägliche Dosis betrug 4 Gramm - das Äquivalent von 200 Gramm Makrelen. Eine jüngste deutsche Forschungsstudie bestätigte, daß bei 35 Patienten mit kranken Kranzarterien große Mengen von Fischöl das Lp(a) um 14 Prozent reduzierten. Einigen Patienten hat es allerdings nicht genutzt.

Es gibt keine einfachen Methoden zur Feststellung hoher Lp(a-)Werte. Aber schon die Gefahr, die das Lp(a) darstellt, liefert einen Grund mehr, zwei- bis dreimal wöchentlich fetten Fisch zu essen - nur für den Fall, daß Sie hohe Lp(a-)Werte haben. Möglicherweise besteht hier ein weiterer, bislang noch ungeklärter Zusammenhang mit der Wirksamkeit von Fisch zur Verhütung von Herzanfällen.

Das Risiko bei extrem niedrigem Fettgehalt

Nun mögen Sie vielleicht denken, daß Ihr Cholesterin und Ihre Arterien um so besser sind, je weniger Fett Sie essen. Das ist jedoch keineswegs der Fall. Professor Frank Sacks von der Universität Harvard erklärt, daß eine Ernährung mit sehr wenig Fett, welche die aus Fett bezogenen Kalorien auf 10 Prozent oder weniger reduziert, Ihr gutes HDL zerstören könnte, so daß Sie für Herzkrankheiten unvermindert anfällig bleiben. Der Grund: Eine superfettarme Diät reduziert das schädliche LDL-Cholesterin wie auch *das gute HDL-Cholesterin.*

Da geschieht laut Dr. Sacks bezeichnenderweise folgendes: Sie nehmen in Ihrer Ernährung eine drastische Reduzierung von Fett vor, und Ihr gesamtes Cholesterin sinkt von 260 auf 210. Das hat jedoch keinen Sinn, weil nämlich Ihr gutes HDL-Cholesterin ebenfalls um 20 Prozent sinkt, das heißt von 40 auf 32. Und das bedeutet wiederum, daß bei Ihnen das Verhältnis von Gesamtcholesterin zu HDL unverändert bei 6 : 5 bleibt – eine Proportion, die Sie bereits einem höheren Risiko zum Herzinfarkt aussetzt als bei den meisten Amerikanern. Dieses Verhältnis ist ein besserer Indikator für mögliche Herzerkrankungen als das Gesamtcholesterin, und deshalb sind Sie laut Dr. Sacks nach einer rigorosen, anstrengenden Diät nicht besser dran als vorher.

Im Gegensatz dazu verringern einfach ungesättigte Fette wie Olivenöl schlechtes LDL, nicht aber schützendes HDL. Es ist sinnvoller, so sagt Dr. Sacks, weitgehend auf gesättigte Tierfette zu verzichten, die das schädliche LDL-Cholesterin entscheidend steigern, und eine Diät mit vorwiegend einfach ungesättigten Fetten zu befolgen. Er bevorzugt eine mediterrane Ernährungsweise, die 35 bis 40 Prozent der Kalorien aus hauptsächlich einfach ungesättigtem Fett nimmt. Falls Sie eine besonders fettarme Diät einhalten, sollten Sie nach einigen Monaten Ihr HDL überprüfen lassen, um sicher zu sein, daß Sie Ihrem Cholesterin helfen und nicht schaden.

»Wenn ich einen Cholesterinspiegel zwischen 160 und 190 hätte, würde ich in meiner Ernährung genauso weitermachen wie bisher. Ich würde gar nicht versuchen, ihn zu erhöhen oder zu senken. Wenn ich aber einen sehr niedrigen Cholesterinspiegel hätte, etwa 120, so würde ich mir überlegen, ob ich nicht versuchen sollte, ihn zu erhöhen.«

Dr. David Jacobs, Epidemiologe, University of Michigan

Kann der Cholesterinspiegel überhaupt zu niedrig sein?

Das ist eine Frage, die sich Forscher immer häufiger stellen, und die beunruhigende Antwort könnte lauten: *Ja.* Sehr niedrige Cholesterinspiegel – unter 160 – könnten nämlich gefährlich sein. Dr. James Neaton und seine Kollegen von der University of Minnesota fanden in einer bedeutenden Studie mit 350 000 gesunden Männern mittleren Alters heraus, daß 6 Prozent sehr niedrige Cholesterinspiegel und kaum Herzkrankheiten aufwiesen. Zwölf Jahre später betrug ihre Sterberate an Herzanfällen die Hälfte von der bei Männern mit hohem Cholesterinspiegel von 200 bis 239. Doch die Männer mit niedrigem Cholesterinspiegel hatten andere Probleme: eine höhere Wahrscheinlichkeit, daß sie eine intrazerebrale Massenblutung bzw. eine chronisch behindernde Lungenkrankheit haben oder Selbstmord begehen. Sie hatten ein dreimal höheres Risiko, Leberkrebs zu bekommen, und waren fünfmal so stark gefährdet, durch Alkoholismus zu sterben. Eine andere, weltweite Studie mit 290 000 Männern und Frauen von Dr. David Jacobs an der University of Michigan ergab, daß Menschen mit sehr niedrigem Cholesterinspiegel aus unterschiedlichen Gründen höhere Sterberaten hatten.

Was ist da los? Das weiß niemand, doch haben sich in den letzten Jahren Hinweise dafür ergeben, daß sehr niedriges Cholesterin nicht ungefährlich sein könnte. Eine besonders große Gefahr sind Gehirnblutungen, bei denen ein geschwächtes Gefäß »platzt« und einen Schlaganfall verursacht, wahrscheinlich deshalb, weil zerbrechliche Membrane, die die Gehirnzellen decken, zum richtigen Funktionieren ein Minimum an Cholesterin brauchen. Interessanterweise sinkt die unglaublich hohe Rate von Schlaganfällen bei Japanern gerade jetzt, da der durchschnittliche Blutcholesterinspiegel steigt. Der niedrige Cholesterinspiegel ergab in einigen Forschungen einen Zusammenhang mit Dickdarmkrebs und Leberschaden.

Es gibt neuerlich Beweise, daß ein niedriger Cholesterinspiegel zumindest bei älteren Männern Depressionen verursachen kann. Eine Untersuchung von Dr. Elisabeth L. Barret-Connor an der University of California in San Diego stellte fest, daß solche Männer mit niedrigem Cholesterinspiegel stark dazu neigen, an mehr Symptomen von Depression zu leiden, als ihre Altersgenossen mit gemäßigtem oder hohem Cholesterin. Ungefähr 16 Prozent der Männer um und über siebzig mit niedrigem Cholesterinspiegel unter 160 wiesen Anzeichen von milder bis starker Depression auf. Dagegen waren von den Männern mit höherem Cholesterinspiegel lediglich 3 bis 8 Prozent deprimiert.

Warum? Dr. Barret-Connor kann nur vermuten, daß ein niedriger Cholesterinspiegel irgendwie die Konzentrationen von chemischem Serotonin im Gehirn verhindern könnte, und das würde zu wachsender Depression und Aggression führen.

Wo liegt das sichere Mindestmaß? Noch können Forscher hier nur raten. Es scheint, wie einige Wissenschaftler behaupten, daß die Probleme anfangen, wenn das Blutcholesterin unter 160 sinkt.

Zehn Lebensmittel, die Blutgerinnsel bekämpfen

Nahrungsmittel, die Blutgerinnsel hemmen können: Knoblauch · Zwiebeln · scharfe Paprika · schwarze Pilze · Ingwer und Gewürznelken · Gemüse · Olivenöl · Meeresfrüchte · Tee · Rotwein (in maßvollen Mengen).
Nahrungsmittel, die Blutgerinnsel fördern können: Fette Nahrungsmittel · exzessiver Alkoholgenuß.

Blutgerinnselfaktoren können Ihnen das Leben retten

Es mag überraschend klingen, aber die Art und Weise, wie Ihr Blut gerinnt, ist der letzthin ausschlaggebende Faktor, ob Sie einen Herzanfall, einen Schlaganfall oder einen Blutgefäßschaden erleiden. Inzwischen ist den Experten bekannt, daß für solche Katastrophen die Thrombosefaktoren entscheidend sind – wie das Blut fließt, der Grad seiner Dickflüssigkeit, seine Klebrigkeit, seine Neigung, Blutgerinnsel zu bilden und zu vergrößern. Und die Ernährung kann einen immensen Einfluß auf die Blutgerinnung haben. In der Tat, das vorliegende Beweismaterial läßt darauf schließen, daß der große Einfluß der Ernährung auf Herzkrankheiten mehr mit der Blutgerinnung als mit Blutcholesterin zu tun hat. Und die Vorteile einer gerinnungshemmenden Ernährung treten oft schon sehr bald ein. Wie ein prominenter Beamter des französischen Gesundheitsministeriums, Dr. Serge C. Renaud, sagt, kann es die Wahrscheinlichkeit eines Herzanfalls innerhalb eines Jahres drastisch verringern, wenn man Blutgerinnseln vorbeugt. Dagegen dauert es in der Regel länger, bis das Risiko eines Herzanfalls sinkt, wenn man den Cholesterinspiegel senkt. Es gibt allerdings Nahrungsmittel wie beispielsweise Zwiebeln und Knoblauch, die beides gleichzeitig bewirken und somit doppelt vorteilhaft sind.

»Es ist allgemein bekannt, daß es nicht das Cholesterin ist, das einen umbringt. Es sind die Blutgerinnsel, die sich über den cholesteringefestigten Belag in den Arterien bilden, die tödlich sein können.«

Dr. David Kritchevsky, Wistar Institute, Philadelphia

Früher waren Kardiologen der Ansicht, daß die Verengung der Arterien durch Belagbildung Herzanfälle auslöst, indem sie zu Kreislaufstörungen führte. Inzwischen wird jedoch weitgehend akzeptiert, daß die unmittelbare Ursache von 80 bis 90 Prozent der Herzanfälle wie auch von Schlaganfällen ein Blutgerinnsel ist. Für das Bilden von Blutgerinnseln sind verschiedene Faktoren entscheidend, die durch Ernährung stark beeinflußt werden. Ein Faktor ist darin zu sehen, wie sehr die Blutplättchen – die kleinsten Blutzellen – dazu neigen, zu aggregieren oder zu verklumpen und so zur Bildung von Blutgerinnseln und einem besseren Haften an Gefäßwänden beizutragen. Ein weiterer Faktor: Blutfibrinogen, ein Protein, das das Rohmaterial zur Gerinnselbildung stellt. Hohe Werte an zirkulierendem Fibrinogen sind die ersten Vorzeichen für Herzkrankheit und Schlaganfall.

Ebenfalls entscheidend ist das »fibrinolytische« System, das unerwünschte, gefährliche Gerinnsel auflöst. Die Stärke dieser gerinnselauflösenden Aktivität ist zusammen mit den Fibrinogenwerten die »Determinante Nummer eins von Herzkrankheiten«, erklärt der Harvard-Kardiologe Dr. Victor Gurewich.

Wie das richtige Essen Blutgerinnsel unter Kontrolle hält

Ärzte warnen gewohnheitsmäßig vor dem Einnehmen von Aspirin vor einer Operation. Sie befürchten, daß Aspirin »das Blut verdünnen« kann, so daß die Blutgerinnung verlangsamt wird. Das dadurch mögliche längere Bluten könnte zu Komplikationen führen und Ihre Heilung gefährden, wenn eine rasche Gerinnung des Blutes nötig wird, um die durch das Skalpell verursachte Wunde zuzupropfen.

Aber haben Sie einen Chirurgen je sagen hören, daß Sie vor einer Operation nicht chinesisch essen sollen? Oder große Dosen Ingwer, Knoblauch, schwarzer Pilze und fetten Fisches wie Lachs und Sardinen meiden sollen? Tatsächlich sind all diese Nahrungsmittel ebenfalls Antikoagulantia, die blutgerinnende Abläufe drastisch verzögern, oft durch genau den gleichen biologischen Mechanismus wie Aspirin – indem es eine Substanz namens Thromboxan blockiert, welche die Verklumpung der Blutplättchen und damit einen entscheidenden Schritt zur Gerinnselbildung auslöst.

Dagegen machen fette Nahrungsmittel wie Käse und Steak das Blut träge, wobei die Blutplättchen klebriger werden und mehr zur Gerinnung tendieren. Es gibt ferner bestimmte Nahrungsmittel, welche das für die Blutgerinnung essentielle Fibrinogen entweder mehren oder mindern und die gerinnselauflösende Aktivität auf Touren bringen oder verzögern. Wieder andere Nahrungsmittel beeinflussen den Grad der Viskosität und Flüssigkeit des Blutes, indem sie unpassende Gerinnsel ermöglichen oder abwenden, welche Gefäßverstopfungen in Herz, Hirn, Beinen und Lungen verursachen können. Es ist unbestreitbar, daß Nahrungsmittel, wenn sie in sehr kleinen Mengen regelmäßig gegessen werden, gewaltige pharmakologische Auswirkungen haben auf die Disposition des Blutes zu gerinnen und Sie so vor kardiovaskulären Tragödien bewahren helfen.

Eine Ihrer größten Waffen – wenn nicht Ihre Hauptwaffe – gegen Herzanfall und Schlaganfall ist der Genuß von Nahrungsmitteln, welche blutgerinnende Faktoren günstig beeinflussen. Folgendes sollten Sie essen bzw. nicht essen:

Alte Kämpfer gegen Blutgerinnung: Knoblauch und Zwiebeln

Es ist eine alte Wahrheit: Knoblauch und Zwiebeln sind starke Heilmittel gegen unerwünschte Blutgerinnsel. Eine frühe ägyptische Papyrusrolle nennt Zwiebeln als ein Tonikum für das Blut. Frühe amerikanische Ärzte verschrieben Zwiebeln als »Blutreiniger«. Französische Bauern fütterten Pferde mit Knoblauch und Zwiebeln, um Blutgerinnsel in ihren Beinen aufzulösen. Die Russen behaupten, mit Knoblauch gewürzter Wodka verbessere die Durchblutung. Das alles ist inzwischen längst keine unbegründete Volksweisheit mehr. Knoblauch und Zwiebeln stecken voller wirksamer Verbindungen und Kräfte zur Bekämpfung von Gerinnseln.

Dr. Erik Block, Leiter des Chemischen Instituts an der State University of New York in Albany, hat eine im Knoblauch vorhandene Verbindung namens Ajoen (so nach dem spanischen Wort für Knoblauch »ajo«) mit einer antithrombotischen Eigenschaft isoliert, die der des anerkannt blutgerinnselhemmenden Aspirin gleichkommt, wenn nicht sogar sie übersteigt. Tatsächlich wirkt Aspirin nur auf eine Art als Antikoagulans, indem es nämlich die Produktion von Thromboxan unterdrückt. Ajoen tut das gleiche, blockiert jedoch zusätzlich die Blutplättchenverklumpung noch auf sieben andere Arten – auf sämtlich uns bekannte Weisen, so der Knoblauchforscher Dr. Mahendra K. Jain, Professor für Chemie und Biochemie an der University of Delaware. »Der Wirkungsmechanismus von Knoblauch ist einzigartig«, sagt er.

»Klinische Untersuchungen scheinen übereinzukommen, daß Knoblauch etwas enthält, das Blutgerinnung hemmt.«

Dr. Erik Block, State University of New York in Albany

Medizinische Wissenschaftler der George Washington University haben drei zusätzliche gerinnungshemmende Verbindungen in Knoblauch und Zwiebeln entdeckt, darunter eine wichtige, Adenosin.

Die thrombosehemmende Aktivität des Knoblauchs bei Menschen ist dank zahlreicher Studien gut dokumentiert. Drei rohe Knoblauchzehen täglich haben kürzlich bei einer Doppelblinduntersuchung an fünfzig Medizinstudenten in Indien sowohl die Zeit bis zur Gerinnung als auch die gerinnselauflösende fibrinolytische Aktivität um 20 Prozent verbessert.

Neuere deutsche Forschungen zeigen, daß es im Knoblauch Verbindungen gibt, welche die gerinnselauflösende Aktivität des Blutes eindeutig beschleunigen und die Blutfluidität verbessern. Eine solche zweifache Wirkung, sagen Forscher an der Medizinischen Fakultät der Saarland-Universität in Homburg/Saar, fördert den Kreislauf und trägt dazu bei, das Blut von unerwünschten Elementen zu reinigen.

Wieviel Knoblauch? Schon ein oder zwei Knoblauchzehen wirken sich deutlich positiv auf die gerinnende Aktivität aus, erklärt der britische Knoblauchforscher David Roser.

Hinweis: Sie können Knoblauch roh oder gekocht essen, um Blutgerinnsel zu hemmen. Die antithrombotischen Auswirkungen der Knolle werden durch Hitze nicht zerstört; sie können durch das Kochen freigesetzt werden.

Potente Fettneutralisierer – Zwiebeln

Um das Blut von Gerinnseln frei zu halten, sollten Sie Zwiebeln essen; ob roh oder gekocht, spielt keine Rolle. Dr. Victor Gurewich von der Universität Harvard rät seinen Patienten mit Koronarherzkrankheiten, täglich Zwiebeln zu essen, teils weil ihre chemischen Verbindungen eine Blutplättchenverklumpung verhindern und die gerinnselauflösende Aktivität beschleunigen. Und Zwiebeln besitzen eine wahrlich erstaunliche Fähigkeit, schädlichen, gerinnselfördernden Effekten fetter Speisen entgegenzuwirken. N. N. Gupta, Professor für Medizin am K. G. Medical College in Lucknow, Indien, gab Männern zuerst eine sehr fette Mahlzeit mit Butter und Sahne und dokumentierte, daß die gerinnselauflösende Aktivität ihres Blutes drastisch sank.

Dann gab er ihnen die gleiche Mahlzeit zu essen, aber mit dem einen

Unterschied, daß er sie mit 50 Gramm gedämpfter oder gebratener Zwiebeln anreicherte. Blut, das zwei und vier Stunden nach dieser Mahlzeit entnommen wurde, zeigte an, daß die Zwiebeln die schädlichen gerinnenden Neigungen des Fettes völlig gehemmt hatten. Es war so, daß schon weniger als eine halbe Tasse Zwiebeln die schädigenden Wirkungen des Fettes auf gerinnselauflösende Aktivität völlig umgedreht hat.

Fazit: Wenn Sie etwas Fettes essen, fügen Sie einige Zwiebeln hinzu. Die Zwiebelringe auf einem Hamburger oder die Zwiebeln im Omelett oder auf der Pizza können helfen, den gerinnselfördernden Kräften fetter Nahrungsmittel entgegenzuwirken.

Dr. Jains blutverdünnende Knoblauchtips

Eine der wirksamsten und am meisten erforschten Antikoagulantia-Verbindungen im Knoblauch heißt Ajoen. Hier einige Hinweise zu größtmöglicher Freisetzung des Ajoens. Sie stammen von Dr. Mahendra K. Jain, Professor für Biochemie an der University of Delaware.

- Pressen Sie Knoblauch, statt ihn fein zu hacken. Pressen setzt mehr Enzyme und mehr Allicin frei, das sich in Ajoen umwandelt.
- Dünsten Sie Knoblauch ein wenig. Kochen setzt Ajoen frei.
- Kochen Sie Knoblauch mit Tomaten, oder fügen Sie ihn anderen sauren Nahrungsmitteln hinzu. Schon ein wenig Säure setzt Ajoen frei.
- Fügen Sie gerade so viel Wodka hinzu, um den gepreßten Knoblauch zu bedecken, und lassen Sie diese Mischung mehrere Tage lang unbedeckt durchziehen. Das setzt Ajoen frei. Ja, das alte russische Volksrezept für diesen blutverdünnenden Arzneitrank funktioniert wirklich, wie Tests von Dr. Jain aufdeckten. Er fand auch heraus, daß ein bekanntes griechisches Heilmittel bei Herzkrankheiten – gepreßter Knoblauch mit Fetakäse und Olivenöl – sehr viel Ajoen erzeugt.

Wie wär's mit ein wenig Fischpastete?

Als Gerinnselhemmer und Gerinnselknacker ist Fisch mit seinen vielen wunderbaren Omega-3-Fettsäuren nicht zu schlagen. Die meisten Wissenschaftler schreiben die herzschützenden Kräfte von Fisch hauptsächlich den beachtlichen Wirkungen des Öls auf Blutkoagulation zu. Untersuchungen zeigen durchweg, daß Fischöl reguliert, wie der Blutstrom fließt und gerinnt.

Wenn Sie Lachs, Makrele, Hering, Sardinen, Thunfisch oder jeden anderen ein wenig fetthaltigen Fisch essen, so setzen Sie damit mannigfache Angriffe gegen Gerinnsel in Gang. Das Öl neigt dazu, das Blut zu verdünnen, indem es Blutplättchenverklumpung unterdrückt, Fibrinogen senkt und die gerinnselauflösende Aktivität wieder belebt. Paul Nester, Leiter der Abteilung Human Nutrition an der Commonwealth Scientific & Industrial Research Organization in Australien, hat in Zusammenarbeit mit seinen Kollegen herausgefunden, daß der tägliche Verzehr von etwa 150 Gramm Lachs oder Sardinen bei einer Gruppe von 31 Männern das gefährliche Fibrinogen um durchschnittlich 16 Prozent verringerte und die Zeit des Blutens um 11 Prozent verlängerte. Interessanterweise beeinflußten in der gleichen Untersuchung Fischölkapseln die blutgerinnenden Faktoren *nicht*. Eine Erklärung sieht Dr. Nestel darin, daß Fisch außer dem Fett noch andere chemische Verbindungen enthält, die gerinnungshemmende Faktoren begünstigen.

In ähnlicher Weise haben Forscher an der Universität Harvard festgestellt, daß der Verzehr von 180 Gramm Thunfisch aus der Dose das Blut soviel »verdünnen« kann wie ein Aspirin. Die gerinnungshemmenden Wirkungen setzten etwa vier Stunden nach dem Genuß des Thunfischs ein. Im übrigen absorbierten die Testpersonen vom Thunfisch mehr Öle als von Fischölkapseln.

Fazit: Sie erzielen einen günstigen antithrombotischen Effekt, wenn Sie täglich etwa 100 Gramm fetten Fisch – wie Makrele, Hering, Lachs und Sardinen – oder 170 Gramm Dosenthunfisch essen.

Das bemerkenswerte blutverdünnende Geheimnis von Fischöl

Der Verzehr von fettem Fisch kann die Form der Blutplättchen verändern, so daß sie sich nicht mehr zu unerwünschten Blutgerinnseln zusammenzuschließen vermögen. Das haben Forscher des U. S. Department for Agriculture entdeckt. Wenn Sie Fischöl essen, setzen Ihre Blutplättchen viel weniger von einer Substanz namens Thromboxan frei, welche die Blutplättchen anweist zusammenzukleben, wie Dr. Noberta Schoene vom USDA erläutert.

Noch faszinierender ist die Tatsache, daß Thromboxan klebrige Blutplättchen erzeugt – es regt sie nämlich an, zu kleinen runden Ballons zu schwellen und dann Zacken wachsen zu lassen, damit sie sich mit anderen Blutplättchen verzahnen können. In diesem Stadium bezeichnet man sie als »aktiviert« oder klumpfähig, um Blutgerinnsel zu bilden. Indem fetter Fisch Thromboxan unterdrückt, sichert er die gesunde, normale Scheibchenform der Blutplättchen, so daß sie sich nicht aneinanderheften und Gerinnsel bilden können, die Ihre Arterien verstopfen.

Das wundersame Antikoagulans Rotwein

Ein wenig Rotwein kann oft Ihr Blut verdünnen und Gerinnsel verzögern. Der Grund liegt nicht nur im Alkohol, sondern auch in anderen komplexen Komponenten des Rotweins. In einer klassischen Studie haben die französischen Wissenschaftler Martine Siegneur und Dr. Jacques Bonnet vom Kardiologischen Krankenhaus in Pessac an fünfzehn gesunden Männern die Wirkungen von drei alkoholischen Getränken auf Blutgerinnung getestet. Zwei Wochen lang tranken die Männer täglich einen halben Liter Bordeaux-Rotwein, Bordeaux-Weißwein oder synthetischen Wein, der aus Wasser, Alkohol und Aromastoffen hergestellt war. Die Ergebnisse: Der synthetische Wein steigerte die Verklumpung der Blutplättchen und reduzierte das schlechte LDL-Cholesterin. Weißwein förderte das schädliche LDL ein wenig und das günstige HDL-Cholesterin markant, ohne jedoch die Blutplättchen zu verändern. Rotwein war klarer Sieger. Er unterdrückte die Blutplättchenverklumpung und steigerte HDL-Cholesterin. Damit haben diese beiden Forscher die Antikoagulans-Eigenschaften von Rotwein zum Schutz des Herzens für einzigartig erklärt. Was macht seine gerinnungshemmende Wirkung aus? Die Franzosen sagen, sie seien sich nicht sicher, ob sie das wirklich so genau wissen wollten. Sie wollten die Verbindung auch nicht isolieren und blieben einfach dabei, daß »die Medizin ja bereits in einer äußerst wohlschmeckenden Form vorhanden ist«. Wissenschaftler der Cornell University glauben, daß der Hauptwirkstoff gegen Blutgerinnung in Wein Resveratrol ist, ein chemischer Stoff in den Traubenschalen.

Fazit: Ein regelmäßiger, maßvoller Konsum von Wein zu Mahlzeiten kann antithrombotische Aktivität fördern und Herzkrankheit hemmen. Starkes Trinken und Alkoholmißbrauch können dagegen Blutgerinnselbildung und kardiovaskuläre Schäden begünstigen. Es ist wichtig, Rotwein bei den Mahlzeiten zu trinken, damit er die gerinnselfördernden Faktoren im Essen direkt aufheben kann.

Sie sollten Tee trinken, um gesunde Arterien zu haben

So merkwürdig es auch scheinen mag: Tee gibt Ihren Arterien eine antithrombotische Infusion. 1967 brachte die britische wissenschaftliche Zeitschrift »Nature« einige Fotos von Aorten von Kaninchen, denen eine fettreiche, cholesterinreiche Ernährung entweder mit Wasser oder mit Tee gegeben worden war. Die Aorten der teetrinkenden Kaninchen waren durch die fettreiche Ernährung viel weniger vernarbt und gezeichnet. Der Tee, so folgerten die Forscher der Lawrence-Livermore Labs in Kalifornien, hatte den Arterienschaden in sehr starkem Maße verhindert. Zu den Experimenten waren die Forscher angeregt worden, nachdem sie bei Autopsien bemerkt hatten, daß die Arterien von Chinesisch-Amerikanern, die regelmäßig Tee tranken, nur zwei Drittel der Herzgefäßschäden und nur ein Drittel der Gehirnarterienschäden von kaukasischen Kaffeetrinkern ausmachten. Ihre Hypothese, daß rätselhafte Verbindungen in Tee die Blutgefäße frei von Gerinnseln halten konnten, war der Zeit damals weit voraus. Inzwischen hat die Wissenschaft aufgeholt. Die Forschungen, die 1991 in New York City während der ersten internationalen wissenschaftlichen Konferenz über die physiologischen und pharmakologischen Wirkungen von Tee präsentiert wurden, haben ergeben, daß Tee Arterien durch Beeinflussung von Blutgerinnungsfaktoren schützt. Chemische Verbindungen im Tee können die Koagulabilität des Blutes vermindern, Aktivierung und Verklumpung der Blutplättchen verhindern und Cholesterinablagerungen an den Arterienwänden reduzieren – und somit in dreifacher Weise Arterienschaden fernhalten.

Ein Pionier in der Erforschung der Wirkung von Tee auf Arteriosklerose ist Professor Dr. Lou Fu-qing, der Leiter der Abteilung für Innere Medizin an der Zhejiang Medizinischen Universität in China. Er hat die Wirkungen der Teechemikalien bei Opfern von Herzanfällen analysiert. Dr. Lou berichtete auf der Konferenz, daß das Pigment des gewöhnlichen schwarzen Tees oder des asiatischen grünen Tees die Verklumpung der Blutplättchen (und damit auch die Erzeugung von Thromboxan) vereitelte und ihre gerinnselauflösende Funktion verbesserte. Nach seinen Aussagen wirkten überraschenderweise der schwarze Tee, den Amerikaner (und Europäer) gewöhnlich trinken, genausogut wie der asiatische grüne Tee. Wissenschaftler im Ito-en Central Research Institute in Japan bemerkten, daß der grüne Tee eine besondere Art von Tannin enthält, die Katechin genannt wird und die Blutplättchenverklumpung ebenso stark blokkiert wie Aspirin. Tee schien auch die Stimulation des LDL-Cholesterins zur Proliferation glatter Muskelzellen an den Arterienwänden zu unterbinden. Solche Zellwucherungen fördern den Aufbau von Arterienbelag.

Gemüse sind Gerinnselknacker

Um unerwünschte Gerinnsel zu entmutigen, sollten Sie viel Obst und Gemüse essen, das viel Vitamin C und Fasern enthält. Besonders starke Obst- und Gemüseesser haben die aktivsten gerinnselauflösenden Systeme, wie eine neuere schwedische Untersuchung an 260 Erwachsenen mittleren Alters ergab; die Teilnehmer, die am wenigsten Obst und Gemüse aßen, wiesen die trägste gerinnselauflösende Aktivität auf. Weitere Studien zeigen, daß Vitamin C und Fasern, die in Obst und Gemüse konzentriert sind, die gerinnselauflösenden Mechanismen ebenfalls aufleben lassen und dazu beitragen, die Blutplättchenverklumpung zu verhindern, die zu Gerinnseln führt.

Die niedrigsten Werte des gerinnselfördernden Fibrinogens haben übrigens Vegetarier, und zwar insbesondere Vegetarier, die überhaupt keine Tierprodukte essen, Eier und Milch eingeschlossen. Der wahrscheinliche Grund ist der, daß die Verbindungen in Obst und Gemüse Fibrinogen reduzieren, während Tierfett und Cholesterin es vermehren. Vegetarier haben auch einen geringeren Grad an Blutviskosität als Fleischesser; eine geringere Viskosität ist positiv für den Blutdruck. So wehren Obst und Gemüse Herzkrankheit auch noch auf eine weitere Weise ab.

Der scharfe Chilipfeffereffekt

Scharfer Chilipfeffer ist ein Gerinnselknacker. Beweismaterial dafür kommt aus Thailand, wo die Einwohner Chilipfefferschoten als Gewürz oder als Vorspeise essen und so ihr Blut mehrmals täglich mit Chilipfefferverbindungen infundieren. Thailändische Forscher folgerten, daß dies einer der Hauptgründe dafür sein dürfte, daß Thromboembolien - lebensgefährdende Blutgerinnsel - bei Thailändern selten sind.

Um diese Theorie zu beweisen, führten der Hämatologe Dr. Sukon Visudhiphan und seine Kollegen am Siriraj-Krankenhaus in Bangkok einen Test durch. Sie würzten hausgemachte Reisnudeln mit scharfem Pfeffer; dazu gebrauchten sie etwa zwei Teelöffel frischgemahlene Kapsikum-Jalapeno-Pfefferschoten pro 200 Gramm Nudeln (etwa eineindrittel Tassen). Dann gaben sie diese pfeffrigen Nudeln etwa sechzehn gesunden Medizinstudenten zu essen. Vier weitere Versuchspersonen erhielten zum Essen einfache Nudeln. Bei den Essern der Pfeffernudeln stieg die gerinnselauflösende Aktivität sofort an; sie sank jedoch innerhalb von 30 Minuten wieder auf das normale Niveau. Bei den Essern der einfachen Nudeln geschah im Blut gar nichts.

Der Effekt des Chilipfeffers war kurzlebig. Dennoch meint Dr. Visudhiphan, daß eine häufige Stimulierung durch scharfe Chilis das Blut immer wieder neu von Gerinnseln befreit und die Thailänder für Arterienverstopfung deshalb weniger anfällig sind.

Pikante Gerinnselknacker

Essen Sie gewöhnliche Gewürze, damit Sie Ihr Blut von gefährlichen Gerinnseln frei halten. Krishna Srivastava von der Odense-Universität in Dänemark hat elf Gewürze untersucht und festgestellt, daß sieben die Verklumpung der Blutplättchen hemmen. Besonders wirksam sind Gewürznelken, Ingwer, Kümmel und Kurkuma. »Gewürznelken sind in dieser Hinsicht noch stärker als Aspirin«, sagt Dr. Srivastava. Der Hauptwirkstoff in Nelken ist wohl Eugenol, das auch hilft, die Struktur der Blutplättchen zu schützen, selbst nachdem sie angesammelt worden sind. Srivastava erklärt, daß die Gewürze im menschlichen Körper über das Prostaglandinsystem wirken, und das auf ähnliche Weise wie Aspirin, Knoblauch und Zwiebeln.

Alle Gewürze wirkten sich zum Beispiel hemmend auf die Produktion von Thromboxan aus, das ein effektiver Förderer der Blutplättchenverklumpung ist. Laut Dr. Srivastava sind Verbindungen im Ingwer ein stärkerer Unterdrücker der Prostaglandinsynthese als das Heilmittel Indometacin, das für seine Wirksamkeit bekannt ist.

Ingwer ist beim Menschen in der Tat als Antikoagulans nachgewiesen worden. Dr. Charles R. Dorso vom Cornell University Medical College hat das entdeckt, nachdem er eine große Menge von Ingwer in Grapefruitmarmelade gegessen hatte, die zu 15 Prozent aus Ingwer bestand. Als sein Blut nicht wie üblich gerann, machte er einen Test, indem er ein wenig gemahlenen Ingwer mit seinen eigenen Blutplättchen vermischte. Er fand sie weniger klebrig. Dr. Dorso erklärte, der aktive Wirkstoff sei Gingerol, ein Bestandteil von Ingwer, der chemisch dem Aspirin ähnelt.

Sichere Blutverdünner: chinesische Morcheln

Um Gerinnsel abzuwehren, sollten Sie Ihr Blut mit dem Heilmittel des asiatischen schwarzen Fungus-Pilzes, bekannt als Mu-Err oder »Baumohr«, infundieren. Es genießt in der traditionellen chinesischen Medizin wegen seiner günstigen Wirkung auf Blut einen beeindruckenden Ruf und wird von verschiedenen Seiten als »Langlebigkeitstonikum« betrachtet. Mit gutem Grund, meint Dr. Dale Hammerschmidt, ein Hämatologe an der University of Minnesota

Medical School. Als er einmal eine große Menge Map Doufu aß - ein pikantes asiatisches Bohnengallertegericht, das Pilze enthält -, stellte er anschließend dramatische Veränderungen im Verhalten seiner Blutplättchen fest. Sie tendierten viel weniger zu Verklumpung. Für den Antikoagulanseffekt machte er als Quelle die schwarzen Pilze ausfindig.

Es stellte sich heraus, daß der schwarze Pilz - für gewöhnliche Champignons trifft das nicht zu - einige blutverdünnende Verbindungen enthält, darunter Adenosin, das auch in Knoblauch und Zwiebeln vorkommt. Dr. Hammerschmidt nimmt an, daß die Häufung so vieler gerinnungshemmender Nahrungsmittel - wie Knoblauch, Zwiebeln, schwarze Pilze und Ingwer - in der chinesischen Küche die niedrigen Raten von Koronargefäßerkrankungen in China erklären könnte.

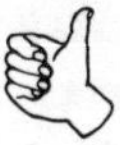

Olivenöl bekämpft Gerinnsel

Zusätzlich zu all seinen sonstigen positiven Wirkungen verzögert Olivenöl sogar die Klebrigkeit der Blutplättchen, was eventuell die arterienschützenden Kräfte des Olivenöls erklärt. Britische Forscher am Royal Free Hospital and School of Medicine in London haben zum Beispiel Freiwilligen über acht Wochen lang täglich drei Viertel eines Eßlöffels Olivenöl zur Ergänzung ihrer normalen Ernährung einnehmen lassen. Bei ihnen sanken die Werte der Blutplättchenverklumpung tief in den Keller. Die Wissenschaftler fanden heraus, daß Blutplättchenmembrane mehr Olein (die dominante Fettsäure in Olivenöl) und weniger Arachidonsäure enthielten, das Klebrigkeit fördert.

Die mit Olivenöl genährten Blutplättchen setzten auch weniger Thromboxan A2 frei, eine Substanz, die den Blutplättchen befiehlt zusammenzukleben. Die Forscher kamen zu dem Schluß, daß Olivenöl insgesamt die Blutplättchenfunktion unterstützt, was einmal mehr eine Erklärung dafür liefert, weshalb die Bevölkerung in Gebieten, die stark auf Olivenöl angewiesen sind, wie im Mittelmeerraum, weniger Herzkrankheiten aufweisen.

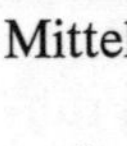

Ein böser Gerinnselmacher - hoher Fettgehalt

Seien Sie vorsichtig mit Fett, wenn Sie Ihr Blut frei von Gerinnseln halten wollen. Zweifellos ist eine fettreiche Ernährung schlecht für Ihr Blut, ganz abgesehen davon, daß es das Blutcholesterin in die Höhe treibt. Zuviel Fett kann auch die Neigung des Blutes beschleunigen, zu koagulieren und gefährliche Gerinnsel zu bilden. Eine neuere Studie von Forschern an der dänischen

Universität von Südjütland hat etwa ergeben, daß große Mengen von gesättigten Tierfetten und gewissen mehrfach ungesättigten pflanzlichen Omega-6-Fetten wie Maisöl gerinnselbildendes Fibrinogen fördern. In dieser Studie ging eine Gruppe von gesunden Erwachsenen, die sich gewöhnlich sehr fett ernährten, für je zwei Wochen zu verschiedenen fettarmen Ernährungen (32 Prozent der Kalorien) über. Alle fettarmen Ernährungen drückten gerinnselfördernde Neigungen um 10 bis 15 Prozent herunter. Wie im übrigen zahlreiche Forschungen zeigen, wird andererseits die gerinnselauflösende Aktivität des Blutes durch Fett, und da insbesondere durch tierische Fette, verlangsamt.

Eine jüngste Untersuchung ergab, daß das Fett einer fettreichen Mahlzeit bis zu vier Stunden im Blutkreislauf verbleibt und dort Probleme schafft.

Versuchen Sie's einmal mit einem gerinnselhemmendem Frühstück

Es war lange Zeit ein Rätsel, weshalb die meisten Herzanfälle einige Stunden nach dem Aufwachen am Morgen eintreten. Ein Grund mag sein, daß manche Menschen das Frühstück auslassen, wie die Forschungen der Kardiologin Renata Cifkova von der Memorial University of Newfoundland in St. Johns folgern lassen. Sie fand heraus, daß das Auslassen des Frühstücks das gerinnselbildende Potential beinahe verdreifacht - was für Herz- und Schlaganfälle anfälliger macht. Dr. Cifkova erklärt, daß die Blutplättchenklebrigkeit in der Nacht am niedrigsten ist und dann beim Aufwachen rapide ansteigt. Aus rätselhaften Gründen scheint Essen die Plättchen aber wieder zu »lösen«.

Zum Beweis maß sie bei 29 normalen Männern und Frauen an allen Tagen, an denen sie Frühstück aßen oder ausließen, einen Markierer der Blutplättchenaktivität namens Beta-Thromboglobin (Beta-TG) im Blut. Beta-TG zeigt das Potential der Verklumpung von Blutplättchen an. Sie stellte fest, daß das Beta-TG an dem Tag, an dem die Gruppe das Frühstück ausließ, im Durchschnitt zweieinhalbmal höher war. An den Tagen, an denen sie Frühstück einnahmen, sank das Beta-TG dagegen deutlich ab. Es gibt also anscheinend eine Möglichkeit, daß Sie Ihre Blutplättchen davon abhalten, auf gefährliche Weise klebrig zu bleiben und sich selbst morgens vor der Gefahr eines Herzanfalls bewahren: Lassen Sie das Fasten nach dem Aufstehen, frühstücken Sie.

Diätratschläge zum Kampf gegen Blutgerinnsel

Die wahrscheinlich wichtigste Maßnahme zur Abwehr von Koronargefäßerkrankungen und Schlaganfällen – noch wichtiger als das Inschachhalten von Cholesterin – heißt: essen. Dazu folgende, besonders sichere Tips:

- Essen Sie fetten Fisch, Knoblauch, Zwiebeln, Ingwer, und trinken Sie Rotwein (in Maßen). Diese Nahrungsmittel haben die Fähigkeit, Ihr Blut zu verdünnen und davor zu bewahren, daß sich unangebrachte Gerinnsel bilden.
- Beschränken Sie, um die Bildung von Gerinnseln zu hemmen, den Konsum von Fett, besonders von gesättigtem Tierfett und mehrfach ungesättigten Omega-6-Fetten.
- Achten Sie auf eins: Wann immer Sie etwas essen, was eine Verklumpung begünstigen könnte, sollten Sie solche Speisen mit gerinnselhemmenden Nahrungsmitteln ergänzen. Einige nützliche Kombinationen: bei Eiern Zwiebeln oder geräucherten Lachs, Rotwein zum Käse, scharfe Paprikaschoten bei Chili con carne.

Vorsicht: Übertreiben Sie es nicht. Wenn Sie blutverdünnende Medikamente nehmen, Blutgerinnungsprobleme haben oder falls es in Ihrer Familie eine Geschichte von Massenblutungshirnschlägen gibt, dann sollten Sie mit Nahrungsmitteln, die das Blut verdünnen, maßvoll umgehen.

Diätkuren gegen hohen Blutdruck

Nahrungsmittel, die Blutdruck senken können: Sellerie · Knoblauch · fetter Fisch · Obst · Gemüse · Olivenöl · kalziumreiche Nahrungsmittel · kaliumreiche Nahrungsmittel.
Nahrungsmittel, die Blutdruck erhöhen können: natriumreiche Nahrungsmittel · Alkohol.

Ihr Blutdruck ist ein wichtiges Indiz für den Gesundheitszustand Ihres Herzens. Den Blutdruck normal zu halten – nicht über 140/90 mm Hg, nach amerikanischem Standard – hilft zweifellos, Herz- und Schlaganfälle abzuwehren. Sie können zu diesem Zweck natürlich pharmazeutische Medikamente einnehmen. Sie können aber auch durch Nahrungsmittel Arzneien bekommen, die erstaunliche Kräfte besitzen, den Blutdruck zu senken. Dank vieler Forschungen ist heute bekannt, daß Nahrungsmittel voller Stoffe sind, die den Blutdruck entweder erhöhen oder senken. Es ist inzwischen der fast einhellige Rat aller Experten, daß man sich von hohem Blutdruck »frei essen« sollte, statt pharmazeutische Mittel zu nehmen, oder aber in Ergänzung zu ihnen. Versuchen Sie es zuallererst mit einer entsprechenden Ernährung. Die Liste der Nahrungsmittel, die eventuell den Blutdruck senken helfen, wird immer länger und findet bei Ärzten der Schulmedizin wachsende Aufmerksamkeit und Beachtung.

Versuchen Sie es mit einer alten Arznei – Sellerie

In asiatischen Kulturen ist Sellerie seit 200 v. Chr. als populäres Heilmittel zur Blutdrucksenkung bekannt, sagt William J. Elliott, ein Pharmakologe an der University of Chicago's Pritzker School of Medicine, der das blutdrucksenkende Mittel in Sellerie isoliert hat. Dr. Elliott wurde neugierig, als der vietnamesische Student Quang T. Le ihm gegenüber erwähnte, daß der hohe Blutdruck seines Vaters von einem traditionellen asiatischen Arzt erfolgreich mit Sellerie behandelt worden war. Nachdem der 62jährige Minh Le eine Woche lang täglich zwei Selleriestangen gegessen hatte, sank sein Blutdruck von dem hohen Wert 158/96 mm Hg auf einen normalen von 118/82 mm Hg.

Dr. Elliott hatte eine ziemlich genaue Vermutung, welcher Stoff in Sellerie es sein könnte, der den Blutdruck senkte. Er extrahierte diese chemische Verbindung und gab sie zum Test zwei Ratten ein, die normalen Blutdruck hatten. Es klappte. Nachdem den Tieren mehrere Wochen lang Sellerieextrakt verabreicht worden war - eine tägliche Dosis, die vier Stangen Sellerie entsprach -, sank ihr systolischer Blutdruck (die höhere Zahl) im Durchschnitt um 12 bis 14 Prozent. Die Blutcholesterinwerte sanken ebenfalls um sieben Punkte - etwa 14 Prozent. Die blutdrucksenkende Chemikalie nennt sich 3-n-Butyl-Phthalid; sie verleiht dem Sellerie seinen Geschmack.

Dr. Elliott meint, daß Sellerie möglicherweise einzigartig ist, da »die aktive blutdrucksenkende Verbindung in relativ hohen Konzentrationen in Sellerie, aber nicht in vielen anderen Gemüsearten« anzutreffen ist. Er vermutet, daß Sellerie den Blutdruck senkt, indem er die Blutkonzentration von Streßhormonen herabsetzt, die dazu führen, daß Blutgefäße sich zusammenziehen. Sellerie wirkt seiner Meinung nach vielleicht am effektivsten bei den Menschen, deren Blutdruck mit geistigem Streß zusammenhängt - was bei fast der Hälfte aller Amerikaner der Fall sein dürfte.

Hinweis: Obwohl Sellerie, verglichen mit anderen Gemüsearten, reich an Natrium ist, enthält eine mittelgroße Stange lediglich 35 Milligramm Natrium. Folglich würde eine blutdrucksenkende Dosis von zwei Stangen nur 70 Milligramm Natrium täglich zusätzlich bedeuten, was im Rahmen der gesamten Ernährung eine geringfügige Menge ist.

Die legendären Heilkräfte von Knoblauch

Essen Sie mehr Knoblauch. Er ist ein weiteres legendäres Volksheilmittel gegen hohen Blutdruck; neuere wissenschaftliche Tests haben seine Wirksamkeit bestätigt. Knoblauch, der in China schon seit langer Zeit benützt wird und in Deutschland heutzutage als Blutdruckmittel weit verbreitet ist, kann eine bemerkenswerte Wirkung haben. Bei einem deutschen Doppelblindversuch mit Kwai, einem rezeptfreien Arzneimittel, der kürzlich stattfand, haben Tagesdosen, die einigen Knoblauchzehen entsprechen, den diastolischen Wert bei Patienten mit leicht erhöhtem Blutdruck heruntergedrückt.

Der Blutdruck der Gruppe, die das Knoblauchpräparat einnahm, sank nach drei Monaten von 171/102 mm Hg im Schnitt auf 152/89 mm Hg, während der Blutdruck der Gruppe, die statt dessen ein Placebo bekam, unverändert blieb. Interessanterweise wuchs die Wirkung des Knoblauchs im Laufe des Tests, was darauf schließen läßt, daß die täglichen Infusionen sich insgesamt auswirken.

Knoblauch senkt den Blutdruck zumindest teilweise dadurch, daß er die glatten Muskeln der Blutgefäße entspannt und ihnen somit erlaubt, sich zu dehnen – so erwiesenermaßen bei Tieren, die mit Knoblauchsaft gefüttert werden. Außerdem enthält Knoblauch wie auch die Zwiebel relativ viel Adenosin, das glatte Muskeln entspannt, wie Forscher an der George Washington University erkannt haben. Das bedeutet, daß auch der Genuß von Zwiebeln helfen sollte, den Blutdruck zu senken. Darüber hinaus enthalten Zwiebeln kleine Mengen der Prostaglandine A1 und E, Substanzen mit blutdrucksenkender Wirkung.

Hinweis: Roher wie auch gekochter Knoblauch und Zwiebeln können den Blutdruck günstig beeinflussen. Roher Knoblauch wird allerdings für wirksamer gehalten.

Nur eine Dose Makrelen

Essen Sie fetten Fisch. »Mein Blutdruck sank von 140/90 auf 100/70 mm Hg, nachdem ich eine kleine Dose Makrelenfilets am Tag aß«, sagt der Forscher Dr. Peter Singer aus Berlin. Als das Hauptblutdruckmittel in Fisch betrachtet man die Omega-3-Fettsäuren des Öls, das, wie eine Reihe von Untersuchungen dokumentiert hat, den Blutdruck niedrig hält. So hat Dr. Singer beispielsweise entdeckt, daß eine geringe Dosis Fischöl für ein Absenken des Blutdrucks genauso wirksam ist wie der Beta-Blocker Inderal, ein gemeinhin verschriebenes Blutdruckmedikament. Das berichtete Singer 1990 auf der Internationalen Konferenz über Fischöle in Washington, D. C. Singer entdeckte außerdem, daß Inderal und Fischöl gemeinsam den Blutdruck besser senkten als nur eines von beiden für sich allein. Folglich kann Fisch, selbst wenn sein Verzehr allein nichts nützt, die Wirksamkeit des Medikaments steigern und es ermöglichen, die Dosierung des Medikaments herabzusetzen.

Wieviel Fisch ist erforderlich, um den Blutdruck zu senken? Versuche der University of Cincinnati führten zu dem Ergebnis, daß der Blutdruck um 4,4 Punkte im diastolischen Wert und 6,5 im systolischen Wert fiel bei Versuchspersonen mit einem leicht erhöhten Blutdruck, die drei Monate lang täglich 2000 Milligram Omega-3-Fettsäuren zu sich nahmen. Das entspricht einer Menge von 100 Gramm frischen Atlantikmakrelen, 110 Gramm Dosenlachs oder 200 Gramm Konservensardinen. Die Absenkung war immerhin so groß, daß für manche Testpersonen die Medikamente überflüssig wurden.

Eine weitere faszinierende dänische Untersuchung läßt darauf schließen, daß Sie ein Minimum von drei Portionen Fisch in der Woche brauchen, um den Blutdruck einzuschränken. Bei Menschen, die wöchentlich dreimal oder öfter Fisch aßen, führte die Zugabe von Fischöl zur Ernährung zu keiner weiteren Senkung des Blutdrucks. Dagegen drückte sie, wie die gleichen Forscher ermittelten, den Blutdruck bei Menschen mit einem geringeren Fischkonsum herunter. Demzufolge scheint der Genuß von Fisch dreimal pro Woche genügend Omega-3-Fettsäuren zu liefern, um bei den meisten Menschen den Blutdruck zu regeln. Die Tatsache läßt vermuten, daß die Ursache von hohem Blutdruck zum Teil ein »Fischmangel« ist. Andere Bestandteile von Meeresfrüchten wie Kalium und Selen tragen möglicherweise ebenfalls zur Senkung des Blutdrucks bei.

Fazit: Essen Sie mindestens dreimal wöchentlich Fisch, vorzugsweise fetten Fisch wie Lachs, Makrelen, Heringe, Sardinen und Thunfisch.

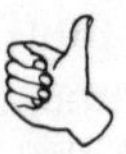

Mehr Obst und Gemüse

Ein medizinisches Faktum: Eine obst- und gemüsereiche Ernährung enthält einen Zauber, der hohen Blutdruck zügelt. Vegetarier haben einen auffallend niedrigeren Blutdruck. Und es ist durch Testuntersuchungen erwiesen, daß der Umstieg auf eine vegetarische Ernährungsweise den Blutdruck senkt. Warum sind Obst und Gemüse so wirksam? Dr. Frank M. Sacks, ein Assistenzprofessor der Medizin an der Harvard Medical School, nennt zwei offenkundige Möglichkeiten: Entweder enthalten pflanzliche Nahrungsmittel etwas, das den Blutdruck senkt, oder Fleisch enthält etwas, das ihn in die Höhe treibt.

Dr. Sacks nahm zunächst an, daß Fleisch den Blutdruck erhöht. Diese Theorie verwarf er jedoch, nachdem er Vegetarier getestet hatte, deren gewöhnliche Nahrung er um Fleisch bereicherte. Bei einer Gruppe von Vegetariern, die einen Monat lang täglich 220 Gramm mageres Rindfleisch aßen, stieg der systolische Blutdruck nur sehr leicht an und der diastolische Blutdruck überhaupt nicht. Auch eine dreiwöchige Eierkur ließ den Blutdruck nicht in die Höhe schießen, noch konnte er den Blutdruck veranlassen, auf verschiedene Fettarten zu reagieren. Dr. Sacks folgerte, daß das Einschränken der gesamten Menge an Fett oder an gesättigten Tierfetten überhaupt keinen Einfluß auf den Blutdruck hat.

Hingegen ist Dr. Sacks überzeugt, daß es in Obst und Gemüse geheimnisvolle Kräfte gibt, die den Blutdruck senken. Ein solches blutdrucksenkendes Mittel könnten, besonders im Obst, die Fasern sein. Eine neue Untersuchung an der Universität Harvard mit beinahe 31 000 Männern mittleren und höheren Alters ergab, daß bei denen, die sehr wenig Obst aßen, die Wahrscheinlichkeit einer Erhöhung des Blutdrucks in den folgenden vier Jahren um 46 Prozent größer war als bei jenen, die soviel Fasern zu sich nahmen, die einer Menge von vier Äpfeln täglich entsprechen. Aus noch unbekannten Gründen besaßen die Fasern in Obst die stärkste antihypertonische Wirkung, mehr noch als die Fasern in Gemüse oder in Getreideprodukten.

Eine andere Möglichkeit: Obst und Gemüse enthalten Antioxidantia, welche indirekt die Menge der hormonähnlichen Substanz Prostacyclin steigert, die Blutgefäße dehnt und Blutdruck senkt. Eine weitere Erklärung ist Vitamin C.

Mehr Vitamin C, weniger Blutdruck

Essen Sie Vitamin-C-reiche Nahrungsmittel. Ein Mangel an Vitamin C kann den Blutdruck in die Höhe schnellen lassen. Das Vitamin C in Obst und Gemüse ist tatsächlich ein wirksames Vorbeugungsmittel gegen hohen Blutdruck, meint der Hypertonieforscher Dr. Christopher J. Bulpitt vom Hammersmith Hospital in London. Er verweist auf eine Beweiskette, der zufolge hoher Blutdruck und Todesfälle durch Schlaganfall am häufigsten bei Menschen vorkommen, die besonders wenig Vitamin C zu sich nehmen. Der Forscher Paul F. Jacques am U. S. Department of Agriculture's Human Nutrition Research Center on Aging an der Tufts University, stimmt dem zu: Bei einem niedrigen Konsum von Vitamin-C-reichen Nahrungsmitteln ist hoher Blutdruck voraussagbar. In einer Untersuchung kam er zu dem Ergebnis, daß bei älteren Leuten mit der täglichen Vitamin-C-Zufuhr von einer einzigen Orange die Wahrscheinlichkeit eines hohen Blutdrucks doppelt so hoch war wie bei Menschen, die täglich vier Orangen aßen. Bei den sparsamen Vitamin-C-Essern lag der systolische Wert elf Punkte und der diastolische sechs Punkte höher. In einer anderen Studie gelangte Dr. Jacques zu dem Schluß, daß niedrige Werte an Vitamin C im Blut den systolischen Wert um etwa 16 Prozent und den diastolischen um 9 Prozent erhöhten.

»In einer Vitamin-C-armen Ernährung gibt es etwas, was den Blutdruck erhöht«, sagt Dr. Jacques. Wenn Sie also hohen Blutdruck haben, sollten Sie darauf achten, daß Sie sich täglich mindestens das Vitamin C einer Orange zuführen. Es gibt auch Beweise dafür, daß die Einnahme von riesigen Mengen an Vitamin C noch über das Korrigieren eines Mangels hinaus den Blutdruck weiter herunterdrücken kann. Dr. Jacques betont ferner, daß in solchen Obst-

und Gemüsearten neben Vitamin C weitere Stoffe dazu beitragen können, den Blutdruck unter Kontrolle zu halten.

Kalium senkt den Blutdruck

Vergessen Sie das Kalium nicht, das konzentriert in Obst und Gemüse und in Meeresfrüchten vorkommt. Kalium ist ebenfalls ein Hypertoniemedikament. Es steht außer Frage, daß eine Zugabe von Kalium zur Ernährung den Blutdruck senken und ein Weglassen ihn erhöhen kann. Eine kaliumarme Ernährung kann in der Tat hohen Blutdruck *verursachen.* Zum Beweis wurden bei Tests der Temple University School of Medicine zehn Männer mit normalem Blutdruck für jeweils neun Tage mit einer ausreichenden Menge an Kalium, dann mit einer eingeschränkten Menge an Kalium ernährt. Beim Verzicht auf Kalium hatten die Männer einen durchschnittlichen Anstieg des Drucks in den Arterien (sowohl des diastolischen als auch des systolischen Wertes) von 4,1 Punkten - von 90,9 auf 95. Ihr Blutdruck schoß noch weiter hoch, wenn die Männer viel Natrium hatten. Kalium hilft also auch, eine natriumreiche Ernährung auszugleichen - so der Leiter dieser Untersuchung, Dr. G. Gopal Krishna. Er verficht die Theorie, daß zuwenig Kalium zu einer Natriumretention führt, die mit der Zeit hohen Blutdruck auslösen kann.

Die Einnahme von ausreichenden Mengen Kalium erlaubt auch eine Herabsetzung der Dosierung von Medikamenten. Wie eine Untersuchung an der Universität von Neapel in Italien ergab, brauchten 81 Prozent einer Gruppe Patienten nach einem Jahr mit kaliumreicher Ernährung nur mehr die Hälfte ihrer ursprünglichen Dosierungen von Medikamenten, um den hohen Blutdruck zu kontrollieren; 38 Prozent der Gruppe konnten das Medikament ganz absetzen. Sie mußten lediglich drei bis sechs Portionen kaliumreicher Nahrungsmittel täglich essen, um den durchschnittlichen Konsum von Kalium um 60 Prozent zu erhöhen (Liste der kaliumreichen Nahrungsmittel siehe Seite 452).

Stürzen Sie sich auf kalziumreiche Nahrungsmittel

Eine Geheimwaffe gegen hohen Blutdruck können kalziumreiche Nahrungsmittel sein. Manche Experten behaupten, daß hoher Blutdruck eher einem Kalziummangel als einem Natriumüberschuß zuzuschreiben ist und daß ausreichend Kalzium bei manchen Menschen die blutdrucksteigernden Wirkungen von Natrium aufheben kann. Dr. David A. McCarron von der Oregon

Health Sciences University sagt, daß manche Menschen einfach mehr Kalzium brauchen als andere, um ihren Blutdruck normal zu halten. Diese Leute sind häufig »salzempfindlich«, das heißt, bei einem zu hohen Natriumkonsum steigt ihr Blutdruck. Einer Theorie zufolge halten solche Personen bei der Aufnahme von zuviel Natrium Wasser. Dann agiert Kalzium wie ein natürliches Diuretikum, hilft also den Nieren, Natrium und Wasser freizulassen, und senkt somit den Blutdruck. Eine weitere, komplexere Erklärung besagt, daß Kalzium wirkt, indem es die Freisetzung des Parathyroidhormons verhindert, das den Blutdruck steigern kann.

Zweifellos senkt Kalzium in manchen Fällen den Blutdruck tatsächlich. Die Forschungen am Health Science Center der University of Texas zeigen, daß 800 Milligramm Kalzium täglich einen leicht erhöhten Blutdruck bei 20 Prozent der Versuchspersonen dramatisch um 20 bis 30 Punkte reduzierte. Es war allerdings so, daß die meisten Versuchspersonen nur einen geringen Abfall verzeichnen. Bei etwa 20 Prozent stieg der Blutdruck merkwürdigerweise an.

Eine weitere Untersuchung ergab, daß Menschen unter vierzig Jahren das Risiko, einen hohen Blutdruck zu entwickeln, mindern können, indem sie ausreichend Kalzium zu sich nehmen. Bei gemäßigten Trinkern (nicht mehr als ein Drink pro Tag) ohne Übergewicht sank die Gefahr eines hohen Blutdrucks durchschnittlich um 20 Prozent je 1000 Milligramm Kalzium täglich. Bei Menschen, die weniger Alkohol tranken, sank das Risiko um 40 Prozent. Der Autor der Studie, James H. Dwyer von der University of Southern California School of Medicine in Los Angeles, schreibt Alkohol die Tendenz zu, den blutdrucksenkenden Kräften des Kalziums entgegenzuwirken.

Hinweis: Milch und Milchprodukte sind natürlich reich an Kalzium und können erwiesenermaßen Blutdruck senken. Da Milch jedoch bei vielen Leuten Verdauungsprobleme und Allergien verursachen kann, sollten Sie nicht vergessen, daß auch viele andere Nahrungsmittel Kalzium enthalten – wie zum Beispiel grünblättriges Gemüse (Mangold, Brokkoli, grünblättriger Kohl, das Kohlrübengrün), Sardinen aus der Dose und Lachs mit Gräten (Liste der kalziumreichen Nahrungsmittel siehe Seite 450 f.).

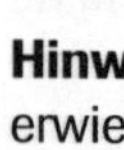

Versuchen Sie es mit Olivenöl

Eine kleine Zugabe von Olivenöl kann den Blutdruck senken helfen. Eine Untersuchung von Forschern an der Stanford Medical School an 26 Männern mittleren Alters mit hohem Blutdruck kam vor einigen Jahren zu dem Schluß, daß die Menge an einfach ungesättigten Fetten in drei Eßlöffeln Olivenöl täglich den systolischen Wert um neun Punkte und den diastolischen um etwa sechs Punkte senken könnte. Das Ergebnis einer Untersuchung der University of Kentucky ist noch erstaunlicher. Sie ergab, daß lediglich zwei Drittel eines Eßlöffels Olivenöl täglich den Blutdruck bei Männern um fünf systolische und vier diastolische Punkte senkt. In einer neueren holländischen Untersuchung ließen hohe Mengen von Olivenöl den Blutdruck selbst bei Menschen mit normalen Werten leicht abfallen.

Weiterhin stellte eine bedeutende Analyse der Ernährungsweise von etwa 5000 Italienern fest, daß Konsumenten von besonders viel Olivenöl einen um drei oder vier Punkte niedrigeren Blutdruck hatten. Das galt besonders für Männer. Diejenigen Italiener, die sehr viel Butter aßen, hatten einen höheren Blutdruck.

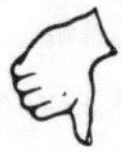

Salzen – oder nicht salzen?

Das erste Mittel, das Leuten gegen hohen Blutdruck einfällt, ist eine geringere Verwendung von Salz. Das kann, je nach Veranlagung, funktionieren oder auch nicht. Über die Wirkung von Salz auf hohen Blutdruck streiten Wissenschaftler sich schon seit Jahren, und ein Ende der Debatte ist nicht in Sicht. Ein neuerer Bericht der Universität Harvard kommt zu dem Schluß, daß Salz aller Wahrscheinlichkeit nach jedenfalls keine wesentliche *Ursache* von hohem Blutdruck ist. Dr. William Castelli, Direktor des berühmten Framingham Heart Study, bemerkt trotzdem, daß in den wenigen Gebieten auf der Welt, wo der Salzkonsum gering ist, hoher Blutdruck selten ist und auch nicht, wie bei den Amerikanern, mit dem Alter steigt. Wenn Sie hohen Blutdruck haben, kann ein Einschränken des Gebrauchs von Salz ihn zügeln. Das trifft besonders dann zu, wenn Sie zu dem Drittel bzw. der Hälfte gehören, deren Blutdruck besonders empfindlich auf Salzkonsum reagiert. Leute, die derart auf Salz ansprechen, profitieren nach Expertenmeinung am ehesten von Natriumkürzungen. Mit Sicherheit wissen können Sie das allerdings nur durch Ausprobieren. Es gibt sogar Beweismaterial dafür, daß Natriumeinschränkungen normalen Blutdruck hinunterdrücken können.

Was können Sie erwarten? Dr. Malcolm Law von der University of London schätzt, daß bei hohem Blutdruck eine Verminderung des verwendeten Salzes um einen Teelöffel pro Tag den systolischen Blutdruck durchschnittlich um 7 mm Hg und den diastolischen um 3,5 mm Hg herunterzudrücken vermag.

Das Einschränken von Natrium kann außerdem Ihre Blutgefäße verjüngen, was laut Ross D. Feldman von der University of Western Ontario zur Senkung des Blutdrucks beitragen kann. Er hat gemeinsam mit seinen Kollegen bemerkt, daß alternde Gefäße etwas von ihrer Erweiterungsfähigkeit einbüßen und somit hohen Blutdruck fördern können. Natrium kann diese Situation verschlimmern. Dr. Feldmans Forschungsgruppe hat durch Tests herausgefunden, daß Kürzungen des Salzverbrauchs halfen, ein normales Funktionieren älterer Blutgefäße wiederherzustellen. Die Tests zeigten, daß ältere Leute bei einer viertägigen salzreichen Ernährung Blutgefäße aufwiesen, die sich nur halb soviel erweiterten wie die Blutgefäße von jungen freiwilligen Testteilnehmern. Bei einer salzarmen Ernährung erweiterten sich die Blutgefäße der älteren Gruppe jedoch genauso gut wie jene der jüngeren Gruppe. Das läßt darauf schließen, sagt Dr. Feldman, daß eine salzarme Ernährung ein Gegenmittel gegen nachlassende Blutgefäßfunktionen sein könnte, die sich blutdrucksteigernd auswirken.

Hinweis: Wenn Sie für Ihre Ernährung industriell verarbeitete Nahrungsmittel reduzieren, schränken Sie Natrium stark ein, da sie etwa 75 Prozent des Natriums in der Nahrungsmittelversorgung ausmachen.

Die Natriumüberraschung

Trotzdem wirkt eine Natriumeinschränkung bei manchen Menschen nicht. Bei einem kleinen Prozentsatz von Menschen haben Reduktionen im Gebrauch von Natrium sogar den gegenteiligen Effekt und erhöhen den Blutdruck, wie Dr. Bernard Lamport vom Albert Einstein College of Medicine feststellte. Nach einer Überprüfung des augenblicklichen Forschungsstands berichtete er, daß bei 20 bis 25 Prozent der Menschen mit hohem Blutdruck eine bedeutende Senkung eintritt, wenn sie, wie viele Ärzte empfehlen, ihre Natriumzufuhr ein wenig einschränken. Andererseits steigt aber bei 15 Prozent der Patienten der Blutdruck. »Bei diesen Menschen ist eine Salzreduktion gefährlich«, sagt Dr. Lamport mit Nachdruck.

Als Test rät er Personen mit hohem Blutdruck, den Gebrauch von Natrium für einige Monate unter ärztlicher Aufsicht einzuschränken. Wenn der Blutdruck heruntergeht, gut, dann machen Sie weiter; wenn er steigt, hören Sie auf. Der entscheidende Punkt ist seiner Auffassung nach der, daß man bei hohem Blutdruck Natriumkürzungen nicht generell als Allheilmittel betrachten darf.

Die amerikanischen National Institutes of Health raten jedem, nicht mehr als 6 Gramm Natrium – die Menge von etwa drei Teelöffel Salz – pro Tag zu sich zu nehmen.

Fazit: Ob ein reduzierter Salzkonsum Ihren Blutdruck unter Kontrolle bringen kann, hängt von Ihrer individuellen biologischen Reaktion ab. Doch selbst wenn

Sie keinen hohen Blutdruck haben, ist es klug, mit Salz vorsichtig zu sein, da Natrium Gehirngefäßschäden verursachen und Schlaganfälle auf andere Art als durch Blutdrucksteigerung hervorrufen kann; das erklärt Dr. Louis Tobian jr., Leiter der Hypertoniesektion an der University of Minnesota. Und er warnt: Wenn Sie außer hohem Blutdruck noch Probleme mit den Nieren oder dem Herz haben, sollten Sie auf jeden Fall weniger Salz gebrauchen.

Passen Sie beim Alkohol auf

Es ist nach den überwältigenden, eindeutigen Recherchen unbestreitbar, daß Alkohol den Blutdruck steigern kann. Im Jahr 1992 überprüften Ärzte am Royal-Perth-Krankenhaus in Australien das gesamte vorliegende Beweismaterial und kamen zu dem Schluß, daß der Blutdruck bei Männern und Frauen aller ethnischen Gruppen und jeden Alters als Reaktion auf alle Arten von Alkohol inklusive Bier, Wein und Spirituosen steigt. Im übrigen steigt der Blutdruck um so stärker, je mehr Sie trinken. Es gibt Untersuchungen, die nahelegen, daß jeder Drink, der täglich getrunken wird, den systolischen Druck um 1 mm Hg steigert. Alkohol ist laut den australischen Experten somit eine größere Gefahr für den Blutdruck als Natrium.

Im allgemeinen, so berichteten sie, ist es so, daß drei Drinks pro Tag die Zahl der Männer und Frauen mit hohem Blutdruck über 160/95 mm Hg verdoppeln.

> »Drei oder mehr alkoholische Drinks pro Tag ist der häufigste Grund von reversibler oder heilbarer Hypertonie.«
>
> *N. M. Kaplan, University of Texas Health Science Center, Dallas*

Eine umfangreiche Untersuchung der Universität Harvard bei Krankenschwestern hat kürzlich ergeben, daß ein paar Bier, zwei Gläser Wein oder ein Schluck Likör täglich keinen Effekt auf den Blutdruck hatten. Größere Mengen verursachten jedoch einen beständigen, progressiven Anstieg des Blutdrucks. Verglichen mit Nichttrinkern, ist bei weiblichen Trinkern von zwei bis drei Drinks täglich ein erhöhter Blutdruck um 40 Prozent wahrscheinlicher. Bei Frauen, die täglich mehr als drei Drinks trinken, ist die Gefahr um 90 Prozent größer.

Blutdruck hat eine Tendenz zu sinken, wenn Sie den Alkoholkonsum wieder einschränken. Eine Studie am Kaiser Permanente Hospital ergab, daß alkoholbedingter hoher Blutdruck nach Absetzen des Alkohols binnen Tagen wieder auf das Normale zurückging. Manchen Experten zufolge kann der Blutdruck bei starken Trinkern um 25 Punkte sinken, wenn sie keinen Tropfen mehr anrühren. Einige Berichte zeigen, daß starkes Trinken oder gar Alkoholmißbrauch – mehr als sechs Drinks am Tag – den Blutdruck um beinahe 50 Prozent in die Höhe treiben kann!

Fazit: Wieviel dürfen Sie ohne Angst vor erhöhtem Blutdruck unbesorgt trinken? Nicht mehr als zwei Drinks täglich, erklären die amerikanischen National Institutes of Health. Bedenken Sie ferner, daß Alkoholgenuß auch die Vorteile einer natriumarmen Ernährung und von Blutdruckmitteln aufheben kann.

Bei Kaffee gibt es wenig Bedenken

Koffein scheint nicht zu den Hauptverursachern von chronisch hohem Blutdruck zu zählen. Bei Gelegenheitstrinkern von Kaffee kann Koffein kurzzeitig den Blutdruck erhöhen, sogar bei Leuten, die Koffein regelmäßig zu sich nehmen, besonders wenn sie unter mentalem Streß stehen. Doch letztlich scheint Koffein keine bleibenden Wirkungen auf den Blutdruck zu haben, wie Forscher am University of Texas Health Science Center betonen. In einer Studie bei 10064 Amerikanern mit diagnostiziertem hohen Blutdruck fand diese Forschergruppe aus Texas heraus, daß bei Hypersensiblen, die mehr Tee oder – gekochten, Instant- oder auch koffeinfreien – Kaffee tranken, der Tod durch Herzkrankheit oder eine andere Ursache nicht wahrscheinlicher war.

Trotzdem: Wenn Sie unter mentalem Streß stehen, wird Koffein Ihren Blutdruck eher nach oben treiben. Dr. Joel Dimsdale von der University of California in San Diego ließ zum Beispiel zwölf gesunde, regelmäßige Kaffeetrinker arithmetische Aufgaben lösen, nachdem sie teils normalen, teils koffeinfreien Kaffee getrunken hatten. In allen Fällen kletterte der Blutdruck während der streßreichen Aufgaben nach Einnahme von Koffein stärker (durchschnittlich je 12 systolische Punkte und 9 diastolische Punkte).

Ernährungsrichtlinien bei hohem Blutdruck

- Das Beste, was Sie tun können, ist, mehr Obst und Gemüse aller Art zu essen, die voller bekannter wie unbekannter blutdrucksenkender Mittel sind, darunter Vitamin C, Kalium und Kalzium. Vegetarier haben auffallend niedrigere Blutdruckwerte.
- Essen Sie vor allem Knoblauch und Sellerie.
- Fisch ist ein weiteres Muß für Blutdruckbewußte. Sein Öl scheint wesentlich zu sein, um den Blutdruck auf einem gesunden Niveau zu

halten. Essen Sie dreimal wöchentlich fetten Fisch wie Makrele, Sardinen, Lachs oder Hering.

- Gehen Sie beim Kochen vorsichtig mit dem Salzstreuer um. Und salzen Sie bei Tisch nicht noch einmal nach. Hüten Sie sich vor allem vor industriell verarbeiteten Nahrungsmitteln, die oft voller Natrium sind. Eine Untersuchung ergab, daß etwa 70 Prozent des Natriums bei typischen Ernährungsweisen aus solchen verarbeiteten Lebensmitteln stammten.
- Bleiben Sie bei ein bis zwei alkoholischen Drinks pro Tag. Und vermeiden Sie Alkoholexzesse, die Ihren Blutdruck deutlich in die Höhe treiben können.
- Wenn Sie übergewichtig sind, sollten Sie abnehmen. Das ist ein sicherer Weg, um den Blutdruck herunterzubekommen.

Außerdem kann der Zusammenhang zwischen Streß und Koffein gravierender sein bei Menschen, die tatsächlich hohen Blutdruck haben oder eine genetische Veranlagung dazu, so erklärt Dr. Michael F. Wilson, Professor für Medizin an der University of Oklahoma. Er entdeckte, daß Männer mit dem Risiko eines hohen Blutdrucks viel eher zu einem plötzlichen Blutdruckanstieg neigten, wenn sie *nach* zwei bis drei Tassen koffeinhaltigem Kaffee einem streßerzeugenden Test ausgesetzt wurden. Solche Menschen haben ihm zufolge bei Belastungen eine übertriebene adrenokortikale Reaktion auf Koffein, die den Blutdruck in die Höhe treibt.

Fazit: Die meisten Leute mit hohem Blutdruck müssen mit dem Kaffeetrinken nicht aufhören. Normalerweise treibt Kaffee bei gesunden Menschen den Blutdruck nicht in die »hohe Zone«, und bei Menschen mit hohem Blutdruck verschlimmert er ihn auch nicht bedeutend. So folgert ein spezieller Bericht über hohen Blutdruck des Harvard Health Letter. Wenn Sie stets überlastet sind, könnte der Koffeinzusatz hingegen anderen Experten zufolge schädlich sein und den Blutdruck in die Höhe klettern lassen.

Die stärksten Naturheilmittel gegen Schlaganfälle

Nahrungsmittel, die helfen können, Schlaganfällen vorzubeugen oder den Schaden zu vermindern: Obst · Gemüse · Meeresfrüchte, besonders fetter Fisch · Tee · ein wenig Alkohol
Nahrungsmittel, die Schlaganfälle fördern können: Salz · übermäßiger Alkoholgenuß · gesättigte Tierfette

Mit dem Alter steigen die Risiken eines Herzanfalls bei Ihnen ständig. Dennoch gibt es dramatische Belege dafür, daß Sie die Aussicht auf einen Schlaganfall oder auch die Schäden, die er verursachen kann, durch richtiges Ernährungsverhalten stark verringern können oder es sogar in der Hand haben, ob er tödlich verläuft. Etwa bei 80 Prozent der Schlaganfälle von Amerikanern sind die Ursache Gerinnsel in den Blutgefäßen des Gehirns und des Kopfes. Die übrigen rühren von Blutungen oder Blutschlaganfällen her, wenn Gefäße platzen und Blut ins Gehirn dringt. Daher sind Nahrungsmittel, die Gerinnsel verhindern, Blutgefäße flexibel und frei von Verstopfungen wie auch den Blutdruck normal halten helfen, sichere Tips zur Vorbeugung von Schlaganfällen. Schon eine tägliche Extraportion der richtigen Sache vermag die Gefahr, einen Schlaganfall zu erleiden oder daran zu sterben, um erstaunliche 40 bis 60 Prozent oder sogar mehr zu mindern. Jedes Medikament, das versprechen würde, so viele Schlaganfälle jährlich zu verhindern, würde über Nacht eine Sensation werden, trotz seiner Kosten und den möglichen Nebenwirkungen. Und dennoch ist ein so wirksames und gewiß sicheres und billigeres Heilmittel jetzt schon in jedermanns Besitz.

Die natürlichen Gehirnschutzmittel

Obst und Gemüse sind genau das richtige, um Schlaganfälle fernzuhalten. Vor mehr als einem Jahrzehnt entdeckten Forscher, daß Obst und Gemüse Schlaganfällen vorbeugten und die Schäden verminderten, wenn sie vorkamen. Britische Forscher an der Cambridge University entdeckten, daß ältere Leute, die besonders viel grünes Gemüse und frisches Obst aßen, den Tod durch einen Schlaganfall am wenigsten zu befürchten hatten. Eine norwegische Untersuchung ergab, daß bei Männern mit besonders hohem Gemüsekonsum die Gefahr eines Schlaganfalls um 45 Prozent niedriger ist. Sie hat auch ergeben, daß ein Schlaganfall bei Frauen, die viel Obst essen, um ein Drittel weniger wahrscheinlich ist.

Zum Überleben von Schlaganfällen: eine zusätzliche Karotte täglich

Stellen Sie sich das vor: Wenn Sie statt nur einmal wöchentlich fünfmal oder öfter Karotten essen, könnte sich die Wahrscheinlichkeit eines Schlaganfalls um erstaunliche zwei Drittel oder genau 68 Prozent senken! Das ist die dramatische Erkenntnis einer großen Harvard-Untersuchung, die beinahe 90 000 Krankenschwestern über acht Jahre erfaßte. Als ein besonders wirksames Abschreckungsmittel erwies sich auch der Spinat. Die Schutzwirkung kommt zum Teil aus dem in Karotten und Spinat enthaltenen Beta-Karotin. Eine frühere Harvard-Forschungsstudie ergab, daß das Verzehren von zusätzlichem Beta-Karotin entsprechend der Menge von eineinhalb Karotten, dreiviertel Tassen gestampfter Süßkartoffeln oder drei Tassen gekochten Spinats täglich die Schlaganfallraten um 40 Prozent senkten. Bei Personen, die täglich 15 bis 20 Milligramm Beta-Karotin einnahmen, zeigte sich ein deutlich niedrigerer Blutdruck als bei Personen, die lediglich 6 Milligramm einnahmen.

Das, was Karotten, Spinat und andere, ähnlich karotinreiche Gemüse so wirksam gegen Schlaganfälle macht, ist wahrscheinlich ihre oxidationshemmende Eigenschaft, wie die auf diesem Gebiet führende Forscherin Dr. Jo'Ann E. Manson vom Brigham and Women's Hospital und der Harvard Medical School ausführt. Sie vermutet, daß das Karotin verhindert, daß das Cholesterin giftig wird und so Belag und Gerinnsel bilden kann.

Noch erstaunlicher ist eine Forschungsarbeit jüngster Zeit, die zeigt, wie wichtig es beim Erleiden eines Schlaganfalls ist, viel Beta-Karotin und anderes Vitamin A im Blut zu haben. Das Vitamin könnte Ihren Tod oder die Behinderung durch den Schlaganfall verhüten – so Forscher an der Universität von

Brüssel, die das Blut von achtzig Patienten innerhalb von 24 Stunden nach einem Schlaganfall untersuchten. Sie entdeckten, daß Schlaganfallpatienten mit überdurchschnittlich hohen Mengen an Vitamin A, darunter Beta-Karotin, eher überlebten, weniger neurologische Schäden erlitten und auch eher wieder völlig gesund wurden. Der Grund: Wenn Ihrem Hirn, wie es bei einem Schlaganfall geschieht, Sauerstoff fehlt, beginnen die Zellen, schlecht zu funktionieren, was zu einer Serie von Ereignissen führt, die in oxidativen Schäden an Nervenzellen gipfelt. Wenn Sie aber sehr viel Vitamin A im Blut haben, kann es, wie Forscher vermuten, in vielen verschiedenen Stadien dieser Sturzflut von Ereignissen intervenieren und den Hirnschaden oder die Wahrscheinlichkeit eines Todes vermindern.

Beta-Karotin - auch bekannt als Provitamin A, da es sich im Körper in Vitamin A umwandelt - kommt außer in Karotten und Spinat in reichem Maße vor in dunkelgrünem Blattgemüse wie Kohl und Mangold, aber auch in dunkelorangefarbenem Gemüse wie Süßkartoffeln und Kürbis. Diese Nahrungsmittel sind auch reich an Kalium, einem weiteren Gegenmittel gegen Schlaganfälle.

Ein bemerkenswertes kalifornisches Experiment

Essen Sie bloß eine Extraportion kaliumreicher Nahrungsmittel pro Tag; auch das wird das Risiko eines Schlaganfalles um 40 Prozent reduzieren. Das entdeckten Forscher, als sie die Ernährung einer Gruppe von 859 mehr als fünfzigjährigen Männern und Frauen analysierten, die in Südkalifornien leben. Die Forscher belegten, daß kleine Unterschiede im Kaliumgehalt der Ernährung voraussagen ließen, wer zwölf Jahre später an einem Schlaganfall sterben würde.

Bemerkenswerterweise starb niemand mit einem sehr hohen Konsum von Kalium (über 3500 Milligramm täglich) an einem Schlaganfall. Jene aber, die regelmäßig am wenigsten Kalium zu sich nahmen (weniger als 1950 Milligramm täglich), hatten viel höhere Sterberaten durch Schlaganfälle als alle übrigen. Bei den sparsamsten Kaliumkonsumenten stieg die Wahrscheinlichkeit eines Todes durch Schlaganfall bei Männern um 2,6mal und bei Frauen um 4,8mal an. Ferner hatten die Versuchspersonen in der Regel um so weniger Schlaganfälle, je mehr kaliumreiche Nahrungsmittel sie aßen. Die Forscher kamen zu dem Schluß, daß mit jeder weiteren 400-Milligramm-Ration Kalium täglich die Wahrscheinlichkeit eines Schlaganfalltodes um 40 Prozent sank.

Diese entscheidenden 400 Milligramm von Kalium sind so bescheiden, daß Sie sie sich mit einem einzigen Stück der meisten Obst- und Gemüsesorten, einem Glas Milch oder ein wenig Fisch sichern. Wenn Sie bedenken, daß Sie damit Ihr Hirn vor dieser verheerenden, manchmal unwiderruflichen Katastrophe eines Schlaganfalls, auch zerebralvaskulärer Unfall genannt, schützen können - lohnt es sich da nicht, jeden Tag zusätzlich ein Viertel Zuckermelone, eine halbe Avocado, eine kleine Ofenkartoffel, zehn getrocknete Aprikosen, eine halbe Tasse gebackene Bohnen oder eine kleine Dose Sardinen zu essen?

Kaliumreiche Nahrungsmittel helfen, den Blutdruck zu senken; Kalium kann aber auch andere zusätzliche Kräfte zur Vorbeugung von Schlaganfällen vorweisen, ganz unabhängig vom Blutdruck, sagt der Hypertonieexperte der University of Minnesota, Dr. Louis Tobian jr. Er führte Tests mit Ratten mit hohem Blutdruck durch, die er teils mit einer kaliumreichen Nahrung, teils mit einer »kalium-normalen« Nahrung fütterte. 40 Prozent der Ratten mit Normalfütterung erlitten kleine Schlaganfälle, die sich in Gehirnblutungen bezeugten. Bei den Ratten mit kaliumreicher Nahrung kamen dagegen keine Gehirnblutungen vor. Dr. Tobian vertritt die Theorie, daß zusätzliches Kalium die Arterienwände elastisch und funktionstüchtig erhielt, wodurch die Blutgefäße gegen Schäden durch hohen Blutdruck immunisiert waren.

Das gleiche trifft auch bei Menschen zu.

Fetter Fisch bringt das Blut wieder in Ordnung

Eine weitere spektakuläre Maßnahme, die Sie für Ihren Blutkreislauf tun können - essen Sie fetten Fisch. Die Omega-3-Fettsäuren in Fisch vollbringen verschiedene Wunder im Blut, die Schlaganfälle unwahrscheinlicher machen. Und selbst wenn ein Schlaganfall vorkommt, wird der Schaden in der Regel geringer sein, wenn Sie hohe Spiegel an solchen Fettsäuren im Blut haben. Der Genuß von nur ein wenig Fisch kann Sie bereits vor einem Schlaganfall bewahren. Neuere holländische Forschungen ergaben, daß Männer zwischen 60 und 69, die mindestens einmal wöchentlich Fisch aßen, innerhalb der nächsten fünfzehn Jahre nur halb so viele Schlaganfälle erlitten als jene, die keinen Fisch aßen.

Außerdem zeigen mehrere Untersuchungen aus Japan, daß starke Fischesser weniger Gefahr laufen, bei einem Schlaganfall zu sterben. Wie Forscher feststellten, erlitten Bewohner von Fischdörfern, die täglich 250 Gramm Fisch aßen, um 25 bis 40 Prozent weniger *tödliche* Schlaganfälle als Bauern, die lediglich 80 Gramm Fisch pro Tag aßen.

Was Leute essen, die nicht an Schlaganfällen sterben

Jedes der folgenden Nahrungsmittel liefert die zusätzlichen 400 Milligramm Kalium pro Tag, die erwiesenermaßen die Wahrscheinlichkeit eines tödlichen Schlaganfalles um 40 Prozent reduzieren:

- ½ Tasse gekochter frischer Spinat (423 Milligramm),
- ½ Tasse gekochtes Grün von Rüben (654 Milligramm),
- 1 Teelöffel Melasse (400 Milligramm),
- 1 Tasse Tomatensaft (536 Milligramm),
- 1 Tasse frischer Orangensaft (472 Milligramm),
- ¼ Zuckermelone (412 Milligramm),
- ½ Tasse Kürbis (446 Milligramm),
- 10 getrocknete Aprikosenhälften (482 Milligramm),
- 2 Karotten (466 Milligramm),
- ½ Tasse gekochte Süßkartoffel (455 Milligramm),
- ½ Tasse gekochte grüne Limabohnen (484 Milligramm),
- 1 Tasse entrahmte Milch (418 Milligramm),
- ½ Avocado (742 Milligramm),
- 1 Banane (451 Milligramm),
- 60 Gramm Mandeln (440 Milligramm),
- 30 Gramm geröstete Sojabohnen (417 Milligramm),
- eine 480-Gramm-Kartoffel aus dem Ofen, ohne Schale (512 Milligramm),
- eine 480-Gramm-Kartoffel aus dem Ofen, mit Schale (844 Milligramm),
- ½ Tasse gebackene Bohnen (613 Milligramm),
- 85 Gramm (etwa acht) Dosensardinen (500 Milligramm),
- 85 Gramm Schwertfischsteak (465 Milligramm).

Es steht auch fest, daß die wunderbaren Omega-3-Fette in Fisch das Blut verändern können, offensichtlich indem sie die Verstopfung zerebraler Blutgefäße unterbinden. Einige bemerkenswerte, bahnbrechende Untersuchungen von Dr. William Lands, damals an der University of Illinois in Chicago, haben erwiesen, daß der Schaden von Schlaganfällen bei Tieren beträchtlich geringer ausfiel, wenn sie zuvor Fischöle gefressen hatten. Wenn Sie in einem Alter sind, in dem Sie befürchten, Ihre Kapillaren könnten durch Blutplättchenverklumpung verengt sein, dann sollten Sie folgendes Bild in Erinnerung bewahren: Wenn Sie Fischöle essen, setzt es sich in den strukturellen Membranen Ihrer Zellen fest. Solche Zellen sind, wenn sie voller Fischöl sind, weniger steif und fluider wie geschmeidiger. Das bedeutet, daß sich solche verformbaren Zellen leichter durch verstopfte Blutgefäße durchquetschen können, um die Gehirnzellen und die Herzzellen mit Sauerstoff zu versorgen. Eine solche Manövrierfähigkeit könnte lebensrettend sein, besonders wenn Ihre Arterien altern und enger werden.

Nebenbei bemerkt: Der Konsum von gesättigten tierischen Fetten macht Zellmembrane tendenziell inflexibler. Für alle Menschen, die sich wegen Schlaganfall und kardiovaskulärer Krankheiten Sorgen machen, liegt hier ein weiterer Grund, solche Fette generell zu meiden.

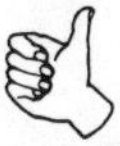

Tee als Lebensretter

Umgehen Sie Schlaganfälle, indem Sie Tee trinken, besonders grünen Tee. Eine neuere vierjährige Untersuchung bei fast 6000 Frauen über vierzig Jahre, die japanische Ärzte an der Tohoku University School of Medicine durchführten, hat ergeben, daß bei Frauen, die täglich mindestens fünf Tassen grünen Tee tranken, die Wahrscheinlichkeit, daß sie einen Schlaganfall erleiden, um 50 Prozent geringer ist, als bei jenen, die weniger tranken. Das gilt auch für Frauen mit einem hohen Salzkonsum, bei denen das Risiko eines hohen Blutdrucks und eines Schlaganfalls größer ist. Es ist die erste Studie der Art, die grünen Tee mit dem Vorbeugen gegen Schlaganfälle in Zusammenhang bringt, obwohl zuvor schon Tierversuche in Japan, China und den Vereinigten Staaten ergaben, daß grüner Tee den Blutdruck senkt.

Eine Erklärung für diese schlaganfallverhindernde Wirkung mag die hohe Konzentration von Antioxidantia im Tee sein, die Blutgefäße vor Schaden schützen können. Eine Untersuchung ergab, daß die chemischen Stoffe in grünem Tee einen noch stärkeren oxidationshemmenden Effekt haben als die Vitamine E und C, die für ihre wirksamen oxidationsverhindernden Kräfte bekannt sind.

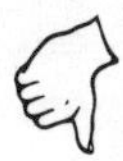

Neuerliche Salzrisiken

Hüten Sie sich vor Salz. Selbst wenn es Ihren Blutdruck nicht erhöht, kann es nichtsdestoweniger schädlich für das Gehirngewebe sein, indem es Minischlaganfälle herbeiführen kann, sagt Dr. Tobian. Er kam zu diesem Schluß nach Tests, in denen er Ratten teils mit einer salzreichen, teils mit salzarmer Nahrung fütterte. Die salzreiche Ernährung führte tödliche Schlaganfälle bei den Tieren herbei, obwohl sie den Blutdruck nicht erhöhte. Erstaunlicherweise waren alle salzreich genährten Tiere binnen fünfzehn Wochen tot, bei den salzarm gefütterten Tieren dagegen nur 12 Prozent. Die Gehirne der toten Ratten mit salzreicher Ernährung brachten beschädigte Arterien und totes Gewebe zutage, das durch eine Serie von tödlichen Minischlaganfällen verursacht worden war.

Dr. Tobian empfiehlt, zur Vermeidung von Schlaganfällen den Salzgebrauch einzuschränken, selbst wenn Salz Ihren Blutdruck nicht in die Höhe treibt. Das ist vor allem wichtig für Menschen über 65 Jahre, die laut Dr. Tobian besonders anfällig für Salzschäden sind.

Alkohol: Gute und schlechte Nachrichten

Wenig bis gemäßigtes Trinken könnte Sie, neuem Beweismaterial zufolge, vor einem Schlaganfall bewahren helfen, starkes Trinken dagegen einen Schlaganfall herbeiführen. Britische Forscher belegten kürzlich, daß Menschen, die pro Tag ein oder zwei Drinks tranken, nur 60 bis 70 Prozent so anfällig für zerebrale Massenblutungen oder gerinnselverursachte Schlaganfälle waren wie Nichttrinker. Andererseits neigten starke Trinker - drei bis vier Drinks täglich - dreimal mehr zu Schlaganfällen als Nichttrinker.

Eine Untersuchung der Universität von Helsinki ergab noch Schlimmeres: Starke Trinker sind sechsmal anfälliger für Schlaganfälle. Alkohol ist, so erinnern uns die finnischen Neurologen, Gift für das Hirn, und in großen Mengen fördert es Hirnembolien, Gerinnsel und Ischämie, die durch Blutveränderungen und das Zusammenziehen der Blutgefäße verursacht werden - alles Vorspiele von Schlaganfällen. Die Finnen fanden auch heraus, daß bei gemäßigten Trinkern Schlaganfälle nur um 6 Prozent so wahrscheinlich sind wie bei Nichttrinkern!

Fazit: Ein oder zwei Drinks am Tag können, wenn Sie schon trinken, günstig sein, doch sollten Sie nicht zu trinken anfangen, um einen Schlaganfall abzuwenden. Starke Trinker sollten aufpassen und den Alkoholgenuß ein wenig reduzieren. Denn es gibt nur wenige Dinge, die schlimmer sind als ein Schlaganfall.

Eine Ernährungsverordnung gegen Schlaganfälle

Es scheint dringend und einfach: Wenn Sie sich vor einem Schlaganfall fürchten, sollten Sie die folgenden fünf Dinge tun:

- Essen Sie viel Obst und Gemüse, fünf oder mehr Portionen täglich. Vergessen Sie auch Karotten nicht.
- Essen Sie Fisch, besonders fetten Fisch, mindestens dreimal die Woche.
- Achten Sie auf Ihren Natriumkonsum.
- Trinken Sie Alkohol nicht exzessiv – nicht mehr als ein oder zwei Drinks am Tag.
- Nehmen Sie sich vor, Tee zu trinken, besonders grünen Tee, der in Asiageschäften, Spezialitätengeschäften und einigen großen Supermärkten erhältlich ist.

Denken Sie daran, daß solche Maßnahmen auch den neurologischen Schaden einschränken und die Wahrscheinlichkeit, im Falle eines Schlaganfalls zu sterben, verringert.

Heilende Diät bei Verdauungsstörungen

Darmregulierende Nahrung: Volksweisheiten sind zeitgemäß

Nahrungsmittel, die höchstwahrscheinlich Verstopfung vorbeugen und heilen: Grobkörnige Weizenkleie · Reiskleie · Obst und Gemüse · Backpflaumen · Feigen · Datteln · Kaffee · viel Flüssigkeit.
Nicht sehr nützliche Nahrungsmittel: Rhabarber

Wie man Verstopfung durch Essen lindern kann – Was ist überhaupt Verstopfung?

Diät ist zweifellos das »vorzüglichste Heilmittel«, um unser Verdauungsproblem Nummer eins, gewöhnliche Verstopfung, zu kurieren und auch prophylaktisch zu behandeln. Wenn Sie zu den Milliarden von Menschen gehören, die an Verstopfung leiden, sollten Sie also die Natur zu Rate ziehen wegen der Medizin, die schon früher zur Regulierung des Stuhlgangs diente. Sich auf starke Pharmaka zu verlassen könnte teuer, unnötig und potentiell schädlich sein, da viele Abführmittel den Stuhlgang verschlechtern, indem sie die Nerven des Gedärms betäuben, so daß es nicht mehr normal kontrahiert.

Nicht alle Arten der Verstopfung rühren von falscher Ernährung. Manchmal ist sie durch physische Ursachen und echte Krankheiten bedingt. Wenn Ihre Verstopfung chronisch ist oder Sie wissen, daß sie von einer medizinischen Störung verursacht ist, so konsultieren Sie Ihren Arzt, bevor Sie Ihre Eßgewohnheiten gründlich ändern. Andererseits könnten Sie auch glauben, daß Sie verstopft sind, wenn Sie es gar nicht sind. Das Ausbleiben des täglichen Stuhlgangs bedeutet nicht schon Verstopfung. Nach Auffassung der Fachleute sind zwischen drei Stuhlgängen pro Tag und drei pro Woche völlig normal. Das gewöhnlichste Anzeichen von Verstopfung sind übermäßige Anstrengung bei der Darmentleerung, harte, trockene Stuhlgänge, Unfähigkeit, Stuhl zu haben, wenn gewünscht, Unterleibsbeschwerden bei Stuhlgängen und seltenes Auftreten (weniger als dreimal in der Woche). Eine Verstopfung wegen falscher Ernährung bedeutet grundsätzlich unzureichendes Volumen und mangelnde Feuchtigkeit im Dickdarm.

> »Und das weiß ich außerdem, daß es für den menschlichen Körper einen großen Unterschied macht, ob das Brot fein oder grob ist, aus Weizen mit oder ohne Hülse.« *Hippokrates*

Nahrung wirkt auf mehrere komplexe Weisen wie ein natürliches Laxativ. Faserreiche Nahrungsmittel wie Kleie und Gemüse ergänzen Volumen, meistens indem sie Wasser absorbieren und speichern, so daß der Stuhlgang weicher wird und den Dickdarm rascher und sanfter passiert. Die Faser gibt dem Stuhl mehr Volumen, weil sie größtenteils nicht verdaut wird. Die groben Partikel der Faser lösen in der Wand des Kolons automatisch Nervenreflexe aus und verursachen damit Darmbewegungen. Andere Nahrungsmittel wie Kaffee und Dörrpflaumen können den Darm chemisch zur Tätigkeit stimulieren. Man benötigt außerdem viel Flüssigkeit, um den Stuhlgang weich zu halten.

Ein Vorbeugen gegen Verstopfung mit natürlichen Mitteln macht auch die Entwicklung oder Verschlimmerung von Hämorrhoiden, Krampfadern und divertikulare Krankheiten unwahrscheinlicher, die durch Verstopfung verschärft werden.

Machen Sie mit! Auch Sie sollten Kleie essen

Wenn Sie sich wegen Verstopfung Sorgen machen, sollten Sie am besten mehr von einem magischen Naturheilmittel essen: Ballast. Das bedeutet hauptsächlich mehr Vollkornbrot und Vollwertkörner, besonders Getreidekleie; sie ist die Königin unter den Abführmitteln. Mit ihren Fähigkeiten, den Stuhl voluminös zu machen, kann sich sonst nichts messen. Ein wenig Kleie täglich vermag bei 60 Prozent der Menschen, die an gewöhnlicher Verstopfung leiden, einen normalen Stuhlgang wiederherzustellen, erklärt Dr. Nicholas W. Read, Leiter des Centre for Human Nutrition an der University of Sheffield. Es besteht kein Zweifel, daß ein großer Teil der Fälle von Verstopfung aus einem Mangel an faserreichen Lebensmitteln rührt. Dr. Denis Burkitt weist darauf hin, daß unsere Ahnen täglich etwa 600 Gramm faserreiches Vollkornbrot aßen. Wir essen an Brot nur ein Fünftel dieser Menge, keine 150 Gramm, und meist aus weißem Mehl ohne Fasern.

Natürliche Abführmittel wie Kleie, die den Stuhlgang massiger machen, statt die Darmnerven einfach nur zu stimulieren, wie es so viele marktgängige

Abführmittel tun, sind gesünder und sanfter. »Kleie ist die gesündeste, billigste und körperfreundlichste Methode, Verstopfung zu behandeln und ihr vorzubeugen«, betont Dr. W. Grant Thompson, Gastroenterologe an der Universität von Ottawa.

> »Wenn in der Nahrung der tägliche Anteil von Fasern statt 20 Gramm 40 Gramm betrüge, wäre das Problem der Verstopfung zu einem großen Teil beseitigt.« *Dr. Alison M. Stephen, University of Saskatchewan*

Fürs erste können Sie es mit faserreichen Weizenkleieflocken versuchen, zunächst ein Drittel bis eine halbe Tasse pro Tag, wenn nötig, dann mehr, so empfehlen die Fachleute. Außerdem sollten Sie als Brot schweres Vollkornbrot wählen. Geben Sie beim Kauf acht, daß auf dem Etikett das Wort »Vollkorn« als erstes gedruckt ist. Oder backen Sie Ihr Brot selber, wofür Sie dann nur Vollkornmehl verwenden sollten. Eine andere schnelle und praktische Lösung besteht darin, Ihren Lieblingsflocken oder anderen Gerichten rohes, chemisch unbehandeltes Weizenmehl hinzuzufügen. Diese Kleie, die in den USA auch als »Müllers Kleie« bekannt ist, weil sie der Überrest von weißem Mehl ist, läßt sich in den Regalen für Getreideprodukte und in Reformhäusern oder Bioläden finden. Sie ist höchstwahrscheinlich das wissenschaftlich meistuntersuchte Heilmittel gegen Verstopfung. In England ist sie ganz besonders beliebt. Klassische britische Untersuchungen zeigen, daß etwas mehr als 40 Gramm täglich das Gewicht des Stuhlgangs verdoppeln. Es sind die rohen, grobgemahlenen Partikel, welche die Kleie so wirksam machen. »All-Bran« ist behandelt, weshalb die abführende Wirkung ein wenig schwächer ist. Um die gleiche Wirkung zu erzielen, müssen Sie also mehr davon essen. »Wenn die Kleie nicht kernig ist, wird sie vielleicht nicht wirken«, erläutert Dr. Read.

Wie Untersuchungen zeigen, stimulieren die rauhen Partikel die Nerven der Magenschleimhaut und lösen damit die Bewegungen des Darms aus. Die Spitzen der Darmnerven sind laut Dr. Read so extrem empfindlich, daß es genügt, sie leicht mit einer weichen Bürste zu streichen, um muskuläre Kontraktionen und Sekretionen zu verursachen. Auf diese Weise haben rauhe Flocken eine zweifache Funktion für die Verdauung – indem sie das Volumen des Stuhlgangs vergrößern und die Darmschleimhaut stimulieren.

Wieviel Kleie braucht der Mensch?

Zur Bekämpfung von Verstopfung empfiehlt Dr. Read einen gehäuften Löffel »Müllers Kleie« täglich. Er rät, die Kleie über Getreideflocken oder bei jeder

Mahlzeit über andere Gerichte zu streuen. Eine »richtige« Dosis von »Müllers Kleie« gibt es allerdings nicht. Die meisten Leute brauchen einen Löffel täglich, um ohne Anstrengung weichen Stuhl zu entleeren, andere brauchen jedoch eine geringere Menge, und wieder andere benötigen mehrere Löffel Kleie. Probieren Sie aus, was die richtige Menge für Sie ist. Warten Sie ab, sehen Sie, was sich tut; erhöhen Sie oder verringern Sie die Menge dann je nach Bedarf.

Ein Abführmittel der Superlative – Reiskleie

Wenn Sie ein super Laxativ benötigen, sollten Sie es auch mit Reiskleie versuchen, einem in Asien seit langem gebrauchten Nahrungsmittel, das inzwischen in Amerika in vielen Supermärkten und Reformhäusern erhältlich ist. Als Laxativ fand Dr. Read Reiskleie im Vergleich mit Weizenkleie überraschenderweise *besser.* »Das hatten wir nicht erwartet«, sagt er. Auf der Suche nach schmackhafteren Alternativen zu »Müllers Kleie« veranlaßte er acht junge gesunde Männer dazu, in Zehntageperioden 15 Gramm Faser in Weizenkleie oder Puderreiskleie oder ganz ohne Ergänzung zu essen. Das entsprach einer täglichen Menge von ungefähr 70 Gramm Reiskleie und 37 Gramm roher Weizenkleie, die mit Flüssigkeit zur Mahlzeit gegessen wurden.

Beide Kleiearten steigerten Häufigkeit und Ausstoß des Stuhlgangs, doch die Reiskleie wirkte deutlich besser. Reiskleieesser hatten etwa 25 Prozent mehr Stuhlgänge. Alle hatten einen größeren Ausstoß. Die Transitzeit im Darm wurde von beiden gleichermaßen verkürzt. Keine von beiden führte zu Veränderungen bei Darmgas, Konsistenz des Stuhles oder Leichtigkeit der Entleerung. Dr. Read vermutet, daß der hohe Anteil an Stärke in der Reiskleie Dickdarmbakterien aktiviert, so daß das Volumen des Stuhlgangs zunimmt. Auch Haferkleie hat ihm zufolge einige positive Auswirkungen auf den Stuhlgang.

> »Normalerweise genügt ein gehäufter Löffel Kleie täglich, um Konstipation zu bekämpfen.«
> *Dr. Denis Burkitt*

Eile mit Weile, und trinken Sie reichlich

Bei gesteigertem Verzehr von faserreichen Nahrungsmitteln können Sie anfangs einige Beschwerden bekommen, wie Professor Dr. Marvin Schuster von der Johns-Hopkins-Universität feststellt: einen aufgeblähten Bauch und Blähungen. Dieses Problem verschwindet jedoch gewöhnlich nach zwei oder drei

Wochen wieder. Aber geben Sie die Faser, wenn nötig, allmählich hinzu, und reduzieren Sie die Menge, wenn die Beschwerden allzu groß sind.

Wenn Sie Ihrem Organismus zuviel Fasern auf einmal zumuten, könnten Sie Probleme bekommen, vor allem wenn Sie nicht genügend trinken, um diese Fasern aufzusaugen und den Darminhalt weich und beweglich zu halten. Nicht genug Flüssigkeit zu trinken ist allgemein eine Hauptursache von hartem Stuhlgang. Sie wirkt sich aber noch stärker aus, wenn Sie eine faserreiche Diät befolgen. Um einem harten Stuhlgang vorzubeugen, genügen, wie Dr. Schuster feststellt, normalerweise sechs bis acht Gläser Wasser pro Tag.

Wenn die Kleiediät schlimmer als das Problem ist

Stellen Sie sich einen 34jährigen Mann vor, dem der Arzt riet, zum Kurieren seiner Verstopfung täglich eine große Schüssel mit Getreidekleie zu essen – ungefähr 60 Gramm oder zwei Drittel einer Tasse (mit 20 Gramm Fasern). Anscheinend hat er das getan und vielleicht noch mehr – nach der Theorie, daß, wenn etwas guttut, mehr davon noch besser wirken muß.

Zehn Tage später litt der Mann unter starken Bauchschmerzen und sogar unter Übelkeit, Erbrechen und Fieber. Röntgenaufnahmen und eine Explorationsoperation zeigten eine große Verstopfung im Dünndarm des Mannes. Sie wurde chirurgisch entfernt. Es handelte sich um eine 45 Zentimeter lange Anballung aus faseriger pflanzlicher Materie, berichtet Dr. Daniel Miller des Georgetown University Hospitals im »Journal of the American Medical Association«.

Die Überdosis von Fasern war für den Organismus des Mannes ein Schock, erklärt Dr. Miller. Obendrein hatte der Patient nicht genügend Flüssigkeit getrunken, und er wurde diuretisch behandelt, so daß seinem Körper Flüssigkeit entzogen wurde. Dr. Millers Rat: Erhöhen Sie die Menge an Fasern nach und nach über eine Periode von vier bis sechs Wochen, so daß Ihr Organismus Zeit hat, sich anzupassen. Trinken Sie ausreichend Flüssigkeit, besonders wenn Sie diuretische Medikamente einnehmen. Schließen Sie verschiedene faserreiche Körner, Obst und Gemüse in Ihre Diät ein.

Dr. Burkitts Supertips gegen Verstopfung

1. Kleie sowie unbehandelte grobfaserige Weizenkleie (Müllers Kleie) und Reiskleie,
2. Behandelte Frühstückskleie wie All-Bran und andere Vollkorn-Frühstücksprodukte,

3. Vollkorn-Weizenbrot,
4. Hülsenfrüchte/Erbsen, Bohnen und Nüsse,
5. Dörrobst und Beeren,
6. Wurzelgemüse, Karotten und Kartoffeln inklusive,
7. grüne Gemüse wie Spinat,
8. Äpfel, Orangen und sonstiges Obst.

Ein rasch wirkendes Abführmittel – eine Tasse Kaffee

Wenn Sie ein schnelles, mildes Laxativ brauchen, probieren Sie es mit einer Tasse Kaffee. Mit und ohne Koffein verursacht Kaffee bei ungefähr einem Drittel der gesunden Bevölkerung Stuhlgang, sagt Dr. Read. Er hat eine Studie durchgeführt, nachdem er oft von Patienten gehört hatte, daß Kaffee ein Laxativ wäre. In einer Studie mit vierzehn gesunden Männern und Frauen dokumentierte Dr. Read, daß das Getränk bei bestimmten Kaffee-»Empfänglichen« wirkte. Die Versuchspersonen tranken teils etwas weniger als 200 Kubikzentimeter Kaffee mit und ohne Koffein oder einfach heißes Wasser. Dann maßen die Forscher mit einer Mastdarmsonde die Änderungen bei dem Druck und den Bewegungen im Dickdarm.

Der Kaffee hatte eine erstaunlich schnelle Wirkung. Überraschenderweise wurden binnen vier Minuten nach Trinken des Kaffees deutliche Kontraktionen (Motilität) festgestellt. Nach Dr. Read läßt das darauf schließen, daß der Kaffee durch Hormone im Magen oder aber durch einen neurologischen Mechanismus dem Dickdarm irgendwie eine Vorausmitteilung schickt. Daß der Kaffee selbst den Dickdarm so rasch erreicht, hält er für unmöglich. Die verstärkte Motilität dauerte mindestens eine halbe Stunde lang. Durch heißes Wasser allein kam es dagegen zu nichts Außergewöhnlichem.

Wie Dr. Read entdeckte, vermag Kaffee bei Frauen eher eine laxative Wirkung zu haben als bei Männern. Er behauptet ebenfalls, daß Kaffee morgens besser wirkt und später am Tag vielleicht gar nicht. Welche Verbindung im Kaffee die abführende Wirkung auslöst, ist Dr. Read nicht bekannt. Entgegen der volkstümlichen Meinung ist es aber offensichtlich nicht das Koffein.

> »Eine Tasse starker Kaffee ist ein gutes Mittel gegen die gelegentliche akute Verstopfung. Aber verlassen Sie sich nicht ständig auf Kaffee als Abführmittel, weil er nämlich suchterzeugend ist.«
>
> *Dr. Andrew Weil, University of Arizona College of Medicine*

Dörrpflaumen?
Ja – aber warum sie wirken, weiß niemand

»Dörrpflaumen sind auf milde Weise abführend und nahrhaft ... Indem sie kochendem Wasser ihre abführenden Fähigkeiten verleihen, dienen sie als angenehme und nützliche Ergänzung zu abführenden Extrakten. Ihr Fleisch wird zur Herstellung von abführenden Süßigkeiten verwendet. Wenn man zuviel davon ißt, neigen sie zur Verursachung gelegentlicher Blähungen, Bauchschmerzen und Verdauungsstörungen.« So schreibt der amtliche »Dispensatory of the United States«, erschienen 1907 und von Ärzten als Rezeptführer benutzt.

Daß Dörrpflaumen abführend wirken, würden ihre Konsumenten seit Jahrhunderten bestätigen. Doch das sogenannte »abführende Zaubermittel« der Dörrpflaume ist von der Wissenschaft bisher noch nicht isoliert worden. Existiert überhaupt eines? Dörrpflaumen sind faserreich, und in diesen Fasern sieht Dr. Barbara Schneeman, eine Faserexpertin der University of California in Davis, die Abführwirkung begründet. »Sonst gibt es nichts Magisches in Dörrpflaumen«, betont sie. In einer neuen Untersuchung mit 41 Männern entdeckte sie, daß zwölf zur täglichen Diät hinzugefügte Dörrpflaumen den Stuhlgang im Durchschnitt um 20 Prozent vermehrten. (Übrigens sank bei den Testpersonen das schädliche LDL-Cholesterin um 4 Prozent.) Eine andere Möglichkeit: Dörrpflaumen sind ungewöhnlich reich an Sorbit, einem natürlichen Zucker, der bei vielen Leuten als leichtes Abführmittel wirkt. Dörrpflaumen bestehen aus 15 Prozent Sorbit, während die meisten Früchte nur 1 Prozent Sorbit enthalten.

Nichtsdestoweniger forschen Experten seit 1931 nach einer ihres Erachtens einzigartigen Chemikalie in Dörrpflaumen, die wie eine Medizin wirkt und im Gegensatz zur Faser Kontraktionen der Darmwand stimuliert und die Sekretion von Flüssigkeit erhöht. Drei Forscher vom Harrower Laboratory in St. Louis behaupteten 1951, das Rätsel gelöst zu haben. Sie berichteten, daß sie eine Chemikalie namens Diphenylisatin isoliert hätten, die einem rezeptfreien Abführmittel ähnlich sei. Andere Wissenschaftler vermochten jedoch trotz aller Bemühungen weder diesen noch einen anderen besonderen Abführstoff in Dörrpflaumen zu finden. Mehrere Studien, die das amerikanische Landwirtschaftsministerium in den sechziger Jahren an Mäusen durchführte, bestätigten die Abführeigenschaft von Dörrpflaumen auf das entschiedenste und legten als möglichen Wirkstoff das Mineral Magnesium nahe. Aber isoliertes Magnesium zeigte keine Wirkung. »Es scheint, daß die berühmte Chemikalie von Dörrpflaumen nur in Dörrpflaumen wirkt«, folgerten die Forscher. Das Rätsel ist bis heute ungelöst geblieben.

Ein Abführmarmeladenrezept

Hier ist ein einfaches Rezept, das bei 42 älteren Leuten in einem kanadischen Veteranenkrankenhaus geprüft wurde. Verstopfte Patienten, die einen Löffel dieser Marmelade täglich aßen, erhöhten die Häufigkeit ihrer Stuhlgänge und reduzierten den Verbrauch von leichten Abführmitteln im Vergleich mit Patienten, die keine Marmelade zu essen bekamen. Der Erfolg war so groß, daß das Krankenhaus die tägliche Marmelade als Mittel gegen Verstopfung weiterhin verschreibt.

140 Gramm entsteinte Datteln (ungefähr eine Tasse),
140 Gramm entsteinte Dörrpflaumen (ungefähr eine Tasse),
1 ½ Tassen kochendes Wasser, weniger für dickere Marmelade.

Schneiden Sie die Datteln und Dörrpflaumen in kleine Stücke. Fügen Sie sie dem kochenden Wasser hinzu, und kochen Sie die Mischung, bis sie dick geworden ist. Die Menge reicht für zwanzig Ein-Löffel-Portionen.

Eine Verwechslung: Rhabarber ist nicht das Wahre

Generationen von Großmüttern haben Rhabarber als Laxativ gerühmt, und im Volksmund genießt er dafür einen phantastischen Ruf. Aber Sie sollten sich nicht auf ihn verlassen. Die Fachleute stellen fest, daß gewöhnlicher Rhabarber in Wirklichkeit keine starke abführende Wirkung hat. Es ist zwar richtig, daß der Rhabarber, den Sie in Supermärkten finden, Verbindungen enthält - die Anthrachinone -, welche in Laxativen wie Sennesblättern und Kreuzdorn vorkommen, aber eben nur in sehr kleinen Mengen.

Es handele sich um eine botanische Verwechslung, meint Dr. Norman Farnsworth von der University of Illinois in Chicago, ein Experte für Heilpflanzen. Das wahre Laxativ ist eine alte Varietät von Rhabarber, Tahuang, das hoch in den Gebirgen im westlichen China und in Tibet angebaut wird. Die Rhizome (Wurzelstöcke) von diesem Rhabarber wurden - getrocknet, geschnitten und zu einem gelben Puder zerstoßen - jahrhundertelang als wirksames Laxativ verkauft. In der Tat wurde Rhabarber als Abführmittel erstmals in einem 2700 v. Chr. datierten chinesischen Kräuterbuch erwähnt und als berühmtes Heilmittel von Handelskarawanen in das alte Griechenland, die Türkei und nach Persien mitgebracht. Einige in den USA verkaufte Abführmittel mögen Extrakte von diesem Rhabarber enthalten, sagt Dr. Farnsworth, obwohl dieses Heilmittel hierzulande nicht mehr erhältlich ist.

Der Rhabarber, den wir in den Supermärkten finden, ist ein entfernter Cousin und eine schwache Imitation des traditionellen medizinischen Rhabarbers aus dem Orient. Die eßbaren Stengel unseres Rhabarbers haben keine meßbaren abführenden Eigenschaften, erklärt Dr. Farnsworth. Es könnte sein, daß die Blätter solche Eigenschaften zum Teil enthalten. Es wäre allerdings nicht klug, sie zu essen, weil sie giftig sind.

Bei welchen Lebensmitteln man aufpassen muß

Koffein. Obwohl Kaffee abführend wirken kann, vermag Koffein bei manchen Menschen zur Verstopfung beizutragen. Eine Untersuchung an 15 000 Männern und Frauen, die Forscher der University of North Carolina durchführten, konstatierte eine häufigere Verstopfung bei stärkeren Tee- und Kaffeetrinkern. Ein wahrscheinlicher Grund: Die Nerven des Dickdarms könnten die ständige stimulierende Wirkung von Kaffee und Koffein schließlich tolerieren und auf diese Weise träge werden, so wie bei manchen Leuten, die von rezeptfreien Laxativen allzu abhängig geworden sind. Eine andere Möglichkeit, die von skandinavischen Forschern vorgetragen wurde: Koffein wirkt harntreibend und kann deshalb das Gleichgewicht der Flüssigkeiten im Körper stören, indem es die Flüssigkeiten von den Eingeweiden abzieht, wo sie gebraucht werden, um den Stuhl weich zu machen. So bleibt der Stuhl hart und schwierig auszustoßen.

Wenn Kaffee Sie verstopft macht, ist es höchste Zeit, daß Sie mit Kaffeetrinken aufhören.

Milch und Kalzium. Milch und Käse können bei manchen Leuten sehr verstopfend wirken, wahrscheinlich wegen des Kalziums, meint Dr. Schuster.

Durchfall und Diät: Moderne Mythen, uralte Wahrheiten

Nahrungsmittel, die Durchfall verursachen können: Milch · Fruchtsäfte · Sorbit · Kaffee.
Nahrungsmittel, die Durchfall mildern oder ihm vorbeugen können: Stärkehaltige Suppen und Getreide · Joghurt.
Nahrungsmittel, die Heilung verzögern können: Koffein · zuckerreiche Säfte und alkoholfreie Getränke · Diäten zur Erholung des Darms.

Von der Geburt bis zum Lebensende quält uns regelmäßig Durchfall. Säuglinge sind ganz besonders anfällig. Für die meisten Menschen ist Durchfall ein rascher und kurzer Angriff; für andere ein chronisches Problem ohne klar erkennbare Ursache. Im übrigen entgehen nur wenige Besucher entlegener Länder der weitverbreiteten Krankheit, die als *turista* oder »Reisedurchfall« bekannt ist.

Nach einer simplen Definition bedeutet Diarrhö, daß im Kot zuviel Wasser ausgeschieden wird, das zu häufigen wässerigen Stuhlgängen führt. Dazu kommt es wegen einer Verminderung der Wasserabsorption im Darmstrakt, wegen einer erhöhten Wassersekretion oder einer Kombination von beiden. Bakterien wie E. coli und Staphylococcus verursachen Durchfall, indem sie Wassersekretion stimulieren. Das erklärt, warum durch Nahrungsmittel oder Wasser übertragene Infektionen gewöhnlich Durchfall – einschließlich »Reisedurchfall« – verursachen. Einige Abführmittel wirken auf die gleiche Weise. Die gewöhnlichsten Ursachen von Durchfall sind gastrointestinale, bakterielle, virale und parasitische Infektionen, Überempfindlichkeit, Allergien oder Empfindlichkeiten auf bestimmte Nahrungsmittel oder Nahrungsverbindungen und Krankheitszustände wie chronische Enterokolitis oder Zöliakie. Wer wochen- oder monatelang an chronischem Durchfall leidet, könnte ein ernstes medizinisches Problem haben und sollte einen Arzt aufsuchen.

Zweifellos kann die Ernährung Durchfall verursachen, verschlimmern oder lindern. In der Nahrung kann es Elemente geben, die komplexe Überempfindlichkeitsmechanismen in Gang setzen und Durchfall verursachen. Und es trifft ganz bestimmt zu, daß Speisen die Dauer von gelegentlichem Durchfall verlängern oder auch verkürzen können. Wenn Sie in solchen Augenblicken das Richtige essen, vermögen Sie die Zeit der Genesung um ein Drittel bis zur Hälfte zu verkürzen.

Vorsichtsregeln für Durchfall bei Säuglingen

Wichtig: Wenn ein Säugling Durchfall hat, muß er anders behandelt werden als ein älteres Kind oder ein Erwachsener. Die Gefahr ist größer. Was bei einem Erwachsenen normalerweise nur eine leidige, unangenehme Angelegenheit ist, kann bei einem Säugling ernst und sogar potentiell tödlich sein. Die unmittelbare Hauptgefahr für einen Säugling liegt darin, daß er zuviel Flüssigkeit und wichtige Mineralien verliert und dehydriert wird. Obwohl Säuglingsdehydratation in industrialisierten Ländern viel seltener vorkommt als in der Dritten Welt, tritt sie doch auf und kann plötzlich binnen weniger Stunden einsetzen. Man muß daher zuallererst die Flüssigkeit ersetzen.

Dem Darm Ruhe geben? Falsch!

Sie dürfen – das ist sehr wichtig – nicht aufhören zu essen. Im Gegenteil, es ist entscheidend, daß Sie weiterhin essen, wenn Sie Durchfall haben – und das in jedem Alter. Die Naturmedizin hilft uns, Durchfall zu behandeln. Dennoch lebt in der ganzen Welt noch immer – und vorherrschend – der Mythos fort, daß es bei Durchfall besser wäre, mit dem Essen aufzuhören und den Darm in Ruhe zu lassen.

In Wahrheit ist es jedoch so, daß Sie bessere Chancen haben, von Durchfall kuriert zu werden, wenn Sie weiteressen – selbst dann, wenn Sie dazu keine Lust verspüren, sagt Dr. William B. Greenough III., Professor für Medizin an der Johns Hopkins University und Präsident der International Child Health Foundation. »Wählen Sie Nahrungsmittel aus, die den Durchfall verkürzen – Gerichte mit viel Volumen wie Suppen mit Reis oder Karotten, Tapiokapudding und nicht zuviel Zucker«, empfiehlt er. Essen Sie oft, und essen Sie langsam; wenn Sie das Essen herunterschlingen, könnte Ihnen übel werden.

Die sogenannte, für Kinder empfohlene BRAT-Diät – *B*ananen, *R*eis, *A*pfelmus und *T*oast – ist laut Dr. Greenough gut. Ermuntern Sie Kinder mit Durchfall, häufig und soviel sie wollen zu essen - fünf- bis siebenmal am Tag oder jede dritte oder vierte Stunde. Die American Academy of Pediatrics warnt davor, Kinder mit akutem Durchfall mehr als 24 Stunden fasten zu lassen.

Das richtige Trinken - aber keine klaren Flüssigkeiten

In der jüngsten Zeit haben die Forscher präzisere Angaben darüber gemacht, was gegen Durchfall am besten wirkt. »Klare Flüssigkeiten« kommen nicht in Frage. Und zuckerige Flüssigkeiten auch nicht. Das Richtige sind stärkehaltige, trübe Flüssigkeiten. Im Gegensatz zur populären Meinung ist es zunächst einmal völlig unnötig, nur dürftige Brühe, Tees und andere Getränke zu trinken, während Ihr Darm allmählich an feste Nahrung gewöhnt wird. Das schränkt die Nährstoffzufuhr ein (die im Wachstumsalter der Säuglinge und Kinder ganz besonders wichtig sind), und nach neueren Forschungen verlängert es den Durchfall nur. Es gibt einen weiteren Grund, warum klare Flüssigkeiten zur Behandlung von Durchfall nicht ideal sind: Die meisten - so beispielsweise Rinder- und Hühnerbrühen - enthalten entweder zuviel oder nicht genug Sodium; letzteres trifft auf alkoholfreie Getränke und Tee zu. Andere Hausheilmittel enthalten nicht genug wichtiges Kalium oder zuviel Zucker (Säfte und gezuckerte alkoholfreie Getränke). »Diese Haushaltsgetränke sind für die Behandlung von Durchfall besonders bei Säuglingen unangebracht«, schloß Dr. Helen B. Casteel, Assistenzprofessorin für Pädiatrie an der University of Arkansas for Medical Sciences.

> »Geben Sie einem Baby bei Durchfall keine alkoholfreien Getränke wie gezuckerte Fruchtsäfte oder Getränke für Sportler. Sie könnten den Durchfall verschlimmern!«
>
> *Dr. William B. Greenough III., Johns Hopkins University*

Zum »Hauptmissetäter in vielen Hausheilmitteln« erklärt Dr. Greenough den Zucker. »Zucker geht direkt in den Körper über und entzieht ihm Wasser und Salze, und das führt zu Erbrechen«, so mahnt er. Tatsächlich haben stark zuckerhaltige Lösungen bei Säuglingen mit Durchfall den Tod herbeigeführt. Aus diesem Grund sind Mineralwasser und gesüßte Säfte eine schlechte Empfehlung, um die bei Durchfall verlorene Flüssigkeit zu ersetzen; das gilt besonders für Babys.

Außerdem verkürzen Dr. Greenough zufolge gezuckerte Lösungen - im Unterschied zu Lösungen, die auf Getreide aufbauen - nicht die Dauer des Durchfalls.

Ein Beispiel von Durchfall und Diätlimonade

Wenn jemand bei Durchfall Ihres Kindes klare Flüssigkeit empfiehlt, so denkt er dabei sicherlich zuallerletzt an Diätlimonade. »Selbst normale alkoholfreie Getränke sind inakzeptabel«, sagt der Kinderarzt Dr. Paul Lewis von der University of Washington, »aber diätetische Getränke sind am schlimmsten.« Dr. Lewis hat vor kurzem einen fünfjährigen Jungen behandelt, der wegen Durchfall ins Krankenhaus eingewiesen worden war und, wie Blutuntersuchungen zeigten, buchstäblich »ausgehungert« war. Verblüfft fragte Dr. Lewis die Eltern, ob sie dem Kind etwa Diätlimonade gegeben hätten, in der Annahme, daß es die »richtige reine Flüssigkeit« gewesen wäre. Und das hatten sie wirklich getan.

Diätgetränke sind Dr. Lewis zufolge besonders gefährlich, weil sie keine nahrhaften Elemente und keine Kalorien enthalten und das Kind in einer heiklen Zeit, da es zur Bekämpfung des Durchfalls Nahrung braucht, verhungern lassen. Und reines Wasser, so erklärt Dr. Lewis, ist auch nicht das richtige.

Alte Behandlungsmethoden rehabilitiert

Das Beste gegen Durchfall ist stärkehaltige Flüssigkeit. Eine dicke Suppe oder ein Getränk, das aus stärkehaltigen Nahrungsmitteln wie Reis, Mais, Weizen oder Kartoffeln hergestellt wird, wirkt therapeutisch. Diese Nahrungsmittel werden in vielen Kulturen schon seit langem als Heilmittel gegen Durchfall benutzt. Weltweit am beliebtesten sind Linsensuppe, Reisbrei, Karottensuppe, Kokosnußsaft und Nudelsuppe mit Hühnerbouillon. Im Gegensatz zu zuckerhaltigen Getränken haben stärkehaltige Flüssigkeiten die Tendenz, Erbrechen zu mindern, den Flüssigkeitsverlust zu reduzieren und die Heilung zu beschleunigen.

Die Volksweisheit, die als Hauptnahrung stärkehaltige Speisen propagiert, ist inzwischen durch wissenschaftliche Untersuchungen bestätigt worden. Vor kurzem haben Forscher die therapeutische Eigenschaft dieser traditionellen Nahrungsmittel verglichen mit einem modernen milchzuckerfreien Milchpräparat für Säuglinge. So bekam etwa in Peru eine Gruppe von Kindern, die an Durchfall erkrankt waren, Mischungen aus Weizenmehl (oder weißen Kartoffeln), Erbsenmehl, Karotten und Öl. In Nigeria aßen die Kinder eine Mischung von einem Brei aus fermentiertem Mais, geröstetem Langbohnenmehl, Zucker und Palmöl. Nach ein paar Tagen dieser Nahrung hatten die Kleinen oft weniger Durchfall; und sie hatten – früher als die Kinder, die das Milchpräparat tranken – wieder normalen Stuhlgang.

Eine Diät zur raschen Beendigung von Durchfall

Lebensmittel bei Durchfall:

- Getreide, Bananen, Reis, Wurzelgemüse wie Karotten und Kartoffeln.

Lebensmittel, die Durchfall verschlimmern können:

- blähende Lebensmittel wie Bohnen, Wirsing und Zwiebel, die Beschwerden, Krämpfe und Blähungen verursachen,
- faserreiche Nahrungsmittel wie grobes Obst und Gemüse, die Schalen von Obst und Gemüsen, Vollkorngetreide, die schwer verdaulich sind,
- Milch, besonders wenn Sie Milchzucker (Laktose) nicht vertragen,
- Flüssigkeiten mit viel Zucker, inklusive alkoholfreie Getränke und Säfte,
- Kaffee und andere koffeinreiche Getränke, Koffein entzieht dem Körper notwendige Flüssigkeit,
- sehr dünne Suppen. Obwohl sie oft als Flüssigkeit empfohlen werden, sind sie nicht nahrhaft genug und enthalten zuviel Sodium.

Was noch erstaunlicher ist: Die Dauer von Durchfall ist bei Kindern mit einer stärkereichen Ernährung »dramatisch kürzer« als bei den Kindern, die das Milchpräparat bekamen. So genasen beispielsweise in Peru Kinder, die mit lokalen Hauptnahrungsmitteln gespeist wurden, um 70 Prozent schneller - in eineinhalb Tagen - im Vergleich zu Kindern, die Sojapräparate bekamen. Warum? Für dieses Phänomen, das sich bei mehreren Untersuchungen wiederholt hat, wissen die Experten eigentlich keine Erklärung. Sie können nur sagen, daß »irgendeine nicht absorbierte Komponente der Diät wie Faser oder beständige Stärke« den Stuhl zu einer normalen Konsistenz zurückführt und das Ende des Durchfalls beschleunigt.

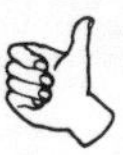

Dr. Greenoughs Getreidesuppe

Hier finden Sie ein Hausmittel, das Ihren Durchfall beendet. Die besten Resultate stellen sich ein, wenn es gleich bei den ersten Anzeichen von Durchfall eingenommen wird. In Fällen von extremem Durchfall könnte diese Getreidesuppe den Durchfall innerhalb von drei Stunden um 50 Prozent reduzieren, erklärt Dr. Greenough. »In gewöhnlichen Fällen kann der Durchfall statt in zwei Tagen in einem Tag bzw. statt in drei schon in zwei Tagen aufhören.«

½ bis 1 Tasse vorgekochte Reisflocken für Kleinkinder
2 Tassen Wasser
¼ gestrichen voller Teelöffel Salz
Mischen Sie alle Zutaten gründlich.

Vorsicht: Es besteht zwar keine Gefahr, daß Sie zuviel Flocken verwenden könnten, und machen Sie die Mischung nur so dick, wie Sie eben können – aber sie muß auf jeden Fall trinkbar sein. Außerdem *dürfen Sie auf keinen Fall mehr als einen ¼ gestrichen vollen Teelöffel Salz* verwenden. Mehr Salz könnte schädlich sein. Und geben Sie keinen Zucker hinzu.

Füttern Sie das Baby nicht zu schnell. Säuglinge und Kleinkinder sollten einen Teelöffel pro Minute bekommen. Geben Sie dem Kind so viel und so oft, wie es annimmt. Wenn Ihr Baby es ausspuckt, versuchen Sie es mit kleineren Mengen und öfter. Erwachsene können mehr davon essen, sollten das jedoch ebenfalls in Abständen tun. Normalerweise wird Ihr Durst Ihnen die benötigte Menge anzeigen, außer es wird Ihnen übel oder Sie erbrechen.

Eine pikante Speise gegen Durchfall

Hier folgt ein weiteres wissenschaftlich fundiertes Naturheilmittel gegen Durchfall für Erwachsene – aber nicht für Kinder. Dr. Krishna C. Srivastava von der Universität Odense in Dänemark empfiehlt einen halben Teelöffel Griechisch-Heu-Samen mit Wasser dreimal am Tag und gibt bekannt, daß nach der zweiten Dosis oft bereits eine schnelle und spürbare Erleichterung eintritt. Griechisch Heu, ein in der Küche Indiens und des Nahen Ostens verwendetes Gewürz, ist nach Aussage von Dr. Srivastava seit langem als natürliches Heilmittel gegen Durchfall und gastrointestinale Spasmen bekannt.

Kann Pfeffer Durchfall verursachen?

Volks- wie Schulmedizin haben seit langem Patienten mit Darmproblemen, Durchfall eingeschlossen, davor gewarnt, Pfeffer zu essen. Die Theorie besagt, daß roter und schwarzer Pfeffer Durchfall verschlimmern, indem sie die Peristaltik, also die rhythmischen Darmbewegungen, die den Inhalt vorantreiben, beschleunigen. Das scheint aber nach neuen Forschungen von Gastroenterologen am Our Lady of Mercy Medical Center in der Bronx, New York, nicht zu stimmen. Sie haben nämlich festgestellt, daß Pfeffer die Darmbewegungen eher verlangsamt. In ihren Tests aßen normale, gesunde Versuchspersonen

Pfeffer – ungefähr einen Teelöffel roten Cayennepfeffer oder dreiviertel Teelöffel schwarzen Pfeffer in Form von Kapseln. Wie die Messungen der Darmaktivität zeigten, stimulierte der Pfeffer bei allen sechzehn Personen die Peristaltik und den Antrieb zum Stuhlgang keineswegs. Bei den meisten Testpersonen *verzögerte* der Pfeffer vielmehr den Durchgang des Inhalts durch den Darm. Das bedeutet nun zwar nicht, daß Sie Pfeffer einnehmen sollten, um Durchfall zu mildern, aber Pfeffer scheint jedenfalls nicht schädlich zu sein.

In Schweden bekommt man Heidelbeersuppe

Für die Behandlung von Durchfall bei Kindern verordnen schwedische Ärzte und Großmütter seit langem getrocknete Heidelbeeren, die normalerweise zu einer Suppe bereitet werden. Die normale therapeutische Menge: 9 bis 10 Gramm getrocknete Heidelbeeren. Heidelbeeren enthalten viele Anthocyanoside, die die Bakterien abtöten, darunter auch E. coli, eine gewöhnliche Ursache von Diarrhö. Schwarze Johannisbeeren sind ebenfalls reich an chemischen Verbindungen gegen Durchfall. Was in Schweden unter dem Namen Pecarin als Mittel gegen Durchfall verkauft wird, ist im Grunde ein Extrakt von schwarzen Johannisbeeren, der aus der getrockneten Haut der Beeren hergestellt wird. Er hat sich in Untersuchungen bei Menschen als wirksam gegen gastrointestinale Infektionen erwiesen.

Das risikolose Nahrungsmittel: Joghurt

Welches Nahrungsmittel ist zur Vorbeugung gegen Durchfall das sicherste? Joghurt – zu dem Ergebnis führten Untersuchungen von Dr. Dennis Savajano und Dr. Michael Levitt von der University of Minnesota. Joghurt ist ein sicheres Mittel, weil es unwahrscheinlich ist, daß es die Bazillen enthält, die Durchfall verursachen. Wenn die zwei Forscher Joghurtkulturen zusammen mit dem Haupterreger von Durchfall bei Reisenden – verschiedene Spuren von E.-coli-Bakterien – in Reagenzgläser steckten, starben die infektiösen Bazillen oder wuchsen nicht weiter. In Milch und in Brühe dagegen gediehen sie wie verrückt. Wie die Autoren der Studie bemerken, rührt die Verwendung von Joghurt statt Milch in vielen unterentwickelten Ländern von der langjährigen Erfahrung, daß Joghurt im Unterschied zu Milch keinen Durchfall verursacht.

Aber auch in den USA kann Joghurt, wenn regelmäßig eingenommen, Durchfall vorbeugen. Das demonstrieren Studien der University of California in Davis. Dr. Georges Halpem stellte fest, daß gesunde Leute, die 170 Gramm

Joghurt pro Tag aßen, während des Jahres weniger Anfälle von Durchfall hatten.

Joghurt kann auch helfen, von diarrhöischen Infektionen schneller zu genesen, sagt Dr. Levitt. Die bakteriellen Kulturen im Joghurt erzeugen Milchsäure im Darm. Die macht den Darm saurer, und auf diese Weise wird verhindert, daß die infektiösen Bakterien überleben und gedeihen.

Wie wirksam Joghurt gegen Durchfall ist, kommt ganz auf die Natur seiner bakterischen Kulturen an. Einige Joghurtkulturen sind besser als andere. Zum Beispiel haben Professor Sherwood Gorbach und Professor Barry Goldin an der Tufts University mit einer besonderen Art von Bakterien namens *Lactobacillus GG* einen neuen Joghurt erzeugt, der besonders dazu bestimmt ist, Durchfall zu behandeln und vorzubeugen. Der Joghurt wurde getestet und in Finnland auf den Markt gebracht. Wie Untersuchungen zeigen, wurden Säuglinge, die wegen starken Durchfalls ins Krankenhaus eingewiesen worden waren und diesen Joghurt zu essen bekamen, um 30 Prozent schneller gesund. In einer Untersuchung an Touristen in der Türkei schützte Joghurt mit *Lactobacillus GG* die Reisenden um 40 Prozent gegen Durchfall.

Auch Patienten mit dem Antibiotikum Erythromycin litten weniger an Durchfall, Magenschmerzen, Blähungen und anderen Darmbeschwerden, wenn sie eine halbe Tasse Joghurt pro Tag aßen. Dr. Gorbach erklärt, daß der *Lactobacillus-GG*-Joghurt im Gegensatz zu anderen Joghurtarten mehrere Tage lang im Darmtrakt des Menschen überlebt und eine antimikrobische Substanz erzeugt, die wie ein Antibiotikum wirkt. Dr. Gorbach rechnet damit, daß dieser Joghurt in der ganzen Welt auf den Markt gebracht werden wird.

Anmerkung: Wenn Joghurt erhitzt wurde, tötet er die E.-coli-Bakterien nicht mehr, kann sie jedoch immer noch davon abhalten, sich zu multiplizieren.

Durchfall auf Reisen, ein besonderes Erlebnis

Es ist eine böse Geschichte, die dem Glück einer Reise im Ausland ein jähes Ende bereiten kann – der sogenannte Reisedurchfall. Er trifft 30 bis 50 Prozent aller Besucher von Entwicklungsländern in Lateinamerika, Afrika, im Nahen Osten und in Asien. Der Durchfall tritt rasch auf, normalerweise während der ersten Woche nach der Ankunft, und verursacht häufig Bauchkrämpfe mit Übelkeit und Unwohlsein. Die mit Abstand geläufigste bakterische Ursache dieser internationalen Beschwerde ist *Escherichia coli* oder *E. coli.* Sie ist für mindestens die Hälfte aller Fälle verantwortlich.

Man infiziert sich mit dieser Bakterie aus durch Kot kontaminiertem Wasser oder Lebensmitteln – häufig von frischen rohen grünen Gemüsen, Obst mit

Schale, ungekochtem oder schlecht aufbewahrtem Fleisch und rohen Meeresfrüchten.

Um dem Reisedurchfall vorzubeugen, sollten Sie trinken: nur Getränke in Flaschen, Getränke, die wie Tee und Kaffee mit gekochtem Wasser zubereitet werden. Und Sie sollten auch nur gekochte Gerichte und geschältes Obst essen. Zu vermeiden sind unpasteurisierte Milchprodukte, Leitungswasser, Eiswürfel, Lebensmittel von Straßenhändlern und rohe Salate. Joghurt ist zu empfehlen. Wenn Sie das örtliche Wasser trinken, dann aber nur, nachdem Sie es fünf Minuten lang gekocht oder mit Jod- oder Chlorpräparaten versetzt haben.

Mißgeschick in Portugal: Kohlensäurehaltiges Wasser war die Rettung

Wenn Sie ins Ausland reisen, wählen Sie kohlensäurehaltiges Wasser in Flaschen, und meiden Sie einfaches Wasser in Flaschen. Die Behandlung mit Kohlensäure macht das Wasser sauer genug, um die meisten Mikroorganismen inklusive Durchfallerreger abzutöten. Das ist auch der Grund, weshalb kohlensäurehaltiges Wasser Sie vor Infektionsdurchfall zu schützen vermag, wie Dr. David Sack, Assistenzprofessor der Medizin an der Johns Hopkins University, meint.

Ein Beispiel: Dr. Sack erzählt von einem Ausbruch von Cholera Mitte der siebziger Jahre, der dann auf eine Abfüllanlage zurückverfolgt wurde, wo kohlensäurehaltiges und nichtkohlensäurehaltiges Wasser in Flaschen abgefüllt wurde. Eine spätere Untersuchung ergab, daß die Cholera nur Menschen befallen hatte, die das nichtkohlensäurehaltige Wasser tranken. Anscheinend hat die Kohlensäure die anderen vor der Ansteckung bewahrt.

Wenn Sie Reisedurchfall bekommen, so tun Sie genau das gleiche wie bei anderen Arten von Durchfall: Essen Sie weiterhin. Trinken Sie koffeinfreie, zuckerfreie kohlensäurehaltige Getränke, und halten Sie sich an einheimische, stärkereiche Gerichte wie Kartoffel-, Reis- oder Linsensuppe. Eine Hühnersuppe mit Nudeln ist, sofern nicht zu stark gesalzen, immer das richtige, meint Dr. Sack. Gesalzene Crackers, Bananen, Reis und Toast sind ebenfalls ratsam. Meiden Sie Milch, Koffein, fettige Gerichte und alle Arten von Ballaststoffen.

Sauer gewordene Milch

Prüfen Sie, ob Ihr Durchfall nicht von Kuhmilch verursacht ist. Kuhmilch ist nämlich bei Menschen aller Altersstufen eine nicht erkannte, aber ganz gewöhnliche Durchfallursache. »Allergie auf Kuhmilch ist eine Hauptursache von chronischem Durchfall und mangelndem Gedeihen im Säuglingsalter«, berichtet Dr. Richard A. Schreiber, ein pädiatrischer Gastroenterologe am Massachusetts General Hospital in Boston.

Durchfall kann in jedem Alter durch die Unfähigkeit bedingt sein, Milchzukker zu verdauen – man spricht dann von Laktoseunverträglichkeit. Säuglinge reagieren außerdem empfindlich auf Proteine in Milch. Joghurt ist davon nicht ausgenommen. Seien Sie besonders mißtrauisch gegenüber von Milch verursachtem Durchfall bei »risikobelasteten« Säuglingen, in deren engstem Familienkreis Allergien vorkommen. Gemäß einer Forschungsstudie hatten 36 Prozent solcher Säuglinge bei Ernährung mit Milchpräparaten Allergien, unter anderem auch Durchfall und sonstige gastrointestinale Störungen und sogar keuchenden Atem und Hautausschläge. An Allergien und Durchfall litt auch fast die gleiche Prozentzahl von Säuglingen, die mit Sojapräparaten ernährt wurden. Für dieses Problem gibt es zwei Lösungen: entweder Stillen oder eine Ernährung mit Präparaten ohne gefährliche Proteine. Wenn Sie Ihr Baby stillen, ist es wesentlich weniger wahrscheinlich, daß es Durchfall und Allergien bekommt.

Schnellwirkende Mittel gegen Durchfall bei Kindern

- Einen Säugling, der einen akuten Durchfallanfall hat, sollten Sie weiterhin stillen.
- Achten Sie bei mit Milchpräparaten ernährten Babys sorgfältig auf Symptome von Laktoseintoleranz, die Durchfall verursacht. Überlegen Sie, ob Sie ein besonderes Präparat wählen sollten, in dem das Protein neutralisiert ist. Konsultieren Sie Ihren Kinderarzt.
- Geben Sie Säuglingen und Kindern unter fünf Jahren Rehydratationsflüssigkeiten, die in Apotheken erhältlich sind. Sie können solche Flüssigkeit auch durch die Getreidesuppe ersetzen (siehe Seite 129 f.).
- Geben Sie Kindern mit Durchfall stärkehaltige, leichte Nahrungsmittel wie Reissuppen und verdünnte gekochte Getreideflocken.

Was Sie tun sollten, wenn Milch Durchfall verursacht

- Bei einem mit Kuhmilchpräparat ernährten Säugling sollten Sie für eine Woche aufhören, ihm diese Milch zu reichen. Sie können sie durch ein

Sojapräparat ersetzen. Es gibt allerdings viele Kleinkinder, die Sojanahrungsmittel nicht vertragen. Es ist ratsamer, sie durch ein im Handel erhältliches, mit Kasein hydrolisiertes Präparat zu ersetzen, in dem das Milchprotein, das den Durchfall verursacht hat, neutralisiert wird.

- Wenn Sie ein Baby mit Durchfall stillen, sollten Sie selber für einige Zeit keine Milch trinken. (Sie können einen Kalziumzusatz einnehmen.) Es könnte sonst sein, daß Ihre Muttermilch die durchfallverursachenden Stoffe auf den Säugling überträgt. Das geschieht häufig. Es ist dank verschiedener Untersuchungen erwiesen, daß Durchfall und andere gastrointestinale Symptome oft völlig verschwinden, wenn die stillende Mutter keine Milchprodukte mehr ißt.
- Kinder oder Erwachsene mit chronischem Durchfall können für ein paar Wochen oder mehr eine laktosefreie Diät befolgen. Vor allem sollte man Milch, Käse und Eiskrem meiden. Joghurt kann empfohlen werden, sollte aber nicht eiskalt gegessen werden. Wenn der Durchfall daraufhin nachläßt, wurde er wahrscheinlich teilweise durch eine Milchintoleranz verursacht (vgl. das Kapitel über Laktoseintoleranz, Seite 148 bis 150).

Joghurt ist nichts für Säuglinge

Joghurt kann bei älteren Kindern und Erwachsenen Durchfall und besonders Reisedurchfall vorbeugen und eventuell heilen. Experten empfehlen jedoch, Joghurt nicht an Kleinkinder unter einem Jahr zu geben. Selbst wenn das in mitteleuropäischen und mediterranen Ländern allgemein üblich ist, sollte bedacht werden, daß die Proteine im Joghurt oder in der Milch Reaktionen verursachen können, die im späteren Leben Durchfall, Schlaflosigkeit, Kolik und sogar Haut- und Atemallergien auslösen.

Was Kleinkinder schafft: Fruchtsäfte

Wenn Ihr Baby oder Kleinkind ständig (länger als zwei Wochen) Durchfall hat, so denken Sie an Fruchtsäfte als möglichen Urheber. Ungefähr 15 Prozent aller Kleinkinder leiden an »chronischem, nichtspezifischem Durchfall«. Und viele von ihnen erholen sich wie durch ein Wunder, wenn sie keinen Fruchtsaft – Apfel-, Birnen- und Traubensaft – mehr trinken. In einer holländischen Studie wurden Kinder im Alter zwischen 14 und 25 Monaten sofort von chronischem Durchfall geheilt, wenn sie keinen Apfelsaft mehr zu trinken bekamen.

Dr. Jeffrey Hyams und seine Kollegen am University of Connecticut Health Center stellten das gleiche für Birnen- und Traubensaft fest.

Die Säfte enthalten hohe Konzentrationen von Fruchtzuckern, insbesondere Sorbit und Fruktose, die bei empfindlichen Kleinkindern Durchfall verursachen, weil sie komplett verdaut werden. Laut Forschungsuntersuchungen haben zwei von drei Kindern Schwierigkeiten, solche Fruchtzucker zu absorbieren. Infolgedessen treiben sich die Zucker im Dickdarm herum, wo sie von Bakterien angegriffen werden und Fermentation, Durchfall, Blähungen und schmerzhafte Darmkrämpfe verursachen.

Das Allerschlimmste ist in diesem Zusammenhang Experten zufolge der Apfelsaft, weil er besonders reich an Fruktose und Sorbit ist. Birnensaft und weißer Traubensaft folgen. Dabei macht Apfelsaft ungefähr die Hälfte aller Säfte aus, die Kinder unter sechs Jahren trinken. Der problemloseste Saft, der bei Säuglingen und Kleinkindern am wenigsten chronischen Durchfall verursacht, ist Orangensaft. So behauptet ein Komitee von Professoren der Kinderheilkunde im »Journal of Pediatrics«. Orangensaft enthält wenig Fruktose und kein Sorbit.

Das Gute an diesen Erkenntnissen ist folgendes: Man löst das Problem einfach dadurch, daß man den schädlichen Saft reduziert oder ganz beiseite läßt. Dann stellt sich ein normaler Stuhlgang bereits nach ein paar Wochen wieder her. Und die meisten Kinder wachsen mit vier Jahren aus der Disposition zum Durchfall heraus.

Übliche Durchfallursachen

- Kuhmilch,
- Kaffee,
- Süßstoffe mit Sorbit,
- Fruchtsäfte.

Eine Diätsüßigkeit zuviel

Diabetiker und Diätfanatiker – Achtung! Wenn Sie aus unerklärlichen Gründen Durchfall bekommen, so könnte es daran liegen, daß Sie zuviel Sorbit eingenommen haben, einen natürlichen Ersatzzucker in diätetischen Süßigkeiten, zuckerfreien Kaugummis und konservierten Lebensmitteln. Sorbit ist ein medizinisch anerkanntes leichtes Abführmittel. Kein Wunder, wenn schon ein paar mit Sorbit gesüßte Bonbons im Darmtrakt Schaden verursachen bei Menschen, die ihn nicht vollständig zu absorbieren vermögen. Einer Forschungsstudie zufolge gilt das aber für 41 Prozent aller gesunden Erwachsenen.

Und man braucht davon gar nicht viel. Bei einer Testuntersuchung verursachte eine Dosis Sorbit, die vier oder fünf mit Sorbit gesüßten Minzbonbons entsprach, bei 75 Prozent der Versuchspersonen Bauchschmerzen, Blähungen und Durchfall. Die Beschwerden begannen in einem Zeitraum von dreißig Minuten bis dreieinhalb Stunden nach dem Genuß des sorbithaltigen Getränks. Auf das Problem wurde 1966 ein Arzt aufmerksam, als er – als erster – bemerkte, daß ein Baby Durchfall hatte, nachdem es diätetische Süßigkeiten gegessen hatte.

Sorbit ist auch in Obst vorhanden, besonders in Kirschen, Birnen und Pflaumen, normalerweise aber nicht in einer so großen Konzentration, um abführend zu sein. Man müßte, wie ein Experte berichtet, 100 Gramm Kirschen essen, um sich die gleiche Menge Sorbit zuzuführen, die in einem einzigen mit Sorbit gesüßten Minzbonbon enthalten ist.

Probleme mit Kaffee

Wenn Sie an chronischem Durchfall leiden, sollten Sie für einige Tage auf Kaffee verzichten und beobachten, ob dann Ihr Durchfall verschwindet. Kaffee ist eine gewöhnliche Ursache von Durchfall bei Leuten mit empfindlichem Dickdarm. Nach englischen Untersuchungen kann bei einem Drittel der Bevölkerung sogar eine einzige Tasse Kaffee mit oder ohne Koffein Muskelkontraktionen im Darm verursachen. Obendrein ist Koffein ein harntreibendes Mittel, das dazu neigt, den Körper der Flüssigkeiten zu berauben, die er bei Diarrhö besonders nötig hat. Insofern kann Kaffee Durchfall verursachen oder verschlimmern.

Zuviel Gebäck kann schaden

Faser ist bei vielen Beschwerden ein phantastisches Heilmittel. Sie kann aber, wenn man übertreibt, Durchfall verursachen, wie im »New England Journal of Medicine« nachzulesen ist. Ein 64 Jahre alter Arzt, der sein Leben lang regelmäßig einmal am Tag Stuhlgang hatte, bekam plötzlich recht explosive Anfälle von Durchfall, die sich auf für ihn peinliche Weise zwei- oder dreimal am Tag gänzlich unerwartet einstellten. Die Durchfälle hatten, wie schließlich entdeckt wurde, mit der Gewohnheit des Arztes begonnen, während Personalkonferenzen im Krankenhaus »stark wirkendes« Kleiegebäck zu essen.

Er gab den Verzehr des faserreichen Gebäcks auf, und zwei oder drei Tage danach war sein Durchfall vorbei.

Was man bei Magenverstimmungen essen sollte

Alle Menschen leiden gelegentlich an verstimmtem Magen - saurem Magen, Übelkeit, See-, Luft- und Autokrankheit oder unter Darmparasiten. Der Schmerz und das Unwohlsein sind normalerweise von kurzer Dauer und nicht gravierend. Da Magenbeschwerden sehr gewöhnlich sind, kennt die Volksheilkunde eine lange Liste von Behandlungsmethoden, die bis ins alte China und nach Babylonien zurückreichen. Als bestes altes Heilmittel gegen Übelkeit gilt beispielsweise Ingwer. Es ist heutzutage noch immer die beste Naturmedizin gegen Brechreiz.

Die Bananenkur

Es fühlt sich an wie ein Geschwür. Die Untersuchungen sprechen jedoch dagegen. Man könnte die Sache als Magenverstimmung bezeichnen; die Ärzte haben dafür jedoch einen anderen Namen - Gastroenteritis. Das heißt, man hat episodisch andauernde Magenbeschwerden, manchmal in Verbindung mit Bauchschmerzen und Übelkeit, oft nach dem Essen. Doch niemand weiß, was sie verursacht. Die letzten Erkenntnisse schreiben sie einem extrem »empfindlichen« Magen zu.

Bananen könnten helfen. Dieses alte Volksheilmittel gegen Magenverstimmung wehrt Gastroenteritis ab. Eine Untersuchung indianischer Forscher bei 46 Patienten hat es bestätigt. Die Hälfte der Leidenden nahm über acht Wochen täglich Bananenpuder in Kapseln ein. 50 Prozent der Testpersonen wurden *völlig* befreit, 25 Prozent teilweise und 25 Prozent gar nicht. Im Gegensatz dazu erklärten 20 Prozent der Gruppe, die Placebokapseln einnahmen, daß es ihrem Magen besserging. Die Bananen waren viermal wirkungsvoller als das Placebo. »Wenn Ihr Probleme mit dem Magen habt, dann eßt eine Banane täglich, und ihr bleibt gesund!« empfiehlt Dr. Ronald Hoffman, Autor des Buches »Seven Weeks to a Settled Stomach«.

Andererseits sollten Sie nicht zuviel Kaffee trinken, ob mit oder ohne

Koffein. Forscher der University of Michigan behaupten, daß Kaffee Gastroenteritis verursachen kann. Ihre Untersuchung an 55 Personen mit diesem Problem zeigte, daß die Hälfte unter Verdauungsbeschwerden litten, nachdem sie mindestens zwei Tassen Kaffee pro Tag tranken. Sogar koffeinfreier Kaffee verursachte Magenverstimmung. »Es könnte die Säure sein«, deuteten die Forscher an.

Magenschmerzen – mögliche Erreger in der Nahrung

Welche Nahrungsmittel könnten Magenschmerzen oder auch nur leichte Beschwerden verursachen? Diese Frage stellten sich deutsche Wissenschaftler an einem Krankenhaus in München, und sie haben folgendes herausgefunden: Normale gesunde Personen neigten eher dazu, auf Mayonnaise, Kohl, fritierte und gesalzene Gerichte zu reagieren. Die an Gastroenteritis (ohne Geschwüre) leidenden Personen bekamen Magenschmerzen bei Kaffee, Fleisch, fritierten Gerichten, kohlensäurehaltigen Getränken und Fruchtsäften. Die an Gastroenteritis leidenden Personen mit Geschwüren hatten die schmerzhaftesten Reaktionen auf Kaffee, kohlensäurehaltige Getränke, Mayonnaise und Fruchtsäfte.

Saurer Magen: Was soll man essen und was meiden?

Falls Sie einen sauren Magen haben, versuchen Sie es mit einer halben Tasse gekochtem Reis, der als Antiacidum wirkt, wie Dr. Ara H. DerMarderosian, Professor für Pharmakologie und medizinische Chemie am Philadelphia College of Pharmacy and Science, empfiehlt. Reis ist ein komplexes Kohlehydrat, das ein Übermaß an Magensäuren stillegt, und für den Magen besonders bekömmlich.

Andere Studien haben zu der Erkenntnis geführt, daß getrocknete Bohnen, besonders weiße und rote Bohnen, wie auch kleinere Mengen von Mais dazu angetan sind, die Magensäure zu neutralisieren. Auch Tofu (geronnene Sojamilch) ist laut der Forschung ein sehr gutes Mittel gegen Magensäure.

Andere komplexe Kohlehydrate wie Brot können Säure im Magen beruhigen helfen, erklärt Dr. DerMarderosian. Er warnt jedoch davor zu übertreiben. Ein Zuviel an Nahrung, ganz gleich was, stimuliert den Magen, mehr Säure zu produzieren, die für die Verdauung notwendig ist.

Dagegen sollten Sie, wenn Sie einen sauren Magen haben, die nachstehenden Getränke meiden. Sie alle haben wissenschaftlichen Tests zufolge die böse Eigenschaft, die Produktion von Magensäure anzuregen: Bier, Wein, Milch,

Kaffee (mit oder ohne Koffein), Tee mit Koffein, 7-Up, Coca-Cola. Nach deutschen Untersuchungen ist Bier am schlimmsten. Das Biertrinken verdoppelte binnen einer Stunde beinahe die Magensäure. Milch täuscht: Sie scheint die Magenschmerzen zu lindern, hat jedoch in Wirklichkeit eine Bumerangwirkung und fördert die Sekretion von nur noch mehr Magensäure.

Ein Supermittel gegen Übelkeit – Ingwer

Es wirkt tatsächlich. Das Merkwürdige – als Ingwer wissenschaftlich getestet wurde, wirkte er genauso gut oder sogar noch besser als einige moderne Medikamente gegen Reisekrankheiten, postoperative Übelkeit und einfache Übelkeit. Und im Gegensatz zu Medikamenten hat Ingwer keine Nebenwirkungen, nicht einmal Schläfrigkeit, weil er nicht über das Nervensystem wirkt. Daß Ingwer ein exzellentes Antiemetikum ist, wurde jetzt durch mindestens drei Forschungsstudien unter Beweis gestellt.

Die erste, klassische Studie des Psychologen Dr. Daniel B. Mowrey aus Utah entdeckte, daß Ingwer besser wirkte als das gewöhnliche Heilmittel gegen Reisekrankheiten, als er Versuchspersonen auf drehende Stühle setzte, bis ihnen übel wurde. Keine der Personen, die 100 Milligramm des amerikanischen Medikaments Dramamin eingenommen hatten, hielt es länger als sechs Minuten im drehenden Stuhl aus, ohne daß ihr übel wurde und sie erbrach. Von den Personen, die einen halben Teelöffel gemahlenen Ingwer einnahmen, konnte jedoch die Hälfte über sechs Minuten lang den Wirbel ertragen.

Eine Untersuchung mit achtzig Kadetten der dänischen Marine auf rauher See demonstrierte, daß alle, die Ingwerkapseln – das Äquivalent von einem knappen halben Teelöffel gemahlenem Ingwer – einnahmen, die Seekrankheit besser abwehren konnten als diejenigen, welche ein Placebo bekamen. Die Forscher konstatierten, daß Ingwer bei 72 Prozent der Kadetten das Erbrechen unterdrückt und daß er insgesamt 38 Prozent gegen Seekrankheit schützte. Die Wirkung setzte innerhalb von 25 Minuten nach Einnehmen des Ingwers ein und dauerte ungefähr vier Stunden lang an.

Ingwer zählt zu den besten Mitteln gegen die häufige Übelkeit nach der Narkose einer Operation. Postoperative Übelkeit hat trotz der Einführung von neuen Medikamenten zu ihrer Linderung ein halbes Jahrhundert fortgedauert, berichtet der britische Arzt M. E. Bone vom St. Bartholomew's Hospital in London. Er testete den Ingwer zusammen mit seinen Kollegen in einem Doppelblindversuch an sechzig Frauen, an denen ernsthafte gynäkologische Operationen vorgenommen worden waren. Das Medikament, der Ingwer oder das Placebo, wurde vor der Operation spezifischen Gruppen von Patientinnen verabreicht. Dr. Bone schloß, daß eine orale Dosis von einem halben Gramm Ingwer (ein Drittel eines Teelöffels) »bessere Resultate erzielte als 10 Milligramm von gespritzter Metoclopramide«, einem üblichen Antiemetikum.

Der wichtigste Pluspunkt des Ingwers ist der Mangel an Nebenwirkungen. Wie Dr. Bone ausführte, verwenden Chirurgen moderne Medikamente nicht gern gegen postoperative Übelkeit wegen deren Nebenwirkungen: »Da könnte Ingwer die Lösung des Problems bringen«, sagt er. Da Ingwer keine bekannten Nebenwirkungen hat, könnte er nach Meinung einiger Experten auch vor Operationen in großem Umfang prophylaktisch eingesetzt werden.

Laut Dr. Jim Duke, der als medizinischer Botaniker im amerikanischen Landwirtschaftsministerium tätig ist, enthalten auch Ingwerschnaps und Ginger-ale ausreichend Ingwer, um gegen leichte Übelkeit wirksam zu sein.

Dr. Kochs Ernährungstips gegen Übelkeit

Professor Dr. Kenneth L. Koch, ein Gastroenterologe am Hershey Medical Center der Pennsylvania State University, der sich auf die Erforschung von Übelkeit spezialisiert hat, untersuchte Hunderte von Patienten, die unter chronischer Übelkeit leiden. »Wenn man unter Übelkeit oder Erbrechen leidet, ist es äußerst wichtig, was man ißt oder trinkt«, sagt Dr. Koch. Sie finden hier seine Empfehlungen, die auf seinen umfassenden Recherchen und seiner klinischen Erfahrung basieren.

Zur Beruhigung des Magens ist es angebracht, klare Flüssigkeiten zu trinken. Die erste Regel lautete: 60 bis 90 Gramm langsam und in kleinen Schlucken zu trinken. Vergessen Sie es nie - ganz langsam. Die Getränke, die Dr. Koch seinen Patienten bei Übelkeit besonders gern empfiehlt, sind warme und gesalzene Brühen. »Sie sind für den Magen äußerst bekömmlich. Salz ist besonders gut, um nach Erbrechen Elektrolyte wiederherzustellen, damit Sie nicht dehydriert werden.«

Meiden Sie Säfte, und ganz besonders Zitrussäfte. »Wenn der Magen wegen Übelkeit oder Reisekrankheit verdorben ist, würde ich ihn nicht mit Zitrussäuren belasten. Sie reizen zu sehr auf«, gibt Dr. Koch zu bedenken.

Warme oder kalte Flüssigkeit? Viele Menschen entscheiden sich für warme Getränke, weil sie lindernder sind, wenn ihr Magen nicht auf der Höhe ist, aber Dr. Koch sagt: »Das spielt keine Rolle. Es ist nämlich nachgewiesen, daß etwas Kaltes nach dem Trinken sehr schnell die Körpertemperatur erreicht.« Sie haben also die Wahl - was immer Ihnen persönlich am besten paßt.

Wenn Sie kohlensäurehaltige Getränke wie Coca-Cola und Limonade trinken wollen, sollten Sie abwarten, bis sie nicht mehr sprudeln. Das Gas könnte

Ihren Magen dehnen und noch mehr reizen. Das Schäumen könnte auch Rülpser verursachen und wahrscheinlich auch sauren Reflux und Sodbrennen. »Die Reaktion der Kohlensäuren ist ein potentiell verschärfender Faktor«, berichtet Dr. Koch.

Gibt es einen magischen Wirkstoff in Coca-Cola-Sirup, einem alten Hausheilmittel? Dr. Koch hat eine durch Gegenversuche kontrollierte Untersuchung von einem auf Cola basierendem, rezeptfreien Sirup namens Emetrol durchgeführt. Er verabreichte ihn Personen, die Übelkeit verspürten, wie auch Frauen, die während der Schwangerschaft an morgendlicher Übelkeit litten. »Der Sirup dämpfte die Übelkeit in keiner Weise. Wir fanden sogar heraus, daß er die Übelkeit oft noch verstärkte«, schloß er. Als wahrscheinlichen Grund dafür betrachtet er die starke Zuckerung. Dr. Koch meint allerdings, daß Cola-Sirup Erbrechen lindern helfen könnte, weil die schweren Zuckersorten den Magen eventuell entspannen.

Sollte man Tee trinken? Unbedingt. »Tee scheint auf viele, viele Menschen sehr besänftigend zu wirken; ich weiß nicht, ob da die Wärme wirkt oder etwas im Tee«, erklärt Dr. Koch.

Kaffee? »Nein. Ich glaube, daß die meisten Leute mit Kaffee Probleme haben würden.« Manchen unter Übelkeit Leidenden geht es auch nach dem Trinken von einfachem Leitungswasser noch schlechter.

Narrensichere Heilmittel gegen Blähungen

Häufigste Gaserzeuger: Milch · Bohnen.
Nahrungsmittel, die Blähungen bekämpfen könnten: Ingwer · Knoblauch · Pfefferminze.

Alle Menschen haben Blähungen. Wenn Sie ohne Blähungen wären – der normale Mensch läßt 14mal am Tag Gas ab –, wären Sie nicht mehr am Leben. Eine zu große Ansammlung von Gas im Darmtrakt – oder Flatulenz (vom Lateinischen *flatus*, Wind) – ist eine alte, universelle Beschwerde. Eine ganze Menge von natürlichen Heilmitteln, die sogenannten Karminativa wie beispielsweise Pfefferminz, werden dagegen aufgeboten, die das Gas ausstoßen helfen. Es sind normalerweise die gleichen Nahrungsmittel, nach denen Sie rülpsen. Zuviel Gas kann unangenehm sein, manchmal schmerzhaft und gesellschaftlich peinlich. Aber es ist selten Zeichen einer ernsten Krankheit, versichert Dr. Michael Levitt von der University of Minnesota, der durch seine Forschungsarbeiten international als Kapazität in Fragen der Flatulenz anerkannt ist. Sollten Blähungen Sie jedoch stören, dann halten Sie sie am besten mittels Diät unter Kontrolle.

Wie Nahrung Blähungen verursacht

Wenn Sie Kohlehydrate essen – Zucker, Stärke und Faser –, wird ein großer Teil von ihnen im Magen oder im Dünndarm nicht völlig absorbiert oder verdaut. Der Rückstand landet dann im Dickdarm, der Heimat hungriger, harmloser Bakterienkolonien, die sich an den Überresten gütlich tun. Dieser Fermentierungsprozeß befreit gemischte Gase, die meistens geruchlos sind, obwohl manche so stark riechen, daß die menschliche Nase sie in einem Verhältnis von hundert Teilen zu einer Million Teilen Luft entdecken kann. Die Menge des erzeugten Gases ist individuell sehr verschieden.

Sie finden nachstehend die bei den meisten Menschen produktivsten Gaserzeuger:

- Der bekannteste allgemeine Gaserzeuger ist die Familie der oligosacchariden Zuckersorten, insbesondere Raffinose, die in Bohnen stark konzentriert auftritt, in anderen Gemüsen viel weniger. Sie erreichen den Dickdarm deshalb in großen Mengen, weil den Menschen zu ihrer vollständigen Verdauung das geeignete Enzym (Alpha-Galactosidase) fehlt. Bei einer Studie stellte sich übrigens heraus, daß Baked Beans die Menge von befreitem Gas um das Zwölffache steigern.
- Laktose, ein Zucker in der Milch, ist ein anderer großer Gaserzeuger für viele Menschen, die das Enzym Laktase nicht besitzen, das zur Verdauung von Milchzucker notwendig ist. Diese Menschen haben »Laktoseintoleranz«. In einer Studie über Menschen mit Laktoseintoleranz erhöhten zwei Tassen Milch die Menge von befreitem Gas um das Achtfache.
- Lösliche Faser wie die in Haferkleie (Beta-Glucans) und Äpfeln (Pektin) erreicht häufig den Dickdarm und wird Futter für gasproduzierende Bakterien. Bei einem Test erhöhte ein Viertelliter Apfelsaft den Gasausstoß um das Vierfache.
- Kleinere Mengen von Stärke können den Magen und den Dünndarm intakt verlassen und werden im Dickdarm Futter für Bakterien. Das bedeutet, daß fast alle stärkehaltigen Nahrungsmittel - Weizen, Haferkleie, Kartoffeln, Mais und sogar Brot oder Pasta, die aus weißem Mehl hergestellt worden sind - manchmal Gas erzeugen können, berichtet Dr. John Bond, ein Flatulenzforscher an der University of Minnesota. Unter Kohlehydraten verursacht ihm zufolge Reis mit größter Wahrscheinlichkeit am wenigsten Gas.

Wieviel Wind kommt von der Kuh?

Sind Sie auf der Suche nach dem Bösewicht, der bei Ihnen Wind verursacht? Dann achten Sie auf Milch und Milchprodukte (außer Joghurt). Überraschenderweise sind in unserem Land nicht Bohnen, sondern Milchprodukte die Hauptursache von Flatulenz, erklärt Dr. Levitt. Der Grund ist einfach - unterschiedliche Grade von größtenteils unvermuteter Laktoseintoleranz. Sie könnten, ohne es zu wissen, unter milder bis gravierender Laktoseintoleranz leiden. Ein Anzeichen sind jedoch viele Blähungen nach dem Trinken von Milch oder dem Essen von Milchprodukten, Joghurt ausgenommen: Dr. Levitts Tests zeigten, daß Joghurt kein Gas verursacht (mehr Details im Kapitel über Laktoseintoleranz siehe Seite 148ff.).

Ganz infame Windmacher

Selbst wenn der Mensch individuell verschieden reagiert, könnten die folgenden Nahrungsmittel am meisten Gas erzeugen, wie im »Environmental Nutrition« berichtet wird:
Starke Erzeuger: Brokkoli, Kohlsprossen, Kohl, Blumenkohl, getrocknete Bohnen und Erbsen, Milch und Milchprodukte (bei Menschen, die Probleme haben, den natürlichen Zucker in Milch zu verdauen), Zwiebeln, gelbe Kohlrüben, Sojabohnen, weiße Rüben.
Mäßige Erzeuger: Äpfel, Bananen, Brot und Brotprodukte (einschließlich Hefegebäck), Karotten, Sellerie, Auberginen.
Geringe Erzeuger: Eier, Fisch, Öle, Geflügel, Reis.

Wie Sie Ihr persönliches Windproblem identifizieren

Wenn Sie die nötige Geduld und Ausdauer sowie hinreichend Anreiz haben, könnten Sie eventuell sämtliche Nahrungsmittel identifizieren, die bei Ihnen Gas verursachen. Nehmen Sie den Fall des Mannes, der im Alter von 28 Jahren fünf Jahre lang unter übermäßiger Flatulenz gelitten und sieben verschiedene Ärzte konsultiert hatte, die seinen Darmtrakt mit einem Endoskop untersucht und ihn alle für normal befunden hatten. Ihm wurde mitgeteilt, der Grund liege darin, daß er Luft schlucke. Ihm wurde empfohlen, langsam, mit geschlossenem Mund zu essen und den Rhythmus seines Lebens zu verlangsamen. Umsonst – und zahlreiche, verschiedene Medikamente halfen ihm auch nicht. Schließlich bekam er die endgültige Diagnose, die verrät, daß der Arzt sich geschlagen gibt: Ihm wurde eröffnet, daß sein Problem psychischer Natur sei – es gäbe es nur in seinem Kopf. Diese Diagnose akzeptierte der Mann jedoch nicht.

Statt dessen entschloß er sich, Buch zu führen – es jedesmal aufzuzeichnen, wenn er Gas abließ, und auch zu notieren, was er davor gegessen hatte. Nach einem Jahr kam er auf einen Schnitt von 34 Gasauslösungen pro Tag – 250 Prozent mehr als andere Männer seines Alters. Inzwischen war er in Behandlung bei Dr. Levitt, der ein Problem mit Milch vermutete und eine entsprechende Untersuchung vorschlug.

Zwei Tage lang durfte unser Mann nur Milch zu sich nehmen – zwei Liter pro Tag. Und tatsächlich, die Gasvorfälle schnellten in die Höhe, bis zu 141 täglich, und sogar bis zu siebzig innerhalb von vier Stunden. Der Mann erzeugte ebenfalls sehr viel Gas, wenn er zwei Tassen Milch zu den Mahlzeiten trank. Er wurde für laktoseintolerant erklärt. Als er überhaupt keine Milch mehr trank, ging seine Flatulenz drastisch zurück, für seinen Geschmack aber noch immer nicht genug. Er führte seine Untersuchungen fort und kam schließlich darauf, daß sein Problem mit Milch, Zwiebeln, Bohnen, Sellerie, Rosinen, Magerspeck und Kohlsprossen zu tun hatte.

Ihr Blähungsstundenplan

Wie lange braucht ein Nahrungsmittel im menschlichen Körper, um Blähungen zu erzeugen? Wenn ein gesunder Mensch Bohnen ißt, sollte er während der nächsten drei Stunden keine Blähungen ablassen, erklären die Experten. Nach diesen drei Stunden setzen die Blähungen ein; mit maximalem Ausstoß ist nach fünf Stunden zu rechnen. Danach geht er zurück und sollte innerhalb von sieben Stunden wieder normal sein.

Stoppen Sie Blähungen mit Ingwer und Knoblauch

Geben Sie ein wenig Knoblauch und/oder Ingwer zu ihrem Topf mit Bohnen oder anderen gaserzeugenden Gemüsen. Beide haben in der Volksmedizin den Ruf, Flatulenz zu bekämpfen. Forscher an der indischen G.B. Pant University haben diese Wirkung kürzlich bestätigt. Nachdem sie in Experimenten mit Tieren herausfanden, daß Erbsen viel Gas erzeugen, machten sie einen Test mit Hunden, die ein wenig Knoblauch oder Ingwer - in Mengen, wie sie normalerweise bei Speisen verwendet werden - mit den Erbsen bekamen. Und in der Tat, Knoblauch und Ingwer hielten die Blähungen fern, weil sie die Erbsen ihrer Fähigkeit beraubten, Gas zu erzeugen. Wenn die Hunde Erbsen mit Knoblauch oder Ingwer bekamen, war die produzierte Gasmenge nicht größer als bei Weizenflocken, die in dem Test die Nahrung mit der geringsten Gaserzeugung war. Danach bezeichneten die indischen Forscher das traditionelle Würzen von Hülsenfrüchten und Gemüsen als »wohlfundiertes Prinzip«.

Wie man Bohnen entgast

Sie können den Bohnen ihren »Flatulenzfaktor« nehmen, indem Sie sie vor dem Kochen in Wasser ziehen lassen. Das behaupten Forscher des U.S. Department of Agriculture, die nach einer besonderen Methode neun Arten von getrockneten Bohnen »blanchierten und quellen ließen«. Die entgasten Bohnen verlieren um 50 Prozent ihrer gaserzeugenden Eigenschaft. Hier finden Sie das Rezept der USDA-Forscher:

Spülen Sie die Bohnen. Geben Sie sie in kochendes Wasser, und lassen Sie sie drei Minuten lang bedeckt kochen. Lassen Sie sie danach zwei Stunden im Wasser stehen. Schütten Sie das Wasser ab, und gießen Sie Wasser mit Zimmertemperatur zu, so daß die Bohnen gerade bedeckt sind. Nach zwei Stunden schütten Sie das Wasser wieder ab. Geben Sie neues Wasser hinzu, und lassen Sie die Bohnen die ganze Nacht einweichen. Spülen Sie sie mit Wasser in Zimmertemperatur. (Eigentlich spülten die Forscher die Bohnen fünfmal; sie halten ein- oder zweimal jedoch für ausreichend.) Bedecken Sie sie mit Wasser, und lassen Sie sie 75 bis 90 Minuten lang kochen.

Diätratschläge gegen Blähungen

- Wenn Sie an Blähungen leiden, sollten Sie als Grund Laktoseintoleranz bei Milch und Milchprodukten vermuten; Joghurt ist von dem Verdacht auszunehmen.
- Hüten Sie sich vor Sorbit, einem kalorienarmen Süßstoff, der mächtig Blähungen erzeugt.
- Beobachten Sie, was Sie essen, um festzustellen, welche Nahrungsmittel Blähungen verursachen.
- Kochen Sie nach Methoden, die die Blähungen bei Bohnen auf ein Minimum reduzieren.
- Geben Sie bei gaserzeugenden Speisen Knoblauch und Ingwer hinzu.
- Wenn das Problem lästig ist, sollten Sie weniger von den Nahrungsmitteln essen, die Ihres Wissens Blähungen verursachen.

Probleme mit Milch: Laktoseintoleranz

Milchprodukte, die Schmerzen bereiten: Einfache Milch · Buttermilch · Acidophilus-Milch · Käse · Butter · Gefrorener Joghurt · Molke · alle Milchprodukte, die konservierten Lebensmitteln hinzugefügt werden.
Milchprodukte, die in Ordnung sind: Joghurt · Schokoladenmilch

Ungefähr 70 Prozent der Weltbevölkerung können keine Milch trinken und (außer Joghurt) keine Milchprodukte essen, ohne eine Magenverstimmung zu bekommen. Die Sache ist genetisch bedingt und betrifft meistens Menschen von afrikanischer, asiatischer oder mediterraner Herkunft. Sie wird durch einen Mangel an Laktase verursacht, einem Enzym, das man braucht, um Milchzukker, Laktose genannt, zu absorbieren und zu verdauen. Wenn der Milchzucker nicht verdaut wird, bleibt er im Dickdarm, fermentiert und verursacht so Leiden – Bauchschmerzen, geschwollenen Bauch, Blähungen, Durchfall –, deren Ursache manchmal nicht diagnostiziert werden kann oder die irrtümlich als ernsthafte Bauchkrankheiten angesehen werden.

»Ich kenne Hunderte von Menschen, die sich viele Jahre lang plagten und Tausende von Dollar für Untersuchungen ausgegeben haben, die Geschwüre oder Bauchkrämpfe vermuteten und denen gesagt wurde, daß sie verrückt wären. Ich sage ihnen, daß sie zwei Wochen lang keine Milchprodukte essen sollen. Das Ergebnis ist normalerweise so erstaunlich, daß es ihr ganzes Leben verändert«, berichtet Dr. David Jacobs, ein auf Ernährung, Allergien und Immunologie spezialisierter Internist in Washington, D.C.

Glauben Sie also nicht, daß Sie an einer ernsten Bauchkrankheit leiden, bis Sie die Milch als Ursache Ihrer Beschwerden ausklammern können.

Wieviel Magenverstimmung Milch verursachen kann, hängt ganz davon ab, wie ernst Ihr Laktasemangel ist. 60 bis 80 Prozent der Menschen mit Laktoseintoleranz können immerhin ein Glas Milch problemlos trinken, und etwa die Hälfte können zwei Gläser Milch trinken, berichtet der berühmte Forscher Dr. Dennis

Saviano von der University of Minnesota. Eine Untersuchung ergab, daß normale Menschen 92 Prozent der Laktose in der Milch absorbierten, daß Menschen mit Laktoseintoleranz dagegen nur um 25 bis 58 Prozent absorbierten.

Der Retter heißt Joghurt

Joghurt ist sicher, weil er vorverdaut ist. Durch eines der kleinen Wunder der Natur übernimmt die Bakterie im Joghurt die Rolle des Ihnen fehlenden Enzyms und verdaut einen großen Teil des Milchzuckers für Sie. Zwei Bakterienkulturen, *Streptococcus thermophilus* und besonders *Lactobacillus bulgaricus*, die Milch in Joghurt umwandeln, verschlingen, nach den Untersuchungen von Dr. Savaiano, während der Fermentierung einen großen Teil der Laktose der Milch und - sind sie erst einmal im Darm - viel von der noch verbliebenen Laktose. Vergewissern Sie sich, daß der Joghurt lebende Bakterienkulturen hat, soweit das bei handelsüblichem Joghurt eben der Fall ist. Tote Bakterien sind wirkungslos. Naturjoghurt besitzt mehr Antilaktosewirkung als Joghurt mit Geschmack. Buttermilch und Acidophilus-Milch, selbst wenn fermentiert, können bei den meisten Menschen genausoviel Leiden wie einfache Milch verursachen.

Intoleranztest: Wie Sie herausbekommen, ob sich die Kuh mit Ihnen nicht verträgt

Wenn Sie ahnen, daß Sie laktoseintolerant sind, verzichten Sie mindestens zwei Wochen lang auf Milch und sämtliche Milchprodukte. Kontrollieren Sie sorgfältig, daß Sie keine konservierten Lebensmittel mit verborgenen Milchprodukten verwenden. So enthält beispielsweise Molke unter allen Nahrungsmitteln am meisten Laktose und wird - wie getrocknete Milch ebenfalls - häufig konservierten Lebensmitteln beigegeben.

Wenn es Ihnen danach bessergeht und die gastrointestinalen Symptome vermindert sind, können Sie einen »Herausforderungstest« bzw. einen »Wiedereinführungstest« machen, um festzustellen, wieviel von jedem Milchprodukt Sie meiden sollen. Trinken Sie ein wenig Milch, oder essen Sie ein Stückchen Käse, und warten Sie dann zwei, drei Tage, um zu sehen, was geschieht. So lange können den Experten zufolge die Symptome von Laktoseintoleranz brauchen, um sich zu zeigen.

Ihr Arzt kann natürlich auch definitivere Tests durchführen inklusive Blutuntersuchungen und einfachen Atem-Wasserstoff-Tests, um die Laktoseintoleranz zu diagnostizieren.

Hüten Sie sich vor tiefgefrorenem Joghurt. Wenn Handelsjoghurt tiefgefroren ist, wird er nämlich manchmal wieder pasteurisiert (aufgewärmt), und das tötet die Bakterien ab. Dr. Savaiano überprüfte einmal alle Sorten von tiefgefrorenem Joghurt, die in Minneapolis und St. Paul im Handel erhältlich waren. Er entdeckte, daß »kein einziger von ihnen eine bemerkenswerte Enzymaktivität« hatte. Somit waren sie gegen Laktoseintoleranz wirkungslos. Selbst wenn für manche tiefgefrorene Joghurtsorten geltend gemacht wurde, daß sie »lebende aktive Kulturen« hätten, so waren es jedenfalls nicht genügend, um zu wirken.

Dr. Lees Schokoladenbehandlung

Versuchen Sie es mit Kakao. Wie Dr. Chong M. Lee, Professor für Nahrungswissenschaft und Ernährung an der University of Rhode Island, mitteilt, verursachte er bei den meisten laktoseintoleranten Menschen keine Störungen. Untersuchungen haben bei 51 Prozent der 35 Versuchspersonen gezeigt, daß anderthalb Löffel Kakao auf eine Tasse Milch Krämpfe, geschwollenen Bauch und sonstige Anzeichen von Laktoseintoleranz fernhielten. Sehr wahrscheinlich stimuliert Kakao Enzymaktivität. Dr. Lee fand bei Reagenzglastests heraus, daß Kakao die Laktaseaktivität um 500 bis 600 Prozent steigerte.

Hier Dr. Lees Kakaorezept:

1. Rühren Sie eineinhalb Löffel reinen Kakao und etwas Zucker (nach Wahl) oder dreieinhalb Löffel gesüßten Handelskakao in eine Tasse Milch.

2. Warten Sie nach dem Trinken zwei oder drei Tage, um zu sehen, ob eine Reaktion eintritt. Wenn Sie bei sich eine Reaktion feststellen, trinken Sie weniger Kakao, so lange, bis Sie Ihren individuellen Intoleranzgrad aufgespürt haben. Manche Menschen, die keine ganze Tasse auf einmal vertragen, kommen mit einer halben Tasse zurecht, wie Dr. Lee berichtet. Geben Sie nicht mehr Kakao hinzu. Bei Tierversuchen machte Dr. Lee außerdem die überraschende Feststellung, daß kleine Kakaoanteile die Laktaseaktivität tatsächlich besser stimulierten als große.

Befreien Sie sich vom Sodbrennen – durch Essen

Die zehn Haupterreger von Sodbrennen: Schokolade · Pfefferminz · Knoblauch · Zwiebeln · Orangensaft · Chilisauce · Tomaten · Kaffee · Alkohol.

Es wird auch als Refluxkrankheit bezeichnet, ist jedoch allgemein als Sodbrennen bekannt – ein heftiges, schmerzhaftes Gefühl in der Brust, das etwa 10 Prozent der amerikanischen Bevölkerung tagtäglich quält.

Sodbrennen entsteht im Grunde hauptsächlich durch »gastroösophagealen Reflux«, bei dem der Magensaft wieder in den unteren Teil der Speiseröhre hochkommt, wo er nicht hingehört, und Brennen und Druck unter dem Brustbein verursacht. (In manchen Fällen ist der erdrückende Schmerz so stark, daß er für einen Herzanfall gehalten wird.) Die zarte Schleimhaut der Speiseröhre ist nicht dazu geschaffen, den Kontakt mit solch scharfen Substanzen zu ertragen; so reagiert sie mit Reizung und Schmerz.

Was Sie essen, ist zweifellos ein wesentlicher – und vielleicht sogar der entscheidende – Faktor dafür, ob es zu Sodbrennen kommt oder nicht, wie ernst es wird und ob es mit den Jahren schlimmer wird. Es könnte durchaus sein, daß manche Menschen von Geburt her anatomisch anfälliger sind. Doch in den meisten Fällen sind Ihre Essensgewohnheiten schuld, so erklärt Dr. Donald Castell, Professor für Medizin an der Pennsylvania School of Medicine und eine herausragende Kapazität auf diesem Gebiet. Er gibt die Schuld für das Entstehen und Ärgerwerden von Sodbrennen zum großen Teil der Ernährung. »Die Patienten, die ich untersuche, sind meist um die zwanzig, dreißig oder vierzig Jahre alt«, sagt er. »Wenn sie Reflux haben, geht er jedoch – wie Diabetes oder hoher Blutdruck – nicht mehr weg.« Unter Sodbrennen wegen eines zu üppigen Essens kann ab und zu jeder Mensch leiden. Man muß nur achtgeben, daß aus einem seltenen oder gelegentlichen Anfall kein chronisches Sodbrennen wird. Und darüber entscheidet maßgeblich die Ernährungsweise.

Wie es zu Sodbrennen kommt

Als erstes kommt es zu einem Versagen des unteren Ösophagus-Schließmuskels - ein kleiner Muskelring, der den Ösophagus (die Speiseröhre) vom Magen trennt. Dieser Schließmuskel hat die Aufgabe, den Inhalt des Magens dort unten zu halten, wo er hingehört. Wenn Sie schlucken, entspannt sich dieser Muskel normalerweise, um den Durchgang des Essens in den Magen zu ermöglichen; danach schließt er sich rasch wieder. Mit diesem Muskelring ist es jedoch wie mit einem alten Gummiband - er kann schwächer und gedehnt werden, so daß er nicht mehr fest zuschnappt. Es kann auch geschehen, daß er sich entspannt und im falschen Augenblick aufspringt. In beiden Fällen erlaubt er eine Öffnung, und dann können die Magensäure und die teilweise verdaute Nahrung wieder in die Speiseröhre zurückströmen, gleichzeitig empfindliche Zellen berühren und brennenden Schmerz in Verbindung mit einem sauren Geschmack im Mund verursachen.

Vier Möglichkeiten, wie Nahrung Sodbrennen fördert

1. Bestimmte Nahrungsmittel können den Ösophagus-Schließmuskel entspannen, so daß er sich öffnet und die Magensäure in den Ösophagus zurückströmen läßt. Es sind: Schokolade, Pfefferminze, grüne Minze, fettige Nahrungsmittel, Alkohol und wahrscheinlich Zwiebeln. Hinweis: Die Lebensmittel, die Rülpser hervorrufen, könnten zum Teil auch Sodbrennen auslösen.
2. Die Nahrung kann den Säuregehalt der Magensäfte erhöhen und sie schmerzhafter machen, wenn sie in den Ösophagus einströmen. Lebensmittel, die generell die Sekretion von Magensäure steigern, sind Kaffee (mit oder ohne Koffein), Kolanüsse, Bier und Milch.
3. Lebensmittel wie Zitrusfrüchte und Tomaten, scharf gewürzte Speisen und Kaffee könnten einen bereits beschädigten Ösophagus direkt berühren und Reizung und Brennen hervorrufen.
4. Ein zu rasches und reichhaltiges Essen könnte den Magen überlasten und überfüllen und auf die Weise auf den geschwächten Muskel des Magens Druck ausüben, so daß er sich öffnet. Ein zu großes Gewicht im Bereich des Unterleibs kann auch zuviel Druck auf den Schließmuskel ausüben, ihn schwächen und Reflux in Gang setzen. In solchen Fällen sollte man zur Linderung des Sodbrennens abnehmen.

Ein Beispiel für Probleme mit Schokolade

Nehmen Sie sich bei Schokolade in acht. Sie zählt zu den häufigsten Ursachen von Sodbrennen. »Ich kann mir Sodbrennen verschaffen, wie immer ich will«, sagt Dr. Castell, der seit über zwanzig Jahren die Mechanismen erforscht, nach denen die unterschiedlichsten Nahrungsmittel Sodbrennen auslösen. Seine persönliche Rachegöttin? »Schokoladenplätzchen«, sagt er. Er ißt sie selten. Aber wenn er sich eine große Menge dieser Kekse gönnt, leidet er die ganze Nacht lang unter Sodbrennen. So etwas ist keine Seltenheit. Castell nahm seine Forschungen zu der bösen Wirkung von Schokolade deshalb auf, weil viele seiner Patienten nach dem Genuß von Schokoladenplätzchen und -süßigkeiten starkes Sodbrennen bekamen.

Dr. Castell entdeckte, daß Schokolade auf den Schließmuskel, der gegen Invasionen von Magensäure Wache stehen soll, wie ein Beruhigungsmittel wirkt. Was den Muskel dazu veranlaßt, im Dienst weich zu werden, ist nach Auffassung von Dr. Castell der Kontakt mit einer Familie von Chemikalien in der Schokolade, die als Methylxanthinen bekannt sind. Von diesen chemischen Stoffen stehen drei in Verdacht, den Muskel zum Entspannen zu verführen: Koffein, Theophyllin und Theobromin. Von ihnen hält Dr. Castell Theobromin für die stärkste Substanz, und Schokolade wiederum hat von allen Lebensmitteln die höchste Konzentration an Theobromin.

Um nachzuweisen, wie Schokolade wirkt, ließ Dr. Castell Versuchspersonen eine halbe Tasse Schokoladensauce trinken; dann maß er den Druck des Schließmuskels der unteren Speiseröhre. Dieser versank in eine kraftlose Lethargie, die im Durchschnitt 50 Minuten andauerte. Außerdem entdeckte Castell in der Speiseröhre die Spuren der Schäden, die durch das Essen der Schokolade verursacht waren. Er testete sowohl normale Leute wie Patienten, die bereits eine durch wiederholtes Sodbrennen hervorgerufene Speiseröhrenentzündung hatten. An jedem zweiten Tag tranken die Freiwilligen nach den Mahlzeiten abwechselnd entweder ein Glas Wasser vermischt mit einem Drittel einer Tasse Schokoladensauce oder eine einfache Zucker-Wasser-Lösung. Nach dem Genuß des Schokoladengetränks verrieten unter öfterem Sodbrennen leidende Patienten binnen einer Stunde meßbare Erhöhungen von Magensäure in der Speiseröhre. Nach dem Trinken von Zuckerwasser zeigten sich keinerlei Wirkungen.

Bei Menschen, die selten oder noch nie Sodbrennen gehabt hatten, löste die Schokolade jedoch keinen Säurerückfluß aus. Dr. Castell warnt deshalb vor Schokolade als einer besonders großen Gefahr für Menschen, die wissen, daß sie unter Sodbrennen leiden.

Die ganz besonders große Gefahr – Fett

Um zu vermeiden, ein Opfer von Sodbrennen zu werden, sollten Sie sich weniger fett ernähren. Fritierte Gerichte, Milch-Shakes, Käse und Hamburger steigern laut Dr. Castell die Wahrscheinlichkeit sehr, daß Sie Sodbrennen bekommen. Tatsächlich sind bei anfälligen Menschen fette Mahlzeiten ein doppelt so großer Risikofaktor, Sodbrennen zu bekommen, wie Schokolade. Rund 76 Prozent solcher Menschen leiden nach besonders fettem Essen unter Sodbrennen, nur 40 Prozent nach dem Genuß von Schokolade. Noch alarmierender: Wer regelmäßig sehr fett ißt, läuft Gefahr, unter chronischem Sodbrennen zu leiden.

Die Geschichte von den belegten McDonald-Brötchen

Um die Entwicklung von Sodbrennen zu dokumentieren, war eine Expedition zu McDonald nötig. Eines Tages nahmen zehn Männer und Frauen mit periodisch auftretendem Sodbrennen und zehn mit starken Anfällen von Sodbrennen eine fettarme Mahlzeit zu sich – nämlich McDonald Hotcakes mit Sirup und 230 Gramm Magermilch. Am folgenden Tag aßen sie eine fetthaltige Mahlzeit – McDonalds Wurst-und-Eier-Brötchen. Die Kalorienmenge war in beiden Mahlzeiten gleich. Die fettarme Mahlzeit bezog jedoch rund 16 Prozent, die fettreiche Mahlzeit dagegen 61 Prozent der Kalorien aus dem Fett. Dr. Castell und seine Kollegen überprüften die Säure in der Speiseröhre aller Versuchspersonen.

Wie erwartet wurde nach der fettreichen Mahlzeit in den Magenröhren der unter Sodbrennen Leidenden Säure entdeckt, überraschenderweise aber auch nach der fettarmen Mahlzeit. Die fettreiche Mahlzeit wirkte noch schädlicher, wenn die Personen sich nach dem Essen – innerhalb von drei Stunden – hinlegten. Noch erstaunlicher war der Beweis, daß zuviel Fett auch gesunde Personen gefährdete, die nur gelegentlich Anzeichen von Sodbrennen spürten. Der Test schien einer Warnung an gesunde Menschen mit nur gelegentlichem leichten Auftreten von Sodbrennen gleichzukommen. Im Vergleich zur fettarmen Mahlzeit setzte das fettreiche Essen sie der vierfachen Säuremenge aus. Außerdem hielt die Rückströmung der Säure in die Speiseröhre nach dem Essen drei Stunden an.

Fettreiche Nahrungsmittel verringern den Halt des Schließmuskels und ermöglichen das Rückströmen der Säure, weil Fett wahrscheinlich die Freisetzung bestimmter Hormone, insbesondere von Cholecystokinin, aus der Magenschleimhaut steigert, die die Muskelbeherrschung reguliert. Fett verzögert auch die Entleerung des Magens, so daß große Mengen an Säuren und Nahrung länger im Magen bleiben und wieder hoch- und zurückströmen können.

Verzichten Sie auf starke Gewürze

Es ist wirklich so, daß scharf gewürzte Gerichte das Sodbrennen verschlimmern können, Zwiebeln zum Beispiel. Gastroenterologen an der Oklahoma Foundation for Digestive Research und am Presbyterian Hospital in Oklahoma City hörten so viele Patienten nach stark gewürzten Mahlzeiten mit Zwiebeln über Sodbrennen klagen, daß sie beschlossen, Zwiebeln zu testen. Sie gaben eines Tages sechzehn Patienten mit Sodbrennen - Vorkommnisse durchschnittlich 4,4mal pro Woche - und sechzehn normalen Versuchspersonen - Sodbrennen weniger als einmal wöchentlich - einen einfachen Hamburger zu essen. An einem anderen Tag legten sie auf den Hamburger eine 40-Gramm-Scheibe von roher gelber Zwiebel. Die Ärzte testeten jedesmal das Säureniveau in der Speiseröhre und zählten die Rückflußvorkommnisse.

Die Resultate: Die Zwiebeln verursachten bei den normalen Männern und Frauen weder Sodbrennen noch andere Störungen. Aber 40 bis 50 Prozent der Personen mit Sodbrennen erlitten Rückfluß, erhöhtes Säureniveau in der Speiseröhre und das schmerzhafte, brennende Gefühl, das als Sodbrennen bekannt ist. Das berichtet der Forscher Dr. Mark Mellow. Die Patienten mit häufigem Sodbrennen rülpsten auch noch häufiger.

Ein laut Dr. Mellow überraschendes Ergebnis: Die Gefährdung durch Säure wurde entscheidend schlimmer während der zwei Stunden nach dem Verzehr der Zwiebeln. Das zeigt, daß die Zwiebeln kräftig und über eine lange Zeit Sodbrennen verursachen. Dr. Mellow vermutet, daß es die Zwiebeln in mexikanischen und italienischen Gerichten sind, die für das Sodbrennen nach solch »stark gewürzten« Mahlzeiten teilweise verantwortlich zu machen sind; andererseits waren die in der Testuntersuchung verwendeten Zwiebeln roh. Aber es bleibt Dr. Mellow zufolge unklar, ob die Gefahr von Sodbrennen geringer ist, wenn man die Zwiebeln kocht. Obwohl vermutet wird, daß Zwiebeln den Schließmuskel entspannen, ist es auch möglich, daß Zwiebeln die Speiseröhre direkt reizen.

Ist die Speiseröhre erst einmal durch Angriffe der nach oben strömenden Magensäure beschädigt, so wird sie von manchen Nahrungsmitteln beim Durchgang gereizt - was brennende und schmerzhafte Empfindungen verursacht. Patienten, die an Sodbrennen leiden, klagen oft über Zitrusfrüchtesäfte und sehr stark gewürzte Gerichte mit Tomaten. Wissenschaftliche Untersuchungen bestätigen, daß solche Gerichte tatsächlich unangenehm sind, wenn man eine wegen häufiger Anfälle von Sodbrennen empfindliche Speiseröhre hat. Ob scharf gewürzte Speisen Sodbrennen verursachen, hängt oft von der Menge ab, die Sie essen. Ein prominenter Gastroenterologe teilt mit, daß er ab vier Stücken Peperoni-Pizza - aber nicht schon bei drei - Sodbrennen auslösen kann.

Bestimmt von Nachteil - Alkohol

Alkohol, besonders wenn kurz vor dem Schlafengehen getrunken, kann vor allem bei Menschen mit häufigen Refluxproblemen, aber auch schon bei normalen gesunden Menschen Sodbrennen auslösen. Während der Nacht wirkt Alkohol eher entspannend auf den kritischen Schließmuskel, so daß die Säure, ohne daß man es merkt, in die Speiseröhre sickert. Diese Tatsache ist von schottischen Forschern der University of Dundee in einer Arbeit über siebzehn Männer und Frauen ans Licht gebracht worden, die keine Symptome von Reflux oder Sodbrennen zeigten.

Die freiwilligen Testteilnehmer tranken 110 Gramm schottischen Whisky (mit 40 Prozent Alkohol) pur oder mit 110 Gramm Wasser. Sie bekamen den Whisky mindestens drei Stunden nach dem Abendessen, ungefähr um 22.00 Uhr, und legten sich innerhalb der nächsten zwei Stunden schlafen.

Während der Nacht maßen die Forscher die Säurewerte in der Speiseröhre der Versuchspersonen. Sieben der siebzehn, oder 41 Prozent, erlebten während des Schlafs anhaltende Refluxvorfälle, die die Säure in die Speiseröhre zurückführten, obwohl sie keine Schmerzen von Sodbrennen empfanden. Die Angriffe der Säure ereigneten sich meist dreieinhalb Stunden nach dem Alkoholgenuß. Die Säure blieb im Durchschnitt 47 Minuten in der Speiseröhre, in einzelnen Fällen länger als anderthalb Stunden. In den Nächten, wenn sie nur reines Wasser tranken, bekamen die Versuchspersonen keinen Reflux.

Diätempfehlungen zum Verhüten von Sodbrennen

Wenn man nicht bereits unter Sodbrennen gelitten hat, sollte man mit Fett vorsichtig sein. Fett ist nämlich der Übeltäter, der aus einem Gelegenheitsopfer von Sodbrennen einen häufig Leidenden machen kann. Aber auch reichliche Mahlzeiten, Alkohol, Essen spät am Tage und anschließendes Hinlegen können Sodbrennen konstant machen.

Wenn Sodbrennen ein wiederkehrender Zustand wird, lassen sich Frequenz und Schärfe der Anfälle durch folgende Maßnahmen reduzieren:

- Essen Sie weniger fetthaltige Nahrungsmittel und mehr komplexe Kohlehydrate und Proteine.
- Reduzieren oder meiden Sie den Konsum von Schokolade, Pfefferminz, Kaffee, Alkohol und rohen Zwiebeln, die den Schließmuskel entspannen können und Säurereflux verursachen.
- Wenn Sie vermuten, daß Ihre Speiseröhre für Zitrusfruchtsäfte und scharf gewürzte Speisen empfindlich ist, dann meiden Sie sie. Wenn Sie an Sodbrennen leiden, nachdem Sie solche Reizerreger gegessen haben, trinken Sie sofort Wasser (oder ein anderes nichtsaures Getränk), um die betreffende Substanz aus der Speiseröhre wegzuspülen.
- Wenn Sie übergewichtig sind, sollten Sie abnehmen. Laut Dr. Castell kann ein Gewichtsverlust von 10 bis 15 Pfund die Symptome lindern. Übergewicht scheint auf den Schließmuskel zu drücken.
- Legen Sie sich nach dem Essen drei Stunden lang nicht hin. Bei Sitzen oder Stehen hilft das Schwergewicht Reflux verhindern. Auch ein Schlafen mit gestütztem Kopf hilft Sodbrennen vermeiden.
- Zur Verhütung von Sodbrennen ist es besser, auf der linken als auf der rechten Seite zu liegen, weil die Speiseröhre von der rechten Seite her in den Magen eintritt. Beim Liegen auf der rechten Seite befindet sich die Speiseröhre unter der Öffnung des Magens, so daß die Säure leichter nach unten und in die Speiseröhre abfließt. Wie Studien klar erhellen, erleiden Menschen, die auf der linken Seite ruhen, weniger Anfälle von Sodbrennen.
- Trinken Sie kurz vor dem Schlafengehen keinen Alkohol. Alkohol vermag sogar oft bei Menschen ohne eine Vorgeschichte von Sodbrennen Reflux auszulösen.

Koliken: Ein Protestschrei gegen die Ernährungsmethode

Nahrungsmittel, die Kolik verursachen können: Milch.
Nahrungsmittel, die Kolik lindern können: gezuckertes Wasser.

Kolik bei Neugeborenen liegt keinesfalls immer an der Ernährung, aber als mögliche Ursache sollte die Ernährung doch ernsthaft in Betracht gezogen werden. Es scheint fast unglaublich, daß Neugeborene mit Kolikneigung aufgrund einer Nahrungsaufnahme solche Schmerzen bekommen. Und doch glauben manche Forscher, daß die *Mehrzahl* der Neugeborenen mit Kolik – oder etwa 500 000 Neugeborene pro Jahr in den USA – so schrecklich leiden und ihren Eltern solchen Kummer bereiten, weil ihnen meist die Nahrung nicht bekommt. Bösewicht Nummer eins: Milch.

Wenn Kinder weinen, bis die Kühe schlafen gehn

Wenn ein Neugeborenes Kolik bekommt, tippen Sie als mögliche Ursache sofort auf Milch. Die Vorstellung, daß Kolik mit Reaktionen auf die Ernährung in Zusammenhang stehen könnte, geht schon auf das Jahr 1927 zurück. Doch erst in den siebziger Jahren gewann die weitverbreitete Inkriminierung der Kuhmilch Glaubwürdigkeit. Inzwischen liegen ein Dutzend Untersuchungen vor, welche Kuhmilch als Erreger von Kolik bei anfälligen Neugeborenen verantwortlich machen. Wie drei Studien der jüngsten Zeit dokumentieren, haben um die 70 Prozent der Neugeborenen mit Kolik eine Abneigung gegen Kuhmilch.

Nehmen Sie dem Neugeborenen die Milchflasche weg – und die Kolik verschwindet häufig vollständig. Zum Beispiel: Schwedische Ärzte haben entdeckt, daß von sechzig Babys, die wegen Kolik im Krankenhaus waren, 43 genasen, als sie statt eines Kuhmilchpräparats ein Sojamilchpräparat oder ein spezielles hydrolisiertes Kaseinpräparat bekamen, in dem die schädlichen Proteine vernichtet sind.

Wissenschaftler der Universität Edinburgh in Großbritannien hatten einen fast identischen Erfolg bei einem Doppelblindversuch mit neunzehn unter Kolik leidenden Babys. Als diese das Präparat aus Kuhmilch nicht mehr erhielten, waren 68 Prozent innerhalb einer Woche fast ganz »geheilt«. Einige vertrugen übrigens auch keine Sojamilch.

Italienische Mediziner erreichten kürzlich bei siebzig durchschnittlich einen Monat alten Neugeborenen eine 71-Prozent-Quote, indem sie die Kuhmilchpräparate absetzten. Als die Forscher zur Sicherheit einen »Provokationstest« durchführten und den Babys zweimal wieder Milch gaben, kehrten die Symptome von schwerer Kolik bei *allen* zurück.

Wie man Kolikgeschrei von normalem Weinen unterscheidet

Alle Babys weinen. Aber Weinen wegen Kolik ist bei Neugeborenen, wie Ärzte erklären, etwas völlig anderes als normales Weinen und eine einzigartige Qual für sich. Medizinisch gesehen handelt es sich dann um Kolik, wenn ein Neugeborenes aus unerklärlichen Gründen über drei Wochen und mehr an drei Tagen wöchentlich drei Stunden lang untröstlich weint.

Kolik ist ein Schicksal, das weltweit 15 bis 40 Prozent der Neugeborenen ereilt. In den USA trifft sie in jedem Jahr ungefähr eine Million Neugeborener. Und sie kann beide quälen, Eltern wie Kind. Dr. Alexander K. C. Leung, Assistenzprofessor für Kinderheilkunde an der University of Calgary, Alberta, beschreibt sie so: »Neugeborene mit Kolik schreien typisch, ziehen die Knie gegen den Bauch an und scheinen sehr zu leiden. Sie scheiden manchmal Blähungen aus, bleiben einen Augenblick still und fangen dann wieder an zu weinen. Diese Vorkommnisse geschehen normalerweise spätnachmittags oder abends und können wenige bis viele Stunden dauern.«

Solche »Anfälle von unerklärlicher Reizbarkeit, Unruhe, Aufregung oder von Weinen« setzen normalerweise in den ersten zwei Wochen nach der Geburt ein, werden im Alter zwischen vier und sechs Wochen am heftigsten und können sich eventuell während des dritten und vierten Lebensmonats hindurch halten, berichtet Dr. Leung.

Problemfaktoren in der Muttermilch

Sogar Mütter, die ihr Neugeborenes stillen, sollten sich vor Kuhmilch, die Koliken verursacht, in acht nehmen. Wenn die Mutter Milch trinkt oder Milchprodukte ißt, kann auch die Milch der Mutter die Gefahr der Koliken in sich bergen. Die auslösenden Substanzen können die Verdauung überstehen, sich in der Muttermilch konzentrieren, direkt in den Körper des Babys fließen und genausoviel Schaden verursachen, als ob das Baby sie unmittelbar eingenommen hätte. In einer Pionierarbeit fand die schwedische Kinderärztin Irène Jakobsson heraus, daß zwölf von neunzehn gestillten Säuglingen von Koliken glücklich befreit wurden, als die Mütter selbst auf Kuhmilch verzichteten.

In einer anderen Untersuchung verschrieb Dr. Jakobsson den Müttern von 85 gestillten Babys mit Koliken für die Dauer einer Woche eine milchfreie Diät. Die Koliken verschwanden bei 48 der Säuglinge (56 Prozent) und setzten bei 35 rasch wieder ein, sobald die Mütter erneut Milch zu trinken begannen. Ein Glas Kuhmilch genügt laut Dr. Jakobbson bereits, um Muttermilch in die Risikozone zu bringen.

> »Ungefähr ein Drittel der gestillten Säuglinge mit Koliken wird von den Symptomen befreit, wenn die Mutter eine kuhmilchfreie Diät befolgt.«
>
> *Dr. Irène Jakobsson,*
> *Pädiatrische Abteilung, Allgemeines Krankenhaus, Malmö, Schweden*

Die Lösung des Kuhmilchrätsels

Welche Substanz in Kuhmilch könnte bei einem Säugling solches Geschrei verursachen? Diese Frage hat die Wissenschaftler lange in Staunen gehalten. Dr. Anthony Kulcyzcki, Immunologe und außerordentlicher Professor der Medizin an der Washington University School of Medicine in St. Louis, glaubt, daß er und sein Kollege Dr. Patrick S. Clyne die Antwort gefunden haben. Es ist ein vertracktes Protein – ein spezifischer Antikörper der Kuh, der aus dem Blutkreislauf in die Milch der Kuh übergeht.

Kühe entwickeln aus dem gleichen Grund Antikörper wie Menschen, um Infektionen durch verschiedene Bakterien und Viren abzuwehren. Und diesen besonderen Antikörper können manche Säuglinge aus noch unerklärlichen Gründen offensichtlich nicht vertragen. Dr. Kulcyzcki entdeckte den Antikörper sowohl im Kuhmilchpräparat wie in Muttermilch. »Die Milch der meisten Mütter enthält eine unglaubliche Menge an Antikörpern von der Kuh«, berichtet er. Er hat außerdem festgestellt, daß die Koliken mit der Zahl solcher

Antikörper in der Muttermilch zunehmen. In der Milch von Müttern, deren Babys Koliken hatten, gab es 31 Prozent mehr Kuhantikörper als in der Milch der Mütter von Babys ohne Koliken. Die Mütter, deren Milch die wenigsten Antikörper enthielt, hatten überhaupt keine Babys mit Koliken.

Es ist allerdings keineswegs so, daß alle Säuglinge, die mit antikörperhaltiger Muttermilch ernährt wurden, Koliken bekamen. Dr. Kulcyzcki vermutet, daß die betroffenen Säuglinge wohl auch eine spezielle Empfindlichkeit haben müssen, vielleicht ein unterentwickeltes Verdauungssystem, das sich gegen fremde Antikörper sperrt. Auf jeden Fall ist Dr. Kulcyzcki aber davon überzeugt, daß solche Antikörper die Hauptursache von Koliken sind. »Es könnte durchaus sein«, fügt er hinzu, »daß sie sogar die einzige Ursache sind.«

Wichtig: Die kolikauslösenden Antikörper halten sich eine außergewöhnlich lange Zeit in der Muttermilch und in den Geweben des Säuglings - eine Woche oder manchmal noch länger -, bevor sie weggespült werden, wie Dr. Kulcyzcki bemerkt. Da haben sie viel Zeit, um Leid und Schmerzen zu verursachen. Das bedeutet auch, daß Sie wahrscheinlich keine *schnelle* Linderung beobachten werden, wenn Sie dem Säugling keine Kuhmilch mehr zu trinken geben. Normalerweise erlebt man das Nachlassen der Koliken nicht gleich in den ersten zwei oder drei Tagen. Bei über der Hälfte der Mütter braucht die Ohne-Milch-Therapie mindestens eine Woche, bis sie wirkt, teilt Dr. Kulcyzcki mit.

Der Koliken-Milch-Test

Festzustellen, ob es die Kuhmilch ist, die bei Ihrem Säugling Koliken hervorruft, kann schwierig sein, weil ein genaues Verfolgen von Quengeligkeit und Weinen kaum möglich und langweilig ist. Hier ein paar Richtlinien:

- Wenn Sie stillen und Ihr Baby Koliken hat, sollten Sie mindestens eine Woche lang auf Milch und Milchprodukte verzichten. Falls Sie um Ihren Kalziumhaushalt besorgt sind, dann nehmen Sie Kalziumzusätze ein.
- Wenn Sie Ihr Baby mit einem Kuhmilchpräparat nähren, so geben Sie es auf, und ersetzen Sie es etwa eine Woche lang durch Kaseinhydrolysat. Diese Art von Präparat ist weithin im Handel erhältlich und wird für Säuglinge, die auf Kuhmilch empfindlich reagieren, als beste Nahrung betrachtet, weil die schädlichen Proteine eliminiert worden sind. Sie können auch ein weniger teures Sojapräparat probieren. Viele Säuglinge vertragen es aber auch nicht.
- Nach dem Absetzen von Kuhmilch führen Sie zwei Wochen lang Buch über die Kolikensymptome Ihres Kindes. Wenn es weniger oder weniger ernste Anfälle erlebt, haben Sie guten Grund, die Milch als Erreger zu vermuten. Manchmal hören die Koliken gänzlich auf. Ein anderer Test, der nicht soviel

Zeit beansprucht: Beobachten Sie zwei Wochen lang, wie oft das Kind in der Nacht aufwacht. Wenn es nach dem Absetzen von Milch nicht mehr so häufig aufwacht, haben Sie wahrscheinlich den Schuldigen gefunden.

- Wenn Sie bereit sind, ein Wiederauftreten der Koliken zu riskieren, könnten Sie die Theorie überprüfen und dem Baby ein oder zwei Tage lang wieder Kuhmilch geben. Wenn die Koliken zurückkommen, haben Sie einen Beweis mehr.

Fazit: Um herauszufinden, ob Antikörper der Kuh Koliken verursachen, halten Sie den Säugling mindestens eine Woche lang von Kuhmilch und Milchprodukten fern, rät Dr. Kulcyzcki. So lange dauert es, bis die Kuhantikörper, die die Koliken verursachen, aus dem Organismus des Säuglings und aus der Muttermilch eliminiert sind.

Ein süßes Mittel gegen Weinen

Ein weinendes Neugeborenes beruhigt sich sofort, wenn es ein wenig Zuckerwasser bekommt. Damit wird ein altes Volksheilmittel bestätigt: Früher gab man weinenden Babys eine »Zuckerbrustwarze«, das heißt einen in ein Tuch gewickelten Löffel Zucker. Das hat Dr. Elliott Blass festgestellt, der als Psychologieprofessor an der Cornell University in Ithaca, New York, tätig ist. Wissenschaftler gaben den weinenden Säuglingen fünf Minuten lang in jeder Minute mit Hilfe einer Spritze teils einen Tropfen Wasser, teils einen Tropfen einer Lösung mit 14 Prozent Zucker. Die Babys, die das Zuckerwasser bekamen, hörten sofort mit Weinen auf und blieben ungefähr zehn Minuten lang ruhig. Ihre Weinzeit sank von 40 Prozent auf 3 Prozent.

Außerdem sank ihr Puls von schnellen 155 Schlägen zu normalen 125 bis 130 Schlägen pro Minute. »Die Säuglinge waren wenig aufgeregt und viel entspannter, aber noch immer sehr aufgeweckt«, berichtet Dr. Blass. »Sie wurden keineswegs schläfrig.« Seiner Feststellung zufolge wirkte das Zuckerwasser bei ungefähr 85 Prozent der Neugeborenen. Zuckerwasser war im übrigen als Beruhigung für Säuglinge drei- bis fünfmal wirksamer als ein Schnuller.

Obendrein verhinderte Zuckerwasser Schmerzen bei den Neugeborenen. Neugeborene, die schmerzhaften ärztlichen Untersuchungen oder der Beschneidung unterzogen wurden und Zuckerwasser bekamen, weinten nur etwa halb so lang als die anderen, die keines bekamen. »Es erhöhte ihre Schmerzschwelle«, behauptet Dr. Blass. Er vermutet, daß diese sehr kleine Menge Zucker im Gehirn »opiumähnliche« chemische Stoffe aktiviert, die Schmerzen und Leiden reduzieren. Mit anderen Worten: Der Zucker wirkt als schmerzstillendes Mittel unmittelbar auf das Gehirn. Gewirkt haben sowohl einfacher Tafelzucker (Sukrose) wie Fruchtzucker (Fruktose). Milchzucker (Laktose) war nutzlos.

Und was ist mit starken Sachen in der Muttermilch?

Sollten Sie, wenn Sie ein Neugeborenes stillen, weniger Koffein und gewürzte und scharfe Gerichte konsumieren, aus Angst, daß diese Substanzen das Neugeborene reizen oder zu Koliken beitragen könnten? »Es gibt keinen Beweis dafür, daß solche Nahrungsmittel im Zusammenhang mit Koliken ein großes Problem sind«, erklärt Dr. Morris Green, Leiter des Department of Pediatrics an der Indiana University School of Medicine.

Es scheint in Wirklichkeit so zu sein, daß Säuglinge es genießen, wenn die Mütter stark gewürzte und gut riechende Speisen essen. Neuesten Forschungen zufolge veranlaßt ein Duft von Knoblauch in der Muttermilch Babys, mehr zu trinken und länger an der Brust zu saugen. Ein wenig Alkohol in Muttermilch stieß die Säuglinge jedoch ab und minderte ihren Appetit.

Aber auf Schokolade sollten stillende Mütter vielleicht doch verzichten, meint Dr. Kulcyzcki, weil nämlich Schokolade sehr viel Milch enthält - und diese könnte schädliche Proteine enthalten. Was Koffein betrifft, so ist bekannt, daß es in die Muttermilch gerät und sich möglicherweise auf das Baby auswirken könnte.

Bei divertikularer Krankheit: Kleie

Für dieses häufige Leiden werden Sie in alten medizinischen Handbüchern kein Heilmittel erwähnt finden - da gibt es keinerlei Ratschläge von den großen Ärzten der Vergangenheit, bei Hippokrates, Galen und Maimonides. Warum? Weil die Krankheit damals gar nicht existierte. Sie kommt nur in den westlichen Kulturen dieses Jahrhunderts vor. Vor 1900 war Divertikulose - das Auftreten winziger traubenähnlicher Täschchen oder Säckchen, die Divertikel genannt werden, entlang der Außenwand des Darms - eine medizinische Kuriosität, die nur selten beobachtet wurde. Inzwischen handelt es sich hier um die häufigste Darmstörung der westlichen Welt. Sie tritt bei einem Drittel bis zur Hälfte aller Menschen über sechzig auf, und viele wissen es nicht einmal. Außerdem werden 10 Prozent eine noch ernstere Divertikulitis entwickeln - eine schmerzvolle Entzündung, die zu Krampfanfällen, Unterleibsschmerzen und Konstipation oder Diarrhö führt. Bei den primitiven Bevölkerungen, wie etwa in afrikanischen Dörfern, die die westlichen Eßgewohnheiten noch nicht übernommen haben - und noch immer essen wie unsere Vorfahren in der Steinzeit -, ist diese divertikulare Krankheit noch immer selten.

Das gleiche Mittel, das gegen gewöhnliche Verstopfung hilft und vorbeugt, wird auch als Schlüssel zur Bekämpfung dieser unangenehmen Verdauungskrankheit angesehen: faserreiche Nahrungsmittel, vor allem Kleie. Im übrigen kann Erleichterung von Verstopfung auch zum Bekämpfen von Divertikulose hilfreich sein. Das Sichanspannen bei der Darmtätigkeit dehnt gewöhnlich die winzigen Divertikel entlang der Muskelwände, und das verursacht Schmerz.

Kleie - eine »Bran«-neue Idee

Stellen Sie sich das vor: Fast fünfzig Jahre lang haben Ärzte divertikulare Krankheiten mit einer faserarmen Diät behandelt. Man nahm an, daß »Ballaststoffe den Darm irritieren«. Ironischerweise war diese fehlgeleitete Praxis nicht eine Heilmethode, sondern eine Ursache für das Problem. Das sagt der Mann, der für die Revolution auf diesem Gebiet mitverantwortlich war, Neil S. Painter, ein Chirurg am Manor House Hospital in London. Dr. Painter veröffentlichte seine bahnbrechende Studie 1992 im »British Medical Journal«. Er wies nach, daß Divertikulose durch einen Fasermangel in der Ernährung verursacht wird. Da er wußte, daß solche Patienten nur halb soviel Faserstoffe aßen wie Menschen mit einem gesunden Dickdarm, überzeugte er siebzig Divertikulosepatienten, eine stark faserhaltige Diät zu befolgen. Die Maßnahme war ein fast hundertprozentiger Erfolg. Bei einer Folgeuntersuchung 22 Monate später stellte Dr. Painter fest, daß diese Diät die mit divertikularen Krankheiten verbundenen Symptome (Schmerz, Übelkeit, Flatulenz, Erweiterung der Gedärme, Verstopfung etc.) bei 89 Prozent (!) der Versuchspersonen gebessert oder beseitigt hatte. Die Darmtätigkeit wurde normalisiert. Bis auf wenige Ausnahmen konnten alle Personen auf das Einnehmen von Laxativa verzichten.

Was haben sie gegessen? Hundertprozentiges Vollkornbrot, kleiereiche Getreideprodukte, viel Obst und Gemüse. Sie ergänzten außerdem jede Mahlzeit durch »Müllers Kleie« (unverarbeitete Weizenkleie) und erhöhten die Dosis allmählich so lange, bis sie zu täglich ein bis zwei weichen Stuhlgängen ohne Anstrengung führte. Diese Kleie enthält etwa die fünffache Menge Fasern als das gewöhnliche ganze Weizenkorn, berichtet Dr. Painter.

Ein Rezept für die Genesung

Wieviel Kleie sie benötigten, wurde durch Ausprobieren bestimmt. Dr. Painter wies darauf hin, daß es bei solchen Darmproblemen nicht so etwas wie eine richtige »Dosis« Kleie gab. Da gab es große Schwankungen. Das Spektrum reichte von einem einzigen Dessertlöffel täglich (3 Gramm) bis zu drei Eßlöffeln dreimal täglich (12 bis 14 Gramm). »Die meisten brauchten zwei Teelöffel dreimal täglich, um weichen, leichten Stuhlgang zu erzielen«, teilt Dr. Painter mit.

Dr. Painters Empfehlung: Fangen Sie mit zwei Teelöffeln naturbelassener Kleie dreimal am Tag an. Nach zwei Wochen erhöhen (oder senken) Sie diese Dosis, wenn notwendig, bis Sie sich ein- oder zweimal täglich ohne Anstrengung entleeren. Da die Kleie nur schwer trocken verzehrt werden kann, streuten Dr. Painters Testpersonen sie über die Frühstücksflocken, mischten sie unter Haferbrei, gaben sie Suppen bei oder aßen sie mit Milch oder Wasser. Manche Patienten konnten ihre Symptome von Divertikulose auch überwinden, indem sie statt Müllers Kleie verarbeitete Kleieprodukte wie All-Bran zu sich nahmen.

Dr. Painter erklärt, daß ein Mangel an Fasern in der Ernährung die Konsistenz des Stuhls ändert, so daß der S-förmige Teil des Dickdarms erhöhten

Druck erzeugen muß, um die Ausscheidungen stärker anzutreiben. Das verursacht die Ausstülpungen der Dickdarmwände, die für die Divertikulose charakteristisch sind.

Neuer Rat für Kerne und Samen

Früher warnten Experten Divertikulosekranke davor, Nahrungsmittel mit Samen und Hülsen zu essen - etwa Tomaten, Erdbeeren und Popcorn. Man befürchtete, daß solche Sachen im Divertikelsäckchen eingeklemmt werden und Entzündungen und schmerzvolle akute Anfälle verursachen könnten. In Wirklichkeit bereiten diese Kerne und Samen jedoch keine Probleme, sagen inzwischen viele Fachleute.

> »Es gibt keine Dosis von Kleie, die für jeden Patienten richtig ist, genausowenig wie es eine Standarddosis Insulin gibt. Jeder Patient muß die für ihn richtige Menge an Kleie durch Herumprobieren über eine Periode von mindestens drei Monaten selbst herausfinden.«
>
> *Dr. Neil Painter, Chirurg*

Geschwüre: Milch ade – scharfe Sachen, seid willkommen

Nahrungsmittel, die zur Heilung von Geschwüren beitragen können: Bananen · Kochbananen · Kohlsatz · Süßholz (Lakritze) · Tee · scharfe Chilipfefferschoten.
Nahrungsmittel, die Geschwüre verschlimmern können: Milch · Bier · Kaffee · Koffein.

Im 1. Jahrhundert n. Chr. mahnte der gefeierte römische medizinische Enzyklopädist Aulus Cornelius Celsus: »Wenn der Magen von einem Geschwür befallen ist, muß leichte, klebrige Kost gegessen werden . . . Alles Bittere und Saure ist zu meiden.« Ein Arzt des 7. Jahrhunderts, Madhavkar aus Westbengalen, schrieb den Schmerz von Magengeschwüren gebratener und scharfer Kost, Alkohol und aufreizendem, saurem Essen zu. In unserem Jahrhundert war in der Therapie für Geschwüre fast siebzig Jahre lang (von 1911 bis 1980) die Sippy-Milchdiät vorherrschend, so genannt nach ihrem Erfinder, dem amerikanischen Arzt Bertram Welton Sippy (1866–1924). Sie schrieb für mindestens sechs Wochen mehrmals täglich in regelmäßigen Abständen das Trinken von Sahne und Milch vor. Fast zweitausend Jahre lang war eine milde Diät das ausgesuchte Heilmittel für Geschwürleidende. Nicht länger – die moderne Wissenschaft hat dieses Konzept auf den Kopf gestellt.

Wie die Ernährung Geschwüre beeinflussen kann

Der unmittelbare Grund für Magengeschwüre ist recht einfach. Der Magen scheidet mehr ätzende Säuren und Verdauungsenzyme aus, als die Magenschleimhaut und der Zwölffingerdarm (der erste Teil des Dünndarms) zu ertragen vermögen. Infolgedessen frißt sich die Säure-Enzym-Mischung durch und verdaut dann Gewebe, das sich der Verdauung eigentlich widersetzen würde, wenn es dazu die Kraft hätte. Solche Angriffe erzeugen Entzündungen, wunde Stellen, winzige Löcher, manchmal Blutungen und oft viel quälende, brennende Unterleibsschmerzen. Geschwüre entstehen also durch ein fehlendes Gleichgewicht zwischen den fehlgeleiteten Angriffen der Säuren und der Fähigkeit der Magenschleimhaut (*mucosa*), dem Aufgefressenwerden standzuhalten.

Die tieferliegende Ursache von Geschwüren ist noch immer umstritten, obwohl umfangreiches neues Beweismaterial dafür eine bakterielle Infektion durch einen Keim namens *Helicobacter pylori* verantwortlich macht. Es wird vermutet, daß die Infektion Säure im Magen freisetzt, welche Geschwürbildung fördert. Daher verwenden viele Ärzte inzwischen Antibiotika, um ein Wiederauftreten von Geschwüren zu verhindern.

Ungeachtet dessen haben Nahrung und Getränke, die den Magen und die Gedärme passieren, auf Geschwüre einen Einfluß und können Symptome mildern oder verschlimmern. Eine richtige Auswahl kann helfen, die Menge und die zerstörerische Eigenschaft des sauren Sekrets unter Kontrolle zu halten, einen Schutz der Magenzellen aufzubauen, sie weniger verletzbar gegenüber Angriffen zu machen und durch Offensiven gegen die Bakterien vielleicht sogar die Geschwüre selbst zu schwächen. Viele der Nahrungsmittel, die seit langem zur Behandlung von Geschwüren verwendet werden, haben antibiotische Wirkungen, die ihren Erfolg erklären könnten. Auf jeden Fall kann das, was Sie essen, Ihre Magenschmerzen lindern oder verschlimmern, die Heilung der Geschwürwunde fördern oder beeinträchtigen.

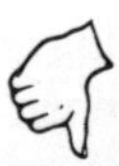

Das Milchmärchen

Wenn heutzutage jemand zu Ihnen sagt: »Trinken Sie viel Milch, um Ihr Geschwür abzumildern«, dann sollten Sie Ihren Unterleib fest umklammert halten und flüchten. Der ganz vernünftig klingende Glaube, daß Milch Magensäure »neutralisiert« oder dämpft und Geschwüre heilen hilft, ist ein Märchen. Schon in den fünfziger Jahren hatten Forscher den Verdacht, daß Milch als Heilmittel nicht taugt. Sie fanden nämlich keine Bestätigung für die Annahme, daß Milch die Magensäure neutralisiert. In Wirklichkeit ist es so, daß die Neutralisierung von Säure durch Milch beklagenswert kurzlebig ist. Sie hält oft lediglich zwanzig Minuten an. Dann steigt der Säuregehalt nur um so mehr wieder an, besonders da Milch rachevoll zurückschlägt, indem sie die Absonderung des Hormons Gastrin anregt, die die Freisetzung von noch mehr Säure auslöst.

Eine bahnbrechende Studie an der Los Angeles School of Medicine der

University of California hat 1976 bewiesen, daß der Verdacht zu Recht bestand. Man gab gesunden Menschen und Patienten mit Zwölffingerdarmgeschwüren Vollmilch, fettarme Milch und Magermilch zu trinken. In allen Fällen schoß der Magensäuregehalt weit über das übliche Maß hoch; am höchsten stieg er bei Geschwürpatienten an. (Geschwürpatienten sind offensichtlich besonders sensibel für den säurestimulierenden Effekt von Milch.) Im übrigen regte Milch die Magensäureproduktion für etwa drei weitere Stunden an.

Den Ausschlag gab 1986 ein Bericht indischer Wissenschaftler im »British Medical Journal«, der besagt, daß Milch im Grunde die Geschwürheilung verhindert und die Sache noch mehr verschlimmert als eine gewöhnliche Ernährung. Die Forscher bestimmten willkürlich 65 Patienten mit Geschwüren für entweder eine reguläre Krankenhausdiät oder eine Milchdiät - acht Tassen am Tag. Außerdem bekamen alle das Medikament Cimetidin gegen Geschwüre. Nach einem Monat untersuchten die Ärzte alle Geschwüre mit einem Faseroptikgerät, bekannt unter dem Namen Endoskop. Unter den Patienten mit der regulären Diät waren 78 Prozent der Geschwüre verheilt, bei den Milchtrinkern hingegen nur 50 Prozent.

Dennoch hatten beide Gruppen auf gleiche Weise ein *Nachlassen der Schmerzen* gespürt. Milch verlieh den Patienten das Gefühl, daß es dem Magen besserginge, während sie den Schaden vergrößerte. Die Eigenschaft von Milch, den Schmerz zu lindern, während sie Zerstörung anrichtet, mag nach Meinung der Forscher den langen, irrtümlichen Gebrauch von Milch als Heilmittel gegen Geschwüre erklären.

> »Keine durch Gegenversuche überprüfte Untersuchung hat je die Überlegenheit milder Nahrung oder strenger Spezialdiät gegen Geschwüre bewiesen.« *S. K. Sarin, G. B. Pant Hospital, New Delhi, Indien*

Abschied von milden Speisen

Nehmen Sie sich vor einer milden Diät in acht. Es gibt wenig bzw. gar keine Beweise, daß die lange empfohlene faserarme milde Diät Geschwüre lindert oder vorbeugend wirkt. Ganz im Gegenteil, wie man heute meint. Nicht nur daß ein Ballaststoffmangel Geschwüre nicht entmutigt - er fördert sie sogar, besonders Zwölffingerdarmgeschwüre, die vor 1900 selten waren und in diesem Jahrhundert immer häufiger geworden sind, meint Dr. Frank I. Tovey, ein Chirurg am University College of London und führender Erforscher auf dem Gebiet von Ernährung und Geschwüren.

Als Beweis gibt Dr. Tovey an, daß die Japaner, die viel polierten Reis essen, die weltweit höchste Rate an Magengeschwüren haben. Geschwüre sind auch in den Reisgegenden von Südindien ein großes Problem. Aber in Nordindien, wo Fladenbrot - knusprige, hauchdünne Waffeln aus ungebleichtem Weizen - das Grundnahrungsmittel ist, sind Geschwüre selten. Das gleiche in China, wo Geschwüre in den südlichen Gegenden, wo Reis wächst, häufig sind, dagegen in den nördlichen Regionen, wo Weizen angebaut wird, weniger vorkommen. Dr. Tovey vermag auch überzeugende Argumente für die gleichen Unterschiede in Afrika anzuführen, wo eine Ernährung durch verarbeitete Nahrungsmittel mit hohen Geschwürraten gleichzusetzen ist und eine faserreiche Ernährung aus unverarbeiteten Nahrungsmitteln mit niedrigen Geschwürraten verknüpft ist.

Außerdem scheint der Übergang zu einer faserreichen Ernährung bei der Heilung von Geschwüren zu helfen und Rückfälle zu verhüten. In Bombay testete Dr. S. L. Malhotra eine Gruppe von 42 Patienten mit verheilten Geschwüren, die reguläre Reisesser waren. Er ließ die Hälfte von ihnen umsteigen auf eine für den Punjab typische Ernährung mit ungebleichtem Mehl und beobachtete sie fünf Jahre lang. Während dieser Zeit erlebten ganze 81 Prozent der Reisesser Rückfälle - ihre Geschwüre brachen wieder auf. Im Vergleich dazu traten bei nur 14 Prozent der Konsumenten von faserreicher Weizenernährung Geschwüre wieder auf. Das gleiche zeigte sich bei einer Gruppe von geheilten Patienten in Oslo. Innerhalb von sechs Monaten erlebten 80 Prozent der Testteilnehmer, die sich faserarm ernährten, Rückfälle, verglichen mit nur 45 Prozent, die eine faserreiche Nahrung bekamen.

Wie Fasern funktionieren, ist noch unklar. Eine Theorie besagt, daß sie einen Puffereffekt haben. Sie vermindern die Magensäurekonzentrationen. Es könnte auch sein, daß Fasern die Magenschleimhaut reizen und damit abhärten.

Fazit: Faserreiche Kohlehydrat-Nahrungsmittel sind bei Geschwüren gut; eine faserarme Ernährung ist schädlich. So berichten Experten.

Bananen machen den Magen stark

Essen Sie zum Schutz Ihres Magens gegen Säure und Geschwüre Bananen und Kochbananen, die in vielen tropischen Ländern ein Grundnahrungsmittel sind. Diese Früchte sind eindeutig geschwürverhütend und werden in der Volksmedizin schon seit langem zur Behandlung von Geschwüren verwendet. Der Beweis ist so überzeugend, daß indische Ärzte oft Musapep gegen Geschwüre verschreiben, ein Trockenpulver, das aus grünen Kochbananen hergestellt wird. Die Erfolgsquote beträgt, wie verlautet, 70 Prozent.

Bananen wirken auf eine äußerst bemerkenswerte Weise - und zwar nicht, wie früher vermutet, indem sie Magensäure neutralisieren. Dem britischen Pharmazeuten Dr. Ralph Best an der University of Aston in Birmingham zufolge regen Bananen vielmehr die Zell- und Schleimvermehrung an, wodurch eine stärkere Barriere zwischen der Magenschleimhaut und der ätzenden Säure gebildet wird. Tatsächlich können Forscher bei Tieren, die mit Bananenpulver gefüttert wurden, eine sichtbare Verdickung der Magenwand beobachten. Bei einem australischen Test erlitten Ratten, die zuerst mit Bananen gefüttert wurden und dann, zur Erregung von Geschwüren, mit großen Mengen von Säure, nur sehr wenig Magenschäden. Die Bananen verhinderten 75 Prozent der erwarteten Geschwürbildung.

Hinweis: Kochbananen müssen vor dem Verzehr gekocht werden, denn sie sind zu hart und zäh, um roh gegessen zu werden. Grüne Kochbananen werden als eine wirksamere Medizin gegen Geschwüre betrachtet als reife.

Die erstaunlichen Experimente mit Kohl

In Kohl sind natürliche geschwürverhindernde Mittel enthalten. Daß Kohl helfen kann, Geschwüre zu heilen, wurde in den fünfziger Jahren durch die bahnbrechenden Experimente von Dr. Garnett Cheney gezeigt, einem Medizinprofessor an der Stanford University School of Medicine. Er demonstrierte, daß ein Viertelliter frischer Kohlsaft täglich den Schmerz lindert und sowohl Magen- als auch Zwölffingerdarmgeschwüre besser und schneller heilt als die Standardbehandlungen. Bei einem Test mit 55 Patienten, die Kohlsaft tranken, fühlten sich 95 Prozent nach zwei bis fünf Tagen besser. Röntgenstrahlen und Gastroskopie brachten eine rasche Heilung der Magengeschwüre in nur einem Viertel der Durchschnittszeit ans Licht. Die Zwölffingerdarmgeschwüre der mit Kohl ernährten Patienten verheilten ebenfalls in einem Drittel der üblichen Zeit.

In einem Doppelblindversuch an 45 Insassen des San-Quentin-Gefängnisses in Kalifornien waren 93 Prozent der Geschwüre bei Gefangenen, die Kohlsaftkonzentrat in Kapseln bekamen - das entspricht etwa einem Liter -, in drei Wochen verheilt. Bei den Gefangenen, die statt dessen Placebokapseln erhielten, verheilten lediglich 32 Prozent der Geschwüre.

Wie konnte der Kohl wirken? Anscheinend, indem er die Widerstandskraft der Magenschleimhaut gegen Säureangriffe stärkte. Kohl enthält Gefarnate, eine Verbindung, die als Mittel gegen Geschwüre eingesetzt wird, sowie eine Substanz, die Carbenoxolon gleicht, einem weiteren, selten gebrauchten Mittel gegen Geschwüre. Im Grunde regen diese Heilmittel die Zellen an, eine dünne Schleimbarriere als Schutzschild gegen Säureangriffe auszuspinnen. G. B. Singh vom India's Central Drug Research Institute in Lucknow hat Meerschweinchen Geschwüre induziert und sie mit Kohlsaft behandelt. Während der Heilung machte er umfangreiche mikroskopische Aufnahmen von den Zellveränderungen, die dokumentierten, daß der Kohlsaft vermehrte Schleimaktivität erzeugte, die die Geschwürzellen verjüngte und zur Heilung führte.

Eine weitere Möglichkeit: Kohl ist ein Antibiotikum. In Reagenzgläsern kann er eine Reihe von Bakterien zerstören, möglicherweise einschließlich der *H.-pylori*-Bakterien, die heute als Ursache für Geschwüre angesehen werden.

Dr. Cheneys Kohlrezept gegen Geschwüre

Stellen Sie frischen, rohen Wirsingsaft her. (Heutzutage keine Schwierigkeit mehr, da Sie einen Entsafter benützen können.) Kühl stellen. Trinken Sie von diesem Saft einen Liter täglich. Sie sollten innerhalb von drei Wochen Ergebnisse feststellen können, erklärt Dr. Cheney. Unter therapeutischen Gesichtspunkten ist Frühlings- und Sommerkohl besser. Und der frischeste Kohl ist auch der beste. »Je schneller die Reise vom Garten zum Magen, desto besser«, bemerkt Dr. Cheney. Lange Lagerungszeiten mindern die Wirkung. Außerdem muß der Kohl roh sein. Das Kochen oder Konservieren kann die aktiven Wirkstoffe gegen Geschwüre zerstören.

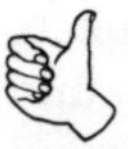

Die Süßholzkur

»Wenn ich ein Geschwür hätte, würde ich mir als erstes Süßholz beschaffen«, sagt Dr. James Duke, Botaniker am U. S. Department for Agriculture. Dutzende von Untersuchungen, sagt er, schreiben der Süßholzwurzel phantastische Wirkungen gegen Geschwüre zu. So haben zum Beispiel skandinavische Wissenschaftler entdeckt, daß die Süßholzverbindungen den Säuregehalt senkten, Schleimsekretion anregten und den Magenwandzellen halfen, sich selbst zu regenerieren.

Pharmafirmen haben sogar ein Medikament namens Caved-S entwickelt – das im wesentlichen aus Süßholz besteht, nur ohne seine lästigste Zutat, Glycyrrhizin. In einem britischen Test an hundert Patienten mit Geschwüren war das Süßholzmedikament, das gekaut wird, genauso wirksam wie das übliche Medikament Tagamet.

Hinweis: Lakritze wird aus Süßholzsaft hergestellt. Seien Sie aber vorsichtig – essen Sie nicht zuviel Lakritze, besonders wenn Sie hohen Blutdruck haben oder schwanger sind. Mögliche Nebenwirkungen sind Flüssigkeitsretention und Kaliumverminderung mit einer daraus resultierenden Steigerung des Blutdrucks. Der Genuß von zwei oder drei Lakritzestangen erhöhte den Blutdruck eines Mannes von 120/70 auf 240/160 mm Hg.

Bohnen – ein Puffermaterial?

Bei Untersuchungen, die im »Scandinavian Journal of Gastroenterology« veröffentlicht wurden, suchten Forscher nach Nahrungsmitteln mit der höchsten Pufferfähigkeit gegen Magensäure. So entdeckten sie rote und weiße Bohnen. Die Hülsenfrüchte saugten die meiste Säure auf. Gut waren auch Mais und nichtpolierter Reis. Die Forscher drängten Geschwürpatienten dazu, mehr Bohnen zu essen, besonders Indianerbohnen, die die größte Aktivität gegen Säure bewiesen.

Wie japanische Mäuse Geschwüre verhüten: Sie trinken natürlich Tee

Geben Sie Tee eine Chance, auch er kann Geschwüre verhüten. Es gibt viele Japaner mit Magengeschwüren. Die Rate wäre jedoch wohl noch höher, wenn die Japaner nicht grünen Tee tränken – so vermutet der japanische Ernährungswissenschaftler Dr. Yukihoko Hara. Grüner Tee ist reich an antibakteriellen, oxidationsverhütenden Polyphenolen, den sogenannten Katechinen.

»Es ist sehr klar, daß Teepolyphenole Geschwüre bei Mäusen vermindern«, sagt Dr. Hara. Testmäuse, denen geschwürverursachende Chemikalien verabreicht worden waren, bekamen weniger und kleinere Geschwüre, wenn sie grünen Tee zu trinken bekamen. Und je höher die Konzentration der Teeverbindungen war, desto geringer der Schaden der Geschwüre. Niedrige Katechindosierungen verringerten die Geschwüre um 22 Prozent, mittlere Dosierungen um 47 Prozent, und die höchsten Dosierungen der Teezusammensetzung erstickten die Entwicklung der Geschwüre um 100 Prozent.

Dr. Hara erachtet die Teewirkstoffe für wirksam genug, um Geschwüre auch bei Menschen zu bekämpfen. »Die Mengen, die wir gebrauchten, waren sehr niedrig, vergleichbar mit dem, was Japaner gewöhnlich trinken«, sagt er. Der Mechanismus liegt wahrscheinlich in den antibakteriellen Kräften von Katechin begründet; allerdings könnten die Verbindungen seinen Vermutungen zufolge auch helfen, die Peptinaktivität zu neutralisieren. Da Tee ein wenig Koffein enthält, der die Säuresekretion anregen könnte, hält Dr. Hara es für besser, koffeinfreien Tee zu trinken. Schwarzer Tee und Oolong-Tee, die in den Vereinigten Staaten verbreitet sind, enthalten ebenfalls Katechin, doch in geringeren Mengen als der asiatische grüne Tee.

Die Spitzenreiter in der Säureproduktion

Geschwürleidenden wird oft gesagt, sie sollten mit dem Trinken von Kaffee, Cola und Alkohol aufhören. Der angebliche Grund: Diese Getränke tendierten dahin, die Magensäureproduktion in die Höhe zu treiben. Doch Forscher an der University of California in San Diego haben entdeckt, daß andere Getränke genauso schlimm oder sogar noch schlimmer sind. Sie gaben gesunden Testpersonen 0,35 Liter verschiedener beliebter Getränke zu trinken sowie Wasser zum Vergleich. Dann maßen sie den Magensäuregehalt. Er schoß in die Höhe, bei allen Getränken in der Regel etwa eine halbe Stunde nach dem Genuß. Die Wissenschaftler folgerten, daß »alle Getränke starke Stimulanten der Magensäureabsonderung sind«.

Hier sind die säureproduzierenden Sündenböcke in der Reihenfolge ihrer Wirksamkeit:

1. Milch,
2. Bier,
3. säurearmer Kaffee,
4. 7-Up,
5. koffeinfreier Kaffee,
6. koffeinhaltiger Kaffee,
7. Tee (mit Koffein),
8. Coca-Cola.

Hinweis: Offensichtlich ist Koffein nicht der Grund für Beschwerden. Koffeinfreier Kaffee war wirksamer als gewöhnlicher Kaffee. Und 7-Up war eine besondere Überraschung, da es weder Koffein noch andere Wirkstoffe enthält, bei denen man mit starker Säuresekretion rechnet. Auch Bier verursachte einen unerwarteten Anstieg der Säure – und das nicht nur wegen des Alkohols. In der Tat erklären Forscher, es sei zweifelhaft, daß der Alkohol an sich die Säureproduktion antreibt. An der Spitze der Liste als Säurestimulator stand Milch – keine Überraschung. Die Wissenschaftler haben Wein nicht getestet, da er sich bei anderen Studien bereits als Säurestimulator erwiesen hat.

Tex Mex und scharfe Gewürze können nur helfen, aber nicht schaden

Im Gegensatz zur allgemeinen Annahme verursachen scharfe Nahrungsmittel keine Geschwüre. Weder verzögern sie die Heilung, noch schaden sie in irgendeiner Weise gesunden Mägen – so Dr. David Y. Graham, Professor der Medizin am Baylor College of Medicine in Houston, der dies mittels Fotografien beweisen kann. Er und seine Kollegen aßen zu unterschiedlichen Zeiten Testgerichte: eine milde Mahlzeit aus Steak und Pommes frites, eine Peperonipizza und eine mexikanische Mahlzeit aus Enchiladas, Bohnen und Reis mit einer scharfen Sauce und 30 Gramm gehackten Jalapenopfefferschoten.

Dann setzten Ärzte Videoendoskopie ein – Nahaufnahmen des Magens und des Zwölffingerdarms –, um die Schäden zu untersuchen. Sie fanden keine Schäden. Um ganz sicher zu sein, führten die Wissenschaftler durch einen Schlauch 30 Gramm gemahlenen Jalapenopfeffer direkt in den Magen ein – noch immer kein Zeichen von Bluten oder Erosion der Magenschleimhaut. Dr. Graham folgerte: »Scharfe Gerichte scheinen keine Probleme zu schaffen. Wir fanden nach dem Einnehmen sehr scharfer Nahrungsmittel keine Magen- oder Schleimhautabnormitäten. Vorhergehende Untersuchungen haben gezeigt, daß die Verabreichung großer Mengen von rotem Pfeffer die Heilungsrate von Zwölffingerdarmgeschwüren nicht verringert.«

Dr. Weils scharfer Pfeffertee hilft bei Geschwüren

»Experimentieren Sie mit Cayennepfeffer. Das mag absurd klingen, aber scharfe Nahrungsmittel verschlimmern Geschwüre nicht, und besonders roter Pfeffer kann heilen helfen. Er hat einen guten lokalanästhetischen Effekt und bringt auch das Blut an die Oberfläche des Gewebes. Probieren Sie einige Schlucke von rotem Pfeffertee (ein viertel Teelöffel Cayennepfeffer auf eine Tasse heißes Wasser) oder, wenn der Geschmack Ihnen zu stark sein sollte, eine kleine Kapsel des Puders.«

Dr. Andrew Weil, University of Arizona College of Medicine

So widersprüchlich es auch scheint, scharfer Pfeffer kann die Magenschleimhaut schützen helfen. Das scharfe Zeug in Pfeffer ist Kapsaizin. Tierversuche haben gezeigt, daß Kapsaizin die Schäden einschränkt, die gewöhnlich durch Aspirin oder Alkohol verursacht werden. In einem Versuch verabreichte Dr. Peter Holzer an der Universität Graz in Österreich Ratten eine Aspirinlösung, die wie erwartet das Gewebe der Magenschleimhaut schädigte und Blutungen hervorrief. Ratten, die mit dem Aspirin gleichzeitig Kapsaizin bekamen, hatten jedoch um 92 Prozent weniger Blutungen. Fachleute vermuten, daß Kapsaizin schützt, indem es die Nerven in der Magenwand anregt, Blutgefäße erweitert und den Blutfluß verbessert.

Es gibt etliche Berichte, daß Geschwürpatienten, die gewöhnlich scharfe Speisen essen – Inder, die scharfe Currys, und Lateinamerikaner, die feurige Paprika genießen –, weniger über Geschwürsymptome klagen als Konsumenten milder Gerichte.

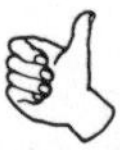

Knoblauch tut dem Magen gut

Sie müssen Knoblauch keineswegs meiden. Dieses stark riechende Gewürz kann ebenfalls Magenschäden und Geschwüre verzögern. Zu dem Ergebnis kamen Forscher am Catholic University Medical College in Seoul, Korea. Sie fütterten Ratten mit Alkoholmengen, die dazu angetan waren, die Magenschleimhaut zu schädigen. Manche Tiere bekamen zusätzlich reinen Knoblauch oder Knoblauchverbindungen – Diallyl-Disulfid und Allicin. Die Ratten, die den Knoblauch und die Verbindungen schluckten, erlitten weniger Magenschäden, insbesondere weniger Blutungen und Zellschäden unter der Oberfläche der Magenschleimhaut. Forscher schrieben den Schutz nicht nur dem Verhindern von Magensäuresekretion zu, sondern auch einer milden Irritation, die die Produktion schützender hormonähnlicher Substanzen (Prostaglandine) bewirkte, die die Resistenz der Magenschleimhaut stärkte.

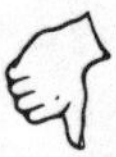

Kaffee ruft Säure hervor

Seien Sie vorsichtig mit Kaffee – gewöhnlichem wie koffeinfreiem –, wenn Sie ein Geschwür oder einen sauren Magen haben. Es gibt keinen Beweis dafür, daß Kaffee Geschwüre verursacht, doch er regt die Sekretion der Magensäure an. Das Koffein in drei bis sechs Tassen Kaffee stimuliert, wie Untersuchungen beweisen, die Produktion sowohl von Magensäure wie von Pepsin. Interessanterweise ist Kaffee auch ohne Koffein ein genauso wirksamer Säurestimulant. Gewöhnlicher wie koffeinfreier Kaffee können also Geschwüre verschlimmern.

Theoretisch sollte Kaffee den Schmerz bei Geschwüren verstärken, da er die Säureabsonderung in die Höhe treibt. Dem ist oft aber nicht so. Wenn Forscher Patienten fragen, ob sie nach Kaffeegenuß Beschwerden bekommen, antworten erstaunlich viele Patienten mit Nein. Eine Untersuchung an der University of Michigan ergab, daß Kaffeetrinker mit Geschwüren nicht mehr über Geschwürschmerzen klagten als Geschwürpatienten, die keinen Kaffee tranken.

Das Rätsel Alkohol

Machen Sie sich Sorgen, daß ein wenig Alkohol Geschwüre verursachen oder daß Ihnen Ihr Geschwür wegen Alkohol Ärger bereiten könnte? Darauf gibt es keine klare Antwort, obwohl die meisten Ärzte Patienten mit Geschwüren raten, sich beim Alkohol zurückzuhalten. Alkohol und alkoholische Getränke, so zeigen Untersuchungen einheitlich, fügen der Magenschleimhaut Schaden zu – dazu gehören auch Geschwürbildung und Blutungen. Das Beweismaterial dafür, daß Alkohol Geschwüre hervorruft, ihre Heilung verzögert oder Rückfälle bewirkt, ist jedoch nicht eindeutig. Nach einem umfassenden Bericht über die medizinische Literatur über Geschwüre und Ernährung im Jahre 1985 schrieb Dr. S. K. Sarin, Professor für Gastroenterologie am G. B. Pant Hospital in Neu-Delhi, Indien: »Es gibt kein Beweismaterial, das darauf schließen läßt, daß der Konsum von Alkohol mit einer erhöhten Häufigkeit von Zwölffingerdarmgeschwüren verbunden ist ... Eine neuere Untersuchung hat sogar gezeigt, daß maßvolles Trinken Geschwürverheilung zu fördern scheint.«

Forscher an der Universität Düsseldorf haben 65 Patienten ein Jahr lang beobachtet und zu ihrer Überraschung entdeckt, daß mäßiges Trinken die Verheilung von Geschwüren begünstigte. Sie erklären sich das so, daß die wiederholten Schläge milder Reizstoffe, wie etwa niedrige Konzentrationen von Alkohol, die Widerstandskraft der Magenschleimhaut stärken, so daß sie den Angriffen darauffolgender starker Reizstoffe, Säure inbegriffen, besser standhält.

Dennoch ist es nicht sehr sinnvoll zu versuchen, einen widerstandsfähigeren Magen zu entwickeln, indem man Alkohol trinkt, wenn es andere, sichere Möglichkeiten gibt. Und alkoholische Getränke produzieren nicht nur aufgrund ihres Alkoholgehalts unangenehme Mengen von Säure. Ein typisches Beispiel dafür ist Bier.

> »Es scheint für Patienten mit Magengeschwüren vernünftig zu sein, Alkohol zu meiden, zumindest Alkohol in konzentrierter Form wie 80prozentigen Alkohol.«
>
> *Dr. Martin H. Floch, Yale University School of Medicine*

Achtung – Bier ist eine wahre Säurefabrik

Bier ist ein besonders wirksamer Aufpeitscher von Magensäure; das zeigen Untersuchungen von Professor Martin V. Singer an der Universität Heidelberg. Dr. Singer und Kollegen fanden heraus, daß das Trinken von Bier die Sekretion von Magensäure bei Versuchspersonen innerhalb einer Stunde fast verdoppelte. Weißwein steigerte die Säureproduktion in der gleichen Zeit um 60 Prozent. Es ist bemerkenswert, daß weder Whisky noch Cognac die Magensäure steigerten.

Die Forscher schlossen, daß nicht der Alkohol, sondern andere Verbindungen in Bier die Hauptursache für den Anstieg der Magensäure waren. Eine besondere Ursache war die Fermentation, welche durch die Zugabe von Hefe bewirkt wird.

Diese Untersuchung erlaubt den Schluß, daß es vielleicht gut wäre, Bier als ein Getränk zu notieren, das Menschen mit Geschwüren, Sodbrennen und anderen Magensäureproblemen vornehmlich meiden sollten. Weißwein scheint aus noch unbekannten Gründen ein weiterer vermeidbarer Feind für Menschen mit Magensäureproblemen zu sein.

Manche mögen's allzu heiß

Trinken Sie keine glühend heißen Getränke. Ob Sie es glauben oder nicht – manche Menschen trinken Getränke so heiß, daß sie sich Verbrennungen holen würden, wenn sie sie auf ihre Haut schütteten. Es erscheint völlig logisch, daß man durch wirklich heißes Wasser entlang der Speiseröhre Verbrennungen und Geschwürbildung hervorrufen kann – trotzdem denken viele Menschen nicht daran. Bei solchen Personen sind aber Krankheiten der Speiseröhre, des Magens und des Zwölffingerdarms wahrscheinlicher. Schon im Jahre 1922 berichtete ein Arzt, daß die meisten seiner Geschwürpatienten heiße Getränke bevorzugten. Nach heutiger Auffassung kann das Trinken von sehr heißen Flüssigkeiten, besonders Tee, sogar Speiseröhrenkrebs fördern. Heiße Getränke können auch der Magenschleimhaut schaden. Es ist durch Tierversuche durchaus bekannt, betonen Forscher, daß das Trinken von Flüssigkeit, die heißer als 60 Grad Celsius ist, an der Magenschleimhaut beträchtliche Schäden verursachen und zu Gastritis führen kann.

Seit kurzem interessieren sich Chirurgen am Manchester Royal Infirmary in England für dieses Thema. Zum Test baten sie Freiwillige, Tee und Kaffee »zu angenehmen Temperaturen« zu trinken. Eine Hälfte der Testgruppe hatte Geschwüre, die anderen nicht. Und wer trank den heißesten Tee und Kaffee?

Jawohl, es waren die Geschwürpatienten, die ihre Getränke bei beinah brühenden 62 Grad Celsius schluckten. Die Gruppe ohne Geschwüre mochte ihre Getränke um 7 Grad kühler, bei 57 Grad Celsius. Interessanterweise bemerkten die Trinker des brennendheißen Getränks keine Beschwerden oder Schmerzen.

Es ist logisch, daß niemand - ob er an Geschwüren leidet oder nicht - allzu heiße Getränke trinken sollte. (In Japan ist das Trinken von kochendheißem Tee als eine Ursache von Speiseröhrenkrebs erkannt worden.)

Ernährungsvorschriften zur Verhütung und zur Heilung von Geschwüren

- Offensichtlich ist die milde Diät von früher nicht notwendig, um Geschwüre zu besänftigen; sie scheint in Wirklichkeit schädlich zu sein. Das bedeutet nicht, daß Patienten mit Geschwüren nie Milch trinken dürfen - viele Ärzte erlauben einige Gläser am Tag. Es bedeutet jedoch, daß das Trinken von absichtlich großen Mengen Milch als Kur gegen Geschwüre nicht ratsam ist. Außerdem sollten Sie auch mit anderen säurestimulierenden Getränken vorsichtig sein, besonders mit Bier.
- Dagegen ist es sinnvoll, Nahrungsmittel zu sich zu nehmen, die gegen Geschwüre aktiv sind - Kohlsaft, Bananen, besonders Kochbananen, grünen Tee, besonders entkoffeinierten Tee, echte Lakritze in Maßen, faserreiche Nahrungsmittel und rote Bohnen.
- Im Gegensatz zur weitverbreiteten Meinung können scharfe Pfefferschoten und Knoblauch eine gute Medizin gegen Geschwüre sein. Nur sollten Sie aufhören, sie zu essen, wenn Sie Schmerzen oder sonstige Beschwerden spüren.
- Ein anderer weitverbreiteter Rat - statt drei Mahlzeiten am Tag vielmehr kleine, häufige Mahlzeiten zu essen - bringt laut den Empfehlungen der Mayo-Klinik bei der Heilung von Geschwüren überhaupt keine Vorteile. In Wahrheit könnte solch häufiges Essen schädlich wirken, indem es die Säureabsonderung steigert, erklären die Spezialisten der Mayo-Klinik. Andererseits ist es aber auch nicht gut, zu große Mengen von Nahrungsmitteln zu essen - sie blähen den Magen auf.

Wie man durch richtige Ernährung Gallensteine besiegt

Nahrungsmittel, die Gallensteine verhindern können: Viel Gemüse · Sojabohnen · wenig Alkohol · Olivenöl.
Nahrungsmittel, die Gallensteinanfälle fördern können: Kaffee · Zucker.

Wie es zu Gallenkoliken kommt – und wie sie durch richtiges Essen verhindert werden können

Der Schmerz ist beschrieben worden wie eine Krake, die von oben rechts am Unterleib ausgeht und bis zu der unteren rechten Brust, manchmal über die Schulter, den Rücken hinunterreicht. Eine Gallenkolik, voller Qual und ohne Erleichterung, manchmal auch mit Übelkeit und Erbrechen, kann Minuten oder auch Stunden anhalten.

Die Gallenblase ist ein kleiner, birnenförmiger Sack gleich unterhalb der Leber. Er ist voll mit Gallenflüssigkeit, die in den Darmtrakt spritzt, um bei der Verdauung zu helfen. 90 Prozent der Gallensteine bei Menschen der westlichen Welt bilden sich, wenn die Gallenflüssigkeit mit Cholesterin übersättigt wird, das sich daraufhin zu harten Kügelchen kristallisiert, die so groß sind wie Sandkörner oder auch 2,5 Zentimeter Durchmesser haben. Diese Steine sind die meiste Zeit harmlos und bleiben oft unentdeckt. Doch manchmal, wenn die Gallenblase sich zusammenzieht, um Flüssigkeit freizusetzen, schießt ein Stein hervor und verstopft die Öffnung des Ganges, der zur Leber und zum Dünndarm führt. Dann kommt der Schmerz. Der Anfall mag aufhören, wenn der Stein in die Gallenblase zurückfällt. Oder aber es gibt Komplikationen wie eine Entzündung der Gallenblase, die so ernst sein kann, daß das Entfernen des Steines und der Gallenblase notwendig wird. Gallensteine kommen mit dem Alter, sie treffen Frauen, besonders fettleibige Frauen, dreimal öfter als Männer und liegen in der Familie.

Manche Menschen sind schlichtweg anfälliger für Gallensteine. Doch die Ernährung kann einen entscheidenden Unterschied machen. Was Sie essen, kann die Bildung von Steinen vereiteln oder fördern, indem es nämlich den Sättigungsgrad der Gallenflüssigkeit mit Cholesterin - die Hauptursache für Gallensteinbildung - mindert oder verstärkt. Bestimmte Nahrungsmittel können auch mehr »Reinigungsmittel« liefern, um das Cholesterin schön aufgelöst zu halten. Ernährung kann auch das Zusammenziehen regulieren, das die Steine in den Gang befördert und so einen schmerzvollen Gallenblasenanfall mit sich bringt.

Gegenmittel: Gemüse

Ein guter Tip zur Verhinderung von Gallensteinen und -anfällen lautet - mehr Gemüse essen. Eine noch nicht identifizierte Substanz in Gemüse scheint vor Gallensteinen zu schützen. Gemüseliebhaber - und Vegetarier natürlich - haben weniger Gallensteine. Eine britische Untersuchung ergab, daß - unabhängig von Alter und Gewicht - Frauen, die Vegetarier waren, um die Hälfte weniger zu Gallensteinen neigten als fleischessende Frauen.

Eine neuere große Harvard-Untersuchung mit 88 000 Frauen mittleren Alters mit normalem Gewicht zeigte, daß die Frauen mit dem größten Gemüsekonsum nur zu 60 bis 70 Prozent Gallensteinsymptome aufwiesen im Vergleich zu Frauen, die weniger Gemüse aßen. Vor allem die Frauen, die am meisten Nüsse, Bohnen, Linsen, Erbsen, Limabohnen und Orangen aßen, waren besonders resistent gegenüber Gallenblasenanfällen.

Was ist diese gegen Gallensteine wirksame Ingredienz in Gemüse? Möglicherweise Faserstoff; am wahrscheinlichsten aber Gemüseprotein, meinen die Wissenschaftler. Wenn man Tiere mit Gemüseproteinen, Sojabohnenprotein eingeschlossen, füttert, werden die Gallensteine konsequent abgeblockt, indem die Sättigung des Cholesterins in der Gallenflüssigkeit reduziert wird. Man nimmt in der Forschung an, daß das gleiche auch bei Menschen geschieht. Bemerkenswerterweise zeigten Studien am Wistar Institute in Philadelphia, daß das Essen von reichlich Sojabohnenprotein sogar das Auflösen der Gallensteine bei Hamstern verursachte!

Ein wenig Alkohol kann nützen

Ein wenig Alkohol schreckt Gallensteine ab. Ein halbes Glas Wein oder Bier täglich oder ein Drittel von einem Schuß Whisky verringerte Gallensteinvorkommen in einer neueren Harvard-Untersuchung um 40 Prozent. Der Studienleiter Dr. Malcolm Maclure, Assistenzprofessor für Epidemiologie an der Universität Harvard, betont jedoch: Mehr Trinken bietet nicht mehr Schutz.

Theoretisch steigert ein wenig Alkohol die Aufspaltung von Cholesterin, so daß weniger Cholesterin zur Bildung von Gallensteinen vorhanden ist.

Zuviel Zucker – zuwenig Faserstoffe

Hüten Sie sich vor einer typisch modernen faserstoffarmen, zuckerreichen Ernährung. Faserstoffe helfen zur Immunbildung gegen Gallensteine. In einem britischen Test ernährte sich eine Gruppe, die gallensteinanfällig war, sechs Wochen lang entweder faserreich oder faserarm. Die faserarme Ernährung enthielt lediglich 13 Gramm Faserstoff und über 100 Gramm Zucker pro Tag sowie Weißmehl und weißen Reis. Zur faserreichen Ernährung gehörten 27 Gramm Faserstoff, sehr viel Obst und Gemüse, ganze Körner, aber kein Zucker.

Der Cholesteringehalt der Gallenflüssigkeit schoß bei der faserarmen, zukkerreichen Ernährung in die Höhe. (Übersättigte Gallenflüssigkeit bildet Gallensteine.) Aus diesem Grunde empfahlen die Forscher allen mit Neigung zu Gallensteinen, keinen Zucker mehr anzurühren und viel ganze Körner sowie Obst und Gemüse zu essen. Dieser Rat wird auch von anderen Fachleuten gegeben.

Das Unglück Kaffee

Wenn Sie wissen, daß Sie Gallensteine haben, seien Sie vorsichtig mit Kaffee. Das raten die Forscher Bruce R. Douglas und seine Kollegen am Universitätskrankenhaus in Leiden in den Niederlanden. Sie entdeckten folgendes: Schwarzer Kaffee, ohne Sahne oder Zucker, ob mit oder ohne Koffein, kann die Gallenblase dazu anregen, sich zusammenzuziehen, und so möglicherweise einen Gallenblasenanfall hervorrufen.

Im Verlaufe von Tests mit gesunden Männern und Frauen fanden die holländischen Wissenschaftler heraus, daß schon eine halbe Tasse gewöhnlicher oder koffeinfreier Kaffee die Gallenblasenkontraktionen stimulieren kann. Zum Vergleich: Einfaches Salzwasser blieb ohne Wirkung. Es ist offenbar nicht das Koffein, sondern eine noch unbekannte Substanz, die einen höheren Gehalt an Choleocystokinin – einem Darmtrakthormon – hat und die daraus resultierenden Kontraktionen förderte. Die Forscher empfehlen Gallensteinanfälligen, alle Arten von Kaffee zu meiden.

Sie sollten das Frühstück nicht überspringen

Lange Zeit nichts zu essen – wie beim Fasten – oder einfach nur das Auslassen des Frühstücks unterstützt das Entstehen von Gallensteinen. Dr. James Everhart, ein Wissenschaftler am amerikanischen National Institute of Diabetes and Digestive and Kidney Diseases, beobachtete 4730 Frauen über einen Zeitraum von zehn Jahren und fand Gallensteine am ehesten bei Frauen, die über Nacht vierzehn oder mehr Stunden fasteten, weil sie vermutlich das Frühstück ausließen. Am wenigsten wahrscheinlich waren Gallensteine bei Frauen, die weniger als acht Stunden nichts aßen. Im übrigen ist das Risiko um so größer, je länger das Fasten anhält. Dr. Everhart bemerkt, daß ohne die Stimulation durch Essen die Gallenblase nicht genügend »auflösende« Gallensäuren produziert, die das Cholesterin löslich hält, so daß es keine Gallensteine zu bilden vermag. Sein Rat: Um Gallensteine vermeiden zu helfen, sollten Sie frühstücken und sich vor langen Fastenzeiten hüten.

Die zehn Pfunde, die wegmüssen

Schon ein wenig Übergewicht bedeutet vielem Beweismaterial zufolge ein Gallensteinrisiko, besonders bei Frauen mittleren Alters. Und das Risiko, so eine neuere bedeutende Harvard-Untersuchung, steigt bei weiterer Gewichtszunahme dramatisch an. Fettleibige Frauen sind sechsmal anfälliger für Gallensteine als Frauen mit Normalgewicht. Noch überraschender: Bei Frauen mit nur 5 Kilo Übergewicht ist die Gefahr, Gallensteine zu bekommen, doppelt so groß wie bei normalem Gewicht.

Aus unbekannten Gründen, die den Stoffwechsel betreffen, nimmt man an, daß übermäßiges Fett zur Produktion von mehr innerem Cholesterin führt, das dann in die Gallenflüssigkeit abgesondert wird, wo es potentiell Gallensteine bilden kann. Und wenn Sie einen hohen Triglyceridspiegel und einen niedrigen HDL-Cholesterinspiegel haben, steigt Ihr Gallensteinrisiko ebenfalls.

Gefahren bei raschem Gewichtsverlust

Wenn übermäßiges Fett Gallensteine fördert, so müßte daraus eigentlich folgen, daß die logische Gegenmaßnahme darin bestünde, Gewicht zu verlieren. Doch hier gibt es ein Paradox: Ein rascher Gewichtsverlust zählt zu den sichersten Ursachen von Gallensteinen. Es ist tatsächlich durch wissenschaftliche Untersuchungen erwiesen, daß ein schnelles Abnehmen dank fett- und kalorienarmer Diät (unter 600 Kalorien und weniger als 3 Gramm Fett pro Tag) bei den Diätetikern bis zu 50 Prozent Gallensteine hervorrufen kann. Am gefährdetsten sind die Schwersten, die in der kürzesten Zeit das meiste Gewicht verlieren. Außerdem, so erklärt Dr. C. Wayne Callaway von der George Washington University, führt solche Diät oft zu Gallensteinen ohne entsprechende Symptome, bis sie mit einer drastischen Diät aufhören und versuchen, normal zu essen.

Doch es gibt für Sie durchaus die Möglichkeit, einige der Gefahren zu überwinden – indem Sie täglich einer Mahlzeit mindestens 5 bis 10 Gramm Fett hinzufügen. Das berichtet Dr. Steven Heymsfield vom Obesity Research Center am St. Lukes-Roosevelt Hospital in New York. Sie könnten zum Beispiel täglich zusätzlich einige Teelöffel Olivenöl essen.

Solches Fett ist nämlich notwendig, um die Gallenblase anzuregen, die Flüssigkeit mindestens einmal am Tag völlig auszuleeren und so Gallensteinbildung zu verzögern. Wenn Sie den Fettkonsum drastisch kürzen, zieht sich die Gallenblase nicht mehr so oft zusammen, um Gallenflüssigkeit in den Darmtrakt auszutreiben, erläutert Dr. Heymsfield. Die Gallenflüssigkeit sammelt sich daher und kann die Bildung von Gallensteinen auslösen. Viele Experten halten es nicht für ratsam, mehr als ein Dreiviertelkilo pro Woche zu verlieren.

Fette Mißverständnisse

Wird weniger Fett Sie vor Gallensteinen bewahren? Zuviel Fett kann Sie dick und daher für Gallensteine anfälliger machen. Und ein übermäßiger Genuß von gesättigtem Tierfett und Cholesterin kann die Bildung von Gallensteinen fördern. Griechische Wissenschaftler haben vor kurzem dokumentiert, daß Menschen, die viel Tierfett wie beispielsweise fettes Fleisch und Butter essen, eher dazu neigen, Gallensteine zu bekommen. Sie haben interessanterweise aber auch entdeckt, daß ein hoher Konsum von Olivenöl das Entstehen von Gallensteinen verhindert.

Es ist jedoch zweifelhaft, ob das Reduzieren von fetten Speisen nützen kann, den schmerzvollen Anfällen Einhalt zu gebieten, wenn Sie bereits Gallensteine haben.

Einer früher beliebten Theorie zufolge regen fetthaltige Mahlzeiten eine Freisetzung des Hormons Choleocystokinin an, das der Gallenblase Befehl gibt, sich zusammenzuziehen, wodurch die Gallensteine in Gang gesetzt würden. Doch neueres Beweismaterial legt nahe, daß die Steine wahllos durchgelassen werden, ohne daß dies etwas mit der Menge an verzehrtem Fett zu tun hat. Eine bahnbrechende Untersuchung an der Georgetown University School of Medicine ergab, daß eine Gallenkolik ebenso nach einer fettfreien oder fettarmen Mahlzeit vorkommen kann wie nach einer fetten Mahlzeit.

Während des Tests aßen fünfzehn Versuchspersonen an vier verschiedenen Tagen entweder ein Frühstück mit weniger als 30 Gramm Fett oder mit gar keinem Fett. Mit Ultraschall maßen die Forscher eine Stunde lang alle fünfzehn Minuten die Gallenblasenkontraktionen. Sie kamen zu dem Schluß, daß die Kontraktionen in keinem Zusammenhang mit dem Fettkonsum standen. Überraschenderweise stellten sich die Kontraktionen nach einer fettfreien Mahlzeit genauso häufig ein wie nach einer fettreichen. Die Georgetown-Forscher behaupten, daß eine fettarme Diät zur besonderen Abwehr von Gallenkoliken in der Regel nichts garantiert, obwohl eine fettarme Ernährung der Gesundheit im allgemeinen guttut.

Was man essen sollte, um sich Gallensteine zu ersparen

- Viel Gemüse essen, besonders Hülsenfrüchte.
- Seien Sie vorsichtig mit Zucker.
- Wenn Sie schon trinken, kann Alkohol in Maßen helfen.
- Fasten Sie nicht über eine lange Periode, und verzichten Sie nicht auf das Frühstück.
- Verlieren Sie überflüssiges Fett langsam. Ein schneller Gewichtsverlust kann Gallensteine hervorbringen. Essen Sie täglich etwas Olivenöl.

Nierensteine: Diät, die »Medizin der freien Wahl«

Nahrungsmittel, die helfen können, Nierensteine zu verhindern: Obst · Gemüse · faserreiche Körner (wie Reiskleie) · Flüssigkeit, hauptsächlich Wasser.
Nahrungsmittel, die Nierensteine fördern können: Proteinreiche Nahrungsmittel, besonders Fleisch · Natrium · oxalatreiche Nahrungsmittel wie Spinat und Rhabarber.

Wie Speisen Nierensteine erzeugen

Zu den ältesten Krankheiten der Menschheit gehören Nierensteine – die steinharten Ansammlungen von Kristallablagerungen, die sich normalerweise aus Kalzium und Oxalaten zusammensetzen, wachsen und den Fluß des Urins durch die Nieren behindern können. Etwa eine Million Amerikaner werden jährlich zur Behandlung von Nierensteinen ins Krankenhaus eingeliefert. Männer sind dreimal so anfällig für Nierensteine wie Frauen. Wenn Sie einmal Nierensteine gehabt haben, sind die Chancen auf deren Wiederauftreten innerhalb der nächsten fünf Jahre 40 Prozent, innerhalb der nächsten 25 Jahre 80 Prozent.

Ob Sie Nierensteine bekommen, hängt von vielen Faktoren ab, darunter Erbgut, Stoffwechselanormalitäten, Entzündungen, Medikamente – und Ernährung. Und so bilden sich Nierensteine und greifen Nahrungsmittel ein: Mineralkristalle, darunter auch Kalzium und Oxalate, die mit der Nahrung in den Körper gelangen, werden im Urin aufgelöst, der durch die Nieren fließt. Wenn der Urin übersättigt wird, fallen die Kristalle heraus und sammeln sich zu kleinen Massen, aus denen sich dann harte Steine bilden. Was Sie essen, bestimmt den Kristallgehalt und die Kristallsättigung Ihres Urins. Die Konsequenz daraus: Man sollte so essen, daß dem Urin hohe Kalzium- und Oxalatgehalte ferngehalten bleiben. Etwa 80 Prozent aller Steine, die Menschen in Industrieländern plagen, sind aus Natriumoxalat beschaffen.

Nierensteine scheinen, wie andere moderne chronische Krankheiten, ein weiteres Produkt der verwestlichten Überflußernährung zu sein, die einigen anfälligen Einzelpersonen einfach zu schwer ist. In westlichen Ländern kommen Nierensteine heute zehnmal häufiger vor als im Jahre 1900.

Versuchen Sie es erst einmal mit einer Diätkur

Wenn Sie immer wieder Nierensteine haben, sollte die richtige Ernährung die »Medizin Nummer eins« sein - die erste Therapie, um die Steine abzuwehren. Warum sich lebenslang einem medikamentösen Heilprogramm mit vielen potentiellen Nebenwirkungen unterziehen, wenn Sie oft den gleichen klaren Nutzen aus einer risikolosen Ernährung ziehen können? Das ist jedenfalls die Ansicht vieler Fachleute wie Dr. Stanley Goldfarb, Professor der Medizin an der University of Pennsylvania School of Medicine in Philadelphia. Nach seiner Überzeugung könnte eine veränderte Ernährungsweise mehr als die Hälfte aller Nierensteinvorkommen eliminieren. Wissenschaftler an der Mayo-Klinik haben einmal nachgewiesen, daß gleich 58 Prozent von 108 Patienten, die in der Mayo-Klinik klare Richtlinien zur Ernährung erhielten - hauptsächlich mehr Flüssigkeit zu trinken -, keine Anzeichen neuerlichen Nierensteinwachstums in den nächsten fünf Jahren hatten!

Wichtig: Ernährung funktioniert bei Personen, die *aktiv Nierensteine bilden*, kürzlich gebildete Nierensteine überwinden oder Steine haben, die wachsen, was sich etwa durch Röntgen erkennen läßt. Welche Ernährungsrichtlinien am besten helfen, hängt davon ab, ob der Urin reich an Kalzium, an Oxalaten oder anderen Mineralien ist. Das kann am besten durch einen 24stündigen Urintest über Volumen und Mineralien bestimmt werden. Im allgemeinen müssen Nierensteinpatienten jedoch auf fünf Faktoren achten: Protein, Natrium, Oxalat, Kalzium und Flüssigkeit.

Fleisch für ›Stein‹-Zeiten

Wenn Sie dazu neigen, Nierensteine zu bekommen, sollten Sie Ihren Fleischkonsum einschränken, und das gilt besonders, wenn Sie mehr als 200 Gramm Fleisch täglich essen. Sehr viel Tierprotein wandelt sich tatsächlich in Steine um. Der Grund: Der Fleischgenuß kann den Stand der Rohmaterialien für Steine im Urin hinauftreiben - von Kalzium, Oxalat und Harnsäure -, wodurch die Wahrscheinlichkeit von Steinbildung multipliziert wird. Manche Nierensteinerzeuger sind Vielfraße, was Protein angeht; sie essen oft doppelt soviel wie empfohlen. Andererseits können normale Mengen von Tierprotein aus unbekannten Gründen bei manchen Menschen ungewöhnlich hohen Kalziumgehalt im Urin hervorrufen. Männer, die besonders viel Protein essen, steigern das Nierensteinrisiko laut einer jüngsten Harvard-Studie um ein Drittel.

Die vegetarische Abwehr

Es gibt noch einen zusätzlichen Beweis für die Förderung von Nierensteinen durch Fleisch - und für ihre Abwehr durch Gemüse: Vegetarier neigen viel weniger zur Bildung von Nierensteinen. In Großbritannien zum Beispiel haben Vegetarier nur ein Drittel soviel Nierensteine wie Fleischesser. Solche Vegetarier essen die doppelte Menge an Faserstoffen, die als ein Mittel gegen Nierensteine bekannt sind, und sie scheiden weniger Kalzium aus. Wie Forschungstests zeigen, nimmt der Kalziumgehalt des Urins bei Vegetariern zu, wenn sie auf Fleischdiät gesetzt werden.

Das japanische Experiment

In Japan hat sich seit dem Zweiten Weltkrieg die Rate von Nierensteinen verdreifacht, weil die Japaner immer mehr nach Art der Amerikaner essen wollen. Forscher an der Kinki-Universität in Osaka fanden heraus, daß eine Veränderung in der Ernährung einen bemerkenswerten Einfluß auf die Verzögerung von Nierensteinen hatte. Unter einer Gruppe von 370 Männern wurden einige einfach gebeten, ihren Flüssigkeitskonsum zu steigern, und andere angewiesen, bei jeder Mahlzeit Gemüse zu essen und Fleisch einzuschränken. Sie aßen auch dreimal am Tag, vermieden große Abendessen und ließen einen größeren Abstand zwischen Abendessen und Schlafenszeit.

Die fleischarme, gemüsereiche Ernährung war ein großer Erfolg. Über vier Jahre war bei diesen Männern die Wahrscheinlichkeit wiederkehrender Nierensteine um 40 bis 60 Prozent niedriger als bei den Männern, die lediglich mehr Flüssigkeit tranken. Die Diät wirkte mit und ohne Medikamente und war wirksamer bei jenen mit einem hohen Kalziumspiegel im Urin. Die Forscher schlossen, daß die Diät in Japan der erste Schritt zur Vorbeugung gegen Nierensteine sein sollte.

Verwenden Sie weniger Salz

Reduzieren Sie Ihren Natriumkonsum. »Das gehört zu den wirksamsten Maßnahmen, die Sie treffen können«, sagt Dr. Alan G. Wasserstein, Direktor der Stone Evaluation Clinic am Hospital of the University of Pennsylvania, »und das gilt ganz besonders, wenn Sie viel Salz essen.« Eine Natriumeinschränkung, so sagt er, führt zu einer drastischen Reduktion der Kalziummenge im Urin besonders bei Menschen, die große Mengen Kalzium ausscheiden. In Tests, bei denen Dr. Wassersteins Patienten den Natriumkonsum kürzten und Protein einschränkten, sank bei ihnen die Ausscheidung von Harnkalzium um 35 Prozent. Manche Steinbilder - vielleicht 10 bis 20 Prozent - übertreiben es mit dem Natrium, sie nehmen täglich mehr als 5000 Milligramm zu sich. Experten halten es für vernünftig, die Menge mindestens auf die Hälfte zu verringern. Andere Nierensteinanfällige zeigen auch eine Überreaktion auf Natrium, welche die Kalziumausscheidung verursacht.

Dr. Wasserstein rät Steinpatienten mit hohem Kalziumgehalt im Urin, bei Tisch oder beim Kochen kein Salz zu verwenden und auf natriumreiche verarbeitete Lebensmittel zu verzichten wie Speck und andere gepökelte Fleischarten, Oliven, Dosensuppen (außer natriumarme), Sauerkraut, geräucherten Fisch sowie Fertiggerichte aus Tiefkühltruhe oder Dose.

Meiden Sie Spinat und Rhabarber

Der Genuß von oxalatreichen Nahrungsmitteln kann bei Ihnen das Harnoxalat erhöhen, das sich zur Bildung von Nierensteinen mit Kalzium verbinden kann. Es ist gar keine Frage, daß Nierensteinpatienten viel Oxalat im Urin haben; allerdings gelangt laut Expertenmeinung davon manches über andere Wege dahin. So kann beispielsweise das Essen von viel Proteinen den Urin mit Oxalat anreichern. Es ist deshalb ungewiß, in welchem Ausmaß ein Einschränken von oxalatreichen Nahrungsmitteln nützt. Aber einen Versuch ist es wert. Untersuchungen zeigen nämlich hohe Harnoxalatwerte bei Patienten mit Nierensteinen, die sehr viel oxalatreiche Nahrungsmittel wie Spinat, Rhabarber, Erdnüsse, Schokolade und Tee zu sich nehmen.

Fazit: Machen Sie sich bei der Aufnahme von bis zu 180 Milligramm Oxalat täglich keine Sorgen. Mehr kann jedoch zu einem »deutlichen Ansteigen« des Harnoxalats führen, darauf verweist Dr. Richard W. Norman, Direktor der Stone Clinic of Camp Hill Medical Centre in Halifax, Nova Scotia. Drei Nahrungsmittel sind vor allem zu meiden: Spinat, Rhabarber und Mangoldgemüse.

Nierensteinerzeuger: oxalathaltige Nahrungsmittel

Nahrungsmittel	*Portion*	*Oxalat in Milligramm*
Gebackene Bohnen	1 Tasse	50
Brombeeren	1 Tasse	66
Erdnüsse	1 Tasse	288
Kakao	15 ml	35
Kohlrübe	1 Tasse	32
Kürbis	1 Tasse	40
Lauch	1 Tasse	89
Mangold	1 Tasse	1000
Rhabarber	½ Tasse	1092
Schokolade	30 Gramm	35
Spinat	1 Tasse	1350
Stachelbeeren	1 Tasse	132
Süßkartoffel	1 (mittelgroß)	63
Tee	1 Tasse	25

Das Kalziumdilemma

Wenn nun aber Kalzium der Hauptstoff der Nierensteine ist, warum kürzt man dann nicht zur Abwehr von Steinbildung rigoros Kalzium? »Nach einem Nierenstein haben uns die Ärzte jahrelang geraten, auf Milchprodukte zu verzichten, weil sich im Stein ja Kalzium befindet und dieses Kalzium durch die Ernährung in den Körper gelangen mußte«, bemerkt Dr. Goldfarb. Aber die Sache ist komplizierter, sagt er, und das strikte Einschränken von kalziumreichen Nahrungsmitteln kann wertlos oder sogar schädlich sein. Paradoxerweise kann das strikte Einschränken von Kalzium nämlich die unerwünschte Wirkung haben, Oxalat im Urin in die Höhe zu treiben, und das Vorkommen von Nierensteinen fördern. Außerdem lädt das Essen von Kalzium nicht soviel Kalzium im Harn ab wie das Essen von Proteinen.

Eine neuere Forschungsarbeit hat tatsächlich ergeben, daß Männer, die mehr Kalzium aßen, für Nierensteine weniger anfällig waren als Männer, die ihren Kalziumkonsum einschränkten. Nachdem Dr. Gary Curhan und Kollegen an der Harvard School of Public Health die Ernährungsweise von 45 619 Männern über drei Jahre untersucht hatten, berichteten sie, daß bei den

Männern mit dem höchsten Kalziumverbrauch die Gefahr von Nierensteinen um 34 Prozent geringer lag als bei den Männern mit der geringsten Kalziumaufnahme. Jene, die keine Steine bildeten, führten sich täglich etwa 600 Milligramm mehr an Kalzium ein - die Menge von zwei Gläsern Milch. Die Untersuchung deckte ebenfalls auf, daß Männer, die täglich zwei oder mehr 0,2-Liter-Gläser mit entrahmter Milch tranken, zu 40 Prozent weniger Nierensteinbildung neigten als die Testpersonen, die bloß ein Glas Milch im Monat tranken. Auch eine Tasse oder mehr von Hüttenkäse oder Ricotta in der Woche verminderte das Risiko um 30 Prozent, verglichen mit einer halben Tasse monatlich.

Dr. Curhan nimmt an, daß Kalzium das Oxalat der Nahrungsmittel im Darm bindet und es somit hindert, in den Blutstrom zu gelangen und durch die Nieren zu wandern, wo es Kristalle bilden würde, die sich zu Steinen entwickeln. Er rät Menschen, die bereits Nierensteine gehabt haben, die kalziumhaltigen Nahrungsmittel keinesfalls einzuschränken. Das bedeutet, zwei oder drei Portionen Milchprodukte oder sonstige kalziumreiche Nahrungsmittel täglich (entsprechend etwa 800 Milligramm Kalzium täglich) sind nicht nur in Ordnung, sondern wünschenswert.

Hinweis: Vor Nierensteinen scheint nur eine Aufnahme von Kalzium aus Nahrungsmitteln, nicht aber aus Präparaten zu schützen, da das Kalzium, um wirksam zu werden, zusammen mit den Oxalaten in der Nahrung aufgenommen werden muß, wie Dr. Curhan erklärt. Es gibt nur wenige Menschen, die zu jeder Mahlzeit Kalziumpräparate einnehmen.

Die gute, alte Wasserkur

Trinken Sie mehr Wasser. Dieser zweitausend Jahre alte Rat des Hippokrates zur Abwehr von Nierensteinen ist bei den Ärzten auch heute noch sehr beliebt, unabhängig von Ursache oder Typ des Steins. Wie eine wissenschaftliche Untersuchung ergab, reduzierten Männer bei höherem Flüssigkeitskonsum die Gefahr eines Nierensteins um 29 Prozent. Das Trinken von viel Wasser mindert den möglichen Schaden durch Kalzium, Oxalat und alle sonstigen steinbildenden Mineralien im Urin. Der Grund: Wasser verdünnt Mineralkonzentrationen, die die Form von Steinen annehmen könnten. Forschungsergebnisse belegen, daß Menschen, die weniger als einen Liter Urin am Tag ausscheiden, viel eher zu Nierensteinen neigen als jene mit einer doppelt so hohen Ausscheidung. Das Trinken von viel Flüssigkeit ist besonders vorteilhaft bei dem Drittel von Nierensteinpatienten, die nicht übermäßig viel Protein, Natrium, Oxalat oder Kalzium aufnehmen, sondern aufgrund von besonderer Sensibilität hohe Mineralkonzentrationen im Harn aufweisen.

Leider trinken die meisten Menschen weniger Flüssigkeit, als sie glauben. Das äußerste Minimum sollten acht Gläser sein, die über den ganzen Tag verteilt sind. Manchmal wird die doppelte Menge empfohlen, besonders bei heißem Wetter, wenn die Flüssigkeit ausgeschwitzt wird. Wie Dr. Norman betont, sollte mindestens die Hälfte dieser Flüssigkeit Wasser sein. Dr. Wasserstein empfiehlt Wasser, gespritzten Apfelsaft und gewisse Diätlimonaden; aber das Beste ist seiner Meinung nach Wasser. Flüssigkeiten, bei denen Sie vorsichtig sein sollten, besonders wenn Sie eine kalzium- oder oxalatarme Diät einhalten, sind Tee, heiße Schokolade, Zitrusfruchtsäfte und zuckerhaltige Getränke.

Was ist mit Alkohol? Nierensteinpatienten sollten maßhalten, rät Dr. Norman. Es gibt Anzeichen dafür, daß Alkohol Harnkalzium und Harnsäure in die Höhe treibt. Und Bier, vor allem Faßbier, enthält Oxalat.

> »Ich verschreibe bei wiederauftretenden Nierensteinen Wasser. Ich nehme wirklich einen Rezeptblock und fülle ein Formular aus, auf dem steht: Zwei 0,2-Liter-Gläser Wasser alle vier Stunden – um 8.00 Uhr, zu Mittag, um 16.00 Uhr, um 20.00 Uhr und vor dem Schlafengehen. Mir liegt daran, daß meine Patienten das als Medikament verstehen – und nicht etwa nur als eine vage Empfehlung am Rande. Und das Wasser bedeutet eine Ergänzung zu den Flüssigkeiten, die sie gewöhnlich trinken.«
>
> *Dr. Stanley Goldfarb,*
> *Professor der Medizin, University of Pennsylvania School of Medicine*

Konsumieren Sie mehr Faserstoffe

Selbst wenn Sie bei Ihrer Ernährungsweise viel Flüssigkeit und wenig Proteine in sich aufnehmen, können faserreiche Nahrungsmittel das steinfördernde Harnkalzium und -oxalat weiter senken. In einem Forschungstest am Halifax's Stone Clinic am Camp Hill Medical Centre aßen 21 nierensteinanfällige Patienten täglich einige faserreiche Weizen- oder Maisgebäckstücke, so daß ihr Faserstoffkonsum von 6 Gramm auf 18 Gramm täglich erhöht wurde. Die Kalziummenge in ihrem Urin sank beträchtlich. »Faserstoff kann besonders vorteilhaft sein für Menschen, die Gefahr laufen, Kalziumnierensteine zu bilden«, berichtete die Diätassistentin Janey Hughes.

Das Problem einer faserstoffreichen Ernährung liegt darin, daß solche Nahrungsmittel Oxalat enthalten. Reis- und Maiskleie enthalten allerdings nur halb soviel Oxalat wie Weizenkleie und helfen trotzdem, Nierensteine zu verhindern - so die Erkenntnis japanischer Forscher. In Testuntersuchungen sank bei 182 Patienten das Nierensteinvorkommen um das Sechsfache, als sie über einen Zeitraum von zehn Jahren zweimal täglich 10 Gramm Reiskleie aßen. In dieser Zeit haben 61 Prozent der Patienten überhaupt keine neuen Nierensteine mehr bekommen. Den größten Nutzen hatten die Patienten mit besonders häufiger Nierensteinbildung. Nun gibt es jedoch die Möglichkeit eines Mißbrauchs: Ein Übermaß an Faserstoffen könnte die Kalziumabsorption abblocken, und das führt zu einem sehr niedrigen Kalziumspiegel wie bei einer extrem kalziumarmen Diät. Bisher sind Probleme dieser Art jedoch nicht aufgetreten.

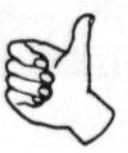

Der Banker aus Philadelphia kann auf seine Steine verzichten

Im Alter von 47 hatte ein Banker bereits fünfzehn Jahre lang unter Nierensteinen gelitten. Mit den Jahren waren sie immer häufiger gekommen - zuletzt fünf in einem Jahr, verglichen mit insgesamt fünf in den ersten zehn Jahren. Das Leiden führte ihn zum Stone Evaluation Center an der University of Pennsylvania. Dort waren einige Steine mit Schockstrahlen der Lithotripsie aufgelöst worden. Doch die Röntgenstrahlen zeigten immer noch weitere Steine im Entwicklungsstadium.

Die Ärzte schauten sich seine Ernährung an. Er aß sehr viel Protein - täglich etwa 110 Gramm, davon 80 Gramm Tierproteine (das entspricht etwa einem 350-Gramm-T-Bone-Steak) - und eine beträchtliche Menge Natrium. Mit der Hilfe einer Diätassistentin änderte er seine Eßgewohnheiten und reduzierte den Proteinkonsum auf nicht mehr als 65 Gramm pro Tag. Er reduzierte auch drastisch das Natrium und mied oxalathaltige Nahrungsmittel. Er bekam den Rat, ein außergewöhnliches Quantum Wasser zu trinken - zwei 0,3-l-Gläser Wasser alle zwei Stunden der wachen Zeit.

Als die Ärzte den Banker aus Philadelphia zuletzt untersuchten, hatte sich bei ihm seit drei Jahren kein Stein mehr gebildet.

Ernährungsratschläge für den Kampf gegen Nierensteine

Versuchen Sie immer wieder auftretende Nierensteine durch die Ernährung zu bekämpfen. Falls die Diät fehlschlägt, können Sie dann immer noch Medikamente nehmen. Folgendes raten Ärzte ganz allgemein:

- Erstens: Trinken Sie mehr Wasser – mindestens zwei Gläser alle vier Stunden zusätzlich zu der Flüssigkeit, die Sie normalerweise trinken.
- Schränken Sie Natrium auf 2500 Milligramm täglich ein, besonders wenn Sie jetzt viel Natrium essen.
- Schränken Sie Tierprotein, vor allem Fleisch, ein. Für die meisten Menschen bedeutet das nicht mehr als eine 200- bis 250-Gramm-Portion Fleisch, Geflügel oder Meeresfrüchte pro Tag. (85 Gramm Fleisch, Geflügel oder Meeresfrüchte enthalten ungefähr 20 Gramm Protein.)
- Wenn Sie sehr viel oxalathaltige Nahrungsmittel wie Spinat und Rhabarber essen, sollten Sie auf sie verzichten oder sie einschränken. Seien Sie vorsichtig mit stark zuckerhaltigen Getränken wie Cola und Zitrusfruchtsäften, die auch reich an Oxalaten sind.
- Essen Sie täglich zwei oder drei Portionen kalziumreicher Nahrungsmittel inklusive Milchprodukte, und befolgen Sie keine kalziumarme Diät von weniger als 650 bis 800 Milligramm täglich.
- Essen Sie mehr faserstoffreiche Gemüse und Getreide.

Eine solche Diät kann laut Expertenmeinung das Risiko von Nierensteinen um die Hälfte oder mehr reduzieren. Am meisten werden davon Nierensteinpatienten profitieren, die gewöhnlich große Mengen an Protein und Natrium essen.

Eine Diät, die Sie vor Krebs bewahrt

Die besten Nahrungsmittel zur Vorbeugung, Verhütung und Unterdrückung von Krebs

Nahrungsmittel, die zum Vorbeugen gegen Krebs taugen: Gemüse – besonders Knoblauch, Kohl, Sojabohnen, Zwiebeln, Karotten, Tomaten, alle grünen und gelben Gemüse · Obst, besonders Zitrusfrüchte · fettreicher Fisch · Tee · Milch.
Nahrungsmittel, die krebsfördernd wirken können: Fleisch · besonders fette Nahrungsmittel · pflanzliche Öle wie Maisöl · Alkohol im Übermaß.
Nahrungsmittel, die eine Ausbreitung von Krebs verhindern können: Meeresfrüchte · Knoblauch · zur Familie der Kreuzblütler zählende Gemüse wie Kohl, Brokkoli, Raps.

Es steht viel auf dem Spiel

Im Kampf gegen Krebs ist die Ernährung inzwischen als eine äußerst wichtige Waffe anerkannt. Das amerikanische National Cancer Institute unterstreicht, daß ungefähr ein Drittel aller Fälle von Krebserkrankungen mit der Ernährung zusammenhängen. Der britische Krebsforscher Richard Doll hat die Zahl sogar auf 60 Prozent geschätzt. Dementsprechend könnte eine richtige Ernährungsweise allein in den USA dazu führen, daß in 385 000 bis 700 000 Fällen Krebs erst gar nicht auftritt und daß 170 000 bis 315 000 Todesfälle durch Krebs verhütet werden. Denn zur Zeit stirbt jeder fünfte Amerikaner an Krebs – an jedem Tag etwa 1400 Menschen.

Wie Sie sich durch Ihre Ernährungsweise vor Krebs schützen können

Ausgewachsener Krebs ist ein Langzeitphänomen. Das heißt, Sie haben jahrelang Zeit, einen potentiellen Krebs im buchstäblichen Sinne entweder zu füttern oder auszuhungern. Von dem Augenblick an, in dem eine einzelne Zelle genetische Veränderungen durchmacht – sogenannte Mutationen –, vergehen bis zum Auftreten eines Tumors durchschnittlich zwei bis drei Jahrzehnte; es ist gar nicht einmal ungewöhnlich, daß diese Entwicklung sich über vier bis fünf Jahrzehnte hinzieht.

Die aufregende gute Botschaft ist nun die: Mit der richtigen Ernährung könnten Sie das Fortschreiten des Krebses in vielen Phasen von Anbeginn bis zu Wachstum und Ausbreitung im Körper behindern. So müssen beispielsweise einige chemische Stoffe überhaupt erst »aktiviert« werden, bevor sie in der Lage sind, Krebs einzuleiten; und genau das läßt sich durch eine richtige Ernährung verhüten. Chemische Verbindungen in Nahrungsmitteln können das Entgiftungssystem des Körpers kräftigen und die genetische Vergewaltigung der Zellen unterbinden, welche dem Krebs vorangeht. In den Zellen können Nahrungsmittelsubstanzen regulieren, ob ein krebsverursachendes Virus oder ein natürlicher Krebsförderer wie Östrogen Gewebe krebsartig verwandeln kann. Antioxidationswirkstoffe in Nahrungsmitteln einschließlich Vitaminen sind in der Lage, Karzinome auszulöschen und manche Zellschäden sogar zu reparieren. Selbst nachdem die Zellen sich zu winzigen, zunächst noch gutartigen Strukturen herangebildet haben, aus denen sich dann möglicherweise gefährliche Tumore entwickeln, können Nahrungsmittelsubstanzen intervenieren, *um weiteres Wachstum aufzuhalten oder die Flecke bzw. Eruptionen von Zellen im Vorkrebsstadium sogar einzuschrumpfen*! Und wenn in späteren Phasen Nahrung auch viel weniger wirkungsvoll ist, kann sie doch immer noch die Metastasenbildung oder Ausweitung von Krebs beeinträchtigen. Um sich festsetzen und wachsen zu können, sind die wandernden Krebszellen nämlich auf die richtigen Rahmenbedingungen angewiesen. Wirkstoffe in der Nahrung können entweder eine für solche Krebszellen feindliche oder aber förderliche Umwelt begünstigen. Das heißt: Selbst wenn bereits Krebs diagnostiziert worden ist, läßt Ihr Leben sich durch eine richtige Ernährungsweise verlängern.

Die unzähligen Formen des Einwirkens der Nahrung auf Krebs sind zugegebenermaßen komplex, noch nicht vollständig aufgeklärt und stehen in Wechselwirkung mit vielen anderen Faktoren. Aber selbst wenn Ihre Gene und Ihr Lebensstil gegen Sie sind, können Sie Ihre Situation in puncto Krebs mit der Ernährung immens verbessern. Und hier erfahren Sie jetzt die neuesten Erkenntnisse darüber, was man essen sollte, um alle Arten von Krebs zu verhüten.

Unbedingt: Mehr Obst und mehr Gemüse

Es ist unbestreitbar: Seit die Wissenschaftler in den 70er Jahren damit begannen, die Zusammenhänge zwischen Krebs und Ernährung zu erforschen, sind »Obst und Gemüse« immer unabweisbarer als Mittel gegen Krebs ins Blickfeld gerückt. Die Botschaft der Forscher ist klar und deutlich. Der Leiter der Abteilung für Krebsverhütung und -eindämmung am National Cancer Institute, Dr. Peter Greenwald, stellt fest: »Je mehr Obst und Gemüse man ißt, desto geringer wird die Wahrscheinlichkeit, daß man Krebs bekommt – von Darm- oder Magenkrebs bis zu Brust- und sogar Lungenkrebs. Für Menschen, die viel Obst und Gemüse essen, ist das Risiko einer Erkrankung bei vielen Krebsarten *halb so groß* wie für Menschen mit geringem Verzehr von Obst und Gemüse.«

Diese Tatsache wird durch umfangreiches Beweismaterial bestätigt. Dr. Gladys Block von der University of California in Berkeley hat kürzlich 170 Forschungsarbeiten aus siebzehn Ländern der Welt überprüft und ist zum gleichen Ergebnis gekommen: Im Vergleich zu Menschen mit besonders niedrigem Konsum von Obst und Gemüse reduzierte sich bei besonders starkem Verzehr von Obst und Gemüse die Wahrscheinlichkeit einer Krebserkrankung weltweit um drastische 50 Prozent. Das gilt für Krebs an Lunge, Darm, Brust, Gebärmutterhals, Speiseröhre, Mundhöhle, Magen, Blase, Bauchspeicheldrüse und Eierstöcken. Wir sprechen in diesem Zusammenhang übrigens keineswegs von enormen Mengen Obst und Gemüse. Es genügt schon, wie einige Untersuchungen zeigen, statt weniger als dreimal in der Woche zweimal täglich Obst zu essen, um das Risiko eines Lungenkrebses selbst bei Rauchern um 75 Prozent herabzusetzen. Es erscheint fast sensationell, wie wirkungsvoll ganz gewöhnliches Obst gegen ein so mächtiges Karzinogen wie Zigarettenrauch sein kann.

Die Belege sind so überwältigend, daß Dr. Block Obst und Gemüse generell als starkes Vorbeugungsmittel empfiehlt; nach ihrer Ansicht könnte Obst im Kampf gegen die Geißel des Krebses etwa die gleiche Bedeutung zukommen, welche für das Ausmerzen früherer Epidemien die Reinigung des Wassers gehabt hat.

Fazit: Welche Mengen von Obst und Gemüse gegen Krebs die beste Dosis sind, das weiß noch niemand. Man sollte sich jedoch als Richtlinie setzen, täglich mindestens zwei Früchte und drei verschiedene Gemüse zu verzehren. Wenn Sie zusätzlich zur üblichen Nahrung mehr Obst und Gemüse essen, verringern Sie Ihr Krebsrisiko.

Obst und Gemüse: Spitzenkämpfer gegen Krebs

Die folgenden pflanzlichen Lebensmittel werden vom National Center Institute auf ihr erwartetes Antikrebspotential hin geprüft:

Knoblauch, Kohl, Süßholz, Sojabohnen, Ingwer, doldentragende Gemüse (Karotten, Sellerie, Pastinaken), Zwiebeln, Tee, Gelbwurzel, Zitrusfrüchte (Orange, Pampelmuse, Zitrone, Limone), Vollkornweizen, Flachs, Wildreis, Nachtschattengewächse (Tomate, Aubergine, Paprikaschote), zur Familie der Kreuzblütler gehörende Gemüse (Brokkoli, Blumenkohl, Rosenkohl), Hafer, Minze, Oregano, Gurke, Rosmarin, Salbei, Kartoffel, Thymian, Schnittlauch, Kantalupmelonen, Basilikum, Estragon, Gerste, Beeren.

Die Wahrheit über Ihre Krebsresistenz liegt in Ihrem Blut

Wenn Sie so etwas wie einen chemischen »Schnappschuß« von Ihrem Blut besäßen, würden Sie erkennen, welches Krebsrisiko Sie persönlich haben. Das Blutbild verrät die Wahrheit – ob Sie genügend Obst und Gemüse verzehrt und Ihrem Körper so die nötigen Antikrebsverbindungen geliefert haben. Wie sich anhand von Blutanalysen laufend ergibt, essen Krebsopfer tendenziell geringere Mengen an Obst und Gemüse. Eine jüngste, zwölf Jahre umspannende Untersuchung an ungefähr 3000 Männern in der Schweiz hat erbracht, daß ein niedriger Vitamin-A- und Karotingehalt im Blut einen niedrigen Konsum von Obst und Gemüsen reflektiert und eine höhere Wahrscheinlichkeit des Todes durch alle möglichen Krebsarten anzeigt, jedoch besonders durch Lungenkrebs. Niedrige Vitamin-C-Gehalte im Blut sagten laut dieser Erhebung einen Tod durch Magen- und Darmkrebs voraus.

Eine kürzlich veröffentlichte britische Studie hat entdeckt: Bei Männern mit dem höchsten Beta-Karotin-Gehalt im Blut lag die Krebsrate um 40 Prozent niedriger als in der Gruppe mit dem geringsten Beta-Karotin-Gehalt. Andere Forschungen kamen zu dem Schluß: Menschen mit einem relativ hohen Anteil von Folsäure – sie findet sich in grünen Gemüsen – und Lycopen – eine in Tomaten vorkommende Verbindung – waren wesentlich weniger anfällig für alle Arten von Krebs, insbesondere für Lungen-, Gebärmutterhals- und Bauchspeicheldrüsenkrebs.

Die besten Obst- und Gemüsetips gegen verschiedene Krebsarten

Lungenkrebs: Karotten und grünblättrige Gemüse
Darmkrebs: zur Familie der Kreuzblütler gehörende Gemüse und Karotten
Speiseröhren-, Mund- und Rachenkrebse: Obst
Kehlkopfkrebs: Obst und Gemüse
Magenkrebs: Obst im allgemeinen; Kopfsalat, Zwiebeln, Tomaten, Sellerie, Kürbis – insbesondere rohe Gemüse
Bauchspeicheldrüsenkrebs: Obst und Gemüse
Blasenkrebs: Gemüse, besonders Karotten, und Obst
Schilddrüsenkrebs: Gemüse der Familie der Kreuzblütler

John Potter, University of Minnesota

Scharfe vorbeugende Mittel: Knoblauch und Zwiebeln

Von diesen Angehörigen der Alliumfamilie sollten Sie tagtäglich etwas konsumieren. In Knoblauch und Zwiebeln sind nämlich mehr als 30 Feinde von Karzinogenen identifiziert worden. Zu diesen Antikrebssubstanzen gehören unter anderem auch Diallylsulfid, Quercetin und Ajoene. Bei Tieren blocken sie besonders furchterregende Krebsverursacher wie Nitrosamine und Aflatoxin, die mit Magen-, Lungen- und Leberkrebs im Zusammenhang stehen.

> In der Region des US-Staates Georgia, wo Vidaliazwiebeln wachsen, liegt die Magenkrebsrate um die Hälfte niedriger als in den übrigen Regionen Georgias und um ein Drittel niedriger als in den restlichen Vereinigten Staaten. *National Cancer Institute*

Bei Tieren wird Krebs durch die Fütterung mit Knoblauch durchgängig blockiert. Forscher der Harvard-Universität haben Hamster gegen bestimmte Krebsarten immun gemacht, indem sie dem Trinkwasser dieser Tiere zerstoßene Zwiebeln beigaben. Der am M. D. Anderson Cancer Center in Houston tätige führende Knoblauchforscher Dr. Michael Wargovich verabreichte einigen Mäusen raffinierte Diallylsulfide aus Knoblauch, anderen Mäusen dagegen nur gewöhnliches Mäusefutter und hinterher allen starke Karzinogene. Die Mäuse, welche die Knoblauchsubstanzen einnahmen, bekamen 75 Prozent weniger Darmkrebs. Was aber noch eindrucksvoller war: Von den

Mäusen, welche die Diallylsulfide verabreicht bekamen, wurde nicht eine einzige krebskrank, als ihnen Wirkstoffe zugeführt wurden, die Speiseröhrenkrebs verursachen.

Auf ähnliche Weise blockte der Leiter des Instituts für Ernährung an der Penn State University, John Milner, bei Mäusen 70 Prozent der Brustkrebsfälle ab, als er sie mit frischem Knoblauch fütterte. Wie Testuntersuchungen an Menschen demonstriert haben, zeigt sich bei Personen mit überdurchschnittlich hohem Knoblauch- und Zwiebelkonsum eine geringere Tendenz zu einer ganzen Reihe von Krebsarten.

Lebensmittel, die die Ausbreitung von Krebs im Körper blockieren könnten

Man hat in Lebensmitteln mehrere Substanzen identifiziert, die nicht nur zur Vorbeugung gegen Krebs nützlich sind, sondern auch seine Ausbreitung (Metastasierung) hemmen. Es sind:

- Fischöle (besonders gegen Brustkrebs);
- Kohl, Raps und andere zur Familie der Kreuzblütler zählende Gemüse (gegen Brustkrebs);
- Ajoene und Allicin im Knoblauch (die generell als Chemotherapie gegen krebsbefallene Zellen wirken können!);
- Beta-Karotine in dunkelorangefarbenen und dunkelgrünen Gemüse- und Obstarten;
- Triterpernoide in Süßholz (die schnellwachsende Zellen ersticken und Zellen im Vorkrebsstadium wieder zu einem normalen Wachstum bringen könnten).

Die Attacke der Tomaten gegen den Krebsfeind

Schauen Sie sich die bescheidene Tomate an. Es mag Ihnen übertrieben vorkommen, der Tomate als Heilmittel gegen Krebs Beachtung zu schenken, doch jüngste Forschungen haben entdeckt, daß Menschen mit relativ geringer Anfälligkeit für Krebs starke Tomatenesser sind. Die potentielle Heilsubstanz der Tomate gegen Krebs ist übrigens gar kein Geheimnis – es ist das Lycopene, ein Pigment, das den Tomaten die rote Farbe verleiht. Eine neue Studie von Dr. Helmut Sies in Deutschland hat festgestellt, daß Lycopene doppelt soviel »Singulett-Sauerstoff löscht« wie Beta-Karotin; Singulett-Sauerstoff ist ein wildes, toxisches Sauerstoffmolekül, das in Zellen Krebs auslösen kann. Tomaten sind die Hauptnahrungsquelle für unsere Versorgung mit Lycopen; dazu gehören sämtliche Tomatenprodukte, also auch gekochte Tomaten, Tomaten in Dosen, Tomatenmark, Tomatensauce und Ketchup. Außerdem gibt es Lycopene in hoher Konzentration in Wassermelonen und in winzigen Mengen in Aprikosen.

Fünfmal täglich

Das National Cancer Institute der USA empfiehlt mindestens fünf Portionen von Obst und Gemüse täglich. Eine Portion bedeutet eine halbe Tasse gekochtes oder gehacktes rohes Gemüse oder Obst bzw. ein Stück Obst mittlerer Größe oder 170 Gramm Frucht- oder Gemüsesaft. Eine solche Tagesmenge wird in Amerika bisher nur von 10 Prozent der Bevölkerung konsumiert.

Orientieren Sie sich am Grün

Achten Sie darauf, daß Sie grünes Gemüse essen, vor allem grüne Laubgemüse; sie besitzen nämlich ein außerordentlich breites Spektrum von Wirkstoffen gegen Krebs. Eine neue italienische Studie hat im häufigen Verzehr von grünen Gemüsen einen »auffallenden« Schutz vor dem Risiko der meisten Krebsarten nachgewiesen. Grünzeug wie Spinat, Mangold, dunkelgrüner Kopfsalat und Brokkoli ist berstend voll mit verschiedenartigen Antioxidationsstoffen einschließlich Beta-Karotin und Folsäure sowie Lutein, einem noch kaum bekannten Antioxidans, das laut einigen Wissenschaftlern gegen Krebs nicht minder wirkungsvoll sein dürfte wie Beta-Karotin. Grüne Laubgemüse enthalten viel Lutein; Mangold übrigens doppelt soviel wie der an sich schon stark luteinhaltige Spinat. Um Gemüse mit einem Höchstgehalt an Karotinoiden und anderen Wirkstoffen gegen Krebs zu verzehren, »sollten Sie grüne Gemüse auswählen, die von besonders dunkler Farbe sind«, rät der Forscher Dr. Frederick Khachik vom amerikanischen Landwirtschaftsministerium. »Je grüner sie sind, um so mehr krebsverhütende Karotinoide enthalten sie«, stellt er fest. Er teilt auch mit, daß Lutein und andere Karotinoide durch Kochen und Einfrieren nicht verlorengehen, obwohl Kochhitze den empfindlicheren Antioxidationsstoffen wie etwa Vitamin C und Glutathion schadet.

Die erstaunlichen Zitruskräfte

Essen Sie Orangen, Pampelmusen, Zitronen und Limonen - darauf dringt der Toxikologe Dr. Herbert Pierson, ein Experte auf dem Gebiet der Zusammenhänge zwischen Ernährung und Krebs, der früher am National Cancer Institute arbeitete. Er bezeichnet die Zitrusfrüchte als perfekte Antikrebspakete; denn sie enthalten alle Arten von natürlichen Substanzen (Karotinoide, Flavonoide, Terpene, Limonoide und Kumarine), die bei Tierversuchen jedes für sich starke chemische Karzinogene neutralisierten. Eine Untersuchung hat festgestellt, daß Zitrusfrüchte 58 verschiedene, gegen Krebs wirksame Chemikalien enthalten - also mehr als jedes andere Nahrungsmittel.

Dr. Pierson fügt hinzu: »Das Schöne an Zitrusfrüchten ist außerdem, daß eine natürliche Mischung aus mehreren Gruppen solcher chemischer Stoffe pflanzlichen Ursprungs eine stärkere Wirkkraft besitzt als jede einzeln für sich.« Mit anderen Worten: Ganze Zitrusfrüchte sind ein wunderbarer Cocktail von Antikrebsverbindungen. Eine davon ist das mächtige Antioxidans Glutathion. In ganzen Orangen kommt dieser wissenschaftlich erwiesene Krankheitsfeind in einer hohen Konzentration vor; beim Pressen zu Saft können solch hohe Glutathionkonzentrationen jedoch schwinden. In Orangen findet sich auch der bei weitem höchste Gehalt eines anderen Krebsverhütungsstoffes mit dem Namen Glucarate. Der dramatische Rückgang von Fällen mit Magenkrebs in den USA wird von einer Reihe von Fachleuten dem heute weitverbreiteten Genuß von Zitrusfrüchten zugeschrieben.

Roh oder gekocht – Was ist gegen Krebs wirksamer?

Sie sollten sowohl rohe als auch gekochte Gemüse essen. Es gibt zwar zahlreiche Studien, die zu dem Ergebnis kommen, daß rohes Gemüse gegen Krebs wirkungsvoller ist. Für Lebensmittel mit viel Beta-Karotin gilt das jedoch nicht immer. Ein wenig Hitze verändert nämlich Beta-Karotin so, daß es besser absorbiert wird. Deshalb können Sie aus leicht gekochtem Gemüse mehr Beta-Karotin aufnehmen als aus rohem Gemüse, erläutert Dr. John Erdmann von der University of Illinois in Urbana.

Wie deutsche Studien feststellten, absorbieren Sie aus dem gleichen Grund auch mehr Lycopen, ein weiteres krebsfeindliches Antioxidans, aus gekochten oder aus rohen Tomaten.

Und durch Hitze werden auch manch andere wichtige, gegen Krebs wirksame Karotinoide wie das Lutein grüner belaubter Gemüse nicht beeinträchtigt.

Andererseits werden aber durch Hitze im Gemüse mehrere hochempfindliche Antikrebswirkstoffe einschließlich Indole und Vitamin C vernichtet. Das ist auch der Grund, warum Sie viele grüne belaubte Gemüse wie Kopfsalat, Spinat, Brokkoli und zur Familie der Kreuzblütler zählende Gemüse wie Blumenkohl und Kohl roh essen sollten. Und falls Sie solche Gemüse kochen, dann sollte es nur kurz und leicht geschehen, um deren Vorzüge größtmöglich zu bewahren.

Krebsverhütend: Sojabohnen

Lernen Sie Sojabohnen und Tofu genießen. Sojabohnen haben ein hochinteressantes Antikrebspotential. Sie enthalten mindestens fünf bekannte einschlägige Wirkstoffe. Dank ihrer Antiöstrogeneigenschaft können sie die Entwicklung von hormonbedingten Krebsarten wie Brust- und Prostatakrebs verhindern. Sojabohnen sind die reichste Quelle sogenannter Proteaseinhibitoren, die bei Tieren die Entwicklung von Darm-, Mund-, Lungen-, Leber-, Pankreas- und Speiseröhrenkrebs entweder völlig abblocken oder aber behindern.

Sojabohnen haben noch zwei weitere Komponenten – Phytosterine und Saponine – mit starker Wirkkraft gegen Krebs. Bei Tieren helfen Phytosterine Darmkrebs unterdrücken, indem sie die Teilung und die Proliferation der Zellen verhindern. Saponine sind imstande, die Immunität zu kräftigen, manche Krebszellen direkt zu erschlagen, das Wuchern von Gebärmutterhals- und Hautkrebs zu verzögern und sogar die Proliferation von Darmkrebszellen *umzukehren*! Da ist es angesichts der niedrigen Krebsraten in Japan nicht erstaunlich, daß die Japaner von diesen Krebsverhütungsstoffen fünfmal mehr essen als wir. Eine typisch westliche Ernährung liefert täglich 80 Milligramm Phytosterine; die typisch japanische Ernährung dagegen täglich 400 Milligramm; verwestlichte Vegetarier nehmen pro Tag ungefähr 345 Milligramm Saponine auf. Es ist geradezu eine Ironie, daß in den USA fast die gesamte Sojabohnenproduktion im Tierfutter landet und der Rest größtenteils nach Japan exportiert wird.

Es gibt in Sojabohnen auch chemische Verbindungen, welche die Bildung von ganz besonders gefürchteten Karzinogenen unterbinden, von Nitrosaminen, die zu Leberkrebs führen können. In der Verhütung des Entstehens von Nitrosaminen haben Sojabohnen sich tatsächlich wirkungsvoller erwiesen als Vitamin C, das haltbar gemachtem Fleisch mit der ausdrücklichen Absicht beigefügt wird, um das Aufkommen von Nitrosaminen zu verhindern.

Das Getränk gegen Krebs – Tee

Sie sollten sich für Tee begeistern. Dessen Potential für den Kampf gegen Krebs ist eine neue Entdeckung. »Es ist eine wirklich aufregende Erkenntnis, daß schwarzer Tee, grüner Tee und Oolongtee gegen Krebs wirksam sind«, erklärt der Krebsforscher Dr. John Weisburger, der für die American Health Foun-

Kochen ohne Krebsgefahr: Lassen Sie das Grillen sein! Kochen Sie mit Mikrowelle!

Wie gart man Fleisch, Huhn oder Fisch am besten, um sich vor Krebs zu schützen? Indem man es in der Mikrowelle zubereitet, indem man das Fleisch schmort, in Wasser kocht oder pochiert, antwortet Dr. Richard H. Adamson vom National Cancer Institute. Durch solches Garen mit niedrigen Temperaturen werden praktisch keine krebserzeugenden heterozyklischen aromatischen Amine (HAAs) erzeugt.

Fleisch mit glühenden Temperaturen in der Pfanne zu braten, am Spieß oder auf dem Rost im Freien oder im Haus drinnen zu grillen, das verursacht hingegen große Mengen von krebserzeugenden Stoffen. Am allerschlimmsten ist das Grillen am Spieß oder auf dem Rost, weil die Temperatur bis zu 350 Grad erreicht. Das Braten oder Backen im Backofen verursacht laut Dr. Adamson moderatere Mengen solcher Substanzen.

Wegen der HAAs machen sich die Wissenschaftler zunehmend größere Sorgen. Nach Dr. Adamsons Schätzungen verursachen sie etwa 6000 neue Krebsfälle pro Jahr. Bei Tierversuchen lösten sie verschiedene Arten von Krebs aus, so bei Affen Leber- und Brustkrebs. Eine neue schwedische Studie kam zu dem Ergebnis, daß Darmkrebs häufiger bei Menschen vorkommt, die gegrilltes oder in der Pfanne gebratenes Fleisch verzehren.

Zur Vermeidung von Krebs empfiehlt Dr. Adamson deshalb folgende Methoden der Zubereitung von Fleisch: Sie sollten Fleisch häufiger schmoren oder in Wasser kochen. Lassen Sie Rindfleisch nicht zu lange braten, essen Sie es eher *medium* als gut durchgebraten. (Lange Zubereitung erzeugt mehr HAAs.) Garen Sie Fleisch wie Gehacktes, Koteletts oder Huhn vor dem Grillen in der Mikrowelle vor. Unterlassen Sie es, Saucen aus Bratenfett herzustellen. Variieren Sie, bereiten Sie Fleisch auf verschiedene Weise zu.

dation arbeitet. Diese in aller Welt gebräuchlichen drei Teesorten werden aus der Pflanze *Camellia sinensis* gewonnen, die nichts gemein hat mit dem sogenannten Kräutertee, der je nach Region aus unterschiedlichen Mischungen vieler Kräuter und Gewürze besteht, die nicht unbedingt die Antikrebsverbindungen von »echtem Tee« enthalten.

In China, Japan und in den Vereinigten Staaten haben jüngste Forschungen erwiesen, daß die Entwicklung verschiedener Krebsarten bei Tieren durch Tee abgeblockt wird. An der Rutgers University entdeckte Dr. Allan Conney, daß bei Mäusen ein normal starker grüner Tee Hautkrebs zu 87 Prozent, Magenkrebs zu 58 Prozent und Lungenkrebs zu 56 Prozent eliminiert. Andere Untersuchungen zeigen, daß Oolong und schwarzer Tee – bei dem es sich ja nur um grünen Tee handelt, welcher fermentiert wurde – auch bei Tieren Krebs verhindert.

Sie können davon ausgehen, daß der gute alte Tee von Lipton oder Twining's wie auch andere Marken schwarzen Tees diese Antikrebssubstanzen enthalten. Um einer besonders starken Wirkung willen sollten Sie aber grünen Tee trinken, den Sie in asiatischen Geschäften und Restaurants erhalten. In ihm befinden sich die meisten Antikrebssubstanzen, die Katechine genannt werden. Die Japaner haben im grünen Tee ein besonders wirksames Catechin entdeckt: Epigallocatechin Gallate (EGCG). Daß grüner Tee die höchsten Mengen an EGCG enthält, hat der Chemiker Chi-tang Ho von der Rutgers University entdeckt. Oolong hat nur 40 Prozent des Antikrebsmittels vom grünen Tee, schwarzer Tee nur 10 Prozent. Der Grund: Bei der Verarbeitung von grünem zu schwarzem Tee wird ein Teil der Catechine zerstört.

Wirkstoffe gegen Krebs in der Milch?

Wie zu erwarten, scheint ungesättigtes Fett in Milch manche Krebsarten zu erzeugen. Die Milch enthält aber auch etwas Krebshemmendes. Zu diesem interessanten Befund kam eine Studie an 1300 Menschen, die Forscher am Roswell Park Memorial Institute in Buffalo durchführten. Sie fanden – gar nicht überraschend – heraus, daß Menschen, die fettarme Milch oder Milch mit zwei Prozent Fett tranken, weniger Neigung zur Erkrankung an Krebs (Mund-, Magen-, Mastdarm-, Lungen- und Gebärmutterhalskrebs) aufweisen als Trinker von fettreicher Vollmilch.

Doch jetzt kommt das Merkwürdige: Die Menschen, die Milch mit zwei Prozent Fett tranken, waren auch weniger anfällig für verschiedene Krebsarten (Mund-, Magen-, Darm-, Mastdarm-, Lungen-, Blasen-, Brust- und Gebärmutterhalskrebs) als Menschen, die überhaupt keine Milch tranken! Warum? Dr.

Curtis Mettline, der dieses Forschungsprojekt leitete, vermutet, daß Milch einige uns noch unbekannte Antikrebsstoffe enthält, die dem krebsfördernden Milchfett nur dann entgegenzuwirken vermögen, wenn es weniger Fett zu neutralisieren gibt. Einige potentielle Antikrebssubstanzen in Milch sind: Kalzium, Riboflavin (Vitamin B_2) und die Vitamine A, C und D. »Es kann aber auch sein, daß die entscheidende Komponente etwas ist, was wir noch gar nicht identifiziert haben«, sagt er.

> »Starke Fleischesser zeigen eine stärkere Tendenz zur Erkrankung an Darm-, Lungen- und Brustkrebs. Das Risiko wird noch viel größer, wenn Sie dazu Raucher sind und nicht jeden Tag regelmäßig grüne und gelbe Gemüse essen.«
>
> *Takeshi Hirayama, Institute of Preventive Oncology, Tokio (auf der Basis einer über siebzehn Jahre geführten Forschungsstudie mit 265 118 Erwachsenen in sechs Präfekturen in Japan)*

Vorsicht: Einige Fettarten nähren Krebs

Wenn Sie die Eßgewohnheiten rund um den Globus sowie innerhalb der Länder vergleichen, kommt ans Licht, wie häufig in der Ernährung der Menschengruppen mit höheren Krebsraten Fettkonzentrationen festzustellen sind. Weithin verwendete mehrfach gesättigte Omega-6-Fette wie Maisöl sind zusätzlich eine potentielle Krebsgefahr. Wenn man Tiere beispielsweise mit Maisöl füttert, schnellen die Krebsraten bei denen, die Karzinogenen ausgesetzt werden, rapide in die Höhe.

Dagegen hat sich einfach ungesättigtes Fett – also die im Olivenöl vorherrschende Fettart – nicht als krebsfördernd erwiesen, berichtet der Vorsitzende der American Health Foundation Dr. L. Wynder. Mehr noch: Neuere Erkenntnisse deuten darauf hin, daß im Olivenöl ähnliche Fette krebsfeindlich sind. Und schließlich: Omega-3-Fettsäuren und Fett aus Meeresfrüchten dienen sogar der *Verhütung* bestimmter Krebsarten wie etwa auch von Brustkrebs.

Es gibt umgekehrt mehrere Möglichkeiten, wie Fett Krebs begünstigen kann. Beim Wachstum von Tumoren wirkt Fett wie ein Treibstoff. Ohne Fett könnten krebsanfällige Zellen relativ ruhig bleiben. Im Dickdarm stimuliert Fett auch Gallensäure, die Zellen dem Krebs zutreiben kann. Zuviel Fett – und zwar sowohl Tierfett wie pflanzliche Omega-6-Öle – können jenen Mechanismus schwächen, der das Immunsystem gegenüber Krebs wachsam macht; das haben Forschungen der American Health Foundation und des St. Luke's Roosevelt Hospital Center in New York ergeben.

Fazit: Tierfett und mehrfach gesättigte pflanzliche Öle tendieren dazu, Krebs zu begünstigen. Olivenöl und Fischöl tendieren dazu, Krebs fernzuhalten.

Gehen Sie mit Alkohol sparsam um

Alkohol kann das Krebsrisiko im oberen und unteren Darmtrakt, an Leber, Prostata, Brust und besonders im Dickdarm erhöhen. Wenn Sie Raucher sind, könnte die Kombination von starkem Rauchen und Trinken die Gefahr einer Erkrankung an Rachenkrebs bei Ihnen um das 43fache und einer Erkrankung an Nasenkrebs um das 135fache steigern – so das Resultat einer breitangelegten Forschungsstudie an europäischen Männern, welche die International Agency for Research on Cancer in Lyon durchgeführt hat. Starker Bierkonsum steht in besonders enger Beziehung mit rektalem Krebs. An der University of Oklahoma fanden Forscher heraus, daß Männer, die täglich fünf oder mehr Bier tranken, ein doppelt so hohes Risiko liefen, rektalen Krebs zu bekommen. Für eine ganze Reihe von Krebsarten gilt in der Regel, daß die Gefährdung mit dem Alkoholkonsum steigt.

Im übrigen deuten jüngste Untersuchungen darauf hin, daß das Trinken einer großen Menge Alkohol auf einmal das Immunsystem schwächt und damit eine Ausweitung von Krebs ermöglicht. Nach Gayle Page von der University of California in Los Angeles genügen bereits einige wenige Male von Trunkenheit oder ein einziges großes Besäufnis, um einen Tumor zur Weiterentwicklung anzuregen. Sie berichtet: In Tierversuchen hat das Äquivalent von vier bis fünf Drinks innerhalb einer Stunde die Zahl neuer Fälle von Lungenkrebs verdoppelt, der sich über den Brustbereich hinaus ausbreitete. Die Botschaft ist klar: Wer an Krebs leidet, sollte mit Alkohol ganz besonders vorsichtig sein.

Bahnbrechend: Nahrungsmittel, die eine Ausbreitung von Krebs verlangsamen könnten

Da bestimmte Lebensmittel zur Krebsvorbeugung dienen können, erhebt sich die Frage: Können sie auch als Chemotherapie wirken, wenn man bereits Krebs hat? Sollte es möglich sein, daß chemische Stoffe in der Nahrung tatsächlich in den Verlauf der Krebsbildung eingreifen? Das scheint wissenschaftlich plausibel. Es gibt zunehmend mehr Beweise für die therapeutischen Eigenschaften von Nahrungsmitteln, die Wachstum, Ausweitung und erneutes Auftreten von Krebs verzögern und möglicherweise sogar die Bösartigkeit der Karzinome angreifen, indem sie Krebszellen vernichten.

Das alles bedeutet selbstverständlich nicht, daß Nahrung in der Krebsbehandlung an die Stelle von modernen medizinischen Methoden treten könnte. Aber als zusätzliche Therapie sind gegen Krebs wirksame Nahrungsmittel eben durchaus verwendbar, weil sie dem Patienten helfen, den Krebs besser zu besiegen und zu überleben.

Knoblauch vernichtet die Vernichter

Der Glaube, daß Knoblauch die Weiterentwicklung von Krebs stören kann, ist keineswegs unbegründet. Neue deutsche Forschungen haben festgestellt, daß chemische Verbindungen im Knoblauch für bösartige Zellen toxisch sind. Infolgedessen sind Knoblauchsubstanzen in der Lage, krebsartige Zellen auf mehr oder weniger ähnliche Weise zu zerstören, wie es durch Chemotherapie geschieht. In der erwähnten deutschen Zellforschung war eine starke Knoblauchverbindung namens Ajoene für bösartige Zellen dreimal so toxisch wie für normale Zellen.

Knoblauch kann bereits vorhandene Krebszellen auch dadurch bekämpfen, daß er als »biologischer Reaktionsveränderer« wirkt; das berichtet der langjährige Knoblauchforscher Dr. Benjamin H. D. Lau von der Loma Linda University School of Medicine. Einige der sensationellsten neuen »Heilmittel« gegen Krebs, so beispielsweise das Interleukin, sind ja biologische Reaktionsveränderer, welche die Immunfunktionen steigern. Dr. Lau hat entdeckt, daß dieser Tatbestand auch auf Knoblauch zutrifft. In Reagenzversuchen haben in Knoblauch vorkommende Schwefelverbindungen die Antikrebswirksamkeit von Makrophagen und T-Lymphozyten erhöht; beide sind Komponenten des Immunsystems mit der Aufgabe, die Krebszellen zu vernichten. Es werde aber noch einige Zeit dauern, bis wir mit Sicherheit wissen können, daß Knoblauch im menschlichen Körper die gleiche Wirkung habe, sagt Dr. Lau.

Dank seiner Wirkung als Antibiotikum könnte Knoblauch auch Darm- und Magenkrebs bekämpfen; denn zur Entstehung dieser Krebsarten tragen Infektionen durch *H.-pylori*-Bakterien bei, wie Hinweise jüngster Forschungen vermuten lassen. Wenn dem so sei, erklärt Dr. Tim Byers von den Centers for Disease Control and Prevention, dann könnte Knoblauch solch einen Typus von Krebs bekämpfen, weil er Bakterien angreift.

Ein neues Heilmittel gegen Krebs: Karotine

Zur Vorbeugung gegen Krebs ist das in Obst und Gemüse vorkommende Beta-Karotin eine Superwaffe. Aber es scheint ganz so, daß Beta-Karotin nicht nur für die Krebsvorsorge nützlich ist. Neuesten Forschungen zufolge kann Beta-Karotin durch mehrere Mechanismen auch Krebszellen des menschlichen Körpers vernichten. So stimulierte Beta-Karotin beispielsweise die Erzeugung von Immunstoffen, die Krebszellen unmittelbar töten – mit dem Erfolg, daß bei Tieren, denen Beta-Karotin verabreicht wurde, die Tumore siebenmal kleiner waren als bei den übrigen Versuchstieren.

Bemerkenswerte Forschungen an der Harvard-Universität haben tatsächlich bewiesen: Beta-Karotin hatte eine unmittelbare toxische Wirkung auf menschliche squamöse Karzinomzellen, die festen Tumoren entnommen waren; auf diese Weise wirkt es als chemotherapeutisches Mittel. Karotin reduzierte die Wucherung von Lungenkrebszellen, minderte in den Zellen die krebsbegünstigende Wirkung der »freien radikalen« Sauerstoffmoleküle und forcierte im Kampf gegen Krebs die Enzymaktivität.

Das Aufregendste überhaupt ist aber vielleicht die neue Untersuchung von Dr. Xiang-dong Wang an der Tufts University. Sie zeigt, daß Beta-Karotin sich im Körper in eine Substanz verwandeln kann, die als Retinosäure bezeichnet wird und in den Vereinigten Staaten und vielen anderen Ländern mit beachtlichem Erfolg zur Behandlung von Krebs verwendet wird, insbesondere bei Blut- und Blasenkrebs. Ja: Beta-Karotin wird im Darmtrakt umgewandelt und infundiert den Blutstrom mit kleinen Mengen von diesem chemotherapeutischen Mittel. Außerdem wird Beta-Karotin in Lungen-, Leber-, Nieren- und Fettgeweben eingelagert, die sie dann, wenn nötig, ebenfalls in Retinosäure umwandeln können. Und das bedeutet: Wenn Sie Beta-Karotin essen, rüsten Sie Ihre Körpergewebe mit einer Eigenversorgung an Mitteln gegen Krebs aus, die dann in dem Fall, daß Ihre Zellen sie benötigen, zu Hilfe gerufen werden. Könnte es überhaupt noch einen zwingenderen Grund geben, um an Beta-Karotin reiches Obst und Gemüse zu essen? (Eine Liste mit an Beta-Karotin reichen Nahrungsmitteln ist auf Seite 450.)

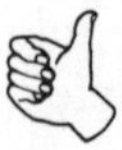

Die Verheißungen des Fischöls

Bei Tierversuchen hat sich Fischöl bei der Krebsbekämpfung und der Verhinderung von Tumorwachstum als eine Art Kanone erwiesen. »Mehrere Studien belegen, daß Fischöl bei Tieren Größe, Anzahl und Ausbreitungstendenz von Tumoren verringert«, betont der Vorsitzende des Center for Genetics, Nutrition and Health in Washington, D. C., Dr. Artemis Simopoulos.

Und allem Anschein nach bewahrheitet sich das auch bei Menschen. In einer bedeutsamen Regierungsstudie an 6000 Männern mittleren Alters hat Dr. Therese A. Dolececk an dem MRFIT Coordinating Center in Minneapolis festgestellt, daß Todesfälle durch Krebs bei Männern mit höherem Anteil von Fischölfettsäure im Blut seltener waren - das heißt bei Fischessern. Aufregend sind auch neue Forschungen, die zeigen, daß Fischöl Geschwüre im Vorkrebsstadium unterdrückt, die bei Menschen zu Darmkrebs führen. Und Dr. George Blackburn, Professor für Chirurgie an der Harvard Medical School, glaubt, daß Fischöl die Weiterentwicklung von Brustkrebs nach einer Operation verhüten kann. Er ist davon überzeugt, daß Fischöl dazu beiträgt, wandernde Tumorzellen an einer neuen Fixierung im Körper zu hindern; damit würde es aber ihre Versuche zu metastasieren vereiteln. Zur Zeit testet Professor Blackburn seine Theorie, indem er seinen Patienten nach der Operation mehr Fisch zu essen gibt und Fischöl verordnet. Er sagt: »Es sollte mich nach all den inzwischen gesammelten Daten doch sehr überraschen, wenn wir nicht in unserer Annahme bestätigt würden, daß solche Ernährungsweise nützt, das Risiko von Metastasen aus Brustkrebs zu reduzieren.«

Chemotherapie mit Weizen und Kohl

Östrogen ist dafür bekannt, daß es Brustkrebs fördert; deshalb sollten vor allem Frauen, die in der Zeit unmittelbar vor den Wechseljahren an Brustkrebs erkranken, sich darum bemühen, die krebsbegünstigenden Arten von Östrogen in ihrer Nahrung zu reduzieren. Wie Versuche an Menschen erwiesen haben, beschleunigen Kohl und andere Gemüse aus der Familie der Kreuzblütler wie Brokkoli, aber auch Weizenkleie, den Stoffwechsel solcher Östrogene. Beiderlei Nahrungsmittel tendierten dahin, die Östrogenvorräte im Körper, die Krebs genährt hätten, abzubauen. Etliche Forscher raten Brustkrebspatientinnen zu versuchen, das in ihrem Körper zirkulierende Östrogen zu verringern, indem sie rohe, zur Familie der Kreuzblütler zählende Gemüse - Kohl, Brokkoli, Blumenkohl, Mangold und weiße Rüben - sowie Gerichte mit Weizenkleie essen.

Weitere Empfehlungen

Shiitake-Pilze: In Shiitake gefundenes Lenitan ist ein »biologischer Reaktionsveränderer«, der Immunaktivitäten gegen Krebs beschleunigt.

Joghurt: Lebende Kulturen im Joghurt steigern die Immunaktivität, indem sie die Erzeugung von Gamma-Interferon steigern, das das Wachsen des Tumors verzögern könnte.

Süßholz: Tri-Terpenoide in Süßholz können schnellwachsende Krebszellen unterdrücken und einige Zellen im Vorkrebsstadium veranlassen, zu normalem Wachsen zurückzukehren.

Was Leute essen, die nie an Krebs erkranken

Wenn Sie ein neugeborenes Baby wären und für den Rest Ihres Lebens das Richtige essen könnten, um Krebs zu verhüten, dann würden Sie Vegetarier oder, um nicht ganz auf Meeresfrüchte verzichten zu müssen, Halbvegetarier. Rotes Fleisch, gesättigte Tierfette und Milchprodukte wie Käse und Vollmilch würden Sie generell meiden. Sie würden viel grünes Gemüse und Obst konsumieren, aber auch Getreidekleie, insbesondere Weizenkleie, und getrocknete Bohnen. Sie würden in erster Linie grünen Tee und nur gelegentlich, wenn Ihnen danach ist, Kaffee trinken. Sie würden fettarme Milch verwenden. Sie würden Joghurt essen – besonders Joghurt mit Acidophiluskulturen.

Falls Sie überhaupt Alkohol tränken, würden Sie das nur sehr sparsam tun. Sie würden vielleicht gern Aal essen; von allen Lebensmitteln hat er den höchsten Gehalt an Vitamin D. Sie würden fetten Fisch wie Makrelen magerem Fisch vorziehen, weil fetter Fisch nämlich geradezu überquillt an Omega-3-Ölen, die als ideales Mittel zur Krebsverhütung gelten. Auf stark gesalzene, geräucherte oder gepökelte Produkte würden Sie verzichten. Falls Sie überhaupt Fleisch äßen, würden Sie Putenfleisch wählen und ohne die Haut essen – aber nie und nimmer würden Sie geräuchertes oder gepökeltes Fleisch wie Magerspeck oder Salami anrühren. Sie würden schweres Vollkornbrot essen – allerdings ohne Butter oder Margarine. Sollten Sie Öl verwenden, dann nie ein herkömmliches Pflanzenöl wie Mais- oder Safloröl (Färberdistelöl). Sie würden Olivenöl und Rapssamenöl verwenden – oder das Lieblingsöl der Krebsforscher: das Leinsamenöl.

Sie würden zum Salatfanatiker werden. Und Sie würden nie genug von Brokkoli, Karotten, Tomaten, Orangen und Zwiebeln bekommen können. Sie würden Knoblauch vollauf genießen, in roher wie in gekochter Form. Beim Obst würden Sie sich vor allem an farbkräftige Früchte wie Erdbeeren, Himbeeren, Wassermelonen und Orangen halten und mit wahrer Leidenschaft blaue Trauben verzehren. Sie würden sich alle Arten von Nüssen gönnen, und zwar wegen des in ihnen enthaltenen, vor Krebs schützenden Vitamins E und sonstiger Antikrebssubstanzen – Paranüsse wegen des Selens, Walnüsse wegen der Ellagsäure –, aber stets in vernünftigen Mengen, um keine unnötigen Pfunde zuzunehmen. Schlanke Menschen, die weniger Kalorien aufnehmen, sind auch weniger gefährdet, dem Krebs zum Opfer zu fallen.

Nahrungsgegengifte für Brustkrebs

Nahrungsmittel, die Brustkrebs hemmen könnten: Brokkoli · andere zu den Kreuzblütlern gehörende Gemüse · Vitamin-C-reiche Früchte und Gemüse · Bohnen · Sojabohnen · fetthaltige Fische · Weizenkleie · Olivenöl.
Nahrungsmittel, die Brustkrebs fördern könnten: Fleisch · an gesättigten Fetten reiche Lebensmittel · Omega-6-pflanzliche Öle · Alkohol.

Ihre Ernährung hat Einfluß darauf, ob Sie Brustkrebs bekommen, wie schnell er wächst, ob er sich über andere Körperteile ausweitet und sogar welches Ende er nimmt. In dem schicksalhaften Verlauf von Brustkrebs spielen gewiß viele wichtige Faktoren eine Rolle, inzwischen wird dabei jedoch die Ernährung für sehr bedeutsam gehalten. Wissenschaftler studieren ohne große Umschweife unmittelbar die Nahrungsmittel, die in rätselhaft faszinierender Weise Vorgänge in den Zellen bestimmen können. Das gilt insbesondere für solche, an denen Östrogen beteiligt ist, und solche, die den Ausbruch von Brustkrebs unter Kontrolle halten können.

Ein bedeutsamer Hinweis ist schon seit langem bekannt: Um Brustkrebs zu vermeiden, müssen Sie sich mehr nach Art asiatischer Frauen ernähren. Zum Beispiel laufen japanische Frauen fünfmal weniger Gefahr, Brustkrebs zu bekommen, als amerikanische und europäische Frauen. Diese Tumore wachsen im allgemeinen bei japanischen Frauen auch weniger schnell. Es handelt sich dabei nicht nur um Vererbung. Wenn japanische Frauen in ein anderes Land wie etwa Hawaii umziehen und zu westlichen Eßgewohnheiten übergehen, steigen die Krebsraten und nähern sich möglicherweise an die Quoten westlicher Frauen an. Ist es da überraschend, daß die Wissenschaftler in der asiatischen Küche ein Geheimnis vermuten, das gegen Brustkrebs vorbeugend wirkt? Oder daß sie in der westlichen Ernährung etwas vermuten, das Krebs fördert? Oder beides?

Die Forscher werden noch lange brauchen, um alles herauszubekommen.

Aber sie haben bereits angefangen, einige Rätsel zu enthüllen. Heute gibt es bereits genügend Erkenntnisse, um Frauen über Verhüten oder Bekämpfen von Krebs zu informieren, welche Lebensmittel die besten und welche die schlimmsten sind. Bei einer von neun amerikanischen Frauen wird irgendeines Tages einmal Brustkrebs diagnostiziert. Brustkrebs steht unter den Krebskillern nach Lungenkrebs an zweiter Stelle. Manche medizinische Kapazitäten sind trotzdem der Überzeugung, daß sich durch eine Änderung der Eßgewohnheiten die Häufigkeit von Brustkrebs verringern lassen könnte. Der britische Spezialist Richard Peto schrieb im »Journal of the National Cancer Institute«, daß Änderungen in der Ernährung 50 Prozent aller Fälle von Brustkrebs in den Vereinigten Staaten vorbeugen könnten.

Lebensmittel beeinflussen Brustkrebs einzigartig

Brustkrebs ist, wie Gebärmutter- und Eierstockkrebs auch, hormonbedingt – das heißt, daß ein Übermaß an weiblichem Hormon, Östrogen genannt, das Wachstum von Krebs voranzutreiben scheint. Man vermutet, daß Nahrungsmittel, die mit dem Stoffwechsel oder mit der Absorption von Östrogen interferieren können, teilweise ein Gegengift zu Brustkrebs sind. Einige Medikamente, wie Tamoxifen, sind zum Beispiel dazu gedacht, Brustkrebs vorzubeugen und zu behandeln, indem sie die Wirkungen des Östrogens verringern. Und nun stellt sich erstaunlicherweise heraus, daß eine Reihe von Nahrungsmitteln im Körper Östrogen genauso regulieren können wie Medikamente. Und damit besitzen Nahrungsmittel, die das Östrogen bekämpfen, einen einzigartigen Mechanismus zur Verhütung von Brustkrebs. Da Östrogen während des ganzen Lebens einer Frau ein Krebsrisikofaktor ist, sind somit für Frauen vor und nach den Wechseljahren die Eßgewohnheiten für einen Sieg über Krebs von größter Bedeutung. Präklimakterische Frauen haben mehr Östrogen im Körper. Doch sogar nach dem Klimakterium, wenn die Eierstöcke kein Östrogen mehr produzieren, erzeugen fetthaltige Zellen etwas Östrogen, so daß es immer noch im Körper vorhanden ist und Brustkrebs fördern kann.

Einige Wissenschaftler vermuten, daß übermäßiges Östrogen in jungen Jahren später Brustkrebs verursachen kann; deshalb ist eine Anti-Östrogen-Diät in jungen Jahren als wichtiges Präventivmittel zu empfehlen. Zirkulierendes Östrogen kann auch darüber mit entscheiden, ob Brustkrebs wiederkehrt oder zu einer anderen Stelle im Körper wandert. Deshalb ist es wichtig, nach einem Vorkommnis von Brustkrebs auf Lebensmittel zu achten, die das Östrogen regulieren.

Es gibt außerdem Verbindungen in Lebensmitteln, die unmittelbar auf Brustkrebszellen einwirken; andere Lebensmittel - und dazu gehören vor allem verschiedene Fette - scheinen die Weiterentwicklung von Brustkrebs auf mysteriöse Weise anzuregen oder zu verhindern.

Nach jüngsten wissenschaftlichen Erkenntnissen gibt es Nahrungsmittel, die in der Entwicklung und für das Überleben von Brustkrebs entscheidend sein können. Davon sei hier die Rede.

Der Heilfaktor im Kohl

Auf Ihrer Liste von Lebensmitteln, die Sie aufgrund von deren Einwirkung auf Östrogen gegen Krebs immunisieren können, sollten Kohl und seine Verwandten obenan stehen. Manche Nahrungsmittel können die Beseitigung von Östrogen aus dem Körper beschleunigen. Sie machen den Metabolismus von Östrogen dadurch schneller, daß sie die Hormone verbrennen; folglich sind davon weniger zur Fütterung des Krebses vorhanden. Darin besteht die Leistung der Wirkstoffe in Kohl und anderen zur Familie der Kreuzblütler gehörenden Gemüsen - Brokkoli, Blumenkohl, Rosenkohl - laut Dr. Jon Michnovicz und seiner Kollegen am Institute for Hormon Research in New York City. Ihre Forschungen kamen zu dem Resultat, daß bestimmte Indole in diesen Gemüsen einen Prozeß beschleunigen, in dessen Verlauf der Körper den Typ von Östrogen entschärft oder beseitigt, der Brustkrebs fördern kann. In Untersuchungen mit Männern und Frauen »drehte« die chemische Verbindung im Kohl den Prozeß der Entschärfung von Östrogen um 50 Prozent, wie Dr. Michnovicz sagt. Die Testdosis war, wie gewöhnlich, größer als beim normalen Konsum: 500 Milligramm von Indol-3-Karbinol täglich, das entspricht der Menge, die sich in 400 Gramm rohem Kohl findet. Würde man davon weniger einnehmen, würde auch weniger Östrogen verbrannt werden. Laut Dr. Michnovicz ist bekannt, daß Frauen mit einem hohen Östrogenmetabolismus weniger Risiko haben, hormonabhängige Krebsarten wie Brust-, Gebärmutter- und Gebärmutterschleimhautkrebs zu bekommen. Er vermutet, daß asiatische Frauen teilweise deshalb weniger Fälle von Brustkrebs aufweisen, weil sie viel zu den Kreuzblütlern gehörige Gemüse einschließlich *bok choy* essen.

Wenn Mäuse mit pflanzlichen Indolen gefüttert wurden, sanken die Raten von Brustkrebs dramatisch, teilt Dr. Michnovicz mit. Forscher am Eppley Cancer Center an der University of Nebraska fanden auch heraus, daß zur Familie der Kreuzblütler zählende Gemüse, besonders Kohl und Mangoldblätter, das Auftreten wie die Ausbreitung von Metastasen bei Brustkrebs verringerten.

Antikrebsindole sind auch in anderen zu den Kreuzblütlern gehörenden Gemüsen wie Blumenkohl, Brokkoli, Rosenkohl, Mangold, Senfblättern und weißen Rüben konzentriert. Um eine bessere Wirkung zu erzielen, sollten Sie diese Gemüse roh oder nur leicht gekocht genießen, rät Dr. Michnovicz. Zuviel Kochen kann die Indole zerstören und ihre Wirkung gegen Östrogen und gegen Krebs einschränken.

Zum Gegensteuern Weizenkleie

Eine andere Möglichkeit, Brustkrebs durch ein Senken der Östrogenwerte im Blut zu bekämpfen, besteht im Essen von Weizenkleieprodukten. Es gibt in Weizenkleie einen spezifischen Wunderstoff, der in anderen Kleien nicht anzutreffen ist und die Östrogenwerte im Blut dramatisch zu senken vermag. Das ist die Erkenntnis einer bahnbrechenden Studie bei 62 präklimakterischen Frauen im Alter zwischen zwanzig und fünfzig Jahren, die Dr. David P. Rose an der American Health Foundation in New York durchführte.

Die Frauen aßen drei bis vier faserreiche Gebäckstücke aus Hafer-, Mais- oder Weizenkleie. Diese Dosis verdoppelte die aufgenommene Menge von Fasern von 15 Gramm auf 30 Gramm. Nach einem Monat hatten sich die Östrogenwerte in ihrem Blut kaum geändert. Nach zwei Monaten waren sie jedoch um 17 Prozent gesunken bei den Frauen, die Weizenkleie aßen. Bei den Frauen, die Haferkleie- oder Maiskleiegebäck zu essen bekamen, stellten sich keine Veränderungen der Östrogenwerte ein.

Der Hauptunterschied liegt daran, daß Weizenkleie äußerst unlöslich ist, so daß sie den Bakterien im Dickdarm viel zu kauen gibt. Mittels einer komplexen Serie biologischer Ereignisse sorgt dieser Prozeß dafür, daß weniger Östrogen in den Blutstrom freigesetzt wird. Wieviel Weizenkleie braucht man nun aber? Die in der Studie als wirksam erkannte Menge von Weizenkleiefasern erhalten Sie, wenn Sie täglich sechs Suppenlöffel von roher Naturweizenkleie oder Fertigprodukte mit hohem Weizenkleieanteil essen. Obwohl die Untersuchung mit präklimakterischen Frauen vorgenommen wurde, bemerkt Dr. Rose, daß Weizenkleie Östrogen generell zügeln und bei älteren, postklimakterischen Frauen eine Weiterentwicklung von Krebs blockieren könnte.

Eine andere Studie der Tufts University School of Medicine hat festgestellt, daß Weizenfasern Östrogen im Blut sogar noch besser entfernen können als eine fettarme Diät. Die Wissenschaftlerin Margo Woods berichtet, daß weniger Fett und mehr Fasern einen Typ Östrogen – Ostriolsulfat – blockierte. Aber nur eine einzige Faser senkte den Anteil an Östradiol, der als Hauptursache von Brustkrebs betrachtet wird. Bei Tieren reduziert eine fettarme, weizenfaserreiche Diät das Auftreten von Brustkrebsen zur Hälfte. Wie andere Forschungen nachweisen, hatten Frauen, die eine faserreiche Diät aßen, niedrige Raten von Brustkrebs.

Bohnen gegen Brustkrebs

Viele Bohnen könnten dazu beitragen, Sie gegen Brustkrebs zu schützen, vielleicht weil sie die sogenannten Phytoöstrogene enthalten, welche die Aktivität des krebsfördernden Östrogens hemmen. Das erklärt Dr. Leonard A. Cohen von der American Health Foundation. Er hat festgestellt, daß es unter hispanischen Frauen in der Karibik und in Mexiko weniger Fälle von Brustkrebs gibt als bei Amerikanerinnen. Dr. Cohen glaubt nach einer neuen Untersuchung, den Grund dafür entdeckt zu haben: Hispanische Frauen essen doppelt soviel Bohnen – nämlich gefleckte Feldbohnen, Kichererbsen und schwarze Bohnen – als amerikanische Frauen. Hispanische Frauen essen durchschnittlich drei Viertel einer Tasse Bohnen sechsmal in der Woche. Im Vergleich dazu konsumieren afroamerikanische Frauen nur dreimal wöchentlich Bohnen, und die weißen Amerikanerinnen sogar bloß einmal pro Woche. Bohnen enthalten mehrere Antikrebswirkstoffe, einschließlich Proteasenhemmern und Phytaten, wie Dr. Cohen erläutert.

Sojabohnen: ein japanisches Wundermittel?

Auch Sojabohnen enthalten chemische Verbindungen, die das Östrogen manipulieren können und das Wachstum von krebsartigen Zellen außerdem noch unmittelbar verhindern. Sie verringern theoretisch die Krebsgefahr bei Frauen aller Altersgruppen. Das behauptet Dr. Stephen Barnes, außerordentlicher Professor für Pharmakologie und Biochemie an der University of Alabama. Ein Wirkstoff in der Sojabohne ist in der Tat chemisch dem Medikament Tamoxifen recht ähnlich, das manchen Frauen zur Vorbeugung gegen Brustkrebs und seine weitere Ausbreitung verordnet wird.

Die Phytoöstrogene der Sojabohnen neutralisieren das Östrogen, das Krebs fördert, genauso wie Tamoxifen mindestens bei Tieren, berichtet Dr. Barnes. Er fütterte einige Tiere mit einer an Sojabohnen reichen Diät, andere mit normalem Futter und setzte sie alle dann krebsfördernden Mitteln aus. Mit Sojabohnen gefütterte Ratten hatten 40 bis 65 Prozent weniger Brustkrebs. Dr. Barnes und seine Kollegen haben Genistein isoliert, bei dem es sich ihrer Auffassung nach um den aktivsten Antikrebswirkstoff handelt. Genistein wird auch bei Tieren vorbeugend gegen Brustkrebs angewandt. Dr. Barnes überprüft mittlerweile, ob Frauen, die eine verordnete Menge von Sojamilch trinken, weniger biologische Risikofaktoren für Brustkrebs aufweisen.

Sojabohnen scheinen asiatische Frauen gegen Brustkrebs zu schützen. Eine neue Studie stellte fest, daß präklimakterische Frauen in Singapur, die doppelt soviel Sojaprotein als die meisten Menschen aßen, ein um die Hälfte vermindertes Brustkrebsrisiko hatten.

Sojabohnen werden als potentiell wesentlicher Grund dafür betrachtet, daß nur wenige japanische Frauen an Brustkrebs erkranken, sagen Dr. Herman Adlercreutz und seine Kollegen an der Universität Helsinki, die die Bewohner eines ländlichen Dorfes in der Nähe von Kyoto beobachteten, die bis heute die typisch japanischen »traditionellen« Eßgewohnheiten pflegen. Sie fanden heraus, daß die Menschen, die am meisten Sojabohnengerichte aßen, die höchste Konzentration von Isoflavonoiden im Urin aufwiesen – gegen Krebs, besonders gegen Brustkrebs und Prostatakrebs wirksame Mittel. Die Frauen aßen pro Tag bezeichnenderweise um die 100 Gramm Sojabohnenprodukte, inklusive Tofu, Miso (Sojabohnenpaste), gegorene Sojabohnen und in Wasser gekochte Sojabohnen.

Miso hat auch das Auftreten und Wachstum von Brustkrebs bei Tieren gesenkt. Das stimmt mit der Beobachtung überein, daß Brustkrebs bei postklimakterischen japanischen Frauen langsamer wächst als bei kaukasischen Frauen.

Hinweis: Nur Sojabohnenprotein scheint zu schützen. Dazu gehören Sojabohnen, strukturiertes Sojaprotein, Sojamilch, Tofu, Miso und Tempeh; nicht aber Sojasauce und Sojabohnenöl.

> »Amerikanische Frauen sollten mehr Sojabohnen essen, und das vor allem dann, wenn es in ihrer Familie Fälle von Brustkrebs gegeben hat. Dazu gehören auch einfache Sojabohnen, strukturierte Sojaproteinen, Tofu und Sojamilch.«
>
> *Kenneth Setchell, Cincinnati Children's Hospital Medical Center*

Das Paradox des Sojabohnenöstrogens

Da Sojabohnen voll mit pflanzlichen Östrogenen sind und Östrogen Brustkrebs fördert, wieso können sie dann helfen, Brustkrebs *vorzubeugen*? Es handelt sich um ein Paradox, sagen die Wissenschaftler. Sojabohnen scheinen das Körperöstrogen zu imitieren, ohne Schaden zu verursachen, sagt Dr. Barnes. Nach seiner Theorie enthalten Sojabohnen ein natürliches Gegenstück des Medikaments Tamoxifen, das merkwürdigerweise auch ein Östrogen mit antiöstrogener Wirkung ist. Deshalb scheinen Sojabohnen und Tamoxifen die Fähigkeit des Östrogens zu blockieren, bösartige Änderung in Brustgewebe zu veranlassen, während es gleichzeitig vorteilhafte Wirkungen am Skelett und am kardiovaskulären System fördert, sagt Dr. Barnes.

Die aktive Sojabohnenverbindung könnte den Krebs auf die Weise behindern, daß sie sich an der Östrogenrezeptorstelle der Zelle festsetzt und damit den Zutritt des gefährlichen Östrogentyps, der Krebs verursacht, blockiert. Sie ließ also den Krebs buchstäblich verhungern. Das aktive Östrogen kann nicht an der Zelle anlegen, um seine bösartige Arbeit zu erfüllen, das heißt, es kann die krebsartige Zelle nicht ernähren. Außerdem scheinen Sojabohnen das Wachstum der Krebszellen noch durch einen weiteren Mechanismus zu blockieren, der mit Östrogen nichts zu tun hat. Forschungsarbeiten über die Zellen haben zu dem Ergebnis geführt, daß Substanzen in der Sojabohne aus noch ungeklärten Gründen das Wachstum von Krebszellen völlig vereiteln können, selbst wenn sie keine Östrogenrezeptoren zum Abblocken haben, meint Dr. Barnes. Das bedeutet nach seiner Auffassung, daß Verbindungen in der Sojabohne Krebs auf mindestens zwei voneinander unabhängigen Wegen bekämpfen. Also kann Soja auch unabhängig von vorhandenem Östrogen zur Vorbeugung von Krebs bei prä- und postklimakterischen Frauen wichtig sein.

Essen Sie Nahrung aus dem Meer

Meeresfrüchte, und besonders fette Fische, können die Weiterentwicklung von Brustkrebs ebenfalls abblocken helfen, erklärt Dr. Rashida Karmali, außerordentlicher Professor für Ernährungswissenschaften an der Rutgers University. Sie hat entdeckt, daß Fischölzugaben - in einer Menge, die dem normalen Quantum entspricht, das japanische Frauen essen - biologische Anzeichen von entstehendem Brustkrebs bei besonders gefährdeten Frauen beseitigten. Eine kanadische Analyse in 32 Ländern hat außerdem festgestellt, daß die Häufigkeit und Todesrate an Brustkrebs niedrig sind in Ländern wie Japan, wo Frauen besonders viel Fisch essen.

In der Tat kann Fischöl bei der Fortentwicklung von bereits bestehendem Krebs stark intervenieren. Der Chirurg Dr. George Blackburn von der Universität Harvard ist überzeugt, daß Fischöl der Metastasierung von Brustkrebs Einhalt gebieten könnte. Er vermutet, daß Fischöl die Immunaktivität des Körpers steigert und auf diese Weise die wandernden Zellen abtötet, bevor sie neue Tumore zu bilden vermögen. Er meint auch, daß Fischöl das Festmachen von losen Krebszellen an neuen Stellen verhindert. Diese können folglich nicht so leicht neue Kolonien von Zellen bilden, die abgelegene Tumore aufbauen. Als Test für seine Theorie führt er zur Zeit eine großangelegte Untersuchung bei Frauen mit Brustkrebs durch.

Schutz durch Vitamin D

Es gibt überraschende neue Hinweise dafür, daß ältere Frauen, die mit Vitamin-D-reichen Lebensmitteln sparen, leichter Brustkrebs entwickeln könnten. Das berichtet Dr. Frank Garland vom Department of Community and Family Medicine an der University of California in San Diego. Damit wäre vielleicht auch der Schutz erklärt, den der Verzehr von Fisch gegen Krebs bietet, denn fette Fischarten sind voller Vitamin D. Dr. Garland glaubt, daß das Vitamin D in der Nahrung Brustkrebs bei postklimakterischen Frauen über fünfzig abwehrt, nicht aber bei Frauen, die in jüngerem Alter Krebs bekommen.

Unglücklicherweise essen die meisten amerikanischen Frauen nur ein Viertel der empfohlenen Menge von Vitamin D – sie beträgt 200 I. E. (Internationale Einheiten) für Frauen über 22 Jahren. Japanische Frauen nehmen die sechsfache Menge oder 1200 I. E. pro Tag zu sich. Wenn japanische Frauen in die USA umziehen, sinkt die aufgenommene Menge von Vitamin D, und die Brustkrebsraten steigen dramatisch an. In Laboruntersuchungen verlangsamt das Vitamin D das Wachsen von Krebszellen und halbiert die Rate von Krebs bei Tieren. Nach Dr. Garland sollten alle amerikanischen Frauen täglich Nahrungsmittel mit mindestens 400 I. E. von Vitamin D essen.

Die besten Quellen von Vitamin D sind fette Fischsorten wie Lachs, Sardinen, Makrelen, Heringe und Thunfisch sowie auch mit Vitamin D angereicherte (aber entrahmte) Milch. Die reichste Quelle von Vitamin D in der Welt ist jedoch Aal, der in Sushi-Bars beliebt ist. 100 Gramm Aal enthalten fast 5000 I. E. von Vitamin D (Liste der an Vitamin D reichen Lebensmittel: Seite 454f.).

Von Nahrung mit Vitamin C können Sie nie genug essen

Essen Sie Obst und Gemüse, das reich ist an Vitamin C. Sie können das Risiko sowohl für Brustkrebs wie die meisten anderen Krebsarten in allen Altersstufen richtig reduzieren. Nach mehreren Analysen des vorliegenden Beweismaterials ist dieses Vitamin ein starker Gegner von Brustkrebs. In einer kritischen Bestandsaufnahme von zwölf bedeutenden Studien über den Zusammenhang von Brustkrebs und Nahrung bewerteten Wissenschaftler des National Cancer Institute of Canada Nahrungsmittel mit Vitamin C als vorrangiges Schutzmittel gegen Brustkrebs. Ein Vitamin-C-Mangel war tatsächlich noch kritischer als eine zu große Fettaufnahme.

Aufgrund der Ergebnisse stellten Forscher die Prognose, daß ein Verzehr von

Früchten und Gemüsen mit 380 Milligramm Vitamin C pro Tag wahrscheinlich bei allen Frauen das Brustkrebsrisiko um 16 Prozent senken würde. Diese Menge ist ungefähr das Sechsfache der RDA (empfohlene Menge) an Vitamin C. Dennoch ist es einfach, diese Menge von Vitamin C zu erreichen, wenn man viele Früchte und Gemüse ißt (Liste von an Vitamin C reichen Lebensmitteln: Seite 454).

Die Forscher fanden außerdem noch eine starke Schutzwirkung des Vitamins C bei postklimakterischen Frauen, die das Fett in ihrer Nahrung – besonders gesättigte Milch- und Fleischfette – eingeschränkt hatten. Der Schluß: Wenn Sie gesättigtes Fett auf 9 Prozent der zugeführten Kalorien reduzieren, dann sinkt die Wahrscheinlichkeit, Brustkrebs zu bekommen, um 10 Prozent. Wenn postklimakterische Frauen zusätzlich noch 380 Milligramm von Vitamin C pro Tag bekamen, sank die Chance, daß sie Brustkrebs entwickelten, um dramatische 24 Prozent.

Eine umfassende italienische Forschungsarbeit hob grüne Gemüse – reich an Vitamin C, Beta-Karotinen und sonstigen Antioxidantia – als besonders schützend gegen Brustkrebs hervor. Frauen, die mehr als ein grünes Gemüse täglich aßen, hatten nur ein Drittel der Risikochancen auf Brustkrebs als Frauen, die wenig davon aßen.

Kaffee oder Koffein fördern Brustkrebs nicht, obwohl beide zur Mastopathie (Veränderungen in der Brustdrüse) beitragen könnten. Es gibt keine Verbindung zwischen Kaffee und sonstigen koffeinhaltigen Getränken und Brustkrebs. Diese Schlußfolgerung zieht Dr. F. Lubin von der Universität Toronto in einer kürzlichen Darstellung dieses Themas in der medizinischen Fachzeitschrift *»Cancer Letter«*.

Trinken oder nicht, das ist hier die Frage

Trägt Alkohol zu Brustkrebs bei? Ja – so dokumentieren es ein Dutzend Forschungsstudien, die ein höheres Risiko bei Trinkerinnen entdeckt haben. Es ist allerdings strittig, von welcher Menge an Alkohol gefährlich ist. Und es ist nicht bekannt, auf welche Weise Alkohol wirkt, das Brustkrebsrisiko zu steigern.

Der Forscher Matthew P. Longnecker von der Harvard School of Public Health versuchte 1988, einer Antwort näherzukommen, und unternahm eine »Metaanalyse« aller sachdienlichen Studien über eine Beziehung zwischen Alkohol und Brustkrebs. Er fand »zwingende« Beweise dafür, daß eine Relation zwischen Alkoholmenge und Brustkrebsrisiko besteht. Er kam zu dem Ergebnis, daß ein paar Gläser Alkohol pro Tag das Risiko um etwa 50 Prozent steigern, während lediglich ein Glas pro Tag nur eine geringe Gefahr bedeutete. Dr. Longnecker schätzte, daß 13 Prozent aller Fälle von Brustkrebs bei amerikanischen Frauen dem Alkohol zuzuschreiben sein könnten. Für Frauen, die nur ein Glas oder weniger täglich konsumieren, hält er das Risiko dagegen für so gering, daß er keinen Anlaß sieht, einen völligen Verzicht auf Alkohol zu empfehlen, zumal der Schutz, den eine kleine Menge Alkohol dem Herzen verschafft, das Krebsrisiko überwiegen könnte. Eine andere Untersuchung hat den Frauen größeren Spielraum gegeben und angezeigt, daß zwei Gläser pro Tag nicht gefährlich sein könnten, mehr aber mit Sicherheit riskant wäre.

Fazit: Ein Glas pro Tag scheint für Frauen ungefährlich und nützlich zu sein. Mehr Alkohol ist laut Experten mit einem gewissen Risiko von Brustkrebs verbunden. Vor allem wenn es in Ihrer Familie eine starke Vorgeschichte von Brustkrebs gibt, sollten Sie den Alkoholkonsum auf ein Glas täglich einschränken.

Eine besondere Gefahr: Trinkexzesse

Frauen, die an Brustkrebs leiden, sollten nicht viel Alkohol trinken und sicherlich nie so viel, daß sie betrunken sind, warnt Dr. Gayle Page, eine Wissenschaftlerin an der University of California in Los Angeles. Nach ihren Ausführungen gibt es Beweise, daß ein hoher Alkoholspiegel im Blut dem Brustkrebs helfen kann, sich in anderen Teilen des Körpers zu verbreiten.

In Zusammenarbeit mit Ihren Kollegen verabreichte sie in Tests Ratten mit Brustkrebs genügend Alkohol, um sie nach menschlichen Maßstäben betrunken zu machen. Und je höher der Alkoholspiegel im Blut war, desto größer wurde die Wahrscheinlichkeit, daß sich die Tumore ausbreiteten. Ratten mit einem Alkoholspiegel um 15 Prozent (das Äquivalent von vier bis fünf Gläsern bei Menschen) zeigten später doppelt so viele metastatische Lungentumore (Abkömmlinge des Brustkrebsgewächses) als Ratten, die keinen Alkohol bekommen hatten. Tiere mit einem Alkoholspiegel um 25 Prozent hatten achtmal soviel Tumore.

Der Krebs verbreitete sich ungehinderter, weil der Alkohol das Immunsystem schwächte, indem er die Tätigkeit der Zellen als natürliche Killer unterminierte, die sonst den Kreislauf zwischen Tumor und Zellen zerstört hätten. »Es ist furchtbar«, kommentiert Dr. Page, weil ein einziger Vorfall von Betrunkenheit den Krebs anregte, sich auszubreiten.

Ist hoher Fettkonsum gefährlich?

Kann das Essen von zuviel Fett beitragen, Brustkrebs auszulösen? Einige Studien haben einen Zusammenhang mit dem Fettgehalt der Nahrung festgestellt. Eins der stärkeren Beweisstücke stammt aus einer Forschungsarbeit über 750 italienische Frauen. Sie zeigte, daß die Frauen, die am meisten gesättigte Fette und Tierproteine aßen, dreimal mehr Risiken hatten, Brustkrebs zu bekommen, als die Frauen mit dem niedrigsten Fettkonsum. Andere bedeutende Forschungen, inklusive einer Harvard-Studie aus jüngster Zeit, die fast 90 000 Frauen erfaßte, stellte keinen Zusammenhang zwischen Brustkrebsfällen und Fettverbrauch fest.

Trotzdem gibt es zwingendes Beweismaterial dafür, daß ein zu großer Fettkonsum die Ausbreitung und die Virulenz von bereits existierendem Brustkrebs, seine Wiederkehr und Ihre Überlebenschancen beeinflussen kann. Einigen Forschungsstudien zufolge steigt die Gefahr von Achsellymphknoten-Metastasen und der Ausbreitung von Krebs mit der Menge des konsumierten gesättigten Tierfetts. Und je größer der gesamte Fettanteil in Ihrer Nahrung, desto größer ist auch die Wahrscheinlichkeit, an Brustkrebs zu sterben. Eine fettarme Ernährung kann ein Grund sein für die Überlebensrate von fünf Jahren bei japanischen Frauen mit Brustkrebs. Die Quote liegt 15 Prozent höher als bei westlichen Frauen.

Die Höhe des Risikos scheint auch vom Typ des Fettes abzuhängen. Am schlimmsten scheinen das gesättigte Tierfett und Omega-6-typische Pflanzenöle wie etwa Maisöl. Tiere, die große Mengen solcher Fette fressen, haben größeren, schneller wachsenden und metastasenträchtigeren Brustkrebs. Im Gegensatz dazu scheinen Omega-3-Fischöle und Olivenöl das Wachstum von Brustkrebs zu hemmen. Mediterrane Frauen, die viel Olivenöl essen, haben niedrige Brustkrebsraten. Das gilt ebenso für japanische Frauen, die viel Fischöl, aber wenig Tierfett essen. In Ländern mit hohem Verbrauch von tierischen Fetten sind die Brustkrebsraten entsprechend hoch.

Theoretisch gibt es gute Gründe für die Vermutung, daß bei Brustkrebs Fett eine Rolle spielt. Zum einen fördert gesättigtes Tierfett einen hohen Blutanteil des Hormons Östradiol, das als Indikator einer hohen Anfälligkeit für Brustkrebs betrachtet wird. Eine Forschungsarbeit des National Cancer Institute bei 73 gesunden postklimakterischen Frauen kam zu dem Ergebnis, daß eine Reduzierung des Fettanteils der Kalorien von 38 auf 20 Prozent das Östradiol um 17 Prozent verringerte. Eine starke fetthaltige Ernährung beeinträchtigt die Immunität und mindert möglicherweise die Fähigkeit des Körpers, Krebs abzuwehren.

»Es gibt Beweise dafür, daß Fett in der Ernährung für postklimakterische Frauen ein stärkerer Risikofaktor ist als für Frauen vor den Wechseljahren.«

Lawrence H. Kushi,
School of Public Health, University of Minnesota, Minneapolis

Vorsicht mit Fett, wenn Sie Brustkrebs haben

Wenn Sie Brustkrebs haben, müssen Sie sich in acht nehmen vor Fett, besonders vor Tierfetten, einschließlich Käse, Butter und Fleischfett. Diese Fettarten können eine Wiederkehr des Krebses anspornen, nachdem er chirurgisch entfernt wurde, wie eine neue schwedische Forschung über 220 Frauen feststellt. Forscher fanden genaue Belege dafür, daß Fett in der Ernährung das Wachsen neuer Tumore anregen kann, die von Östrogen abhängig sind - das heißt von Tumoren mit vielen Rezeptoren für Östrogen. (Das Wachsen von Tumoren mit wenigen oder gar keinen Östrogenrezeptoren wurde nicht von Fett beeinflußt.) Die Theorie geht dahin, daß fettreiche Eßgewohnheiten die Konzentration von Östrogen im Blut steigern, das zum Treibstoff wird, der am Wachsen anderer Tumore mitwirkt.

In der erwähnten schwedischen Untersuchung zeigten die Frauen mit dem höchsten Tierfettkonsum 20 Prozent mehr Wahrscheinlichkeit, in den vier Jahren nach der ersten Brustkrebsoperation neu an Brustkrebs zu erkranken.

Selbst wenn also fraglich ist, ob Brustkrebs durch Fett tatsächlich verursacht wird, so kann das Wachsen von bereits existierenden Tumoren durch Fett gefördert werden, berichtet Norman F. Boyd vom Ontario Cancer Institute in Toronto. Er sagt, daß nach der Diagnose und Entfernung von Brustkrebs eine fettarme Diät lebensrettend sein kann, insofern es eine Rückkehr des Krebses verhindert.

Diätvorschriften gegen Brustkrebs

- Ganz gleich, ob Sie sich vor oder nach dem Klimakterium befinden – essen Sie fette Fischarten und Bohnen, einschließlich Sojabohnen. Das sind Nahrungsmittel, die dem Auftreten von Brustkrebs und seinem Wachsen vorbeugen könnten.
- Essen Sie Lebensmittel, welche die krebsfördernde Aktivität des Östrogens hemmen können. Dazu gehören auch Sojabohnen, zur Familie der Kreuzblütler zählende Gemüse und Weizenkleieflocken.
- Essen Sie außerdem verschiedene grüne Gemüse, die insgesamt Brustkrebs zu bekämpfen scheinen.

- Schränken Sie Ihren Alkoholgenuß auf ein Glas pro Tag ein.
- Um einem Brustkrebs vorzubeugen oder, falls Sie bereits Brustkrebs haben, sein weiteres Wachstum zu verringern, sollten Sie Omega-3-Fettsäure in fetthaltigen Fischarten und Omega-9-Fettsäure vom einfach ungesättigten Typ in Olivenöl einnehmen. Reduzieren Sie gesättigte Tierfette wie auch Omega-6-Fettsäure, die in Mais-, Färberdistel- und Sonnenblumenölen und in aus solchen Ölen hergestellten Backfetten und Margarinen überwiegen.
- Ernähren Sie sich wie japanische Frauen oder wie japanische Frauen sich jedenfalls vor dem Zweiten Weltkrieg ernährten. Die tägliche Nahrung einer traditionellen japanischen Frau besteht aus: ungefähr 225 Gramm Obst, 250 Gramm Gemüse, 85 Gramm Sojabohnenprodukten (meistens Tofu), 100 Gramm Fisch und sehr wenig Fleisch, Milch und Alkohol.

Dickdarmkrebs: Wie man sich mit richtiger Ernährung gegen das Schicksal und die bösen Gene wehrt

Nahrungsmittel, die helfen können, Dickdarmkrebs unter Kontrolle zu halten: Weizenkleie · Gemüse, besonders Kohl, Brokkoli, Blumenkohl und andere zu den Kreuzblütlern gehörende Gemüse · Milch · Joghurt · Meeresfrüchte · Nahrungsmittel, die reich an Fasern, Kalzium und Vitamin D sind.
Nahrungsmittel, die Dickdarmkrebs begünstigen können: Fettreiche Nahrungsmittel · rotes Fleisch · Alkohol.

Wie die Ernährung Dickdarmkrebs eindämmen kann

Selbst wenn es in Ihrer Familie eine Vorgeschichte von Dickdarmkrebs gibt und selbst wenn Sie in den mittleren Jahren sind, können Sie dieses potentiell tödliche Gewächs mit Hilfe der Ernährung besiegen. Erstaunliche Forschungen an Menschen haben erwiesen, daß die Ernährung beim Dickdarmkrebs eingreifen kann, indem sie das Anwachsen von krebsanfälligen Zellen im Darm verhindern und sogar kleinere vorkrebsartige Ausbrüche im Dickdarm, die sogenannten Polypen, ersticken oder *einschrumpfen* kann, die sich zu ausgewachsenen bösartigen Tumoren zu entwickeln vermögen. Man nimmt an, daß es nicht zu Dickdarmkrebs kommt, wenn solch schnelles, unkontrolliertes Zellwachstum gebremst oder in der späteren Phase ein Auftreten und Gedeihen der Polypen verhindert wird.

Kurzum, die Ernährung kann verhüten helfen, daß kleine gutartige Phänomene zu großen katastrophalen Entwicklungen werden – und sogar, daß nach einer Dickdarmkrebsoperation sich von neuem Gewächse bilden. Auf diese Weise wirkt die Ernährung wie eine machtvolle, unschädliche Chemoprophylaxe und sogar als chemotherapeutisches Heilmittel gegen eine Krebsart, die jährlich 110000 Amerikaner befällt und um die 50000 tötet. Nach Auffassung der britischen Krebskapazität Dr. Richard Peto aus Oxford könnten 90 Prozent der Fälle von Dickdarmkrebs durch Diät beeinflußt werden.

Es ist nie zu spät

Sie haben also schon das mittlere Alter erreicht? Kein Grund zur Verzweiflung! Es kann noch immer ein ausgezeichneter Zeitpunkt sein, um eine gegen Dickdarmkrebs wirksame Ernährungsweise anzufangen. Es ist eine aufregende Erkenntnis, erklärt Dr. Peter Greenwald vom National Cancer Institute, daß es eigentlich nie zu spät sein muß für einen Versuch, den Prozeß von Dickdarmkrebs mit Hilfe einer Diät zu unterbrechen. Greenwald erläutert: Inzwischen haben die Wissenschaftler eine klarere Vorstellung davon, wie Krebs in verschiedenen Stadien der fortlaufenden Kette von Ereignissen bis zum Tumor »getroffen« werden kann. Die Forscher vermögen die Wirkung eines Nahrungsmittels auf Dickdarmkrebs zu beurteilen, indem sie »Markierungen« messen – so etwa das Wuchern von Zellen oder die kleinen Zellballungen des Vorkrebsstadiums, die sogenannten Polypen. Die Ärzte können beispielsweise ziemlich früh feststellen, ob ein bestimmtes Nahrungsmittel solche Polypen angespornt oder gebremst hat. Sie müssen sie bei einer inneren Untersuchung des Dickdarms einfach nur zählen und messen. Wenn die Polypen gewachsen sind, ist das bedenklich, wenn nicht oder wenn sie sich gar zurückbilden, dann sind Sie auf dem richtigen Weg.

»Das ist wichtig«, betont Dr. Greenwald, »weil die meisten dieser Veränderungen in der Frühentwicklung der Polypen ja bei Menschen im fortgeschrittenen Alter stattfinden – wenn sie in den vierziger, fünfziger und sechziger Jahren sind.« Infolgedessen ist es entscheidend, in diesem Alter zu intervenieren und den Prozeß zu unterbrechen. »Wir sollten in der Lage sein, die Ernährungsweise auch so spät im Leben zu modifizieren und das Risiko von Dickdarmkrebs maßgeblich zu beeinflussen.«

Der Trick besteht darin, ausfindig zu machen, welche Nahrungsmittel diese potentiell verheerenden Änderungen im Dickdarm begünstigen bzw. verhindern. Sie finden im folgenden die aussichtsreichsten Chancen zum Eindämmen von Dickdarmkrebs.

Die Wundernahrung zur Rettung von 50 000 Menschen

Wie wäre es, wenn jemand ein neues Heilmittel entdecken würde, das Ihr Dickdarmkrebsrisiko um ein Drittel oder gar die Hälfte reduziert? Das somit jährlich rund 50 000 Fälle von Dickdarmkrebs verhüten würde? Und wenn Sie obendrein annehmen dürften, daß das Heilmittel völlig ungefährlich und unglaublich billig ist? Würde es nicht als Wunderheilmittel des Jahrhunderts gepriesen werden? Nun, die Faser in der Nahrung *hat* das erstaunliche Potential, Dickdarmkrebs in solch großem Ausmaß zu verhüten – so berichtet jedenfalls eine Expertengruppe im »Journal of the National Cancer Institute«. Und die Dosis an Fasern, die nötig ist, um diese grandiose, lebensrettende Leistung zu vollbringen, ist sehr klein.

Nach dem federführenden Autor Dr. Geoffrey R. Hove von der University of Toronto würde die Dickdarmquote in den USA um 31 Prozent fallen und die Zahl der alljährlich diagnostizierten Fälle von Dickdarmkrebs um 50 000 abnehmen, wenn die Amerikaner täglich 13 Gramm mehr Faserstoffe äßen. (Das entspricht ungefähr der Menge von einer Schale besonders faserreicher Weizenkleieflocken.) Diese Vorhersage, die er zusammen mit seinen Kollegen machte, basierte auf einer neuen Analyse von dreizehn Forschungsstudien über Zusammenhänge zwischen Dickdarmkrebs und Ernährung.

Diese Verringerung um 50 000 Fälle von Dickdarmkrebs würde erfordern, daß die meisten Amerikaner ihren Faserkonsum um 70 Prozent steigern. Faserstoffe finden sich in Getreideflocken, Gemüse, Hülsenfrüchten und Nüssen. Außer den Fasern enthalten all diese Nahrungsmittel noch eine Fülle von anderen natürlichen Wirkstoffen gegen Krebs.

Obwohl die Forschung laufend bestätigt, daß faserreiche Nahrungsmittel generell Dickdarmkrebs abwenden, haben einige spezifische Lebensmittel in dieser Hinsicht herausragende Eigenschaften gezeigt.

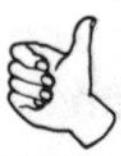

Die erstaunliche Wirkkraft in All-Bran

Wenn Sie zum Schutz gegen Dickdarmkrebs schon nichts unternehmen, tun Sie wenigstens eins – essen Sie Weizenkleieflocken. Dieser bahnbrechende Rat kam erstmals mit einer Studie von Dr. Jerome J. DeCosse, einem Chirurgen am Memorial Sloan-Kettering Cancer Center in New York. Dr. DeCosse wählte 58 Patienten aus, die eine erbliche Disposition für Polypen hatten und insofern ein sehr hohes Risiko, Dickdarmkrebs zu bekommen. Er fand heraus, daß zwei gewöhnliche Schüsseln (30 Gramm oder ein Drittel einer Tasse pro Schale) von faserreichem All-Bran die Polypen zum Schrumpfen brachten und somit ihre ansonsten unvermeidliche Entwicklung zum bösartigen Tumor stoppten.

Vier Jahre lang aßen die Patienten entweder All-Bran oder ein identisch aussehendes faserarmes Flockenprodukt. Niemand – nicht einmal die Ärzte – wußte, wer was zu essen bekam. Die All-Bran-Gruppe aß täglich insgesamt 22 Gramm Faser, die andere die für Amerikaner typische Menge von 12 Gramm. Der Dickdarm der Patienten wurde regelmäßig endoskopisch untersucht, um Änderungen im Wachsen der Polypen zu beobachten.

Nachdem der Code enthüllt wurde, fand Dr. DeCosse heraus, daß die Polypen der All-Bran-Esser bereits nach sechs Monaten spürbar an Größe und Zahl zurückgegangen waren. Während der folgenden drei Jahre schrumpften die Polypen weiter. Bemerkenswert ist, daß eine so kleine Menge eines Nahrungsmittels überhaupt in so kurzer Zeit einen so großen Einfluß auf einen gefährlichen Killer haben könnte. Daran zeigte sich, daß ein diätetischer Eingriff auch in ziemlich späten Phasen zu wirken vermag, nachdem Warnzeichen des Vorkrebsstadiums bereits aufgetreten waren. Wenn diese Befunde allgemein auch für andere Fälle mit Polypenbildung gelten, dann heißt das: Jeder Mensch, bei dem Dickdarmpolypen diagnostiziert werden, sollte sich sofort auf die Flockenschachtel stürzen. Es mag noch früh genug sein, um das bösartige Gewächs abzuwenden. Die Polypen brauchen normalerweise zehn Jahre, um sich zu bösartigen Tumoren zu entwickeln.

»Es hat sich herausgestellt, daß nur Weizenkleie, aber nicht Haferkleie oder andere Kleien, eine schützende Wirkung gegen Krebs hat.«

Bandaru S. Redy, American Health Foundation

Nach einer Krebsoperation: Getreideflocken

Nehmen wir einmal an, daß sich ein Dickdarmkrebs entwickelt hat und der Tumor herausgeschnitten worden ist. Es mag überraschend erscheinen – aber selbst nach einer Krebsoperation vermag Weizenkleie wie ein Medikament zu wirken und eine Rückkehr des Krebses zu verhindern, wie die Forschungen von Dr. David S. Alberts am Arizona Cancer Center in Tucson anzeigen. Er dokumentiert, daß All-Bran nach einer operativen Entfernung bösartiger Tumore die Zellveränderungen zügelte, die ein erneutes Auftreten von Dick- und Mastdarmtumoren stimulieren würden.

Zwei Monate lang aßen siebzehn Männer und Frauen nach einer Darmkrebs- oder Mastdarmkrebsoperation täglich je eine halbe Tasse All-Bran (13,5 Gramm Fasern). Anschließend maßen die Forscher die Wucherungsrate der Zellen der Mastdarmfläche, die ein gutes Indiz dafür ist, ob der Krebs wiederkehren oder sich sogar entwickeln kann. Bei der Hälfte der besonders Gefährdeten mit einem Ansatz zu rascher Zellwucherung unterdrückte All-Bran den Wucherungsgrad dramatisch. Und wieder einmal stellten die Forscher fest, wie schnell – binnen sechzig Tagen – ballaststoffreiche Weizenflocken einschränkten, was »Krebs im Dickdarm stimuliert«, wie Dr. Alberts sagte.

Nur Kleie von Weizen ist wirksam

Nehmen Sie keine Ersatzprodukte! Niemand weiß genau, wie Weizenkleie wirkt, doch alle wissen, daß die Zaubersubstanz in anderen Getreideflocken offenbar nicht existiert. Bei einem Test, den Forscher der American Health Foundation durchführten, aßen 75 Frauen täglich zwei bis drei Gebäckstücke aus Weizen, Hafer bzw. Mais - insgesamt 30 Gramm Ballaststoffe - acht Wochen lang. Aber nur die Weizenkleie unterdrückte krebsfördernde Änderungen im Dickdarm. Weizen enthält vermutlich einen Typ von biologisch aktivem Ballaststoff und/oder andere Komponenten, die spezifisch Dickdarmkrebsförderer angreifen und unterwerfen. Es gibt einen Anhaltspunkt: Weizenkleie - aber nicht Haferkleie oder Maiskleie - verringert die Konzentration von Gallensäuren und bakterischen Enzymen im Stuhl, die mutmaßlich Dickdarmkrebs begünstigen. Manche Wissenschaftler sind der Auffassung, das Hauptmittel in Weizen gegen Krebs sei das Phytate, das bei Tieren Dickdarmkrebs verhindert. Dr. DeCosse denkt, daß möglicherweise Pentose, ein Zucker in Weizen, bei der Hemmung von Polypen aktiv ist.

Fazit: Ein zu geringer Ballaststoffkonsum verdreifacht das Risiko von Polypenbildung. In einer großangelegten Harvard-Untersuchung traten bei Männern mit dem höchsten Ballaststoffverzehr - über 28 Gramm täglich - nur ein Drittel der Polypen auf wie bei Männern, die am wenigsten Ballaststoff, oder 17 Gramm, täglich aßen. Die schützende Dosis entspricht einer Tasse von ballaststoffreichem All-Bran oder 100prozentigen Bran-Flocken. Überprüfen Sie zu Ihrer Sicherheit das Etikett der Packung.

Stoppen Sie Polypen - essen Sie Meeresfrüchte

Eine der schnellsten Methoden, das Wachsen von Polypen aufzuhalten und damit Krebs zu verhindern, besteht im Essen von großen Mengen von fetthaltigem Fisch. Darauf verweisen die bemerkenswerten Ergebnisse einer Untersuchung der Università Cattolica in Rom. Die italienischen Forscher haben entdeckt, daß Patienten mit Dickdarmpolypen durch das Einnehmen von Fischöl das Wachsen vorkrebsartiger Zellen innerhalb von zwei Wochen unterdrückten. »Das ist ein aufregender neuer Beweis für die Fähigkeit des Fischöls, in unglaublich kurzer Zeit im Krebsprozeß zu intervenieren«, erklärte George Blackburn von der Universität Harvard.

In der Untersuchung nahmen Männer mit Polypen täglich drei Monate lang Fischöl bzw. eine Placebokapsel zu sich. Die Zellwucherung, ein Zeichen von

Dickdarmkrebs, sank bei der Gruppe, die Fischöl einnahm, durchschnittlich um 62 Prozent. Bei einem Patienten kam das anormale Wachsen der Zellen völlig zum Stillstand. Die Forscher entdeckten außerdem eine Verlangsamung des Zellwachstums binnen zwei Wochen.

Die Dosis an Fischöl war ziemlich hoch - das Äquivalent von 225 Gramm Makrele pro Tag. Im übrigen erläutert Dr. Blackburn, daß solche »Ladung Fischöl« anfangs notwendig ist, um ein langwährendes Defizit an Ölen zu korrigieren. Danach reichen wahrscheinlich kleinere Mengen, um zu verhindern, daß die Zellen verrückt spielen. Das ist der Grund für die Annahme mancher Kapazitäten, daß kleine, regelmäßige Mengen von Fisch Jahr für Jahr das Entstehen von Polypen und Dickdarmkrebs überhaupt verhindern.

Gemüse auf den Tisch!

Nehmen Sie sich ein Beispiel an Dr. Jim Duke, einem Experten auf dem Gebiet medizinischer Pflanzen am U. S. Department of Agriculture, in dessen Familie es bereits Fälle von Dickdarmkrebs gibt, und essen Sie sehr viel Gemüse. Dr. Duke berichtet, daß seine Dickdarmpolypen drastisch abnahmen, nachdem er ganz bewußt an jedem zweiten Tag rohen Kohl gegessen hatte. Laut Dr. Greenwald können offenbar auch andere ballaststoffreiche Gemüse Dickdarmkrebs verhindern. Seine Analyse von 37 Untersuchungen aus den letzten zwanzig Jahren zeigte, daß ballaststoffreiche Lebensmittel und/oder Gemüse die Risiken von Dickdarmkrebs um 40 Prozent reduzieren können. Dr. Greenwald kann nicht sagen, welche der beiden Gruppen mehr Schutz gab - der Ballaststoff an sich oder die Gemüse, die Fasern sowie andere bekannte, gegen Krebs wirksame Verbindungen enthalten.

Kohl gegen Dickdarmkrebs

Die besten Tips für Gemüse, die Dickdarmkrebs vorbeugen, sind Kohl und seine Verwandten, die zur Familie der Kreuzblütler gehören. In diesen Gemüsen steckt etwas Besonderes - eventuell ist es ihre hohe Konzentration von Indolen -, das sie zur Intervention bei Dickdarmkrebs befähigt. Einer Forschungsübersicht von Dr. Greenwald zufolge ließen acht von neun »stichprobenartigen« Untersuchungen erkennen, daß zu den Kreuzblütlern gehörende Gemüse einschließlich Kohl, Brokkoli, Rosenkohl und Blumenkohl Feinde von Dickdarmkrebs sind.

Das Beweismaterial ist erstaunlich und konstant. Die erste Studie, die den

Kohl zur Behandlung von Dickdarmkrebs in den Vordergrund rückte, wurde in Buffalo mit Männern durchgeführt. Sie stellte fest, daß Männer, die mehr Gemüse aßen - besonders Kohl, Krautsalat und Sauerkraut - , weniger zu Dickdarmkrebs neigten. Bei Männern, die mehr als einmal in der Woche Kohl aßen, bestand nur ein Drittel des Risikos wie bei Männern, die Kohl nur einmal im Monat oder nie aßen. Sogar der Genuß von Kohl einmal in jeder zweiten oder dritten Woche halbiert das Dickdarmkrebsrisiko. Eine neuere, umfangreichere Untersuchung der University of Utah School of Medicine bei 600 Menschen zeigte wiederum, daß die Menschen mit besonders hohem Konsum von Gemüsen aus der Familie der Kreuzblütler ein um 70 Prozent niedrigeres Risiko liefen, Dickdarmkrebs zu bekommen, als die Männer mit einem besonders niedrigen Konsum dieser Gemüse. Esser von Kohl und sonstigen Gemüsen dieser Familie zeigen auch eine schwächere Disposition zu Polypenbildung im Vorkrebsstadium.

Der Hauptwirkstoff gegen Krebs in den zur Familie der Kreuzblütler zählenden Gemüsen sind wahrscheinlich Indole, die bei Versuchen mit Tieren, die mit starken krebserregenden Mitteln behandelt wurden, konstant gegen Dickdarmkrebs halfen. Die Verbindungen in Kohlgemüsen wirken offenbar als ein Gegenmittel zu Karzinogenen.

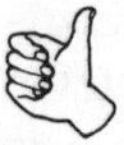

Die Kalzium-Connection

Sparen Sie nicht an Nahrungsmitteln mit Kalzium, da dieses Mineral ein Gegner von Krebs zu sein scheint. Nach Maßgabe einer eindrucksvollen Reihe von Forschungsarbeiten unterdrückt Kalzium offenbar ganz entschieden die verheerenden physiologischen Ereignisse, die zu Dickdarmkrebs führen. Dr. Cedric Garland, Leiter des Krebszentrums an der University of California in San Diego, hat beobachtet, daß Männer, die über einen Zeitraum von mindestens zwanzig Jahren täglich ein paar Gläser Milch tranken, dreimal weniger für Dickdarmkrebs disponiert waren als Männer, die keine Milch tranken. Nach Schätzung von Dr. Garland könnten 1200 bis 1400 Milligramm Kalzium erstaunlicherweise 65 bis 75 Prozent von Dickdarmkrebsfällen vorbeugend verhüten. Gegenwärtig nehmen Männer mittleren Alters täglich 700 Milligramm und Frauen in mittleren Jahren 450 Milligramm Kalzium zu sich. Das bedeutet: Sogar zwei oder drei Gläser entrahmter Milch mehr - zu je 316 Milligramm Kalzium - könnten darüber entscheiden, ob ungezügelte Zellen zu bösartigen Tumoren werden, vor allem bei Menschen mit hohem Risikofaktor wie Patienten, die bereits Polypen haben.

Ein Grund: Kalzium kann das Wuchern von Oberflächenzellen auf der

Schleimhaut des Dickdarms abblocken und damit dem schnellen Zellwachstum vorbeugen, das ein Zeichen von sich entwickelndem Krebs ist. Als Wissenschaftler am Ichilov Hospital in Israel drei Monate lang 35 Männern und Frauen 1250 bis 1500 Gramm Kalzium gaben, sank das anormale Zellwachstum nach einem Monat um 36 Prozent, wie sich bei Untersuchungen des Dickdarms zeigte. Als die Patienten andererseits das Kalzium absetzten, begann das anormale Wuchern der Zellen von neuem. Wissenschaftler am Henry Ford Hospital in Detroit stellten fest, daß 1250 Milligramm Kalzium pro Tag *nach nur einer Woche* bei Männern mit Polypen die Aktivität der Enzyme im Dickdarm, die bei manchen Patienten das Wachsen von Tumoren fördert, um etwa die Hälfte verminderte. Bei manchen Personen zeigte das Kalzium allerdings keine Wirkung.

Man nehme: eine Tasse Milch, eine Schüssel Getreideflocken sowie . . .

Als Nahrungsmittel gegen Dickdarmkrebs ist eine Schüssel Getreideflokken (es sollte Weizenkleie sein) in fettarmer Milch offensichtlich kaum zu überbieten. Zu dem Ergebnis kamen schwedische Forscher, als sie die Essensgewohnheiten von Patienten nach einer Dickdarmkrebsoperation und von normalen Frauen und Männern über fünfzehn Jahre lang verglichen. In der Ernährung krebsfreier Personen stachen zwei Nahrungsmittel hervor: ballaststoffreiche Getreide und Kalzium. Außerdem aßen die Untersuchten weniger Fett.

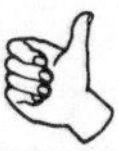

Das Antikrebsvitamin in der Milch

Trinken Sie Milch wegen des Vitamins D, nach Dr. Garland ein weiterer potentieller Krebsverhüter. Nach seiner Feststellung läßt sich anhand des Vitamin-D-Gehalts im Blut das Dickdarmkrebsrisiko vorhersagen. Er untersuchte 25 620 Blutproben, die 1974 in Maryland zur Bestimmung des Vitamin-D-Gehaltes gesammelt worden waren. Während der folgenden acht Jahre verglich er dann die Dickdarmkrebsquoten. Seine Schlußfolgerung: Die Versuchspersonen mit den höheren Anteilen von Vitamin D im Blut hatten 70 Prozent weniger Wahrscheinlichkeit, Dickdarmkrebs zu bekommen, als die Personen mit geringen Anteilen. Die Studie offenbarte eine erstaunliche Tatsache: wie wenig Vitamin D der Körper braucht, um gegen Krebs geschützt zu sein. Ein

Tagesquantum von 200 I. E. genügt, das ist die für Männer empfohlene Menge. Und Sie bekommen diese Dosis laut Dr. Garland mit etwa einem halben Liter angereicherter Milch. Es gibt aber natürlich noch andere Nahrungsmittel, die Vitamin D enthalten, wie vor allem Meeresfrüchte.

Ein dreifacher Krebsfeind – Acidophilus-Milch

Geben Sie Ihrem Dickdarm Milch oder Joghurt, die mit Acidophilus-Kultur hergestellt sind. Dadurch wird das in Milchprodukten bereits vorhandene Duo von Kalzium und Vitamin D um einen dritten potentiellen Dickdarmkrebsgegner erweitert. Wie Untersuchungen ergeben haben, hilft der *Lactobacillus acidophilus*, die Tätigkeit der Enzyme zu unterdrücken, die ansonsten harmlose Substanzen im Dickdarm in krebserregende Chemikalien verwandeln. Entsprechendes Beweismaterial kommt aus Studien der führenden Forscher Barry L. Goldin und Sherwood L. Gorbach am New England Medical Center. Freiwillige tranken einen Monat lang täglich zwei Gläser einfache Milch. Dann wechselten sie zu Acidophilus-Milch. Die Acidophilus-Milch senkte die Enzymtätigkeit um 40 bis 80 Prozent. Das heißt, daß manche karzinogene Aktivität im Dickdarm drastisch niedergehalten wurde. Die Acidophilus-Milch aus den Supermärkten enthält im wesentlichen die gleiche Menge wie die in den Tests benutzte Kultur. Manche Joghurtarten enthalten ebenfalls Acidophilus-Bakterien. Vergewissern Sie sich zur Sicherheit auf dem Etikett.

Wie wär's mit Orangenmarmelade?

Versuchen Sie Pektin, eine Faser, die in Äpfeln sowie in vielen anderen Früchten und Gemüsen vorkommt. Dieser Stoff verspricht nach dem Biologen Professor Dr. Ivan Cameron vom University of Texas Health Science Center in San Antonio, Dickdarmkrebs fernzuhalten. Cameron fütterte Ratten mit Pektin, einer löslichen Faser, und deren Dickdarmkrebsquote sank um 50 Prozent (und das Cholesterin zusätzlich um die 30 Prozent). Für Dr. Cameron ist Pektin »einmalig« unter den löslichen Fasern, die Krebs bekämpfen. Pektin ist in Äpfeln, Bananen, Birnen, Dörrpflaumen, Aprikosen, Karotten, getrockneten Bohnen und in den Membranen von Zitrusfrüchten enthalten. Als »erstaunlich gute Quelle« empfiehlt Dr. Cameron Orangenmarmelade.

Tierfett – eine große Gefahr?

Wenn Sie Dickdarmpolypen, Dickdarmkrebs, eine Vorgeschichte von Dickdarmkrebs oder wegen Dickdarmkrebs irgendeine Besorgnis haben, dann sollten Sie den Verbrauch von Fleisch und Tierfett streng einschränken. Es gibt deutliche Beweise dafür, daß beide Dickdarmkrebs energisch fördern.

Wie eine Studie nach der anderen zeigt, leiden in aller Welt Menschen, die viel Fett, nämlich tierische Fette, essen, mehr an Dickdarmkrebs. Der Konsum großer Mengen von gesättigtem Tierfett verdoppelt laut Dr. Edward Giovannucci und Kollegen in Harvard die Chancen, daß Sie Polypen als Vorstufe von Krebs bekommen. In ihrer Untersuchung bei 7248 Männern hatten die sparsamsten Esser von gesättigtem Fett – sie bezogen 7 Prozent ihrer Kalorienzufuhr aus Tierfett – eine nur halb so hohe Quote an Vorkrebspolypen wie die Männer mit dem doppelten Fettkonsum (mit 14 Prozent der Kalorienzufuhr aus gesättigtem Fett). Das Sparen an Fasern verstärkte auch die Polypenbildung. Diese Erkenntnis veranlaßte führende Wissenschaftler zu der Schlußfolgerung, daß Fett mit anderen Nahrungssubstanzen einschließlich Faserstoffen zusammenwirkt und auf die Weise darüber entscheidet, ob Dickdarmkrebs auftritt.

Wie Tierfett Krebs fördert

Gemäß einer Theorie regt starker Fettkonsum die Mikroorganismen im Dickdarm an, mehr Gallensäuren zu erzeugen, die Krebs fördern. Der Krebsforscher Dr. Michael J. Wargowich teilt mit: »Wir glauben, daß die Produkte der Verdauung von Nahrungsfetten den Dickdarm verletzen.« In dem Bemühen, die Wunden zu heilen, beginnen sich daraufhin Zellen zu vermehren. Beim Konsum von zuviel Fett gerät dieser Prozeß außer Kontrolle und »kann dann im Dickdarm dauernd weitergehen«, erläutert Wargowich. Eine so rapide, übermäßige Zellvermehrung kann schließlich das Wachsen von Polypen und möglicherweise bösartigen Tumoren im Dickdarm anregen. Dr. Wargowich nimmt auch an, daß eine Methode, mit der Kalzium, Fasern und eventuell noch andere Bestandteile der Nahrung karzinogenes Fett neutralisieren, darin besteht, die Gallensäuren zu binden, so daß sie den Dickdarm nicht verletzen und den Krebsprozeß nicht in Gang setzen können.

> »Wenn Sie über die vorliegenden Daten (über Dickdarmkrebs) in Ruhe nachdenken, müßten Sie folgern, daß die optimale Menge, die Sie von rotem Fleisch essen sollten, gleich Null wäre.«
>
> *Dr. Walter Willett, Harvard*

Je weniger rotes Fleisch, desto besser

Seien Sie, ganz unabhängig vom Fettgehalt, bei rotem Fleisch vorsichtig! Es gibt im roten Fleisch etwas, das es noch gefährlicher macht als sein Fett allein, wie Studien vermuten lassen. So hatten beispielsweise Norweger mit dem höchsten Konsum von konserviertem Fleisch den höchsten Prozentsatz von Dickdarmkrebs. In einer Kontrolluntersuchung nach vierzehn Jahren zeigte sich bei schwedischen Männern, daß Fleisch (von Rind und Lamm) die *einzige* Nahrung war, die mit höheren Dickdarmkrebsquoten in Zusammenhang stand.

Den alarmierendsten Hinweis gibt eine über sechs Jahre laufende Untersuchung bei 90 000 Frauen unter Leitung von Dr. Walter Willett an der Harvard School of Public Health. Diese Studie bestätigte, daß keine Menge von rotem Fleisch ungefährlich ist, wenn es um Dickdarmkrebs geht. Dr. Willett und seine Kollegen fanden heraus, daß Frauen, die als ein Hauptgericht täglich Fleisch aßen - ungefähr 140 Gramm Rind-, Schweine- oder Lammfleisch -, 250 Prozent mehr Chancen hatten, Dickdarmkrebs zu entwickeln, als die Frauen, die weniger als einmal im Monat Fleisch aßen. Und je mehr sie aßen, desto größer war das Risiko. Sogar Frauen, die selten rotes Fleisch verzehrten - einmal in der Woche oder einmal im Monat -, hatten immer noch ein um 40 Prozent höheres Dickdarmkrebsrisiko als die, die rotes Fleisch seltener als einmal im Monat aßen. Nach diesen Angaben war keine noch so geringe Menge von rotem Fleisch ungefährlich, das heißt außerstande, Dickdarmkrebs zu verursachen.

Im Gegensatz dazu scheinen Fisch und Huhn Dickdarmkrebs abzuwehren. Der Verzehr von Fisch zwei- bis viermal in der Woche reduzierte das Dickdarmkrebsrisiko um 25 Prozent. Huhn (ohne Haut) täglich senkte das Risiko um 50 Prozent. Eine mögliche Erklärung liegt laut Dr. Willett darin, daß die Arten von Fett in Huhn und Fisch den Ausschlag gegen Dickdarmkrebs geben.

Laut Dr. Willett, der selbst kein Fleisch ißt, gelten die Ergebnisse für Männer und Frauen gleichermaßen.

Nahrungsaspirin als Gegenmittel?

Versäumen Sie es nicht, Obst zu essen. Nach einer faszinierenden neuen Theorie trägt zur Verhütung von Dickdarmkrebs mehr als nur die Faser im Obst bei. »Zur Verhütung von Dickdarmkrebs gibt's jetzt eine neue Hoffnung«, wie Tim Byers sagt. Sie heißt - Aspirin. Eine bedeutende Forschungsarbeit hat ergeben, daß eine Aspirintablette pro Tag das Risiko von Dickdarmkrebs drastisch reduziert. Und das führt zu der Frage, wie es mit natürlichem Aspirin in Nahrungsmitteln steht, den sogenannten Salicylaten? Sie kommen in vielen Lebensmitteln vor. Könnte es sein, daß der Verzehr von stark salicylathaltiger Nahrung helfen könnte, Dickdarmkrebs zu zügeln? Dr. Byers hält das für möglich. »Es ist auf jeden Fall eine völlig neue Richtung, die wir erforschen müssen«, sagt er. Die meisten natürlichen Salicylate sind in Obst wie Äpfeln, Datteln und Beeren enthalten (siehe Seite 442).

Der Dickdarmkrebs des Trinkers

Trinken Sie nicht zuviel Alkohol. Die ernüchternde Nachricht lautet, daß starkes Trinken die Chancen, Dickdarm- und Mastdarmkrebs zu bekommen, verdoppeln und sogar verdreifachen könnte. Generell ist es so, daß mit dem Alkoholkonsum auch die Gefahr bösartiger Tumore steigt. Zu dem Schluß sind australische Wissenschaftler gekommen, die 52 Untersuchungen an Menschen zu diesem Thema auswerteten. Als bei weitem schlimmstes Produkt identifizierten sie Bier. Spirituosen waren viel weniger gefährlich als Wein. Die Wissenschaftler schrieben Alkohol auch eine Förderung von Dickdarmpolypen zu. Auf welche Weise Alkohol Dickdarmkrebs begünstigt, ist noch unklar. Die Forscher vermuten, daß ein ständiger Verbrauch von Alkohol zur chronischen Beeinträchtigung der Immunfunktionen führen könnte, so daß der Körper weniger imstande ist, gegen den Krebsprozeß anzukämpfen. Oder es könnte sein, daß manche alkoholische Getränke, vor allem Bier, Karzinogene wie Nitrosamine enthalten.

Ernährungsratschläge zum Eindämmen von Dickdarmkrebs

- Alle Forschungen deuten in die gleiche Richtung und empfehlen, daß Sie zwei äußerst wichtige Dinge tun können, um Dickdarmkrebs vorzubeugen: Sie sollen regelmäßig faserreiche Weizenkleieflocken essen und rotes Fleisch und Fleischfett meiden. Wenn Sie Fleisch essen wollen, so dünsten Sie es oder kochen Sie es im Mikrowellenherd, statt es zu grillen oder am Spieß zu braten.
- Achten Sie darauf, mehr Gemüse, besonders das zur Familie der Kreuzblütler zählende, wie Kohl, Brokkoli, Blumenkohl und Rosenkohl, zu essen. Der Konsum dieser Gemüse zwei- oder dreimal wöchentlich kann viel zur Vorbeugung beitragen. Es ist nicht erforderlich, jeden Tag Kohlgerichte zu essen, manchen Menschen könnte das auch schaden. Diese Gemüse liefern Fasern und andere Verbindungen wie Indole, die bei Tieren als Mittel gegen Dickdarmkrebs wirken.

- Essen Sie Huhn und Fisch. Beide scheinen einer Disposition zu Dickdarmkrebs entgegenzuwirken. Wenn Sie schon Polypen haben, könnte das Essen von viel fettem Fisch sie zur Rückbildung veranlassen.
- Magerer Joghurt und magere Milch, besonders mit Acidophylus-Kulturen, können ebenfalls zu einer Diät gegen Dickdarmkrebs gehören. Wenn Sie Milch nicht vertragen, essen Sie Joghurt.
- Schränken Sie Ihren Alkoholverbrauch auf zwei Drinks pro Tag ein, und seien Sie besonders zurückhaltend bei Bier.
- Solche Änderungen Ihrer Ernährungsweise sind um so entscheidender, wenn Sie bereits eine Dickdarmkrebsoperation hatten oder falls Sie Dickdarmpolypen haben, die krebsartig werden können. In solchen Fällen sollten Sie täglich ein bis zwei Schüsseln All-Bran (oder ähnliche faserreiche Weizenkleieflocken) mit Milch essen – als Naturheilmittel, das Sie genausogut retten helfen kann wie rezeptpflichtige Medikamente.

Alkohol stellt eine besondere Gefahr dar bei Krebs des S-förmigen Teils des Dickdarms, der im Becken liegt. Nach einer über siebzehn Jahre laufenden Studie mit 26 118 Japanern über vierzig zeigten Trinker bei dieser Krebsart ein viermal so hohes Risiko wie Nichttrinker, und auch diesmal war Bier am risikoreichsten. Wer täglich Bier trank, hatte ein dreizehnfaches Risiko gegenüber Männern, die kein Bier tranken. Trinker von Sake und Shochu, japanischem Reiswein, hatten eine vier- bis sechsmal größere Wahrscheinlichkeit, Dickdarmkrebs zu entwickeln. Beim Genuß von zuviel Fleisch sah es auch nicht gut aus.

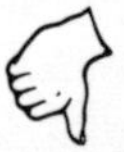

Bierrisiken bei Mastdarmkrebs

Bier ist, was Mastdarmkrebs betrifft, ein besonderer Übeltäter. Eine Untersuchung an der State University of New York in Buffalo ergab, daß Männer, die ihr Leben lang zwei bis drei Bier täglich trinken, ihr Mastdarmkrebsrisiko erhöhen. Bei Wein- und Spirituosentrinkern war das nicht der Fall. Bei anderen alkoholischen Getränken als Bier bedurfte es mehr – mindestens vier – Drinks am Tag, um das Risiko zu steigern. Die Wissenschaftler vermuten, daß Alkohol an sich Mastdarmkrebs stimuliert, daß bei Bier jedoch die zusätzliche Gefahr einer Kontaminierung durch andere krebsfördernde Chemikalien besteht.

Schwedische Forscher, die 6230 Brauereiarbeiter über neunzehn beobachteten, sind der gleichen Meinung. Im Vergleich mit durchschnittlichen schwedischen Männern hatten diese Arbeiter eine etwas höhere Quote von allen Krebsarten, aber besonders von Mastdarmkrebs. Die Brauereiarbeiter tranken aber auch siebzehnmal mehr Bier als ihre Landsleute.

Ist Lungenkrebs eine Folge von Gemüsedefizit?

Nahrungsmittel, die aller Wahrscheinlichkeit nach Lungenkrebs vorbeugen: Jede Art Gemüse mit dunkelgrünen Blättern, je dunkler, desto besser · alle gelborangen Gemüse oder Obstsorten, je dunkler, desto besser · Karotten · Brokkoli · Spinat · Mangold · dunkelgrüner Kopfsalat · Kohl · Rosenkohl · Kürbis · süße Kartoffel · grüner Tee · Bohnen · fettarme Milch.
Nahrungsmittel, die die Überlebenszeit verlängern könnten: Alle Gemüse, besonders Brokkoli und Tomaten.

Achtung Raucher und Exraucher: Das müssen Sie essen!

Das Beweismaterial ist bestechend: Wenn Sie Raucher oder Exraucher sind, wenn Sie mit Rauchern zusammenleben oder irgendeinen Grund zu der Annahme haben, Sie könnten an Lungenkrebs erkrankt sein, dann legen Sie besonderen Wert darauf, jeden Tag Obst und Gemüse zu essen – insbesondere Karotten, Brokkoli und andere dunkelgrüne Gemüse. Forschungsergebnisse legen nahe, daß eine einzige Karotte, eine halbe Tasse von dunkelgelb-orangefarbenen oder dunkelgrünen Gemüsen, eine Frucht oder ein Glas Fruchtsaft täglich oder sogar nur einmal in der Woche darüber mitentscheiden können, ob Sie Krebs bekommen oder nicht. Eine solch kleine Menge reduziert offenbar das Risiko eines Lungenkrebses um die Hälfte und mehr. Es scheint sogar, daß Gemüse bereits eingetretenen Lungenkrebs bekämpfen – sie verlangsamen seine Weiterentwicklung und verlängern damit die Lebenszeit.

Es mag ja absurd klingen, daß *ein* Stück Karotte, *ein* Brokkoliröschen oder *ein* Blatt Spinat den gefürchteten Lungenkrebs abwehren soll. Und doch wird genau das allen Ernstes von hochgebildeten Wissenschaftlern in aller Welt angenommen und von der medizinischen Fachliteratur insgesamt bestätigt.

Dr. Gladys Block, die früher am National Cancer Institute tätig war und inzwischen an der University of California in Berkeley arbeitet, hat eine umfassende Übersicht des gesamten Beweismaterials zusammengestellt: Von 32 haben 30 Studien über die Auswirkungen der Ernährung auf Lungenkrebs Obst und Gemüse als starke Gegenmittel erkannt.

»Es ist höchst eindrucksvoll«, betont Dr. Tim Byers, ein Epidemiologe an den Centers for Disease Control and Prevention. »Von allen Krebsarten gibt es bei den Erscheinungen von Raucherkrebs, und da vor allem bei Lungen- und Mundhöhlenkrebs, das stärkste Moment einer Vorbeugung durch Lebensmittel. Auf allen Kontinenten hat eine Untersuchung nach der anderen gezeigt, daß Menschen mit einer an Obst und Gemüse armen Ernährung der Gefahr einer Erkrankung an diesen Formen von Raucherkrebs am meisten ausgesetzt sind.« Er weist darauf hin, daß Tabak eine »synergistische Wirkung« hat – das heißt, daß er bei Menschen mit »armer Ernährung« ein mächtigeres Karzinogen wird.

> »Raucher sollten von Krebsstengeln zu Karottenstückchen und Sojabohnen wechseln.« *Dr. James Duke, U. S. Department of Agriculture*

Wenn Sie rauchen oder früher geraucht haben, können Sie sich ein »Gemüsedefizit« nicht leisten. Eine Erkenntniswende ist in Sicht. Die Tragödie einer Erkrankung an Lungenkrebs wird nicht mehr allein als Fluch von Rauchen und Umweltverschmutzung unseres Jahrhunderts betrachtet, sondern auch als eine Folge mangelhafter Ernährung, die zum Teil durch eine »Chemoprävention mittels eßbarer Pflanzenprodukte« bekämpft werden könnte – mit Infusionen von natürlichen Heilmitteln zum Schutz der Lungenzellen vor voraussehbaren karzinogenen Schäden. Der Epidemiologe Dr. John Potter von der University of Minnesota bezeichnet Obst und Gemüse als zur Bekämpfung von Krebs, insbesondere von Lungenkrebs, »notwendige Nährstoffe«.

Gelobt sei die Chemie der Karotte

Pflegen Sie die Liebe für das stärkste Grün und das dunkelste Orange! Zwar können alle möglichen Gemüse und Früchte Ihre Lungen vor der Zerstörung durch Krebs retten helfen, an erster Stelle aber Gemüse, die reich sind an Beta-Karotin, einem orangefarbenen Pigment, das vor 150 Jahren isoliert wurde. Beta-Karotin kommt in konzentrierter Form vor in dunkelorangefarbenen und dunkelgrünen Gemüsen. (Grünes Chlorophyll überdeckt das Orange.) Je tiefer die Farbe, desto stärker das Beta-Karotin. Beta-Karotin ist ein Mittel gegen Lungenkrebs. Es wurde beschrieben als »eine Pille danach«, weil es Krebs in

Tieren zunichte macht, die mit starken krebsverursachenden Chemikalien gefüttert wurden.

Bei Menschen haben die stärksten Beta-Karotin-Esser ein um 40 bis 70 Prozent geringeres Lungenkrebsrisiko; darin sind sich praktisch alle epidemiologischen Studien der letzten zehn Jahre einig. Typisch ist eine jüngste Untersuchung der State University of New York in Buffalo. Sie verglich Menschen, die mehr als einmal wöchentlich stark Betakarotinhaltige Gemüse aßen, mit anderen, die sich ohne solche Gemüse ernährten. Die Beta-Karotin-Zufuhr brachte eine dramatische Senkung des Lungenkrebsrisikos. Zweimal in der Woche eine einzige rohe Karotte zu knabbern reduzierte die Wahrscheinlichkeit, Lungenkrebs zu bekommen, um 60 Prozent, mehr als eine Tasse von rohem Brokkoli wöchentlich um 70 Prozent, von rohem Spinat um 40 Prozent.

Eine Zeitbombe in Ihrem Blutstrom

Lassen Sie nicht zu, daß der Beta-Karotin-Spiegel in Ihrem Blut abfällt. Wenn Sie mit Gemüsen sparen, sinkt er jedoch, und ein niedriger Beta-Karotin-Gehalt im Blut ist eine Zeitbombe – ein düsterer Indikator künftigen Krebstodes, vor allem durch Lungenkrebs. In einer bahnbrechenden Forschungsarbeit spürte Dr. Marilyn Menkes von der Johns Hopkins University Blutspender des Jahres 1974 wieder auf, deren Blutproben auf ihren Beta-Karotin-Gehalt analysiert worden waren. Sie entdeckte, daß 99 dieser Spender bis 1983 Lungenkrebs entwickelt hatten. Sie verglich daraufhin die Beta-Karotin-Spiegel der Lungenkrebsopfer mit den Beta-Karotin-Werten der krebsfreien Spender.

Das Ergebnis war umwerfend. Unter den Spendern mit dem niedrigsten Beta-Karotin-Stand im Blut gab es eine doppelt so hohe Lungenkrebsquote wie in der Gruppe mit den höchsten Beta-Karotin-Werten. Noch erstaunlicher war folgendes: Der Beta-Karotin-Mangel im Blut sagte für ungefähr zehn Jahre später das Vorkommen des tödlichen Typs von Lungenkrebs bei Rauchern voraus, vom Alveolarzellkarzinom, so etwas wie ein Hautkrebs des Lungenbelags. Der scheinbar so unbedeutende Punkt eines Verzichts auf betakarotinhaltige Lebensmittel hatte enorme Konsequenzen. Die Menschen mit dem niedrigsten Karotingehalt im Blut hatten *viermal* mehr Risiken als die mit dem höchsten Beta-Karotin-Gehalt, diesen gefürchteten »Raucher«-Krebs zu bekommen.

Das National Cancer Institute führt inzwischen weltweit vierzehn Forschungstests mit der Karottensubstanz in Kapselform durch, um zu überprüfen, ob sie Krebs wirksam verhüten. Von diesen Forschungstests sind allein fünf spezifisch auf Lungenkrebs ausgerichtet.

»Eine zusätzliche Karotte pro Tag könnte eventuell jährlich 15 000 bis 20 000 Todesfälle durch Lungenkrebs verhüten helfen.«

Dr. Marilyn Menkes, Krebsforscherin

Einen Bissen Karotin täglich

Essen Sie jeden Tag ein paar Karotten, Süßkartoffeln, Spinat und andere Blattgemüse, selbst ein Bissen pro Tag ist besser als nichts. Eine halbe Tasse oder eine ganze Tasse davon ist noch besser. Wieviel Karotin Sie essen müssen, um Lungenkrebs fernzuhalten, hängt von verschiedenen Aspekten ab: von Erbfaktoren, von dem Ausmaß des Lungenschadens durch Zigarettenrauchen, davon, wie gut Ihr Körper Beta-Karotin absorbiert. Doch die Unterschiede der Konsummenge bei Menschen mit besonders hoher und besonders niedriger Disposition zu Lungenkrebs sind im allgemeinen verblüffend gering. Dr. Regina Ziegler vom National Cancer Institute hat ausgerechnet, daß der tägliche Karotinabstand zwischen Exrauchern mit hohem und niedrigem Risikofaktor nur in einer halben Tasse von dunkelgelb-orangefarbenen oder dunkelgrünen Gemüsen pro Tag liegt. Forscher der State University of New York in Buffalo haben berechnet, daß die zum Schutz gegen Krebs nötige Dosis bereits mit einer Karotte pro Tag gegeben ist.

Englische Wissenschaftler des Imperial Cancer Research Fund in Oxford haben das lebensrettende Quantum kürzlich noch weiter eingeschränkt - auf einen Extrabissen Karotte täglich. In einer Untersuchung bei 193 Männern rechneten Forscher aus, daß die Personen, die pro Tag 2,7 Milligramm Beta-Karotin zu sich nahmen, um 45 Prozent weniger gefährdet waren, Krebs zu entwickeln, als Menschen mit einer Tageseinnahme von 1,7 Milligramm. Der entscheidende Schutzfaktor gegen Krebs betrug nur ein einziges Milligramm. Eine Karotte enthält durchschnittlich 6 Milligramm Beta-Karotin. Die Studie entdeckte auch eine Mengenreaktion: Mehr Beta-Karotin bedeutete eine weitere Abnahme der Lungenkrebsgefahr.

Theoretisch rührt die Wirksamkeit des Beta-Karotins gegen Krebs sowohl von seinen oxidationsverhindernden Eigenschaften wie von seiner Fähigkeit, immunologische Abwehrkräfte zum Vorbeugen und Bekämpfen von Krebs zu steigern.

Hinweis: Diese Studien liefern keine Erkenntnisse über eine optimale Dosis gegen Krebs, weil auch die Konsumenten der am stärksten betakarotinhaltigen Kost noch immer ziemlich geringe Mengen einnehmen. Die Wirkung von zwei bis drei Karotten täglich bzw. entsprechende Beta-Karotin-Mengen ist bisher nicht getestet worden und unbekannt. Wer weiß? Möglicherweise könnte ein

Übergehen zu starker Gemüsediät – fünf oder mehr Portionen pro Tag – noch viel krebshemmender wirken, als zur Zeit angenommen wird.

Die Geheimwaffe in Gemüse und Bohnen

Versorgen Sie Ihre Lungen mit chemischer Munition, die den Zellwiderstand anfeuert, nämlich mit Folsäure, einem Vitamin B. Auch das ist ein Schutz, der konzentriert in grünen Blattgemüsen vorkommt. Douglas Heimburger, ein Forscher der University of Alabama, hat entdeckt, wie wichtig Folsäure zur Abwehr von Lungenkrebs ist. Er maß den Anteil von Folsäure im Lungengewebe von Männern mit und ohne Krebs und stellte bei den Krebsopfern eine Neigung zu Mangel an diesem speziellen Vitamin fest. Seiner Meinung nach führt solcher Mangel dazu, daß in den Zellen mehr Chromosomen aufbrechen und diese somit für die Bildung von Tumoren anfälliger werden.

Raucher hatten ebenfalls einen viel niedrigeren Folsäuregehalt des Blutes, was eine neuerliche Bestätigung für die These gab, daß Anfälligkeit für Lungenkrebs zum Teil auf ein »Gemüsedefizit« zurückzuführen sein könnte. Folsäure findet sich in Spinat, Raps, weißen Rüben, Mangoldgemüse, Brokkoli und Rosenkohl; ferner auch in allen Arten von getrockneten Bohnen und in Sojabohnen. Folsäure könnte eine weitere Geheimwaffe gegen Krebs sein, was erklärt, warum Liebhaber von grünen Gemüsen gegen Lungenkrebs stärker immun sind.

Essen Sie viel Tomaten und auch Kohl

Halten Sie sich an ein breites Spektrum! Der Genuß vieler anderer Gemüse könnte Sie ebenfalls vor Lungenkrebs bewahren helfen. Beta-Karotin und Folsäure sind nicht die einzigen potentiellen Feinde von Lungenkrebs in Gemüsen. Eine maßgebliche Studie des Cancer Research Center an der University of Hawaii hat gezeigt, daß alle Gemüse, insbesondere dunkelgrüne Gemüse, zu den Kreuzblütlern gehörende Gemüse und auch Tomaten das Lungenkrebsrisiko drastisch verringern – mehr als nur Beta-Karotin allein. Alle diese Gemüse senkten die Lungenkrebsquote um das Siebenfache bei Frauen und um das Dreifache bei Männern, wohingegen Beta-Karotin allein das Risiko bei Frauen nur um das Dreifache und bei Männern um das Doppelte minderte. Das weist darauf hin, daß neben Beta-Karotin noch andere Karotinoide wie Lutein, Lycopen und Indol, die man gewöhnlich in Gemüsen findet, starke Schutzmittel gegen Lungenkrebs sein könnten.

Teetrinkende Tiere bekommen keinen Lungenkrebs

Vielleicht sollten Sie zum Schutz Ihrer Lungen mehr Tee trinken. Die Lungenkrebsrate ist bei Rauchern in Japan nicht so hoch wie in Amerika. Ein möglicher Grund könnte darin bestehen, daß die Japaner soviel grünen Tee trinken, meint der Forscher Dr. Fung-lung Chung von der American Health Foundation in New York. Seine Tests mit Mäusen demonstrieren, daß eine stark krebserzeugende Substanz in Tabak, die als Mitursache von Lungenkrebs bei Rauchern bekannt ist, von einer Verbindung in grünem Tee teilweise neutralisiert wird. Mäuse, die grünen Tee oder die in Wasser gelöste konzentrierte Verbindung des Tees zu trinken bekamen, hatten 30 bis 45 Prozent weniger häufig Lungenkrebs als Mäuse, die nur Wasser tranken. Andere Forschungen in den Vereinigten Staaten und in Japan kamen im wesentlichen zu dem gleichen Ergebnis. Dr. Hirota Fujiki, ein Beamter des japanischen National Cancer Center Research Institute, nennt die Schutzwirkung des grünen Tees »dramatisch« und erklärt: »Das Trinken von grünem Tee könnte eine der praktischsten Methoden zur Krebsvorbeugung sein, die der allgemeinen Bevölkerung zur Zeit zugänglich ist.« Gewöhnlicher schwarzer Tee enthält kleinere Mengen von der Verbindung, die bei Mäusen dem Lungenkrebs vorbeugte. In asiatischen Geschäften, Delikatessenläden und manchen Supermärkten ist grüner Tee erhältlich.

Was dürfen Raucher von Gegengiften in der Nahrung erwarten?

Raucher, Exraucher wie auch Nichtraucher erhalten aus weiteren Gemüsearten und sonstigen Nahrungsmitteln in unterschiedlichem Maße Schutz gegen Krebs. Doch viele Forscher möchten das nicht erwähnen, teilweise aus Besorgnis, daß die Angst vor dem Rauchen abnehmen könnte. Mehrere Untersuchungen zeigen, daß tatsächlich die Menschen, die noch aktiv rauchen oder sich das Rauchen gerade erst abgewöhnt haben, aus dem Essen von Gemüse den größten Gewinn ziehen. Nach einer hawaiischen Arbeit reduzierte das Gemüse die Krebsgefahr am meisten bei starken Rauchern und frischgebackenen Nichtrauchern sowie bei Frauen, die nur schwach und seit langer Zeit rauchten. Andere Studien stellten fest, daß Obst und Gemüse Krebs bei Exrauchern besser bekämpfen, daß aber sogar Raucher einen beachtlichen Schutz bekommen.

Das heißt selbstverständlich noch lange nicht, daß Sie Berge von Gemüsen essen und ungestraft weiterrauchen können in der sinnlosen Hoffnung, daß die Heilmittel der Natur in Zukunft den Lungenkrebs fernhalten. An erster und wichtigster Stelle steht immer der Verzicht auf das Rauchen. Die Ernährung vermag die karzinogenen, katastrophalen Folgen, die der Rauch in den Lungen in Gang setzt, in keiner Weise vollständig auszulöschen. Wie ein Spezialist festgehalten hat: Passionierte Konsumenten von gegen Krebs wirksamen Gemüsen, die weiterhin rauchen, sind für Lungenkrebs mindestens zehnmal anfälliger als Nichtraucher.

Trotzdem ist es, wenn Sie weiterrauchen, natürlich sehr vernünftig, sich mit Gemüsen und Obst reich zu versorgen, damit Sie das Risiko weitestmöglich verringern. Wer das Rauchen aufgibt, sollte wissen, daß diese Nahrungsmittel das Ausheilen der Lungen beschleunigen können, indem sie die Lungengewebe von der Krebsgefahr befreien. Die ständige Infusion von oxidationsverhütenden und dem Krebs entgegenwirkenden Stoffen kann dazu beitragen, die lange und langsame Entwicklung hin zum Lungenkrebs abzublocken, die noch Jahre nach Aufgabe des Rauchens fortdauert.

Die bahnbrechenden Forschungen von Dr. Richard Shekelle an der University of Texas in Houston kamen zu dem Ergebnis, daß sogar Männer, die sehr lange geraucht hatten - einige von ihnen dreißig Jahre lang -, bei Gemüsen Rettung finden könnten; denn die Männer mit dem geringsten Konsum von betakarotinreichen Gemüsen liefen ein siebenmal höheres Risiko, Lungenkrebs zu bekommen, als die Männer, die davon am meisten konsumierten.

> »Eine an Beta-Karotin relativ reiche Diät kann die Gefahr von Lungenkrebs sogar bei Menschen reduzieren, die viele Jahre lang Zigaretten geraucht haben.« *Dr. Richard Shekelle, University of Texas, Houston*

Gemüse gegen passives Rauchen

Und wenn Sie nicht rauchen und nie geraucht haben, kann eine »richtige« Ernährung Sie ebenfalls vor Lungenkrebs bewahren. Eine Gruppe von Nichtraucherinnen in New Jersey, die aber dem Zigarettenrauch anderer ausgesetzt, also »passive Raucherinnen« waren, erzielten fast eine Risikohalbierung, indem sie täglich zur gewöhnlichen Kost zusätzlich eine halbe Tasse von dunkelgelben und orangefarbenen Gemüsen aßen. In einer anderen Studie untersuchten Forscher eine Gruppe von 88 Frauen in Hongkong, von denen viele nie geraucht und trotzdem Lungenkrebs hatten. Hier erwiesen sich manche Naturheilmittel als starker Schutz gegen die Lungentumore - in erster Linie frische grüne Blattgemüse, Karotten, Tofu und andere Sojabohnenprodukte, frisches Obst und frischer Fisch. Und wieder einmal hatten Gemüse eine tiefreichende Wirkung. Frauen, die am meisten Karotten, frische grüne Blattgemüse und frisches Obst aßen, reduzierten ihr Lungenkrebsrisiko um 90, 70 bzw. 40 Prozent.

Was Sie essen sollten, wenn Sie Lungenkrebs haben

Auch wenn bei Ihnen Lungenkrebs diagnostiziert wurde, sollten Sie mehr Gemüse und Obst essen. Dann ist nämlich die Zeit gekommen, Nahrungsmittel nicht zur Vorbeugung gegen, sondern zur aktiven Behandlung von Krebs einzusetzen. Ärzte der alternativen Medizin verschreiben auch Lungenkrebskranken schon seit langem eine vegetarische oder makrobiotische Diät. Inzwischen wird durch die wissenschaftliche Medizin zunehmend bestätigt, daß sich für Lungenkrebskranke der Verzehr von größeren Mengen Obst und Gemüse auszahlen dürfte. Neuere Forschungen belegen, daß Nahrungsmittelsubstanzen wie Beta-Karotin Tumorzellen angreifen und zerstören können und das Wachstum und die Verbreitung von Tumoren hinauszögern. Ein Bericht des Cancer Research Center der University of Hawaii in Honolulu zeigt, daß die chemotherapeutischen Kräfte von Gemüsen die Entwicklung und die Virulenz von Krebs erstickten und die Zeit des Überlebens bei Krebs verlängerten.

In dieser Studie bei 463 Männern und 212 Frauen mit Lungenkrebs entdeckten die Forscher, daß viele Gemüse aller Arten die Überlebenszeit bei Frauen nahezu verdoppelten. Die Frauen, welche am meisten Gemüse, insbesondere Brokkoli, aßen, hatten eine wahrscheinliche Überlebenszeit von 33 Monaten im Vergleich zu den achtzehn Monaten bei Frauen mit dem geringsten Gemüsekonsum. Obst, und vor allem Tomaten, wirkten hier ebenfalls lebensverlängernd. Bei Männern mit Lungenkrebs erweiterte das Essen von Tomaten und Orangen die Zeit des Überlebens. Die Forscher schreiben das besonderen Wirkstoffen in Obst und Gemüsen zu. In Frage kommen dafür besonders Lycopen in Tomaten und Karotinoide in anderen Gemüsearten, darunter auch Beta-Karotin, das menschliche Tumorzellen bei Reagenzglasversuchen durch das Zusammenwirken von mehreren Mechanismen zerstörte.

Gemüsefimmel: Die beste Diätvorschrift

- Ob Sie geraucht haben oder nicht – zur Verhütung von Lungenkrebs gibt es keine bessere Ernährung, als viel Gemüse zu essen, vor allem Gemüse, die reich sind an Karotinoiden einschließlich Beta-Karotin wie Karotten, Brokkoli, Spinat, dunkelgrünen Kopfsalat, Kürbis und Süßkartoffeln. (Liste der an Beta-Karotin reichen Lebensmittel siehe Seite 450).
- Wenn Sie Raucher waren oder sind, gilt dieser Rat um so mehr. Es ist nach Aufgabe des Rauchens entscheidend, daß Sie tagtäglich mindestens eine halbe Tasse dunkelgrünes oder dunkelorangefarbenes Gemüse essen. Diese Gemüse könnten den langen Marsch hin zu Lungen-

krebs abbremsen, der zehn oder mehr Jahre lang fortdauert, nachdem Sie mit dem Rauchen aufgehört haben. Chemische Stoffe in Gemüsen könnten die Weiterentwicklung des Krebses und die Tumorbildung hinauszögern.

- Es ist ebenfalls klug, Tee zu trinken, grünen Tee im besonderen, und generell mehr Gemüse zu essen, obwohl der Beweis weniger handfest ist.
- Wenn bei Ihnen Lungenkrebs diagnostiziert wurde, dann könnte es zum erfolgreichen Kampf gegen den Krebs und zur Verlängerung des Lebens beitragen, die übliche Nahrung mit chemischen Stoffen anzureichern, indem Sie Gemüse essen, vor allem aber Tomaten, Brokkoli und solche Gemüse, die viel Karotinoide wie Beta-Karotin, Lycopen und Lutein enthalten.

Bauchspeicheldrüsenkrebs – eine Orange täglich?

Nahrungsmittel, die Bauchspeicheldrüsenkrebs vorbeugen können: Obst, besonders Zitrusfrüchte · Tomaten · Hülsenfrüchte.
Nahrungsmittel, die Bauchspeicheldrüsenkrebs fördern könnten: geräucherte, gebeizte oder getrocknete Schweinefleischprodukte (Speck, Schinken, Aufschnitt) · rotes Fleisch

Von entscheidender Bedeutung ist es, durch eine richtige Ernährung den Bauchspeicheldrüsenkrebs zu verhüten, weil dieser Krebs gegen eine Behandlung besonders resistent ist. Es gibt einiges überzeugende Beweismaterial, daß die richtige Diät verhindern könnte, diese virulente Krebsart je zum Ausbruch zu bringen.

Obstkräfte

Der dringlichste Rat, wie man dem Bauchspeicheldrüsenkrebs entgehen kann, muß folgender sein: Essen Sie mehr Obst. Eine Studie nach der anderen bestätigt: Unter Menschen, die viel Obst essen, kommt dieser Krebs seltener vor. Beispiele: Eine schwedische Forschungsarbeit hat gezeigt, daß der Konsum von einer Zitrusfrucht pro Tag – im Vergleich zu einer Zitrusfrucht weniger als einmal in der Woche – das Risiko von Bauchspeicheldrüsenkrebs *um 50 bis 75 Prozent* reduzierte. Eine Untersuchung der Adventisten wies nach, daß selbst Dörrobst gegen diese Krebsart schützte. Als vorbeugend erwiesen sich bei dieser Untersuchung außerdem Tomaten und frische Zitrusfrüchte.

Und hier der faszinierendste Beweis für die Kraft des Obstes: Eine Untersuchung bei der Volksgruppe der Cajun in Louisiana – sie hat eine der höchsten Raten an Bauchspeicheldrüsenkrebs im ganzen Land – offenbarte, daß Obst sogar als Gegenmittel bei einer Fleischernährung wirken könnte, die Bauchspeicheldrüsenkrebs begünstigt. Mit anderen Worten: Obst kann die dem Fleisch innewohnende Eigenschaft dämpfen, Bauchspeicheldrüsenkrebs anzuregen. Ein Forschungsteam des National Cancer Institute fand heraus, daß eine Gruppe von Cajun in Louisiana, die am meisten Schweinefleisch aßen (hauptsächlich Speck, Schinken, Wurst, Aufschnitt und frisches Schweinefleisch mit Reis), geradezu furchterregende Quoten an Bauchspeicheldrüsenkrebs aufwiesen. Ein Cajun, der einmal täglich Schwein aß, besaß eine 70 Prozent höhere Wahrscheinlichkeit, an Bauchspeicheldrüsenkrebs zu erkranken, als jemand, der Schwein höchstens zweimal wöchentlich aß; und wer Schweinefleisch mehr als nur einmal am Tag aß, verdreifachte das Risiko. Gleichzeitig war es aber so, daß Cajun, die zweimal täglich Obst aßen - Bananen, Orangen, Erdbeeren, Obst aus der Dose, Orangensaft und Äpfel - eine um 40 Prozent geringere Wahrscheinlichkeit dieser Erkrankung hatten als die Cajun, welche Obst seltener als einmal täglich aßen. Und es gab eine eindeutige Mengenreaktion: je mehr Obst, um so weniger Risiko.

Am überraschendsten erscheint aber folgende Tatsache: Die Schweinefleischesser könnten ungeschoren davonkommen, wenn sie auch sehr viel Obst essen. Gewaltige Schweinefleischesser, die auch massenhaft Obst verzehrten, hatten *die gleichen Chancen wie zurückhaltende Schweinefleischesser.* Das Obst hatte eine auslöschende Wirkung, die Wissenschaftler normalerweise dem Vitamin C in Obst zuschreiben. Es ist aber bekannt, daß Obst Dutzende gegen Krebs wirksame chemische Stoffe enthält.

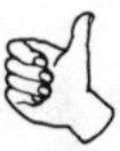

Zur Sicherheit auch noch Tomaten essen

Ein solches großartiges Abschreckungsmittel gegen Bauchspeicheldrüsenkrebs ist Lycopen. Lycopen ist gleichbedeutend mit Tomaten, die in der Nahrung die Hauptquelle von Lycopen sind. Ein geringer Lycopengehalt des Blutes ist, wie eine Studie der Johns Hopkins University zeigte, ein Indikator für drohenden Bauchspeicheldrüsenkrebs. Die Wissenschaftler untersuchten Blutproben von 26000 Menschen, die zehn Jahre vorher gesammelt worden waren, zu dem Zweck, Indizien herauszufinden, die auf eine hohe Wahrscheinlichkeit der Erkrankung an Bauchspeicheldrüsenkrebs hinwiesen.

Das Blut von Krebsopfern zeigte als bedeutendes Merkmal einen niedrigen Lycopengehalt. Menschen mit dem wenigsten Lycopen im Blut hatten das fünffache Risiko, an diesem Krebs zu erkranken, wie Menschen mit besonders hohem Lycopengehalt. Und ein niedriger Lycopenspiegel ging in erster Linie auf geringen Tomatenkonsum zurück. Auch Wassermelonen sind sehr reich an Lycopen, einem Pigment, das beiden Früchten die rote Farbe verleiht. (Rote

Beeren sind keine gute Lycopenquelle; sie beziehen die rote Farbe von einem anderen chemischen Wirkstoff.)

Fazit: Eine Apfelsine – oder eine Pampelmuse – täglich halbiert Ihr Risiko, Bauchspeicheldrüsenkrebs zu bekommen. Menschen, die keine Tomaten oder Wassermelonen essen, haben fünfmal größere Aussichten auf Bauchspeicheldrüsenkrebs.

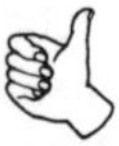

Die Bohnenabwehrkräfte

Essen Sie mindestens einmal in der Woche getrocknete Bohnen! Eine umfangreiche Untersuchung zeigte, daß Menschen, die jede Woche regelmäßig Hülsenfrüchte verzehrten, 40 Prozent weniger gefährdet waren, Bauchspeicheldrüsenkrebs zu bekommen als Menschen, die seltener als einmal pro Woche Bohnen aßen. Der Forschungsleiter Paul K. Milk vom Department of Preventive Medicine an der Loma Linda University School of Medicine nimmt an, daß eine chemische Verbindung in Bohnen, die Proteasen verhütet, das rettende Moment sein könnte. Hülsenfrüchte enthalten nachgewiesenermaßen auch noch andere Antikrebssubstanzen.

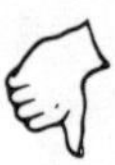

Das Argument gegen Fleisch und Fett

Essen Sie weniger Fleisch. Bauchspeicheldrüsenkrebs kommt häufiger vor bei Bevölkerungsgruppen mit einer besonders fettreichen Ernährung. Es wäre allerdings möglich, daß diese Tatsache noch mehr auf das Fleisch an sich als auf das Fett zurückzuführen ist. Wie durch mehrere Untersuchungen belegt ist, wird die Wahrscheinlichkeit einer Erkrankung an dieser Krebsart durch übermäßigen Verzehr von gebratenem oder gegrilltem Fleisch wie auch geräucherten und gepökelten Produkten von Schweinefleisch stark erhöht.

In Japan steigerte Fleischgenuß einmal täglich das Risiko von Bauchspeicheldrüsenkrebs um 50 Prozent. Eine schwedische Untersuchung fand heraus, daß gebratenes und gegrilltes Fleisch – nicht aber gekochtes Fleisch – das Risiko in die Höhe treibt. In Los Angeles wiesen Menschen, die wöchentlich mindestens fünfmal Rindfleisch konsumierten, doppelt so hohe Quoten an Bauchspeicheldrüsenkrebs auf. Tiere zeigen bei fettreicher Fütterung häufig Zellschäden in der Bauchspeicheldrüse.

Falls aber im Fleisch das Fett nicht das einzige krebsbegünstigende Element ist – was dann außerdem? Auf diese Frage gibt es noch keine sichere Antwort.

Verdächtigt werden jedoch Nitrosamine, die sich aus Sodiumnitrit (salpetrigsaures Salz) bilden können, das als Konservierungsmittel für eingesalzenes und gepökeltes Fleisch verwendet wird. Gegen Nitrosamine ist aber Vitamin C wirksam, womit vielleicht erklärt ist, warum Vitamin-C-reiches Obst ein so starkes Vorbeugungsmittel sein kann.

Wie steht's mit Kaffee, Tee und Alkohol?

Anfang der achtziger Jahre gaben erste Forschungen den Hinweis, daß Kaffee Bauchspeicheldrüsenkrebs fördern könnte und bereits ein oder zwei Tassen Kaffee täglich das Risiko möglicherweise verdoppeln. Inzwischen haben ein Dutzend von gründlichen Untersuchungen gezeigt, daß normaler oder koffeinfreier Kaffee keine Gefahr darstellt. Infolgedessen sieht die überwältigende Mehrheit von Wissenschaftlern im Kaffee keinen Verursacher von Bauchspeicheldrüsenkrebs mehr.

Auch Tee scheint ungefährlich zu sein. Inzwischen hat es mindestens zehn Forschungsarbeiten gegeben, die den Einfluß von Tee auf das Entstehen von Bauchspeicheldrüsenkrebs untersuchten und dafür keine Beweise fanden. Und wenn eine britische Studie meldete, daß drei oder mehr Tassen Tee pro Tag das Risiko verdoppelten, so berichteten andererseits italienische Forscher, daß Tee das Risiko um die Hälfte reduziert. Die restlichen Studien entdeckten überhaupt keine Beziehung; das heißt, es deutet alles darauf hin, daß Tee bei dieser Krebsart neutral ist.

Trotz mehrerer Berichte aus den sechziger Jahren wie auch einiger aus jüngerer Zeit, die Alkohol und insbesondere Bier für Bauchspeicheldrüsenkrebs verantwortlich machten, finden die meisten Forscher keine Beziehung, wie Dr. Pelayo Correa, Professor für Pathologie am Louisiana State University Medical Center erklärt. Wenn Alkohol mit dieser Krebsart überhaupt in Zusammenhang steht, dann scheint seine Wirkung jedenfalls äußerst gering zu sein.

Magenkrebs: Salat ist die Lösung

Nahrungsmittel, die Magenkrebs vorbeugen können: Kohl · Tee · Knoblauch · Zwiebeln · Sojabohnen · an Vitamin C reiche Gemüse und Obst.
Nahrungsmittel, die Magenkrebs fördern: Salz · gepökeltes, geräuchertes, gebeiztes Fleisch.

So schlimm wie um die Jahrhundertwende ist Magenkrebs in den Vereinigten Staaten heute nicht mehr. Doch in anderen Teilen der Welt, vor allem in Japan, zählt er noch immer zu den häufigsten Todesursachen. Den starken Rückgang von Magenkrebs unter Amerikanern schreiben viele Kapazitäten der veränderten Ernährungsweise zu. Dank der modernen Kältetechnik sind Obst und Gemüse heutzutage das ganze Jahr über erhältlich. Der Wunderwirkstoff ist möglicherweise Vitamin C. Das Vitamin C hat die unbestrittene Eigenschaft, solch starke Magenkarzinogene wie Nitrosamine zu neutralisieren, und wird auch speziell aus diesem Grund gesalzenen, gepökelten und gebeizten Fleischsorten beigegeben. Obst und Gemüse enthalten außerdem noch eine Reihe anderer Verbindungen wie Karotinoide, Indole und Schwefelstoffe, die nachweislich Antikrebspotential besitzen.

Eine Salatbar gegen Krebs

Knabbern Sie rohe Gemüse! Wenn Sie auf Obst und rohes Gemüse verzichten, werden Sie zwei- bis dreimal anfälliger für Magenkrebs. Der Schutzeffekt von rohem Gemüse und von Obst ist von so vielen wissenschaftlichen Untersuchungen belegt worden, daß alle, die sich wegen Magenkrebs Sorge machen, sich sofort zur Salatbar begeben sollten. Wenn Sie nicht täglich Obst essen, verdoppelt oder verdreifacht sich Ihr Magenkrebsrisiko, wie Studien in Japan,

England und Polen ergaben. Es hat sich in der Forschung immer wieder bestätigt: Der Konsum von rohem Gemüse verschiedenster Art ist im Kampf gegen Magenkrebs von größter Bedeutung. Besonders schützend: roher Sellerie, Gurke, Karotten, grüne Paprikaschoten, Tomaten, Zwiebeln und Kopfsalat.

Eine umfangreiche Studie bei fast 70000 Hawaiianern japanischer Abstammung deutet darauf hin, daß Gemüse Krebs noch erfolgreicher zurückdrängt als Obst. Die Männer wurden erstmals 1965 nach ihren Eßgewohnheiten befragt. Achtzehn Jahre später war bei 111 von ihnen Magenkrebs entstanden. Als ihre Ernährungsweise mit den Eßgewohnheiten der krebsfrei gebliebenen Personen verglichen wurde, stellten Gemüse aller Art sich als stärkster Faktor gegen Magenkrebs heraus. Die Männer, die mindestens 80 Gramm Gemüse täglich aßen, hatten nur eine 60prozentige Chance, Magenkrebs zu bekommen. Besonders wirksam waren die zur Familie der Kreuzblütler zählenden Gemüse sowie grüne Gemüse. Das beliebteste Gemüse bei den Männern war Kohl.

Ein paar Eßlöffel Kohl täglich

Kohl könnte tatsächlich über eine Superkraft gegen Magenkrebs verfügen. In einer bemerkenswerten Untersuchung in der Provinz Heilongjiang im nordöstlichen China, wo Magenkrebs die schlimmste Todesursache ist, erwies sich Kohl im Kampf gegen die bösartigen Wucherungen als Spitzenreiter unter den Gemüsen. Es gab noch verschiedene andere Gemüse – darunter Chinakohl, Spinat, Kürbis, Auberginen und grüne Bohnen –, deren Genuß mit niedrigerem Vorkommen dieser Krebsart in Zusammenhang stand. Die untersuchten Personen, die nur ein Drittel einer Tasse rohen Kohl oder zwei Suppenlöffel gekochten Kohl täglich aßen, litten weniger an Magenkrebs.

Lauch ist eine Überraschung

Essen Sie eine Zwiebel pro Tag! Eine überzeugende Studie zur möglichen Wirkung der Ernährung auf Magenkrebs kommt aus der Shandong-Provinz in China, wo Magenkrebsraten hoch sind. Die Studie wurde vom National Cancer Institute gefördert. Als die Wissenschaftler sich eingehend mit den Eßgewohnheiten von 564 Magenkrebspatienten befaßten und sie mit der Ernährungsweise von 1131 gesunden Menschen verglichen, entdeckten sie, daß die Teilnehmer, die 80 Gramm Knoblauch und Zwiebeln pro Tag aßen, 40 Prozent weniger Aussichten hatten, Magenkrebs zu bekommen, als die Nachbarn, die nur 30 Gramm Knoblauch und Zwiebeln täglich aßen. Zu den besten Abwehrmitteln zählten Knoblauch, Knoblauchstiele, Lauch, chinesischer Schnittlauch und Zwiebeln. Lauch erwies sich als wirksamstes Mittel; es folgten Knoblauch und chinesischer Schnittlauch. Und es gab eine Beziehung zwischen Menge und Reaktion. Je größer der Konsum von Knoblauch und Zwiebeln, desto geringer waren die Krebsrisiken. Die erforderlichen Mengen für die Schutzwirkung waren ziemlich niedrig. Die schützende Dosis von 80 Gramm bekommen Sie mit einer mittelgroßen Zwiebel bzw. einer halben Tasse kleingehackter Zwiebeln. Dieses Ergebnis erscheint den Wissenschaftlern plausibel, weil die Gemüse der *Allium*-Familie bekannte Wirkstoffe gegen Krebs enthalten und bei Tests viele Tiere vom Tod durch Krebs gerettet haben. So enthalten Zwiebeln und Knoblauch zum Beispiel Schwefelverbindungen, die bei Labortests Krebs verhüteten.

Die teebesessenen Japaner

Versuchen Sie es mit Tee. Eine japanische Untersuchung bei 4729 Erwachsenen stellte fest, daß starke Teetrinker weniger magenkrebsgefährdet sind. Zehn Tassen (kleine japanische Größe) von grünem Tee täglich schützen gegen diese Krebsart. Die Forscher schätzten, daß diese Menge Tee 40 bis 50 Milligramm Vitamin C enthält. Es wurde auch bewiesen, daß grüner Tee (wie auch schwarzer Tee) die Bildung von Nitrosaminen – starken Karzinogenen – in Reagenzglästests und in den Mägen von Menschen neutralisierte.

Nehmen Sie Misosuppe in Ihren Speiseplan auf

Bei der Bekämpfung von Magenkrebs können Sojabohnen nützlich sein. Japanische Wissenschaftler stießen auf Miso (Sojabohnenpaste). Sie entdeckten, daß Männer und Frauen, die täglich eine Schüssel Misosuppe aßen, um ein Drittel weniger anfällig für Magenkrebs sind. Wenn man diese Suppe nur ab und zu ißt, werden die Magenkrebsrisiken bei Männern um 17 und bei Frauen um 19 Prozent reduziert. Damals – vor ungefähr zehn Jahren – war dieser Befund eine Überraschung. Inzwischen haben Analysen bewiesen, daß Sojabohnen vollgepackt sind mit verschiedenen gegen Krebs wirksamen Verbindungen. Anscheinend enthalten Sojabohnen Wirkstoffe, die alle krebsfördernden Effekte des hohen Natriumgehalts in Miso ausschalteten.

Eine erstaunliche Tatsache: Eine Schüssel japanischer Miso-(Sojabohnenpaste-)Suppe täglich mindert das Magenkrebsrisiko um ein Drittel.

Gefahr hoch drei – Natrium, Fleisch und Fett

Verwenden Sie nicht zuviel Salz. Natrium gilt schon seit langem als eine Magenkrebsgefahr, besonders in Verbindung mit anderen Karzinogenen wie Röststoffen und Rauch von auf Rost oder am Spieß gegrilltem Fleisch. Hot dogs, Schinken, Aufschnitt, Speck und ähnliche Fleischarten sind ebenfalls stark natriumhaltig. Salz ist ein schlimmer Stoff, der Krebs begünstigt. Salz ist für den Magen ein Reizstoff, der Gastritis verursacht, vorkrebsartige Zellbildung und die Wirkung von chemischen Karzinomen steigert. Salz scheint besonders virulent zu sein, wenn die Ernährung arm an Obst und Gemüsen ist, die dem Krebsprozeß gegensteuern.

Sonstige Krebsarten und die Gegenmittel in der Nahrung

Eine Diät gegen Hautkrebs

Wenn Sie sich vor Melanomen (Hautkrebs) fürchten, deren Auftreten sich in den USA seit 1980 verdoppelt hat, so lautet der beste Ratschlag, die Verwendung von an Omega-6-Fettsäuren reichen Ölen zu reduzieren. Dazu gehören Maisöl, Färberdistelöl und Sonnenblumenöl. Nehmen Sie mehr an Omega-3-Fett im Fisch zu sich. Der Grund: Wenn Ihre Körperzellen zuviel Omega-6- und nicht genug Omega-3-Fettsäuren bekommen, steigert sich die Bildung von Prostaglandinen erheblich; das wiederum begünstigt Ausbruch und Wachstum von Hauttumoren. Fischöl hilft, die katastrophalen biochemischen Kettenereignisse zu blockieren.

Färberdistelöl und Sonnenblumenöl, die reich an Omega-6-Fettsäuren sind, beschleunigen tatsächlich bei Mäusen das Wachstum von Melanomen. Eine Forschungsarbeit aus jüngster Zeit führte den Nachweis, daß Patienten mit Melanom doppelt soviel mehrfach gesättigte Öle mit Omega-6-Fettsäuren zu sich nahmen als eine vergleichbare Patientengruppe ohne Krebs.

Achten Sie auf das Verhältnis von Omega-3- zu Omega-6-Fettsäuren, rät Dr. James Duke. »Essen Sie mindestens zweimal wöchentlich Fisch, und meiden Sie pflanzliche Öle mit viel Leinölsäuren«, beispielsweise Maisöl. Olivenöl ist völlig in Ordnung. Eine internationale Konferenz über Melanome kam 1989 zu dem Schluß, daß Butter, die mehr Omega-3- als Omega-6-Fettsäuren enthält, sicherer ist als stark Omega-6-haltige Pflanzenöle. Die melanomfördernde Eigenschaft der Omega-6-Fettarten wird von Antioxidantia in Obst und Gemüse bekämpft. Bei Testversuchen mit Mäusen reduzierte der Zusatz von oxidationshemmendem Vitamin C im Trinkwasser Wachstum, Größe und Wucherung von Melanomen und verlängerte die Überlebenszeit.

Dr. Herbert Pierson, ein führender Erforscher von Zusammenhängen zwischen Ernährungsweise und Krebs, empfiehlt als weiteren Schutz gegen Melanome Knoblauch, Flachssamen und Walnußöl.

Gemüse gegen Gebärmutterschleimhautkrebs

Die Ernährung könnte »eine wichtige Rolle in der Ätiologie (Lehre von den Ursachen) von Gebärmutterschleimhautkrebs spielen«, behaupten Wissenschaftler der University of Alabama School of Public Health in Birmingham. Eine Befragung von Frauen mit und ohne Gebärmutterschleimhautkrebs brachte ans Licht, daß die Frauen, die Karotten, Spinat, Brokkoli, Kantalup-Melonen oder Kopfsalat - also stark karotinhaltige Lebensmittel - mindestens einmal täglich aßen, 27 Prozent weniger Risiko liefen als Frauen, die diese Lebensmittel weniger als einmal wöchentlich aßen. Auch Joghurt, Käse und andere stark kalziumhaltige Lebensmittel bewirkten eine erhebliche Risikominderung.

Brokkoli und Tomaten hemmen Gebärmutterhalskrebs

Es ist erstaunlich, aber wahr. Die richtige Nahrung - wie grüne Gemüse und getrocknete Bohnen, die reich an Folsäure, einem Vitamin B, sind - vermag das Virus aufzuhalten, das zu Gebärmutterhalskrebs führen kann. Rund 80 Prozent aller Fälle von Gebärmutterhalskrebs tritt bei Frauen ein, die von dem Virus infiziert wurden. Trotzdem sind Frauen mit einem Anteil an Folsäuren in den roten Blutkörperchen durch diese Krebsart weniger gefährdet, so Dr. Charles Butterworth jr. von der University of Alabama in Birmingham. Seine Studie bei 464 infizierten Frauen hat ergeben, daß die Patientinnen mit niedrigen Folsäurewerten fünfmal anfälliger als Frauen mit höheren Folsäurewerten waren, Zelländerungen zu entwickeln, die zu Gebärmutterhalskrebs führen.

Ein Mangel an Folsäure ist so etwas wie ein »doppelter Hammer«, erklärt Dr. Butterworth. Chromosome könnten an »zerbrechlichen« Stellen bersten, wodurch es Viren möglich würde, sich in das genetische Material der gesunden Zelle einzuschleichen und die Anfangsänderungen zu fördern, die Krebs anzeigen. Eine an Folsäuren reiche Diät wirkt nach Dr. Butterworth vorbeugend. »Ein paar Brokkoliröschen pro Tag« geben Ihnen bereits etwa die Hälfte der empfohlenen Menge von 400 Mikrogramm Folsäure. Ist der Krebs allerdings erst einmal eingetreten, so bringe es nichts, massenhaft Vitamine zu sich zu nehmen (vgl. Liste mit folsäurehaltigen Lebensmitteln auf Seite 451 f.).

Tomaten scheinen ebenfalls vorkrebsartigen Entwicklungen von Gebärmutterhalskrebs vorzubeugen, nämlich einer Entzündung, die CIN genannt wird (für Cancer-Intraepithel-neoplasia). An der University of Illinois entdeckten Forscher, daß Frauen mit dem höchsten Gehalt an Lycopen - Hauptquelle für Lycopen sind Tomaten - fünfmal weniger Risiko liefen, die Vorkrebsbeschwerden zu entwickeln, als Frauen mit einem niedrigeren Lycopengehalt.

Karotten für den Kehlkopf

Weil Kehlkopfkrebs Raucher und frühere Raucher trifft, könnten die diätetischen Empfehlungen für Raucher und ehemalige Raucher für andere mit Rauchen zusammenhängende Krebsarten - etwa Lungenkrebs - auch im Kampf gegen Kehlkopfkrebs nützlich sein.

Eine wichtige Empfehlung: Beta-Karotin. Karotinreiche Nahrungsmittel (Karotten, Süßkartoffeln, grüne Gemüse, Kürbis) scheinen ein wahrer Segen zu sein, besonders für Exraucher in den Anfangsjahren nach Aufgabe des Rauchens - also zwei bis zehn Jahre nach der letzten Zigarette. Das zeigte eine bedeutende Untersuchung, die von Dr. Dorothy Mackerras und ihren Kollegen am University of Texas Health Science Center durchgeführt wurde.

Dr. Mackerras verglich die Eßgewohnheiten von Menschen mit und ohne Kehlkopfkrebs. Sie entdeckte, daß für Personen, die seit zwei bis zehn Jahren nicht mehr rauchten und Nahrung mit besonders wenig Karotin verzehrten, fünfmal so große Aussichten auf eine Kehlkopfkrebsentwicklung bestanden wie bei den Personen mit der höchsten Karotinzufuhr. »Wenn Sie das Rauchen einmal aufgegeben haben, scheint Karotin eine Heilung des Kehlkopfes zu fördern, so daß Sie weniger durch Kehlkopfkrebs gefährdet sind«, teilt sie mit.

Achtung: Große Mengen von Nahrungsmitteln mit reichem Karotingehalt schützen aktive Raucher *nicht* vor Kehlkopfkrebs, sondern nur *frühere* Raucher.

Prostatakrebs und das Risiko von Milchprodukten

Machen Sie sich ein wenig Sorgen wegen Prostatakrebs? Jüngsten Forschungen zufolge könnte in einer fetten Ernährung vor allem aus Milchprodukten Gefahr lauern. Ein Beispiel: Adventisten, die täglich zwei Gläser Milch tranken, hatten eine fast doppelt so hohe Risikotendenz zu Prostatakrebs als die, welche nur ein Glas tranken. Drei Gläser Milch täglich erhöhten die Gefahr um das Zweieinhalbfache. Besonders starke Esser von Käse, Eiern und Fleisch hatten ebenfalls größere Aussichten auf Erkrankung an Prostatakrebs.

Der Hauptverursacher in der Milch scheint Fett zu sein. Am Roswell Park Memorial Institute in Buffalo haben Forscher die Eßgewohnheiten von Männern mit und ohne Prostatakrebs untersucht und einen Zusammenhang zwischen Krebs und Vollmilch festgestellt - aber nicht mit fettarmer Milch. Mehr als drei Gläser besonders fetter Milch erhöhten das Risiko um das Zweieinhalbfache.

Nahrungsmittel als Schrittmacher für Wohlbefinden und geistige Frische

Wachhaltende, konzentrationsstärkende, geistige Nahrung

Downners: Zucker · Honig · andere Kohlehydrate, darunter Nudeln, Brot und Alkohol.
Muntermacher: Koffein, Protein.

Wenn die Ernährung einen so enormen Einfluß auf Krebs, Herzkrankheiten, Arthritis und Verdauungsprobleme hat, also auf die sogenannten chronischen Zivilisationskrankheiten der westlichen Welt – warum soll sie dann nicht auch einen Einfluß auf die Funktionsweise Ihres Gehirns haben können? Neue, bahnbrechende Forschungen zeigen: Was Sie essen, könnte darüber entscheiden, wie wach und tatkräftig Sie sind, wie gut Ihr Gedächtnis und Ihre Konzentrationsfähigkeit funktionieren, ob Sie deprimiert oder ängstlich sind, wie aggressiv Sie sind, ob Ihre Hirnwellen anormal sind und, vielleicht, ob Sie für manche Geisteskrankheiten oder für neurologische Degenerationskrankheiten anfällig sind. Da gibt es großartige Dinge – wie Kohlehydrate, Protein, Fett sowie auch Koffein –, die eine profunde und fast sofortige Auswirkung auf Ihre Stimmung und Ihre geistige Energie ausüben.

Aber selbst subtile Defizite an bestimmten Nährstoffen könnten mit der Zeit Ihre Hirnwellen und Hirntätigkeit aus der Ordnung bringen, wie neue Forschungen zeigen. Das ist überraschend für die Forscher auf dem Gebiet, die früher nie daran gedacht hatten, daß das Gehirn wegen solch unbedeutender Phänomene zu solch folgenschweren Veränderungen veranlaßt werden könnte. Glücklicherweise können Sie durch Essen wieder problemlos zur normalen Hirnwellenlänge zurückfinden.

»Ein Kind, das nach Hause kommt, nachmittags Pommes frites und eine Coca-Cola bekommt, Pizza mit wenig oder gar keinem Käse zum Abendessen und ein Eis als Nachtisch, hat sich mehrere Stunden lang mit Kohlehydraten vollgestopft. Wenn die Zeit für die Schularbeiten kommt, wird das Kind Schwierigkeiten haben, weil es schläfrig und lethargisch ist.« *Judith Wurtman, Wissenschaftlerin am MIT*

Dr. Wurtmans Gehirnnahrungstheorie

Das Verdienst für die Entdeckung, wie Ernährung die Hirntätigkeit zu beeinflussen vermag, gebührt großteils dem Neuroendokrinologen Richard Wurtman und seinen Kollegen am Massachusetts Institute of Technology (MIT) in Cambridge, USA.

Nach deren bahnbrechenden Forschungen liegt das Geheimnis in den Neurotransmittern, chemischen Botenstoffen, die Informationen unter den Zellen im Gehirn weitergeben. Diese Botenstoffe werden von Nervenzellen hergestellt, die dafür als Rohmaterial spezifische Nahrungsbestandteile verwenden, die sogenannten Vorläufer. Nahrungsmittel dienen also dazu, verschiedene Neurotransmitter mit unterschiedlichen Funktionen zu schaffen, je nach Art des Rohmaterials, das von bestimmten Nahrungsmitteln geliefert wird. Zum Beispiel wird Tryptophan, eine Aminosäure in proteinhaltigen Nahrungsmitteln, zu Serotonin verarbeitet, dem beruhigenden chemischen Stoff, der Sie normalerweise entspannt, schläfrig und benebelt macht. Aus Tyrosin, ebenfalls eine Aminosäure, kommen Dopamin und Norepinephrin, Neurotransmitter, die das Gehirn beleben und Sie aufmuntern. Sie denken und reagieren schneller, sind aufmerksamer, motivierter und geistig energischer.

Da die Gehirnchemie extrem komplex ist, bedeutet das nicht unbedingt, daß ein Nahrungsmittel, das reich an bestimmten Aminosäuren ist, sie direkt ins Gehirn schickt. Wegen ihrer unterschiedlichen Größe und Konzentration im Blut kämpfen Aminosäuren miteinander um Zutritt zum Gehirn. Es ist deshalb paradoxerweise so, daß beim Trinken von Milch, die Tryptophan enthält, der Tryptophangehalt im Gehirn nicht steigt, sondern sinkt, weil nämlich die Tryptophanmoleküle durch andere, reichlichere Aminosäuren in der Milch aus dem Gehirn gedrängt werden. Mahlzeiten, die reich an Kohlehydraten ohne Tryptophan sind, erhöhen andererseits Gehirntryptophan, das wiederum das die meisten Menschen beruhigende Serotonin erzeugt, wie Dr. Wurtman sagt.

Nicht alle Wissenschaftler sind mit Dr. Wurtmans komplizierten Erklärungen der Gehirnchemie einverstanden. Die meisten Wissenschaftler stimmen jedoch so weit überein, daß bei normalen Menschen der Konsum von Nahrungsmitteln mit sehr hohem Gehalt an Kohlehydraten die Gehirntätigkeit eher dämpft und daß proteinreiche Nahrungsmittel der durch Kohlehydrate verursachten Trägheit des Gehirns entgegenwirken können. Einige Ausnahmen: Menschen mit PMS (prämenstruellem Syndrom), der Winterdepression, die als Seasonal Affective Disorders (SAD) bekannt ist, und Raucher, die einen Nikotinentzug durchmachen. Aus noch unbekannten Gründen scheinen Kohlehydrate das Gehirn von diesen Menschen aufzumöbeln.

Erste Alarmzeichen! Proteine essen!

Eine der ersten Merkregeln für die meisten: Kohlehydrate, besonders Zucker, sind Downers; sie wirken beruhigend. Proteinhaltige Nahrungsmittel sind relative Muntermacher. Wenn Sie auf Draht sein wollen, meiden sie Bonbons, Kuchen, Krapfen, Eiskrem, Brause oder einfache gezuckerte Getreideflocken, Reis und Pasta (ohne Fleisch, Milch oder andere proteinreichen Saucen). Um die geistige Wachsamkeit zu steigern, sollten Sie statt dessen proteinreiche Gerichte essen, allein oder mit süßen oder stärkehaltigen Sachen. Gute Tips sind fettarme Meeresfrüchte, Putenbrust, magere Milch, fettarmer Joghurt und mageres Rindfleisch. Fett ist nämlich ebenfalls ein Downer, das die Gehirnfunktionen träge macht, weil seine Verdauung viel Zeit in Anspruch nimmt. Andere Nahrungsmittel wie etwa grünes Blattgemüse scheinen ziemlich neutral zu sein. Sie regen das Gehirn nicht an, und sie behindern es auch nicht.

Allerdings spornen die proteinreichen Nahrungsmittel das Gehirn nicht an oder machen Sie schlauer, als Sie eigentlich sind, sagt Bonnie Spring, eine Psychologieprofessorin an der University of Health Sciences am Chicago Medical College, welche insbesondere die Zusammenhänge zwischen Ernährung und Stimmung erforscht. Das Protein verhindert einfach nur, wie sie sagt, daß die Kohlehydrate Ihren Verstand trüben. Das ist auch der Grund, weshalb eine leichte Proteinzugabe zu einer Mahlzeit die gehirnabstumpfende Wirkung der Kohlehydrate blockiert. Und man muß nicht viel Protein essen, um die Wirkung der Kohlehydrate abzumildern. Es ist laut Dr. Spring wissenschaftlich nachgewiesen, daß 5 bis 10 Prozent Protein in einer Mahlzeit reichen, den Aufbau von Serotonin im Gehirn zu verhindern. Serotonin ist ein Neurotransmitter mit einschläfernder Wirkung, in dem viele den Grund dafür sehen, daß Kohlehydrate schläfrig und benebelt machen. Das bedeutet, daß ein wenig Fleisch oder Käse zu den Nudeln, Milch zu den Keksen oder Thunfisch zum Butterbrot eigentlich den Zweck schon erfüllen müßten. Und es bedeutet ebenfalls: Wenn Sie extra munter sein wollen, meiden Sie besonders reine Kohlehydrate wie harte Bonbons, Karamellen, Gummibonbons, einfache Schokoladenriegel, Fondants, Honig oder Zucker in Tee oder Kaffee. Sie alle enthalten kein oder nur sehr wenig Protein.

Ein außerordentlicher Kraftspender: Kaffee

Seit dem 17. Jahrhundert, als Kaffee zunächst in den Apotheken und dann in den Kaffeehäusern Europas eingeführt wurde, haben alle Nutznießer über seine Fähigkeit gestaunt, das Gehirn zu stimulieren. Der Kaffee wurde anfangs für geistig Empfindsame als so wirksam und gefährlich betrachtet, daß nur Ärzte ihn abgeben durften; und es gab Stimmen, die ihn dem gemeinen Volk verbieten wollten. Heute trinken Millionen von Menschen Kaffee, um munter zu werden und sich besser zu fühlen. Seine arzneimittelartige Wirkung auf das Gehirn ist heute unbestritten.

Neue wissenschaftliche Untersuchungen zur Aktivität des Koffeins im Gehirn ergaben, daß es sich hier um einen ganz sonderbaren Typ von Stimulans handelt. Er unterdrückt »ermüdende« Gehirnchemikalien, statt »weckende« Chemikalien auszulösen. Nach der Meinung von Forschern wirkt Koffein wegen seiner glücklichen chemischen Ähnlichkeit mit Adenosin, einer Hirnsubstanz, die von den Nervenspitzen abgesondert wird, um die Gehirnzellentätigkeit zu bremsen. Koffein, das sich als Adenosin ausgibt, läßt sich in den Rezeptorstellen der Zellen nieder, ersetzt Adenosin und hindert es daran, die Gehirnzellentätigkeit zu dämpfen. Auf diese Weise bleiben die Gehirnzellen in einem Zustand der Erregbarkeit. Außerdem wirkt bereits ein klein wenig Koffein. Laut Expertenaussage vermag das Koffein von zwei Tassen Kaffee die Hälfte der Adenosinrezeptoren des Gehirns zwei Stunden lang zu betäuben. Das bedeutet, daß nur ein wenig Koffein ihr Gehirn einsatzbereit machen kann; es besteht somit kein Anlaß, die Tassen immer wieder nachzufüllen.

Ein bis zwei Tassen machen hellwach

Die Befunde sind einstimmig: Schon kleinste Mengen von Koffein können die geistige Leistung verbessern. So Harris R. Lieberman, ein Psychologe am U. S. Army Research Institute in Natick, Massachusetts, und ein führender Forscher auf dem Gebiet der Zusammenhänge von Koffein und Verhalten. Dr. Lieberman führte ein Experiment durch, bei dem er Männern morgens unterschiedliche Mengen von Koffein zuführte. Das Spektrum reichte von der Menge einer kohlensäurehaltigen Cola (32 Milligramm) bis zum 280-Gramm-Becher Kaffee (256 Milligramm). Dann veranstaltete er eine Reihe von subtilen geistigen Tests, die Reaktionszeit, Aufmerksamkeitsspanne, Konzentration und Genauigkeit nach Punktzahlen maßen.

Überraschenderweise förderten alle Mengen Koffein, auch die minimalsten, die Leistung der Versuchspersonen bei geistigen Aufgaben; sie regten das

Gehirn zu schnellerem Denken und Reagieren an und steigerten die Konzentration.

Es wird durch viele andere Forschungen bestätigt, daß Koffein die Aufmerksamkeit erhöht, bei geistigen Aufgaben die Leistung verbessert und die Müdigkeit reduziert. Welche Dosis ist die beste? Zwischen 100 und 200 Milligramm Koffein – das ist die Menge, die in einer 140-Gramm-Tasse bzw. in einem 280-Gramm-Becher Kaffee enthalten ist, die man morgens und spätnachmittags trinkt, wenn die Wirkung des Koffeins nachläßt und die Tatkraft sinkt. Interessanterweise sind Forscher nicht der Ansicht, daß mehr Koffein die geistige Leistung weiter steigert. Also ist es nutzlos, die Geisteskraft im Verlauf des Tages mit mehreren Tassen Kaffee in Schwung bringen zu wollen. Aber wenn Sie wachsam bleiben müssen, könnte das Koffein von einer oder zwei Tassen Kaffee Ihren geistigen Fähigkeiten eine vorteilhafte Schärfe verleihen.

Kein Durchhängen nach der Mahlzeit

Dieser Koffeinstoß kann sogar der geistigen Schwächeperiode entgegenwirken, die normalerweise nach dem Essen eintritt. Viele Amerikaner und Europäer trinken instinktiv nach ihren Mahlzeiten eine Tasse Kaffee. Es gibt jetzt neue Beweise, wie Psychologen am University of Wales College of Cardiff berichten, daß es sich dabei um ein selbstverordnetes Mittel gegen das Abschlaffen nach dem Essen handelt. Die Forscher wiesen zunächst einmal nach, daß das Gefühl des Nachlassens nach dem Essen ein ganz gewöhnliches Phänomen ist, selbst wenn Sie nur wenig essen. 32 Männer und Frauen fühlten sich einer Untersuchung zufolge nach dem Mittagessen schläfrig, weniger munter, weniger klardenkend und weniger energisch, ungeachtet der Größe des Mittagessens. Sie machten außerdem Fehler bei Aufgaben, die ständige Aufmerksamkeit erforderten.

Was die Wissenschaftler eigentlich feststellen wollten, war folgendes: Wirkt Kaffee (mit Koffein) dem Absinken der Leistungskraft nach dem Mittagessen entgegen, und vermag er Aufmerksamkeit und Aufgewecktheit wirklich zu steigern? Die Antwort lautet: Ja. Koffeinfreier Kaffee erwies sich als wirkungslos, doch normaler Kaffee fegte die Müdigkeit nach dem Mittagessen beiseite. Wer nach dem Mittagessen Kaffee trank, hatte viel längere Aufmerksamkeitsspannen, die ein rasches und präzises Erledigen der gestellten Aufgaben erlaubte.

Der Koffeinstoß

Wenn Sie Koffein – in Kaffee, Tee, alkoholfreien Getränken und Schokolade – als einen Muntermacher fürs Gehirn nutzen, sollten Sie wissen, daß Sie davon süchtig werden könnten. Und obwohl eine Sucht mild und harmlos sein kann – nur ein kleiner Preis, den man für die Vorteile entrichtet –, kann sie doch bei manchen Menschen auch zerstörerisch werden und zu einem starken Verbrauch von Koffein mit ernsten, bösen Auswirkungen auf Geist, Stimmung und Körper führen. Neue Forschungen zeigen, daß Koffein die klassischen physischen Suchtsymptome auslöst. Kurzum, Sie fühlen sich wohl, wenn Sie Koffein bekommen, und elend, wenn nicht.

Koffein ist mit Sicherheit »verstärkend«, sagt Dr. Roland Griffith, der als Professor für Psychiatrie und Neurowissenschaften an der Johns Hopkins University forscht. Bei einem plötzlichen Koffeinentzug können Sie für ein paar Tage bis zu einer Woche lang schmerzhafte Entziehungserscheinungen erleben – Lethargie, Kopfschmerzen, Depression. Das ist ein klares Indiz dafür, daß Koffein süchtig macht. Und es dauert nicht lang, bis jemand von Koffein abhängig wird. Früher nahmen Experten an, daß mehr als fünf Tassen Kaffee täglich nötig sind, um Suchtsymptome zu entwickeln. Dr. Griffith belegt, daß eine einzige 140-Gramm-Tasse Kaffee – nur 100 Milligramm Koffein – pro Tag ausreicht.

Ob Sie koffeinsüchtig sind, läßt sich laut Dr. Griffith ganz einfach feststellen. Sie brauchen nur ein paar Tage Ihre Koffeinquellen aufzugeben – Kaffee, Tee, alkoholfreie Getränke – und zu beobachten, ob Sie unter Kopfschmerzen leiden, ob Sie sich müde, demotiviert, mißlaunig und deprimiert fühlen. Kopfschmerzen und Müdigkeit sind die klassischen Zeichen von Koffeinentzug. Ratschläge zur Befreiung von Koffeinsucht finden Sie auf Seite 303 f..

Fazit: Nur eine Tasse Kaffee morgens und eine weitere mittags oder nachmittags genügt normalerweise, um Ihrem Gehirn die ganze Energie zu geben, die es verwenden kann. Große Dosen Koffein, mehr als fünf bis sechs Tassen täglich im fehlgeleiteten Bemühen, Energie, Konzentration oder Aufmerksamkeit anzukurbeln, können Angst, Unruhe, Reizbarkeit, sogar Tremor verursachen und »Koffeinsucht« anzeigen. Bei besonders koffeinempfindlichen Menschen können kleinere Mengen diese Symptome verursachen. Da die Toleranz von Koffein individuell sehr unterschiedlich sein kann, ist das, was dem einen Ekstase bringt, für den andern Gift.

Beruhigt Kaffee manche Menschen? Harvard bejaht

In Harvard ist Unglaubliches entdeckt worden: daß nämlich Kaffee - oder Koffein - manche Leute schläfrig macht, statt sie aufzumuntern. Als eine Gruppe solcher Menschen Koffein aufgab, wachten alle auf - so ein Bericht im »Harvard Medical School Health Letter«.

Der Psychiater Dr. Quentin Regestein vom Brigham and Women's Hospital in Boston vermutete, daß diese sonderbaren Leute unter einer seltenen, paradoxen Verfassung litten, in der Koffein sie in einem Zustand von Schläfrigkeit statt von Angeregtheit hielt. Je mehr Kaffee sie tranken, um ihre Schläfrigkeit zu überwinden, desto schlaffer wurden sie tagsüber. Eine 35jährige Frau sagte, daß sie zwölf Stunden pro Nacht schlief, den ganzen Sonntag im Bett blieb und trotzdem zehn Tassen Kaffee und zwei Liter Cola täglich trank.

Es ist ein Rätsel. Dr. Regestein nimmt jedoch an, daß einige Menschen eine idiosynkratische Reaktion (das Gegenteil der allgemein erwarteten) auf Koffein haben. Der Rat des »Health Letter«: Wenn Sie Koffein trinken und trotzdem einschlafen, hören Sie für zwei bis vier Wochen mit Kaffeetrinken auf, und sehen Sie, ob es Ihnen dann bessergeht.

Mehr geistige Leistungskraft durch Obst und Nüsse

Obst und Nüsse sind Nahrung fürs Gehirn? Ja, nach neuen Experimenten des Psychologen Dr. James Penland am U. S. Department of Agriculture's Grand Forks Human Nutrition Research Center. Weil Obst und Nüsse nämlich viel Bor enthalten, ein Spurenelement, das die elektrische Aktivität des Gehirns zu beeinflussen scheint. An Bor zu sparen könnte Ihrer geistigen Aufgewecktheit schaden, sagt Dr. Penland und meint damit, daß Sie bei manchen Aufgaben Schwierigkeiten erleben könnten.

Er setzte fünfzehn über 45jährige vier Monate lang abwechselnd auf eine borarme und dann borreiche Diät. Wenn die Versuchspersonen wenig Bor bekamen, wurde die elektrische Aktivität in ihren Gehirnen träger, und das deutet auf eine Verlangsamung ihrer geistigen Aktivität. »Ihre Gehirne erzeugten mehr Theta-Wellen und weniger Alpha-Wellen; das geschieht, wenn sie schläfrig werden«, erläutert Penland. Der Mangel an Bor schien »ihre Gehirne herunterzuschalten«. Wenn es ihrer Nahrung stark an Bor fehlte, verzögerte sich ihre Leistung schon bei ganz einfachen Aufgaben. Sie konnten nicht mehr so schnell wie gewöhnlich mit den Fingern klopfen oder mit den Joysticks des Computers ein Ziel nicht mehr so präzis verfolgen oder bestimmte Buchstaben nicht mehr so schnell auswählen. Sie waren einfach viel langsamer. Aber während der borreichen Diät (3 Milligramm pro Tag) ermittelten die Elektroenzephalogramme eine Beschleunigung der Gehirnwellenaktivität.

Dr. Penland war überrascht zu entdecken, daß das Gehirn von einer solchen Feinabstimmung durch winzige Mengen einer Nahrungskomponente abhängig ist. »Der Gedanke, daß das Gehirn auf so kleine Unterschiede in der Ernährung reagiert, ist merkwürdig. Das ist eine ganz neue Entdeckung«, sagt er.

Wo findet sich Bor hauptsächlich? In Nüssen, Hülsenfrüchten, Blattgemüse wie Brokkoli und in Obst, besonders in Äpfeln, Birnen, Pfirsichen und Trauben. Sie bekommen die Testdosis von 3 Milligramm gehirnstimulierendem Bor, wenn Sie nur ein paar Äpfel (1 Milligramm Bor) und 100 Gramm Erdnüsse (2 Milligramm Bor) täglich essen.

Ein Elixier für alternde Gehirne

Sorgen Sie für Ihren täglichen Bedarf an Thiamin, Riboflavin, Karotin und Eisen. Selbst geringe Mängel können, nach den Forschungserkenntnissen Dr. Penlands, bei älteren Menschen das Denken und das Gedächtnis verlangsamen. Als er und seine Kollegen den Ernährungszustand mit der Gehirntätigkeit von 28 gesunden, über sechzigjährigen Personen verglichen, fanden sie folgendes heraus:

- Ein niedriger Thiaminspiegel war mit einigen Beeinträchtigungen der Gehirntätigkeit verbunden. Thiamin, das sogenannte Nervenvitamin, ist in Weizenkeimen und -kleie, Nüssen, Fleisch und angereichertem Getreide konzentriert.
- Menschen, die genügend Riboflavin bekamen, schnitten in Gedächtnistests besser ab. Beste Quellen: Leber, Milch, Mandeln, angereichertes Getreide.
- Menschen mit ausreichender Karotinversorgung schnitten am besten bei Denktests (kognitiven Tests) ab. Karotin kommt aus dunkelgrünem Blattgemüse und dunkelorangefarbenem Obst und Gemüse.
- Besonders faszinierend: Ältere Menschen mit hohen Eisenwerten zeigten den gleichen Typ von EEG-(Elektroenzephalogramm-)Gehirnwellenaktivität wie junge Menschen. Eisen kommt aus Nahrungsmitteln wie grünem Gemüse, Leber, Schaltieren, rotem Fleisch und Sojabohnen.
- Die Vitaminmengen, welche bei dieser Untersuchung geistige Spitzenfähigkeiten wiederherstellten, waren so klein – nur die empfohlenen Ernährungsmengen –, daß man keine zusätzliche Zufuhr braucht. Wie Dr. Penland bemerkt, können Sie sich über die Ernährung davon genügend beschaffen.

Wie konnten Sie das nur vergessen? – Meeresfrüchte sind Nahrung fürs Gehirn

Wenn Ihr Gedächtnis nachläßt und Ihre Aufmerksamkeit abflacht, so könnte es daran liegen, daß Sie nicht genügend Zink bekommen. Wissenschaftler machen überraschende neue Entdeckungen und erkennen, daß sogar marginale Zinkmängel die geistigen Fähigkeiten einschließlich des Erinnerungsvermögens leicht beeinträchtigen können. »Es ist einfach erstaunlich«, kommentiert Dr. Harold Sandstead, ein Zinkexperte an der University of Texas Medical Branch in Galveston. Er und seine Kollegen fanden heraus, daß gesunde Männer und Frauen, die nur ein bißchen zuwenig Zink bekamen, bei Gedächtnis- und Konzentrationstests schlecht abschlossen. Wurde ihre Zinkzufuhr ergänzt, so verbesserten sich ihre geistigen Fähigkeiten. So stieg beispielsweise ihre Erinnerung an Worte und visuelle Muster um 12 bzw. 17 Prozent an, wenn sie ausreichend Zink zu sich nahmen.

In einer anderen Studie, einer internen Untersuchung im Labor des U. S. Department of Agriculture in Grand Forks, North Dakota, über sieben Monate, machten Männer mit einer sehr niedrigen Aufnahme von Zink – 1 bis 4 Milligramm – in zehn von fünfzehn geistigen und sensorisch-motorischen Tests mehr Fehler und zeigten langsamere Reaktionen. Die geistigen Funktionen, die am meisten vom Zinkdefizit betroffen wurden, waren eindeutig das Kurzzeitgedächtnis und die Aufmerksamkeit.

Das bedeutet keineswegs, daß Sie Zinkzusätze in großen Mengen einnehmen sollen, um ein adäquates Gedächtnis zu behalten. Sie können die gedächtnispositive Zinkmenge mit Ihrer Ernährung bekommen, wenn sie Meeresfrüchte wie Austern und Fisch, Hülsenfrüchte, Getreide, Vollwertgetreide und dunkles Putenfleisch essen. Schon 30 Gramm rohe Austern bringen 20 Milligramm Zink, und das ist mehr als die empfohlene Menge von 15 Milligramm. 80 Gramm geräucherte Austern enthalten ungefähr 100 Milligramm Zink. Die Zahlen stammen vom amerikanischen Landwirtschaftsministerium.

> »Es gibt da eine Theorie . . ., daß der Mensch sich in Regionen an Meeren und Seen entwickelte, weil Fisch Material für die Entfaltung des Gehirns lieferte, das anderen Spezies fehlte. Damit könnte sich der Volksglaube, nach dem Fisch Nahrung fürs Gehirn ist, bestätigen.«
>
> *A. E. Bender, Professor emeritus, University of London*

Schweineschmalz trübt Erinnerungen ans Labyrinth

Zuviel Tierfett könnte Ihre geistigen Fähigkeiten beeinträchtigen. Mit Schweineschmalz gefütterte Ratten können ihren Weg durch Labyrinthe nicht so gut finden wie Ratten, die mit Sojaöl gefüttert wurden. Das räumliche Erinnerungsvermögen der mit Schweineschmalz gefütterten Tiere ist einfach nicht so gut, weswegen sie mehr Fehler machen. Ob das auch für Menschen gilt, die Big Macs statt Tofu verschlingen, ist nicht bekannt, berichten die Forscher. Aber Wissenschaftler haben hochinteressante Recherchen über die Möglichkeit begonnen, daß die Art des Fetts der Ernährung während einer längeren Zeitspanne sich auf die Gehirnfähigkeiten einschließlich Gedächtnis auswirken könnte. Bei Tierversuchen hat sich gesättigtes Tierfett als am schädlichsten erwiesen.

Theoretisch macht es Sinn, daß es Wirkungen von Fett auf das Gehirn gibt. Gehirnzellen werden, wie andere Zellen auch, durch Membranen zusammengehalten; es gibt genügend Beweise, daß sich mit dem Typ der verzehrten Fettsäuren die Fettzusammensetzung der Zellmembran verändert, und das beeinflußt die Produktion vieler körperlicher Botenstoffe, zu denen auch die Neurotransmitter zählen.

Daß Fett sich auf das Gedächtnis und auf die Lernfähigkeit überhaupt auswirken kann, wurde zum erstenmal 1986 nachgewiesen bei einem Versuch, den Forscher am Clark Institute of Psychiatry in Toronto, Ontario, mit Ratten durchführten. Als Ratten teils mit Schweineschmalz (gesättigtem Tierfett), teils mit Sojabohnen und teils mit gemischten Fetten 21 Tage lang gefüttert wurden, schafften die Sojabohnenratten den Ausbruch aus einem besonderen Labyrinth am besten.

In Nachfolgeexperimenten fütterten Dr. Carol E. Greenwood und Kollegen an der University of Toronto Ratten über längere Perioden (drei Monate) mit Schweineschmalz bzw. mit Sojabohnen und prüften sie auf Herz und Nieren in mehreren ausgeklügelten Labyrinthtests auf ihr Gedächtnis. Die ständig mit Schweineschmalz gefütterten Tiere schnitten am schlechtesten ab. Sie waren unfähig, bestimmte Labyrinthmuster zu lernen, und ihr Zeitgedächtnis während kurzer und langer Zeitspannen war »äußerst beeinträchtigt«.

Noch verstehen die Forscher im Grunde den Mechanismus nicht, nach dem das Fett die Gehirnfunktionen verändert, so daß das Gedächtnis betroffen wird. Sie vermuten jedoch, daß Fette eine »ausgedehnte und diffuse Veränderung« im Gehirn verursachen.

> »Das Gehirn eines 35 Jahre alten Alkoholikers sieht wie das Gehirn eines Fünfzigjährigen aus.«
>
> *Dr. Gene-Jack Wang, Brookhaven National Laboratory*

Schränken Sie das Trinken ein – retten Sie ihr Gehirn

Zuviel Alkohol ist nicht gut fürs Gehirn. Alkoholmißbrauch verursacht Schäden im Gehirn und strapaziert besonders das Gedächtnis, sagt Dr. Gene-Jack Wang vom Brookhaven National Laboratory in Upton, New York. Er benützte raffiniertes PET-Scanning und MRI (Magnetic Resonance Imaging) zur Untersuchung der Gehirne von jungen Alkoholikern und diagnostizierte Gehirnschäden, die Schrumpfung der Hirnrinde, geschädigte zerebrale Strukturen und verringerte Stoffwechselaktivität. »Sie haben im gesamten Gehirn eine verminderte Stoffwechseltätigkeit, doch vor allem in der frontalen Großhirnrinde und in den Teilen des Gehirns, die mit Gedächtnis zu tun haben«, sagt er.

Fazit: Die meisten Experten empfehlen eine Einschränkung des Alkoholkonsums auf zwei Drinks pro Tag. Andere raten zu nur einem Drink täglich.

Muttermilch steigert den IQ

Es gibt »sehr starke Indizien«, daß eine noch unbekannte Substanz in Muttermilch die geistige Entwicklung anspornt und daß gestillte Kinder einen höheren IQ haben. Das berichtet Alan Lucas, Leiter des Infant and Child Nutrition am Medical Research Council's Dunn Nutrition Unit in Cambridge, England. Er stellte bei einer Untersuchung an 300 frühgeborenen Kindern fest, daß die gestillten Frühgeburten eine höhere Intelligenz zeigten als die Kinder, die als Babys ein Milchpräparat bekamen. Die Säuglinge, die Muttermilch oder Muttermilch plus Milchpräparat bekamen, erhielten bei IQ-Tests im Alter von siebeneinhalb und acht Jahren 8,3 Punkte mehr. Im übrigen hatten die Kinder um so mehr IQ-Punkte, je mehr Muttermilch sie bekamen. Babys, die mit Präparaten genährt wurden, hatten durchschnittlich einen IQ von 93,1. Babys, die Muttermilch bekamen, hatten durchschnittlich 103,7 Punkte.

Ernährungstips für höchste Wachsamkeit und geistige Kraft

Unmittelbar vor einer Prüfung, einer Rede, einer wichtigen Geschäftskonferenz oder jeder Aufgabe, die geistige Aufmerksamkeit erfordert, sollten Sie Gerichte mit wenig Kohlehydraten, viel Proteinen und wenig Fett essen – das rät Dr. Judith Wurtman, Ernährungswissenschaftlerin am MIT. Hier einige Empfehlungen aus ihrem Buch ›Managing your Mind and Mood Through Food‹.

Frühstück.

Ja: Magermilch, fettarmer Joghurt, Obst, hartgekochte Eier, Kaffee, Tee, Fruchtsäfte oder Obst.

Nein: Eier mit Speck, Rösti, Toast mit Gelee, Gebäck, Eierpfannkuchen, Waffeln, süßes Gebäck.

Mittagessen.

Ja: grüner Salat mit Thunfisch (Vorsicht bei der Salatsauce), gedünstete oder gekochte Garnelen, ein Teller Obst, fettarmer Hüttenkäse, 80 bis 120 Gramm Pute, Huhn, mageres Roastbeef.

Nein: Spaghetti oder Pizza, Pommes frites, Butterbrote mit Erdnußbutter und Gelee, Plätzchen, gewöhnliche Limonaden (nicht Diätgetränke).

Abendessen.

Ja: Gegrillter Lachs oder andere Fische, grünes Gemüse, Tomaten, Beeren.

Nein: Roastbeef, Folienkartoffeln mit saurer Sahne, Maiskolben, Pastete.

- Um munter zu bleiben, sollten Sie zu Beginn der Mahlzeit keine Kohlehydrate wie Brot vor Protein wie Fisch essen, weil Sie sonst einen Großteil der Wirkung des Proteins, das dem Gehirn Kraft gibt, zunichte machen. Die Folge der Gänge ist sehr wichtig. Essen Sie immer zuerst die Proteine, dann die Kohlehydrate, nachdem Sie schon angefangen haben, die Proteine zu verdauen, die zuerst ins Gehirn gelangen müssen.
- Essen Sie Kohlehydrate nicht auf einen leeren Magen und nur in Verbindung mit Proteinnahrung. (So sind beispielsweise kohlehydratreiche Getreideflocken mit proteinreicher Milch empfehlenswert.) Brot, Brötchen, Pasta, Crackers für sich allein auf leeren Magen zu essen macht Sie genauso schläfrig und entspannt wie ein alkoholisches Getränk auf leeren Magen, sagt Dr. Wurtman.
- Essen Sie keine große, fette Mahlzeit, wenn Sie hinterher auf Draht sein wollen. Zuviel essen macht lethargisch. Fett bleibt länger im Verdauungstrakt und verlängert daher die Müdigkeit. Je fetter und schwerer die Mahlzeit ist, desto länger brauchen Sie, um geistige Wachsamkeit und Energie wiederzugewinnen.

Das intelligenzfördernde Plus der Muttermilch kann nicht durch Faktoren wie die enge menschliche Beziehung während des Stillens entstehen. Dieses Vorurteil wurde durch die Studie ausgeräumt; denn den Babys, die wegen ihrer Frühgeburt nicht saugen konnten, wurde die Brustmilch und das Milchpräparat durch Röhrchen gefüttert.

Einige Experten bleiben dabei, daß die Omega-3-Fettsäure, die in Fisch vorkommt, der intelligenzsteigernde Zauberstoff in Muttermilch sein könnte. Man hat festgestellt, daß Omega-3-Fette für die Gehirnentwicklung von Föten und Neugeborenen entscheidend sind. Deshalb empfehlen Experten schwangeren und stillenden Müttern, Meeresfrüchte zu essen, um sicherzustellen, daß die Gehirne ihrer Kinder in der Entwicklungsphase genügend Omega-3-Öle erhalten. (Aber Vorsicht: Ein mit PCB oder Methylquecksilber vergifteter Fisch könnte einem Fötus oder einem Säugling schaden. Um da absolut sicherzugehen, sollten schwangere und stillende Mütter nur einmal im Monat Schwertfisch, Haifisch und frischen Thunfisch essen; beschränken Sie Thunfisch aus der Dose auf 200 Gramm pro Woche; meiden Sie Fisch aus Flüssen, Seen, Ozeanbuchten und Häfen in der Nähe von industriellen Quellen der Umweltverschmutzung; essen Sie weder Fischhaut noch -innereien; essen Sie Fisch unterschiedlicher Herkunft. Am sichersten sind kleine, junge Fische wie Sardinen.)

Nahrung, die die Stimmung hebt

Nahrungsmittel, die helfen können: An Folsäure reiche Nahrungsmittel, etwa Spinat · an Selenium reiche Nahrungsmittel wie Meeresfrüchte · Kohlehydrate (Zucker inklusive) · Koffein · Knoblauch.

Es ist wissenschaftlich mittlerweile unstrittig, daß die Nahrung Einfluß auf die Stimmung zu haben vermag – darauf, ob Sie gute oder schlechte Laune haben. Obwohl Ihre Essenswahl sich anscheinend nach dem Geschmack oder sonstigen bewußten Kriterien richtet, gibt es Beweise dafür, daß man sich unbewußt für Lebensmittel entscheidet, die die Chemie des Gehirns ändern und die Laune verbessern. Völlig unbewußt »behandelt man sich selbst« mit Antidepressiva. Außerdem hat man einen Zusammenhang zwischen chronischen Depressionen und langfristigen subtilen Defiziten an bestimmten Nährstoffen erkannt, die für den Betroffenen vermutlich unbemerkt bleiben können und vom Körper lange Zeit nicht korrigiert wurden.

Mit Ausnahme von Koffein und Zucker sind bislang nur wenige Nährsubstanzen sorgfältig hinsichtlich der Art ihres Einwirkens auf die seelische Verfassung erforscht worden. Es scheint jedoch klar, daß Nahrungssubstanzen die Zellkommunikatoren des Gehirns, die sogenannten Neurotransmitter, beeinflussen. Ein solcher Neurotransmitter, bei dem eine Verbindung mit Depression wie auch mit Gewalt festgestellt wurde, ist das Serotonin, von dem man auch weiß, daß es im allgemeinen die Stimmung hebt – bei manchen, zu Depressionen neigenden Menschen drastisch. Der Depressionsforscher Simon N. Young vom Department of Psychiatry an der McGill University in Montreal berichtet, daß ein niedriger Serotoninstand im Gehirn gleichbedeutend ist mit psychischen Symptomen. Deprimierte Menschen, die Selbstmord begehen oder zu verüben versuchen, wie auch Kriminelle, die impulsiv gewalttätig werden, haben gewöhnlich einen niedrigen Serotoninspiegel im Gehirn. Manchmal lassen Depressionen sich dadurch lindern, daß dem Gehirn mehr Serotonin zugeführt oder eine stärkere Serotonintätigkeit angeregt wird. Und das ist auch der Grund, warum Menschen mit Wintertrübsinn so oft nach der Zuckerdose greifen.

Ein Ernährungsrezept gegen Wintertrübsinn

Mit den dunklen Wintertagen geraten ungefähr 35 Millionen Amerikaner in eine Depression, die als SAD (*Seasonal affective disorder* – jahreszeitlich bedingte affektive Störung) bekannt ist. Die Theorie geht dahin, daß ein Lichtentzug bei biologisch empfänglichen Personen die Gehirnchemie verändert. Personen, die aus diesem Grund deprimiert sind, spüren häufig ein starkes Verlangen nach Süßigkeiten und Kohlehydraten. Kein Wunder. »Kohlehydrate sind eine selbstverordnete, sehr notwendige Dosis von Gehirnmedizin, um winterlichen Trübsinn zu bekämpfen«, sagt Dr. Norman Rosenthal, ein führender SAD-Forscher am National Institute of Mental Health. Nach seiner Feststellung sind normale Menschen, unabhängig von der Jahreszeit, nach einem Konsum von Kohlehydraten wie beispielsweise Zucker weniger munter und weniger tatkräftig. Menschen mit jahreszeitlich bedingten Stimmungsstörungen zeigen jedoch die entgegengesetzte Wirkung. Für sie sind Kohlehydrate ein Antidepressivum. »Kohlehydrate spornen sie an und schenken ihnen eine bessere Laune«, sagt Dr. Rosenthal.

Er testete in einer Reihe von Experimenten am National Institute of Mental Health die Wirkungen von Kohlehydraten auf Patienten mit SAD und auf normale, nicht jahreszeitlich bedingt deprimierte Personen. Er gab beiden Gruppen süße Plätzchen zu essen. Innerhalb von zwei Stunden, nachdem sie sechs Plätzchen gegessen hatten, die gut 105 Gramm Kohlehydrate enthielten, waren die deprimierten Patienten launiger und energievoller und nicht mehr so verspannt, deprimiert und ermüdet wie vorher. Bei den normalen Personen, die die Plätzchen aßen,war dagegen »die Luft raus«. Eine mögliche Erklärung: Solche deprimierten Personen haben eine anormale Gehirnchemie, die den Metabolismus des antidepressiv wirkenden Serotonins einbezieht. Kohlehydrate helfen nach Auffassung mancher Wissenschaftler, dieses Problem zu überwinden, da sie den Serotoninspiegel und/oder die Serotoninaktivität steigern.

> »Manche Leute, die große Mengen von Pasta und viel Kuchen essen, verwenden Kohlehydrate möglicherweise als Antidepressivum in eßbarer Form.« *Dr. Judith Wurtman, Massachusetts Institute of Technology*

Was immer der Grund ist für Ihren »Moralischen« – wenn Sie Ihre »Winterdepression« haben, sollten Sie Ihr Gehirn nicht der Kohlehydratemedizin berauben, nach der es sehnsüchtig verlangt, wie Dr. Rosenthal rät, weil Sie sich sonst nur niedergeschlagener fühlen würden und das Verlangen nach Süßigkeiten und Stärke einen biologischen Aspekt hat. »Einige unserer Patienten nennen es eine Sucht so wie Kokainsucht«, führt er aus. Der Versuch, sich Kohlehydrate verweigern zu wollen, wenn Ihr Körper nach ihnen schreit, ist wahrscheinlich zum Scheitern verurteilt. Patienten mit dieser Art von Depression empfiehlt Dr. Rosenthal, besonders während der dunklen Wintermonate keine proteinreiche und kohlehydratarme Diät zu befolgen.

Um SAD zu erleichtern, können Sie Süßigkeiten essen. Es ist jedoch gesünder, komplexe Kohlehydrate wie getrocknete Bohnen, Nudeln, Gemüse, Getreideflocken, Brot und Crackers zu essen. Sie wirken ebenfalls – nur ein wenig langsamer. Dr. Rosenthal warnt auch vor zuviel Alkohol oder Koffein (mehr als ein paar Tassen täglich), um die winterliche Depression zu bekämpfen. Ein Zuviel von beiden Substanzen könnte die Angst steigern und die Stimmungsprobleme damit noch vergrößern.

Der starke Treibstoff Koffein

Als ob man das bei der verbreitetsten psychoaktiven Medizin überhaupt noch aussprechen müßte – Koffein hat stimmungsoptimierende Kräfte. Die vor kurzem wissenschaftlich entdeckten Pluspunkte von Koffein für die gute Laune erklären, warum Menschen sich jahrhundertelang mit Koffein behandelt haben, um das morgendliche Unbehagen zu bekämpfen, um nachmittags und abends wieder Aufschwung zu nehmen oder vielleicht auch zur Linderung von chronisch schlechter Laune oder Depression, stellen die Fachleute fest. Und es ist ja wirklich oft wahr, wenn Leute behaupten, daß eine Tasse Kaffee morgens ein Lächeln auf ihre Lippen bringt.

Nach Dr. Roland Griffith, Professor für Psychiatrie und Neurowissenschaften an der Johns Hopkins University, der die Wirkungen von Koffein extensiv erforscht hat, »erzeugt es Hochgefühl und Wohlbefinden und manchmal sogar Euphorie«, und das ist der Grund, warum Leute von sich aus gern Kaffee trinken. Koffeinsüchtige suchen automatisch die entsprechende Koffeinzufuhr, um sich ein Gefühl von Zufriedenheit zu verschaffen und ihre Angst zu reduzieren, wie seine Forschungen zeigen.

Gewohnheitsmäßige Koffeinkonsumenten können, auch ohne externe Information, aufgrund der Erfahrung des Körpers spüren, ob Kaffee Koffein enthält oder nicht. In Blindtests mit Kaffee ohne Etikett, mit und ohne Koffein, wählen und bevorzugen reguläre Kaffeetrinker durchgängig den koffeinhaltigen Kaffee.

Der Kick von einer Tasse pro Tag

Kaffee ist glücklicherweise einmalig, sofern man nicht ständig mehr braucht, um den gleichen »Kick« zu bekommen – so Dr. Andrew Baum, Professor für Medizinische Psychologie an der Uniformed Services University of the Health Sciences in Bethesda, Maryland. Man bekommt den immer gleichen »Stoß« jeden Morgen von einer Tasse Kaffee – Tag für Tag –, ganz gleich, wie abhängig man ist. Zu dem Ergebnis kam er nach Blindtests von 48 starken Kaffeetrinkern.

An den Morgen, an denen die Versuchspersonen unwissentlich eine Tasse Tee oder Kaffee ohne Koffein bekamen, waren sie übellaunig, gereizt, lethargisch, klagten über Kopfschmerzen und schnitten schlecht bei geistigen Aufgaben ab. An den Tagen, an denen sie unwissentlich eine Tasse Kaffee mit Koffein bekamen, waren sie besser gelaunt, weniger gestreßt und schnitten geistig viel besser ab. Das Gute daran ist, sagt Dr. Baum, daß eine einzige Tasse Kaffee genügt, um diesen »Anfangssprung« Tag für Tag zu bekommen, normalerweise sogar für starke Koffeinverbraucher.

> »Es scheint nicht nur möglich, sondern sogar wahrscheinlich, daß ein Teil der Millionen von starken Kaffeetrinkern Koffein tatsächlich – bewußt oder unbewußt – als Selbsttherapie gegen den weitestverbreiteten psychiatrischen Zustand – Depression – verwenden.«
>
> *Dr. Melvin Konner, Emory University*

Dr. Melvin Konner von der Emory University bemerkt, daß neue gehirnphysiologische Forschungen die Verwendung von Koffein als mildes Antidepressivum befürworten. Solange es sich tatsächlich um eine schwache Depression handelt, die eine medizinische Behandlung nicht erforderlich macht, hat er nicht das mindeste dagegen. Er führt die lange Geschichte des Gebrauchs von Koffein an, die es als sicheres Mittel ausweist. »Im Gegensatz zu antidepressiven Medikamenten oder rezeptpflichtigen Stimulantia ist Koffein über die Jahrhunderte milliardenfach verwendet worden. Es gibt kein rezeptpflichtiges Mittel, mit dem wir eine vergleichbare Erfahrung haben; und daß eindeutige Katastrophen ausgeblieben sind, spricht Bände für seine Sicherheit – zumindest solange man bei drei bis vier Tassen Kaffee täglich bleibt.«

Ein Zuviel an Koffein kann jedoch, je nach persönlicher Toleranz, die Stimmung verderben, den Schlaf stören und Angst verursachen.

Fazit: Kleine Mengen von Koffein können Ihre Laune und Ihre Leistung verbessern; starke Dosierungen könnten Ihre Psyche und Ihr Wohlergehen stören.

»Ich bin down, weil mir mein Kaffee fehlt«

»Geben Sie nur einmal Koffein auf, und sehen Sie, was dann geschieht. Außer Kopfschmerzen kann ein plötzlicher Entzug gewöhnlichen Koffeins Depressionen verursachen«, sagt Dr. Seymour Solomon vom Montefiore Medical Center in New York. Normalerweise leidet man ein paar Tage unter einer leichten Depression, die den Forschungen von Dr. Griffith zufolge je nach individueller Besonderheit auch eine Woche oder mehr dauern könnte. Es ist die ganz normale Folge eines abrupten Totalentzugs. Sie können die Depression abmildern, wenn Sie Koffein nach und nach aufgeben (Ratschläge dazu siehe Seite 303 f.).

Spinat gegen Depressionen?

Hat Ihnen schon einmal jemand gesagt, daß grünes Gemüse Ihrer Laune guttut? Oder daß Sie möglicherweise deshalb deprimiert sind, weil Sie nicht genug Limabohnen oder Spinat essen? Das ist höchst unwahrscheinlich. Dennoch ist sich die medizinische Literatur überraschenderweise einig, daß Mangel an Folsäure, der in den Vereinigten Staaten besonders bei Frauen weit verbreitet ist, psychische Störungen, vor allem Depression, aber auch Dementia und Schizophrenie hervorruft. Folsäure ist ein Vitamin B, das zuerst in grünen Blattgemüsen festgestellt wurde. Sie ist auch in Hülsenfrüchten stark konzentriert. Daß Folsäure als Antidepressivum wirken kann, ist in wissenschaftlichen Kreisen bekannt.

Dr. Young von der McGill University findet »zunehmend Beweise dafür, daß ein Mangel an Folsäure zu deprimierter seelischer Verfassung führen kann« und daß die Behebung dieses Mangels die Depression häufig heilt.

Das Beweismaterial über die Art und Wirkung von Folsäure auf das Gehirn ist wirklich ernsthaft. Dr. Young stellt fest, daß Patienten mit verschiedenen psychischen Störungen, besonders Depression, wesentlich höhere Grade von Folsäuremangel aufweisen als die Allgemeinheit. Außerdem sind psychiatrische Patienten mit niedrigem Folsäurespiegel ernsthafter gestört. Es gibt gute Gründe, warum ein Mangel an Vitaminen Depression verursachen kann, erklärt Dr. Young. Erste Folgewirkung eines Folsäuremangels ist ein niedrigerer Serotoningehalt im Gehirn.

Personen, die für Testuntersuchungen bewußt der Folsäurezufuhr beraubt wurden, litten nach fünf Monaten unter Schlaflosigkeit, Vergeßlichkeit und Reizbarkeit; als sie die Vitamine wieder bekamen, verschwanden die meisten Symptome innerhalb von zwei Tagen.

Wie wenig Folsäure zur Überwindung von Depressionen erforderlich ist, wurde in einer Doppelblindstudie mit 75 depressiven Patienten deutlich, die das Medikament Lithium bekamen. Die Hälfte der Gruppe erhielt ein Jahr lang täglich nur 200 Mikrogramm Folsäure - die Menge, die in ungefähr einer dreiviertel Tasse gekochtem Spinat enthalten ist. Die andere Hälfte der Gruppe bekam nur ein Placebo. Die Depression der Personen, die die Folsäure bekamen, ging erheblich zurück.

Dr. Young weist darauf hin, daß 200 bis 500 Mikrogramm Folsäure täglich manchen Menschen helfen könnten, ihre Depression zu überwinden. Diese Menge läßt sich problemlos mit der Ernährung beschaffen. Vor hohen Mengen Folsäure warnt er; sie können toxisch sein.

Das Gute-Laune-Mineral aus Meeresfrüchten

Daß Fisch Gehirnnahrung sein kann, haben Sie wahrscheinlich bereits gehört. Es gibt jetzt aber neue, faszinierende Hinweise darauf, daß Meeresfrüchte Ihre Laune verbessern können. Der Grund: Meeresfrüchte sind besonders reich am Spurenmineral Selen, und mangelnde Selenzufuhr erhöht nachweislich das Risiko eines Stimmungstiefs. Die Psychologen David Benton und Richard Cook am University College in Swansea, Wales, haben festgestellt, daß Menschen mit besonders geringer Zufuhr von Selen auch besonders ängstlich, deprimiert und müde waren und sich wieder viel besser fühlten, wenn sie eine angemessene Dosis von Selen bekamen.

In einem Gegenversuch nahmen fünfzig gesunde Männer und Frauen im Alter zwischen 14 und 74 Jahren fünf Wochen lang täglich 100 Mikrogramm Selen oder ein Placebo ein. Sechs Monate später wurden die Pillen vertauscht. Das Selen in ihrer Nahrung wurde ebenfalls gemessen. Während der ganzen Zeit wurde ihre Stimmung getestet - ob sie gelassener oder ängstlicher, freundlicher oder feindseliger, enthusiastischer oder deprimierter, selbstsicher oder unsicher, engergiegeladen oder müde und klardenkend oder eher konfus waren.

Die überraschenden Ergebnisse: Die Laune verbesserte sich deutlich, wenn die Versuchspersonen hinreichend Selen bekamen. Außerdem wurde die Laune um so munterer, je größer der vorherige Mangel an Selen war. Die Forscher glauben, daß ein winziges Selendefizit, das keineswegs ausreicht, um Symptome einer offenen Krankheit hervorzurufen, bereits lähmend auf die Stimmung einwirkt. Ein Ausgleichen solchen Defizits normalisiert die »moralische« Verfassung; größere Mengen heben die Lebensstimmung nicht weiter.

Die durch Selenmangel verursachte schlechte Laune könnte ein weitverbreitetes Phänomen sein; denn wie die Forscher festhielten, nahmen die Versuchspersonen, die sich nach der erhöhten Selenzufuhr besser fühlten, vor dem Test täglich etwa 72 Mikrogramm ein. Der Tageskonsum des durchschnittlichen Engländers liegt aber beispielsweise viel niedriger; und der Ernährung der Amerikaner mangelt es normalerweise ebenfalls an Selen.

Wie Selen die Laune beeinflußt, ist nicht bekannt; es könnte jedoch mit seinen oxidationsverhütenden Eigenschaften zu tun haben. Bei älteren Menschen, die in einem anderen Forschungstest Selen plus Vitamin E oder andere Antioxidansstoffe bekamen, besserten sich eindeutig ihre Laune und ihre geistigen Fähigkeiten und erhöhte sich der Blutfluß zum Gehirn. In einer Studie über vorzeitige Alzheimerpatienten verbesserten Antioxidantia einschließlich Selen Stimmung wie geistige Leistung. Die walisischen Wissenschaftler nehmen an, daß Selen außerdem eine uns bislang noch unbekannte Nervenfunktion haben könnte.

Eine Nuß am Tag schützt vor Trübsinn

Der größte Teil des Selens in der Nahrung kommt aus Körnern, Meeresfrüchten, Getreideflocken und Fleisch. Aber wenn Sie einen wahren »Se(e)lentreiber« brauchen, dann probieren Sie Paranüsse. Kein anderes Nahrungsmittel ist so reich an Selen. Eine einzige Nuß pro Tag garantiert Ihnen, daß Sie nie mehr unter Mangel an Selen leiden werden, betont Donald J. Lisk, der Leiter des Cornell University's Toxic Chemical Laboratory. Er hat entdeckt, daß Paranüsse auf einem selenreichen Boden wachsen und deshalb sehr reich an diesem Mineral sind. Sie enthalten ungefähr 2500mal mehr als alle anderen Nüsse. Dr. Lisk stellte auch fest, daß ein halbes Dutzend Paranüsse den Selengehalt des Blutes um 100 bis 350 Prozent erhöhen. Er warnt jedoch vor einem höheren Tageskonsum, weil Selen toxisch sein kann.

Selen-»Nahrungspillen« für Hochstimmung

Sie brauchen keine Selentabletten einzunehmen, um von dieser Gutelauneverbindung genügend zu bekommen. Jedes der nachstehenden Nahrungsmittel enthält die gleiche Menge Selen wie die 100-Mikrogramm-Pille, die in den obengenannten britischen Studien erwähnt wird. Ein Häppchen hier und dort kann rasch die rechte Dosis für eine gute Laune ergeben:

- 1 Paranuß
- 125 Gramm leichter Thunfisch aus der Dose

- 200 Gramm Schwertfisch oder Venusmuscheln
- 140 Gramm gekochte Austern
- 125 Gramm Sonnenblumenkerne
- 12 Scheiben Weißbrot
- 225 Gramm trockene Haferkleie
- 5 ½ Tassen Puffweizenflocken
- 140 Gramm Hühnerleber

Knoblauch – ein Stimmungsmacher?

So seltsam es sich anhören mag, aber viele Forscher, die die positiven Wirkungen von Knoblauch auf Blut und Cholesterin überprüften, haben bemerkt, daß Knoblauchesser auch eine eindeutige Aufmunterung erlebten, »ein Gefühl größeren Wohlbehagens«. Dies wurde von verschiedenen Forschern als ebenso willkommene wie überraschende Nebenwirkung apostrophiert.

Die Wirkung von Knoblauch als Stimmungsheber erschien vor allem deutschen Forschern an der Universität Hannover bemerkenswert, die kürzlich an Personen mit hohem Cholesterinspiegel ein besonderes Knoblauchpräparat testeten. Die mit diesem Präparat behandelten Patienten fühlten sich, laut Fragebogen, hinterher viel wohler. Sie erlebten meßbar weniger Erschöpfung, Angst, Empfindlichkeit, Unruhe und Reizbarkeit. Diese ermutigende Zugabe der »Knoblauchtherapie« ist bedeutsam und steht im Gegensatz zu den nachteiligen Nebenwirkungen zahlreicher pharmazeutischer Heilmittel. Die Forscher vermuteten folgendes: »Die weitverbreitete Beliebtheit von Knoblauchpräparaten könnte auf den positiven Einfluß auf das Wohlbefinden zurückgehen.« Knoblauchzusätze sind in Deutschland das meistverkaufte rezeptfreie Heilmittel.

Das Chilipfeffer-Hoch

Scharfe Peperoni können bei Ihnen einen mehr als nur sensorischen Kitzel erzeugen. Das Kapsaizin – das scharfe Zeug in Peperoni – kann im Gehirn tatsächlich einen Andrang von Endorphinen hervorrufen, der ein vorübergehendes »High« leisten kann, berichtet der Psychologe Paul Rozin von der University of Pennsylvania, der eine umfangreiche Studie der Reaktionen auf Peperoni vorgenommen hat. Dr. Rozin stellt fest, daß beim Verzehr von scharfen Peperoni aus noch unbekannten Gründen das Kapsaizin die Nervenspitzen der Zunge und des Mundes »verbrennt« und auf diese Weise dem Gehirn fälschlich schmerzende Signale sendet. Das Gehirn reagiert, indem es den Körper gegen bekannte Verletzungen zu schützen versucht und natürliche schmerzstillende Mittel oder Endorphine absondert, die – ähnlich einer Morphiumspritze – ein Hochgefühl verursachen. Ein zweiter Bissen Peperoni verursacht eine Freisetzung von Endorphinen usw., so daß – nach Dr. Rozin – ein angenehmer Andrang stattfindet. Er behauptet, daß manche Leute aufgrund der »Highs« von Peperoni süchtig werden und immer schärfere Peperoni essen. Man könne von Peperoni abhängig werden, weil sie ein so tolles Gefühl geben.

Nahrung, die Angst und Streß vertreibt

Nahrungsstoffe, die helfen könnten, Angst zu mildern: Zucker, Stärke.
Nahrungsmittel, die Angst erzeugen können: Koffein, Alkohol.

Sich verkrampft, nervös, gestreßt und ängstlich zu fühlen ist normal und passiert allen gelegentlich. Aber für manche Menschen kann Angst chronisch und bedenklich sein, nicht nur Empfindungen von Furcht, Sorge und Unsicherheit verursachen, sondern auch plötzliche Anfälle von Tachykardie (Herzjagen), Schwitzen und Unsicherheit auslösen. Extrem große und anhaltende Angstzustände können sogar zu furchterregender Panik und behindernden Phobien führen.

Sie können entscheidend dazu beitragen, solche angespannten, ängstlichen Zustände zu lindern - durch Ihre Ernährungsweise. Manche Nahrungsmittel und manche Getränke wirken wie Downer oder Angsterreger, die Ihr Nervensystem aufladen bzw. abkühlen.

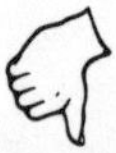

Die Koffeinmisere

Es wird Sie nicht überraschen, daß einer der Haupterreger großer Angst das Koffein ist - das psychotrope (aktive) Mittel in Kaffee, Tee und Cola. Für die meisten Menschen ist Koffein in den normalen eingenommenen Mengen ein gefahrloses Mittel zur Besserung von Laune und Leistungskraft. Aber für eine beträchtliche Gruppe von Menschen, deren Gehirnzellen für Koffein besonders empfindlich sind, können fünf, sechs Tassen Kaffee pro Tag recht erkennbare Zeichen von psychischer Krankheit erzeugen. Eine noch höhere Dosis kann die Angstzentren von zahlreichen, normalerweise geistig gesunden Menschen überwältigen, je nach ihren individuellen Empfindlichkeiten gegenüber Koffein. Die American Psychiatric Association klassifiziert »Koffeinrausch« als eine Geistesstörung. Die Symptome schließen Nervosität, Reizung, nervöse Unruhe, Tachykardie, Schlaflosigkeit, psychomotorische Erregung und unzusammenhängendes Denken und Reden ein.

Wie Dr. John F. Greden, der ehemalige Leiter der Abteilung für Psychiatrische Forschung am Walter Reed Army Medical Center in Washington, D. C., betont, sind die Symptome eines solchen »Koffeinismus im wesentlichen nicht zu unterscheiden von jenen der Angstneurose«. Die medizinische Fachliteratur quillt über mit Fällen von unnützen medizinischen Tests, Verordnungen von starken Beruhigungsmitteln und psychiatrischer Fürsorge, die allesamt vom Verdacht einer – gar nicht existierenden – zugrundeliegenden physischen Krankheit ausgehen, wohingegen der wahre Verursacher Koffein im Übermaß ist.

> »Manche Leute könnten wirklich Medikamente brauchen, um ihre Angst zu erleichtern, aber für zahllose andere könnte der Entzug eines Mittels – Koffein – von größerem Vorteil sein als der Zusatz eines anderen.«
>
> *Dr. John F. Greden, früher am Walter Reed Army Medical Center*

Die Kaffeeabhängigkeit des skeptischen Obersten

Sie können sich persönlich, Familienmitglieder oder Freunde wiedererkennen in der Qual eins 37jährigen Oberstleutnants, der nach zwei Jahren chronischer Angst in einer psychiatrischen Klinik landete. Seine Angst war gekennzeichnet durch tägliche Anfälle von Schwindel, Zittern, Sorge wegen seiner Arbeitsleistung, flauem Gefühl in der Magengegend, nervöser Unruhe, häufigem Durchfall und ständigen Problemen mit Ein- und Durchschlafen. Bei einem Standardtest zur Messung von Angst erreichte er eine hohe Punktzahl.

Drei gründliche Check-ups hatten nichts zutage gefördert. Das tägliche Einnehmen von Valium und anderen Beruhigungsmitteln half nichts und beeinträchtigte seine Arbeitsleistung. Als er schließlich Dr. Greden vom Walter Reed Center aufsuchte und von ihm erfuhr, daß die Ursache seiner Angst Koffeinvergiftung sein könnte, war der Oberstleutnant skeptisch. Acht bis vierzehn Tassen Kaffee waren für ihn Gewohnheit und notwendig. Als ihm die Angstzustände am Ende unerträglich wurden, schränkte er seinen Kaffeekonsum ein. Innerhalb eines Monats begannen die Symptome nachzulassen, und drei Monate später war seine langjährige Angst verschwunden.

Koffein löst Anfälle von Panik aus

Die Gefährdung durch Koffein ist besonders hoch bei ungefähr drei Millionen Amerikanern, die ein so hyperwachsames Alarmsystem haben, daß sie zu panischen Störungen veranlagt sind – für häufige Anfälle von lähmender Angst, die fürchterliche Phobien verursachen können. Aus genetischen Gründen sind die Gehirne dieser Menschen anders geschaltet, so daß sie auf Streß und sonstige Stimulantia einschließlich Koffein empfindlicher reagieren. Ihre Angstreaktion übersteigt die übliche Norm und ist ein physiologischer Sonderzustand.

Daß Koffein bei Menschen mit panischen Störungen – und überraschenderweise auch bei normalen Menschen – extreme Anfälle von Angst und Panik auslösen kann, ist von Dr. Thomas Uhde dokumentiert worden. Er leitet die Abteilung für Angst-und-Affekt-Störungen am National Institute of Mental Health und hat die Wirkungen von Koffein auf Patienten mit Angstzuständen und auf normale, gesunde Menschen getestet. Erstere erlitten Panikattacken bereits nach ziemlich mäßigen Mengen von 480 Milligramm Koffein oder vier bis fünf Tassen Kaffee.

Erstaunlicherweise war Dr. Uhde in der Lage, bei zwei von acht normalen Versuchspersonen Panikattacken auszulösen, indem er die Koffeindosis auf 750 Milligramm (ungefähr sieben bis acht Tassen Kaffee) erhöhte. Daß Koffein solche schrecklichen, behindernden Reaktionen hervorrufen kann, ist ein eindeutiger Beweis für seine enorme pharmakologische Macht über das Gehirn.

Selbstverständlich sind einige Gehirne für die Droge empfindlicher. Menschen, die an panischer Störung leiden, neigen, wie Dr. Uhde bemerkt, vielleicht aus einem Selbstbewahrungsgefühl dazu, weniger Koffein zu trinken. Aber es ist möglich, daß Koffein, je nach Menge, bei vielen ahnungslosen Personen Angst und Furcht erregt, sogar bei Kindern mit einer Neigung zu panischer Störung. Koffein ist natürlich nur einer von vielen Faktoren, die bei empfindlichen nervösen Systemen Angst- und Panikzustände erzeugen können (wobei angespannte Lebensumstände mit Sicherheit eine wichtige Rolle spielen), aber Koffein ist in der Hinsicht einzigartig, daß es leicht eliminiert werden kann.

Die Sofortlösung bei Angst vor Koffeinverzicht

Wie häufig kommt es durch Koffein zu Angst und panischen Störungen? Dr. Malcolm Bruce vom Institute of Psychiatry in London nennt Koffein »eine schwer unterschätzte Ursache für ernste Angststörungen«. Er entdeckte jüngst, daß etwa 25 Prozent seiner Patienten von ihrer Angststörung genasen, als sie auf Koffein verzichteten.

Typisch, so erzählt Dr. Bruce, war eine 33jährige Patientin, die mit einer ernsten, langjährigen Angststörung zu ihm kam. Sie hatte in den letzten zehn Jahren zwei bis drei Anfälle von Panik erlebt. Medikamente und eine lange Psychotherapie hatten ihr nicht geholfen. Im Sinne britischer Lebensgewohnheiten und -rituale hatte sie täglich etwa neun Tassen starken Tees getrunken – also ungefähr 540 Milligramm Koffein –, das Äquivalent von fünf bis sechs Tassen Kaffee.

Dr. Bruce forderte sie auf, probeweise eine Woche lang auf Koffein zu verzichten. Sie fühlte sich sofort besser. Kurz danach setzte er die Medikamente bei ihr ab. Die Anfälle von Panik verschwanden und kehrten nie wieder bis auf seltene Fälle, wenn sie mehr als ihre gewöhnliche halbe Tasse Tee in der Woche trank; bei höherer Koffeinzufuhr stellten sie sich sofort wieder ein.

Alkohol ist keine Lösung

Alkohol und Angst gehen oft zusammen. Aber trinken Menschen, um ihre Angst zu kurieren? Oder enden manche verletzliche Leute, die zuviel trinken, in pathologischer Angst, wenn der Alkohol nicht mehr wirkt? Das ist strittig. Dr. Uhde bemerkt jedoch, daß einige Patienten sogar sechs bis zwölf Stunden nach dem Genuß von einer kleinen Menge Alkohol recht häufig Panikausbrüche erleiden. Dr. Uhde versteht sie als eine Art von »Minientzugssyndrom« zum Zeitpunkt, wenn die Alkoholwirkung nachläßt. Einige Kapazitäten vertreten auch die Theorie, daß solche Patienten weniger Alkohol vertragen können und bei ihnen kleine Alkoholmengen die gleiche Neurotransmitteraktivität im Gehirn auslösen, die normale Leute nach stärkerem Alkoholkonsum erleben.

Wie dem auch sei, Dr. Uhde empfiehlt allen Betroffenen, Alkohol zu meiden oder zur Probe ein oder zwei Drinks pro Tag zu nehmen und zu beobachten, ob Alkohol etwas mit den Panikausbrüchen zu tun hat. Wenn Sie merken, so sagt er, daß sogar ein wenig Alkohol ein erhöhtes Angstgefühl oder öftere Panikattacken verursacht, dann sollten Sie total auf Alkohol verzichten.

> »Das richtige Lebensmittel zur richtigen Zeit in der richtigen Menge ist genauso wirksam wie ein Beruhigungsmittel . . . 40 bis 60 Gramm Kohlehydrate (ungefähr zweieinhalb Eßlöffel weißer Zucker) wird im Körper die Produktion des stimmungsverändernden chemischen Stoffs Serotonin auslösen, der Ängstlichkeit in rund zwanzig Minuten lindert.«
>
> *Dr. Judith J. Wurtman, Massachusetts Institute of Technology*

Süße Mittel gegen Angst

Die Art und Weise, wie die Natur das Gehirn beruhigt und Streß und Angst erleichtert, mag überraschend erscheinen, obwohl das Mittel jahrhundertelang benutzt worden ist. Unsere Vorfahren haben vor dem Zubettgehen zum Einschlafen gewöhnlich ein wenig Honig empfohlen. »In Zeiten von großer Belastung sollte man den Tee süßen«, rät ein altes chinesisches Sprichwort. Trotzdem, die Vorstellung, daß Süßigkeiten das Gehirn beruhigen, geht dem Volksglauben gegen den Strich. Fragen Sie, wen sie wollen, Sie erhalten die Antwort, daß Zucker ein schneller Energiespender ist, der Sie auf Touren bringt, daß er »Starthilfe gibt«. Neuere Forschungen weisen jedoch in die andere Richtung, daß alle Kohlehydrate einschließlich Zucker und Stärke bei den meisten normalen Menschen genau das Gegenteil bewirken. Sie sind typische Sedativa, die Entspannung und Schläfrigkeit verursachen. Kohlehydrate sind, wie eine Reihe von Experimenten gezeigt haben, keine Muntermacher, sondern Dämpfer.

Typisch ist ein Test von Dr. Bonnie Spring, einer Psychologieprofessorin an der Chicago Medical School: Sie ließ eine Gruppe von gesunden Männern und Frauen entweder kohlehydratreiches Fruchteis oder proteinreiche Putenbrust essen. Zwei Stunden später wurden bei ihnen Aufmerksamkeit und Stimmung getestet. Verglichen mit den Personen, die Pute gegessen hatten, waren die Frauen, die das süße Fruchteis genossen hatten, schläfrig und die Männer nach dem Fruchteis entspannt. Nach Dr. Springs Erklärung sind manche Personen, Frauen und Leute über vierzig, für die beruhigende Wirkung des Zuckers empfänglicher. Bei manchen Menschen verursachen Kohlehydrate Erschöpfung und »Zuckertrübsinn«.

Der Grund, weshalb Kohlehydrate als Downer wirken, könnte auf mehrere komplexe biochemische Reaktionen im Gehirn zurückzuführen sein. Der bekanntesten Theorie zufolge öffnen Kohlehydrate einer größeren Menge der Aminosäure Tryptophan den Weg zum Gehirn, wo es in Serotonin umgewandelt wird, also in den Neurotransmitter, der als »beruhigende Chemikalie« bekannt ist.

Es trifft übrigens nicht zu, daß Kohlehydrate Menschen schläfrig machen, weil sie etwa eine starke Erhöhung mit anschließender Absenkung des Blutzuckers verursachen (die sogenannte Hypoglykämie). Durch Tests wurde bewiesen, daß schläfrige Menschen oft einen hohen Blutzuckergehalt haben. Bei den meisten Menschen sind Wachsamkeit und Müdigkeit nicht durch den Blutzucker, sondern durch die Gehirnchemie bestimmt.

Fazit: Wenn Sie ruhiger werden wollen, zählen zu den besten Mitteln Kohlehydrate wie Kartoffeln, Nudeln, Brot, Bohnen und Getreideflocken. Besonders schnell wirken süße Naturprodukte – Honig oder Zucker. Süßstoff wie Sacharin oder Aspartam beruhigt das Gehirn nicht.

Dr. Wurtmans Schnellrezept gegen Streß und Angst

Wenn Sie sich bremsen und beruhigen wollen, empfiehlt Dr. Judith Wurtman vom MIT Zucker und Stärke. Ihr Mann, der Neuroendokrinologe Richard Wurtman, hat einige der rätselhaften und scheinbar widersprüchlichen Mechanismen aufgedeckt, mit denen Kohlehydrate auf die Gehirnchemie einwirken. Judith Wurtman hat diese Befunde in praktische Ratschläge umgemünzt und sie in ihrem Buch »Managing your Mind and Mood Through Food« (1986) zusammengefaßt und erklärt. Einige Beobachtungen und Tips:

- Zucker und Stärke sind Downer, doch Zucker wirkt schneller. Ein gezuckertes Getränk kann sogar innerhalb von fünf Minuten wirksam werden. Stärke wie Getreideflocken oder Brot wirkt erst nach einer halben Stunde bis 45 Minuten.
- Für die meisten Menschen sind 42 Gramm reine Kohlehydrate die beste Beruhigungsdosis, wie sie etwa in 56 Gramm Gummibonbons, zwei Tassen Flocken (ohne Milch und Zucker) oder 250 Gramm normaler Cola enthalten sind. Es gibt keinen Grund zu übertreiben. Die chemischen Veränderungen im Gehirn, die das Gefühl von Ruhe erzeugen, fangen gleich mit dem Lutschen von Bonbons, dem Essen von Plätzchen und Flocken oder dem Schlucken alkoholfreier Drinks an.
- Mischen Sie keine Proteine mit einem Kohlehydrat. Essen Sie das Kohlehydrat für sich allein. Das heißt, gießen Sie keine Milch, die ja reich an Proteinen ist, auf Ihre Getreideflocken, die reich an Kohlehydraten sind. Sogar ein klein wenig Protein kann die beruhigende Wirkung von Kohlehydraten bereits abschwächen.
- Essen Sie magere Kohlehydratspeisen; fette Süßigkeiten und Nachtische brauchen länger, bis sie wirken. Gummibonbons, die fast nur aus Zucker bestehen, sowie Sahnebonbons, Pfefferminzbonbons und Lutscher helfen viel schneller als ein fetthaltiger Schokoladenriegel.
- Um Ihren Streß schnellstens zu erleichtern, sollten Sie Ihre Kohlehydrate in flüssiger Form zu sich nehmen; denn Flüssigkeit geht schneller durch den Magen. »Nippen Sie an einer Tasse Kräutertee mit zwei Löffeln Zucker oder einer Tasse Instantkakao mit Wasser (nicht mit Milch!), oder trinken Sie ganz langsam einen Viertelliter eines koffeinfreien, normalen alkoholfreien, nichtdiätischen Getränks«, empfiehlt Dr. Wurtman. Trinken Sie langsam, mit kleinen Schlucken, durch einen Strohhalm, bis Sie sich abgeklärter fühlen.
- Wenn Sie eine lange streßreiche Zeit – wie zwölf bis vierzehn Stunden – erwarten, knabbern Sie an fettarmen kohlehydratischen Nahrungsmitteln wie Popcorn, Reiskuchen oder trockenen Frühstücksflocken.

Eine Zwiebel hilft

Die alten Ägypter verwendeten Zwiebeln, um sich zu entspannen und zu schlafen. Vielleicht ist da etwas dran. Gelbe und rote Zwiebeln sind die reichste Quelle einer chemischen Verbindung namens Quercetin, die ein Antioxidans, ein Mittel gegen Entzündungen und auch ein milder Downer ist. Sie scheint, wie neuere französische Tests mit Tieren gezeigt haben, durch Einwirken auf das zentrale Nervensystem zumindest Mäuse schläfrig zu machen.

Diätempfehlungen gegen Angstzustände

- Wenn Sie ängstlich sind, geben Sie Koffein auf, oder schränken Sie es mindestens eine Woche lang ein, und beobachten Sie, ob die Angst dann verfliegt. Das bedeutet: weniger oder gar keinen Kaffee oder Tee, Cola oder Kakao und Schokolade. Seien sie darauf vorbereitet, daß sich Koffeinentzugserscheinungen einstellen wie Kopfschmerzen, die normalerweise nach neunzehn Stunden anfangen, in den nächsten ein oder zwei Tagen schlimmer werden und dann langsam aufhören. Wenn Sie sicher sein wollen, daß Koffein wirklich die Ursache ihrer Angstgefühle ist, machen Sie später einen Test, indem Sie ein wenig davon trinken, und beobachten Sie, ob die Angst zurückkehrt.
- Falls Sie an Panikausbrüchen oder panischen Störungen leiden, sollten Sie auf Koffein ganz verzichten oder weniger davon trinken. »Wahrscheinlich werden ein paar Tassen Kaffee keine Panikausbrüche auslösen«, meint Dr. Uhde. »Doch bei stärkerem Kaffeekonsum wäre es schon möglich.« Beobachten Sie an sich, ob Panikausbrüche mit Koffeingenuß in Zusammenhang stehen. Konsultieren Sie zur richtigen Behandlung einen Arzt.
- Wenn Sie nach Alkoholgenuß ängstlicher oder gar panisch werden, dann schränken Sie ihn ein, oder geben Sie ihn völlig auf.
- Um ganz allgemein Streß oder Angst zu verringern, sollten Sie komplexere Kohlehydrate wie Nudeln oder Kartoffeln essen. Falls eine raschere Wirkung erwünscht ist, essen Sie etwas, was Zucker oder Honig enthält, die seit langem als milde Beruhigungsmittel bekannt sind.

Verblüffende Fakten über Zusammenhänge zwischen Ernährung und menschlichem Verhalten

> **Nahrungsmittel, die Aggression zügeln könnten:** Kohlehydrate wie Zucker und Stärke.

Können gezuckerte Nahrungsmittel kriminelles, asoziales oder störend hyperaktives Verhalten fördern? Diese Theorie fand in den siebziger und achtziger Jahren höchste Beachtung, so daß Snacks und Süßigkeiten in Strafgefängnissen verboten wurden in der Hoffnung, die kriminelle Psyche gefügig zu machen. Ein krönendes Beispiel von Zuckerphobie wurde die inzwischen berühmte »Twinkie-Verteidigung«. Dan White erschoß 1978 den Bürgermeister von San Francisco, George Moscone, und Harvey Milk, einen leitenden Beamten der Stadtverwaltung. Die Schuld für die kriminelle Tat und seine geistige Verwirrung wurde auf seinen chronischen Überverbrauch einer Süßigkeit namens »Hostess Twinkies« geschoben.

National Institute of Health: Keine Hyperaktivität durch Zucker

Die These, daß Süßigkeiten Hyperaktivität und Aggression fördern, ist weit verbreitet. So wirkte es wie ein Schock, als man in strikt durch Gegenversuche kontrollierten und überwachten Laborexperimenten entdeckte, daß sie kaum durch Tatsachen zu erhärten ist. Typisch war eine Untersuchung bei achtzehn Jungen im Vorschulalter zwischen zwei und sechs Jahren, die nach Angabe ihrer Eltern »auf Zucker reagierten«, sowie bei zwölf Jungen, die anscheinend nach Zuckerkonsum keine aggressive Reaktion zeigten. Alle Jungen bekamen, zu unterschiedlichen Zeiten, entweder Zucker oder den Süßstoff »Aspartam« und Sacharin in einem Zitronengetränk mit Kohlensäure. Anschließend durften sie zusammen spielen. Niemand wußte, wer was wann bekam. Jedes Kind trug ein spezielles Gerät zur Messung seiner physischen Aktivität.

Die Art ihres Spielens verriet niemandem, welche Buben den Zucker getrunken hatten. Weder die Eltern noch die Lehrer, noch Fachbeobachter bemerkten konkrete Veränderungen, die mit Zucker in Verbindung stehen könnten. Die Buben, die Zucker bekamen, zeigten den Meßgeräten zufolge keine größere Aktivität. Die Forscher schlossen, daß »eine große Portion Zucker die Aggressivität und die Aktivität bei den Vorschulkindern nicht steigerte«. Im Grunde widerlegten alle Doppelblindtests dieser Art den Ruf des Zuckers als Verhaltensschädiger.

> »Ich weiß von vielleicht fünfzig bis sechzig unterschiedlichen Forschungsprojekten, in denen Kinder und ihr Verhalten untersucht worden sind. Wenn Sie sich die Studien genau anschauen, stellen Sie fest, daß Zucker bei Kindern keine Hyperaktivität auslöst.«
>
> *Dian Gans, Assistenzprofessor für Ernährungswissenschaften an der University of Hawaii in Manoa*

Nachdem Dr. Dian A. Gans 1991 das gesamte objektive Beweismaterial zu diesem Thema geprüft hatte, kam sie zu dem Schluß, daß Zucker bei Kindern, die entweder normal oder hyperaktiv sind, kein asoziales Verhalten und keine Hyperaktivität fördert. Sie ließ allerdings die Möglichkeit offen, daß es in seltenen Fällen doch vorkommen könnte. Dr. Gans warnt Eltern davor, Zucker und andere Kohlehydrate einzuschränken, um Verhaltensprobleme zu lösen, weil derartige Maßnahmen fehlschlagen und schädlich sein könnten. Die Forschung zeigt, daß Kohlehydrate wie Zucker auf das Gehirn eher beruhigend als erregend wirken und hyperaktives und aggressives Verhalten ironischerweise eher verringern.

Die Psychologin Bonnie Spring an der Chicago Medical School, die auf diesem Gebiet bahnbrechende Forschungen geleistet hat, nimmt sogar an, daß besonders aktive Kinder möglicherweise deshalb auf Kohlehydrate scharf sind, weil diese Nahrungsmittel eben eine beruhigende Wirkung haben. Eltern ziehen daraus dann den Fehlschluß, daß Zucker das Problem »verursacht, das es, ganz im Gegenteil, doch lindern könnte«, wie sie erläutert.

Welche Überraschung! Zucker macht Verbrecher sanft

Überraschenderweise trifft zu, daß Zucker bei einigen Verbrechern tatsächlich eine Verhaltensbesserung zu bewirken scheint, wie aus einer wissenschaftlichen Studie der University of Wisconsin in Madison hervorgeht. Die Forscher gaben in einem Blindtest 115 männlichen jugendlichen Verbrechern im Gefängnis und 39 nichtstraffälligen männlichen Oberschülern Frühstück mit Flocken, die mit einfachem Zucker bzw. mit dem Süßstoff Aspartam gesüßt waren. Die totale Aufnahme von Zucker betrug um die 40 Gramm. Dann unterzogen sie die Versuchspersonen einer Reihe von neuropsychologischen Tests, die Faktoren wie Konzentration, Hyperaktivität, Stimmung und Verhaltensstörungen messen. Jeder Junge machte alle Tests zweimal – nachdem er das Frühstück mit Zucker und das Frühstück ohne Zucker gegessen hatte.

»Es gab überhaupt keinen Beweis, daß Zucker eine schlechte Wirkung auf irgendein Mitglied der Gruppe hatte«, schloß der Autor der Studie, Professor Joseph P. Newman.

Vielmehr kann nach seiner Ansicht Zucker helfen, hyperaktives und destruktives Verhalten zu zügeln, besonders bei Kindern mit den schlimmsten Problemen. Solche Personen »zeigten eine bessere Leistung nach dem Sukrosefrühstück (mit Tafelzucker) als nach dem Frühstück ohne Sukrose«. Auch die Nichtverbrecher holten sich nach dem Sukrosefrühstück in Verhalten und Stimmung ein besseres Punktergebnis. Dr. Newman bemerkt allerdings, daß nichthyperaktive Verbrecher nach der Zuckerzufuhr eine leicht beeinträchtigte Leistung zeigten bei Aufgaben, die eine geistige Tätigkeit und das Kurzzeitgedächtnis erforderten. Aber das kam nicht unerwartet, da bekannt ist, daß Zucker und andere Kohlehydrate dazu neigen, Schläfrigkeit zu verursachen und geistige Aktivität bei normalen Menschen zu verlangsamen.

Macht ein niedriger Cholesterinspiegel aggressiv?

Kann ein niedriger Cholesterinspiegel aggressiver und launischer machen? So weit hergeholt und verrückt dies auch klingen mag, so gibt es eine entsprechende, durchaus legitimierte und in wissenschaftlichen Kreisen vieldiskutierte Theorie, die durch einiges Beweismaterial unterstützt wird. Die ersten Hinweise ergaben sich aus den Resultaten einer umfangreichen, von den National Institutes of Health 1981 durchgeführten Untersuchung bei Männern, die zeigte, daß das Infarktrisiko sank, wenn man Cholesterin reduzierte. Zum Erstaunen aller Autoren verlängerte ein niedriger Cholesterinspiegel das Leben jedoch keineswegs. Statt dessen war es so, daß die vermehrte Herzinfarktquote bei hohem Cholesterinstand in der Untersuchung bei niedrigen Cholesterinwerten durch Unfälle, Mord und Totschlag oder Selbstmord ausgeglichen wurde. Finnische Studien entdeckten ebenfalls einen Zusammenhang zwischen niedrigem Cholesterin und heftigem, aggressivem Verhalten.

Ein offenes Wort über Zucker

Es gibt kaum einen Grund, uns Sorgen zu machen, daß zuckerhaltige Nahrungsmittel aggressives, wildes oder hyperaktives Verhalten auslösen. Im Gegenteil, es ist bewiesen, daß Kohlehydrate wie Zucker bei den meisten Kindern und Erwachsenen eher beruhigen, besänftigen und aggressives Verhalten reduzieren. Das legt die Vermutung nahe, daß ein starker Konsum von Kohlehydraten eher ein Akt der Selbstheilung als von Selbstzerstörung sein dürfte. Kindern die Kohlehydrate völlig zu nehmen könnte tatsächlich zu einer Steigerung schlechten Verhaltens führen.

Das heißt aber nicht, daß Sie oder Ihre Familie Zucker in der Regel überdosieren sollen, um Gehirnchemie und Verhalten zu ändern. Eine regelmäßige Überdosierung von Zucker kann dick machen und unerwünscht hohe Raten von Insulin und Glukose im Blut fördern. Es ist normalerweise besser, komplexe Kohlehydrate wie Nudeln, Getreide und Brot zu essen, die ebenfalls eine beruhigende Wirkung auf das Gehirn ausüben, wenn diese auch nicht so schnell einsetzt.

Wissenschaftler müssen manchmal das Undenkbare denken. Und genau das praktizieren der Verhaltenswissenschaftler Jay Kaplan von der Bowman Gray School of Medicine und der Psychologe Stephen Manuck von der University of Pittsburgh. Sie beschlossen herauszufinden, wie sich unsere biologisch nächsten Verwandten, die Affen, bei Fütterung mit fettarmer, cholesterinsenkender Nahrung verhalten. Sie beobachteten dreißig Affen über zwei Jahre. Die eine Hälfte der Affen aß fettarme Nahrungsmittel, so daß sie weniger als 30 Prozent ihrer Kalorien aus Fett bezogen und folglich niedrige Cholesterinwerte hatten. Die übrigen aßen fettreiche Nahrungsmittel, die ihre Cholesterinmenge verdreifachten.

Bemerkenswerterweise gab es bei den Affen mit niedrigem Cholesterinpegel eine um 50 Prozent höhere Wahrscheinlichkeit wilden Verhaltens – sie griffen ihre Nachbarn an, bissen, schubsten und quälten sie. »Wir haben keine Ahnung, wie es dazu kommt«, berichtet Dr. Manuck. »Wir wissen nicht, ob hohe Cholesterinwerte die Affen besänftigen oder ob niedrige Cholesterinwerte sie gemein werden lassen.« Er vermutet im übrigen, daß fettes Cholesterin die Gehirnzellen bei der Erzeugung von Neurotransmittern wie Serotonin beeinflußt, das stimmungsverändernd wirkt.

Neuere Forschungen haben auch ergeben, daß manche ältere Männer mit niedrigem Cholesterinspiegel (unter 160) deprimierter sind als Männer mit hohem Cholesterinspiegel.

Kopfschmerzen: Nahrung löst sie aus, Nahrung heilt sie

Nahrungsmittel, die häufig Kopfschmerzen auslösen: Schokolade · Rotwein · Koffein · Mononatriumglutamat · Aspartam · geräuchertes, gepökeltes, gesalzenes Fleisch · fermentierter Käse · Nüsse · Alkohol · Eiskrem.
Nahrungsmittel, die Kopfschmerzen vorbeugen oder lindern können: Fisch und Fischöl · Ingwer.

Glauben Sie mir – all Ihre Kopfschmerzen, ob es die sogenannten Sinuskopfschmerzen sind, Spannungs- und Streßkopfschmerzen oder die gefürchtete Migräne, könnten nach revolutionierenden jüngsten Befunden von Nahrungsverbindungen herrühren, die Sie tagtäglich in Ihren Körper aufnehmen. Viele Menschen, die beinah ständig unter Kopfschmerzen leiden, ahnen nicht, daß die Ursache in Ihrer Ernährung begründet sein könnte. Bei Kindern sind nahrungsbedingte Kopfschmerzen, die nicht als solche erkannt werden, leider weit verbreitet. Falls Sie unter dem starken Kopfschmerz leiden, der unter dem Namen Migräne bekannt ist, sind auslösende Nahrungselemente besonders beunruhigend. Es gilt laut führenden Spezialisten außerdem inzwischen als gesichert, daß die gleichen Nahrungsmittel, die Migräne verursachen, auch weniger gravierende Gefäßkopfschmerzen auslösen können.

Der Grund: Alle gewöhnlichen Kopfschmerzen, die inzwischen als Verspannungs-, Streß- und Sinuskopfschmerzen diagnostiziert werden, sind tatsächlich schwächere Versionen der Migräne. Sie stammen von der gleichen Gehirnbiologie und werden genauer als »Gefäßkopfschmerzen« bezeichnet. Daher muß jetzt bei *all* diesen gutartigen Kopfschmerzen, die Millionen von Menschen plagen, als mögliche Ursache die Ernährungsweise in Erwägung gezogen werden.

Neue Kopfschmerztheorien

Es hängt zum großen Teil von Ihrer genetischen Veranlagung ab, ob Sie öfter starke Kopfschmerzen haben. Je anfälliger Sie aus genetischen Gründen sind, um so mehr werden gewisse Faktoren Schmerzen auslösen. Einige dieser Faktoren – etwa Wetterumschwünge, grelles Licht, starke Gerüche und Menstruation – entziehen sich schlicht Ihrer Kontrolle. Das einzige, was Sie wirklich in der Hand haben, ist die Ernährung. Dr. David W. Buchholz, Leiter der Neurological Consultation Clinic am Johns Hopkins University Hospital, zieht daraus die Konsequenz, daß es zum Vorbeugen von Kopfschmerzen entscheidend sein dürfte, Kopfschmerzerreger in der Nahrung zu eliminieren.

Die Sache ist insofern kompliziert, als diese Erreger selten ganz für sich allein wirken. Normalerweise ist das Zusammenwirken von zwei oder mehr Faktoren erforderlich, um Regulierungsmechanismen des Gehirns zu überwältigen und damit Kopfschmerz zu verursachen – ähnlich wie bei einem Kurzschluß bei einem zu starken Stromstoß. Das ist der Grund, warum Rotwein manchmal eine Migräne verursacht, manchmal auch nicht. Wenn Sie Rotwein trinken, ein Stück blauen Käse essen und gleichzeitig unter Streß stehen, wird beispielsweise das Risiko, Kopfschmerzen zu bekommen, größer. Außerdem spielt auch die Menge des konsumierten Erregers in der Nahrung eine Rolle. Ein Stück Schokolade kann keine Kopfschmerzen verursachen, eine ganze Tafel jedoch schon, erklärt Dr. Seymour Solomon, der Direktor der Kopfschmerzabteilung im Montefiore Medical Center in New York City.

Dr. Buchholz weist im übrigen darauf hin, daß die Kopfschmerzen auch erst mit ein- bis zweitägiger Verzögerung auftreten könnten. Das macht die Entdeckung des auslösenden Nahrungsmittels noch schwieriger – ganz besonders dann, wenn Sie es häufig essen.

> »Entweder Sie haben eine Tendenz, Kopfschmerzen zu bekommen, oder Sie haben sie nicht. Sie ist in Ihnen gespeichert, das ist genetisch. Aber was Sie essen, kann solche Empfänglichkeit beeinflussen und so Kopfschmerzen verursachen.«
>
> *Dr. Joel Saper, Professor für Klinische Medizin, Michigan State University*

Wie Nahrung auf Kopfschmerzen einwirkt

Viele allgemein gebräuchliche Nahrungsmittel enthalten chemische Stoffe – insbesondere Tyramine und Nitrit –, die auf das Gehirn von genetisch für Kopfschmerz Veranlagten unmittelbar einwirken und bei Nerven und Blutgefäßen Veränderungen verursachen, die sich zu Kopfschmerzen steigern. Die Häufigkeit und Stärke von Kopfschmerzen hängt vom Grad der Empfindlichkeit und dem kumulativen Effekt der Nahrung wie auch anderer Faktoren ab, die auf das Gehirn einwirken. Der chemische Stoff in der Nahrung stimuliert in manchen Fällen eine Kontraktion der Blutgefäße, die zu Funktionsstörungen im Blutkreislauf und vorübergehenden neurologischen Symptomen wie etwa Sehstörungen führen. In anderen Fällen dehnen sich die Blutgefäße außerhalb des Gehirns aus, entzünden sich und verursachen auf diese Weise Schmerzen.

Dieser Theorie zufolge sind alle Nahrungsmittel verdächtig, die bestimmte uns bekannte chemische Kopfschmerzerreger enthalten. Beispiele: Schokolade, fermentierter Käse, Magerspeck und Rotwein.

Andererseits sind manche Forscher fest davon überzeugt, daß viele Kopfschmerzen bei Erwachsenen und Kindern von weitverbreiteten, jedoch allgemein unbekannten Nahrungsmittelallergien und -überempfindlichkeiten herrühren. Das Immunsystem des Körpers kann ein bestimmtes Nahrungsmittel als ein Antigen – also als fremdartige Substanz – wahrnehmen und Reaktionen auslösen, die zu Gefäßveränderungen und Kopfschmerzen führen. Diese Theorie geht davon aus, daß ein breites Spektrum von Nahrungsmitteln, die anscheinend gar keinen spezifischen chemischen Erregerstoff gemeinsam haben, je nach individueller Empfindlichkeit bei einem Menschen Kopfschmerzen verursachen kann.

Nahrungsmittel können auch einen indirekten Einfluß auf Schmerzen und Entzündungen haben, indem sie durch das komplexe Prostaglandinsystem wirken. Weil Kopfschmerzen mit Blutgefäßveränderungen und Entzündungsprozessen verbunden sind, haben manche Nahrungsmittel, die solche Prozesse beeinflussen, die Eigenschaft, Kopfschmerzen zu lindern. Zwei Beispiele dafür sind Fischöl und Ingwer.

Wie verbreitet sind Kopfschmerzen?

Wie viele Arten von Kopfschmerz durch Nahrungsmittel ausgelöst werden, ist ungeklärt. Manchen Experten zufolge sollen es nur sehr wenige sein – 5 bis 20 Prozent. Andere behaupten wiederum, daß die meisten ernährungsbedingt sind. Dr. James Breneman, ehemals Vorsitzender des Komitees für Nahrungsmittelallergien am American College of Allergy, erklärte: »Ich bin davon überzeugt, daß bei drei Vierteln aller Fälle von Migräne ein Zusammenhang mit der Ernährung besteht.« Natürlich sind manche Nahrungsmittel potentiell hochgradigere Erreger als andere; aber die Liste wird immer länger. Inzwischen sind einige Spezialisten sogar der Auffassung, daß fast alle Lebensmittel mögliche

Kopfschmerzauslöser sind. Da hat beispielsweise eine Frau entdeckt, daß ihre Migränen durch Zimt ausgelöst wurden, der auf den ärztlichen Tabellen der üblichen Migräneerzeuger gar nicht erwähnt wird. Dr. Joel Saper, Professor für Klinische Medizin an der Michigan State University und Leiter des Michigan Head Pain Neurological Institute in Ann Arbor, hat auch Milch aufgeführt, obwohl der Auslösemechanismus unbekannt ist. Dr. Buchholz betrachtet Koffein als Risikofaktor Nummer eins für Kopfschmerzen.

Schon das Reduzieren oder Meiden von schmerzauslösenden Nahrungsmitteln kann Kopfschmerzen beenden. In einer jüngeren Forschungsübersicht vermerkte Dr. Cynthia Radnitz, Assistenzprofessorin für Psychologie an der Farleigh Dickinson University, Studien, die ergeben haben, daß 70 bis 85 Prozent von Migränepatienten nach einer geringeren Einnahme der relevanten Nahrungsmittel nicht mehr so oft und so stark unter Kopfschmerzen litten.

Im folgenden werden die Nahrungsmittel genannt, die als besonders schlimme Kopfschmerzerreger gelten. Die Forschungen wurden großteils spezifisch an Personen mit extremen vaskulären Kopfschmerzen durchgeführt. Nach Meinung von Spezialisten verursachen diese Migräneerreger unter den Nahrungsmitteln aber auch das gewöhnliche Kopfweh der meisten Menschen.

Achtung, die schrecklichen Amine!

Die als Amine bezeichneten Nahrungsmittelbestandteile können dem Gehirn schlimm mitspielen. So hat der römische Schriftsteller Plinius berichtet, daß frische Datteln Kopfschmerzen verursachen; heute wissen wir, daß der chemische Aufbau der Dattel Proteine mit einem Amin enthält. Und Schokolade, die als Ursache von Migräne geradezu berüchtigt ist, enthält Phenylethylamin. In Zitrusfrüchten, weiteren verbreiteten Kopfschmerzerregern, kommt Octopamin vor. Das bekannteste migräneauslösende Amin ist jedoch das Tyramin, ein häufiger Nahrungsbestandteil. In unterschiedlichen Mengen findet es sich in alkoholischen Getränken (besonders in Rotwein), Milchprodukten (in Sorten von altem und hartem Käse, Joghurt, saurer Sahne), bestimmten Fleischsorten und Fischarten (geräuchertes, gepökeltes, getrocknetes Fleisch, Heringe), Hefeprodukten (manche Brotarten und frische Kuchen), Obst (Feigen, Datteln, Rosinen), in Nüssen und Sauerkraut. Interessanterweise bekommen Testpersonen, die Tyramin pur und für sich allein einnehmen, keineswegs immer Kopfschmerzen, was nur bestätigt, daß es zur Auslösung von Kopfschmerzen durch das Lebensmittel zusätzlicher Faktoren bedarf.

Kopfschmerz durch Rotwein

Seien Sie mißtrauisch gegenüber Rotwein. Wenn Sie vermuten, daß er Ihnen Kopfschmerzen bereitet, stimmt das wahrscheinlich auch. Unter den alkoholischen Getränken hat er, was den Kopf betrifft, den schlechtesten Ruf. Der Grund ist wohl der, daß der Wein reich ist an Traubensubstanzen, einschließlich Tyramin. Daß Rotwein Kopfschmerzen auslösen kann, wird durch mehrere Untersuchungen erhärtet, darunter auch eine jüngste britische Studie über neunzehn Migränepatienten.

Besonders schmerzbringende, weil tyraminreiche Käsesorten

Käse	*Milligramm Tyramin pro 14 Gramm Käse*
Englischer Stilton	17,3
Blauschimmelkäse	15,0
Alter Cheddar	7,5
Danish blue	5,5
Mozzarella	2,4
Schweizer Gruyère	1,9
Feta	1,1
Parmesan, geriebener	1,1
Gorgonzola	0,8

Die Forscherin Julia T. Littlewood von der Princess Margaret Migraine Clinic am Charing Cross Hospital in London gab Versuchspersonen kleine braune Flaschen mit einer Flüssigkeit zu trinken, die, um den Geschmack zu kaschieren, gekühlt war. Ein Teil der Flaschen enthielt etwas mehr als eine Tasse spanischen Rotwein, der andere eine Mischung aus Wodka und Limonade. Der Alkoholgehalt war in beiden Fällen gleich. Um den Inhalt weiter zu vertuschen, mußten die Versuchspersonen die Mischung durch Strohhalme trinken. Nach dem Trinken wurden ihre Reaktionen genau beobachtet.

Von den elf Migränepatienten, die Rotwein getrunken hatten, bekamen innerhalb von drei Stunden neun eine ausgewachsene Migräne mit einseitigen, pulsierenden Schmerzen, Übelkeit und Lichtempfindlichkeit. Die Versuchspersonen, die unwissentlich die Wodkamischung getrunken hatten, zeigten keinerlei Kopfschmerzsymptome. Sie tauchten übrigens auch bei keiner Person einer anderen Gruppe auf, die nicht unter Migräne litt.

Laut Dr. Littlewood besteht der wesentliche Punkt darin, daß Rotwein zwar Migräne verursacht, aber offenbar nicht wegen seines Alkohols. Dr. Littlewood weist auch darauf hin, daß sie absichtlich einen Rotwein mit einem geringen Gehalt des berüchtigten Kopfschmerzerregers Tyramin wählte. Sie glaubt, daß der aktive Stoff eine natürliche phenolische Verbindung ist, die in Weißwein nicht vorkommt und die manche Migränepatienten wegen eines Mangels an einem bestimmten Enzym nicht richtig umwandeln können.

Schokoladen-Kopfweh

Schokolade ist ein niederträchtiger Auslöser von Migränekopfschmerzen. In einer jüngsten Untersuchung haben von 490 Migräneleidenden 19 Prozent Schokolade nach Alkohol als ihre größte Gefahr angegeben.

Daß die Gefahr echt ist, demonstrierte eine britische Doppelblinduntersuchung an zwanzig Patienten mit klassischer Migräne. Alle waren sicher, daß Schokolade ihre Migräne ausgelöst hatte. Zum Testen gaben die Forscher zwölf Patienten eine 40-Gramm-Tafel Schokolade und den übrigen acht ein Placebo oder eine Tafel »falscher Schokolade«. Innerhalb von durchschnittlich zweiundzwanzig Stunden spürten fünf der Patienten (40 Prozent), die die echte Schokolade bekommen hatten, Anzeichen einer Migräne. Keiner der Patienten, die die falsche Schokolade aßen, erlitt eine Migräne.

Hinweis: Weiße Schokolade, die Kakaobutter, aber keinen Schokoladenliquor (eine Quelle von Tyramin) enthält, verursacht keine Kopfschmerzen.

Hot-dog-Kopfschmerzen: Die Nitrinfalle

Wenn Sie zu Kopfschmerzen neigen, sollten Sie sich vor Würstchen, Magerspeck, Salami, Schinken und anderen mit Natriumnitrit oder Nitrat haltbar gemachten Fleischarten hüten, die als Kopfschmerzerreger bekannt sind. Die Neurologen William R. Henderson und Neil H. Baskin von der University of California in San Francisco stellten dies mit der Hilfe eines »Hot-dog-Kopfschmerz-Betroffenen« fest. Er war 58 Jahre alt und klagte über Kopfschmerzanfälle und gelegentlich auch Gesichtsrötungen, die dreißig Minuten nach dem Genuß von heißen Würstchen, Magerspeck oder anderen mit Nitrit behandelten Fleischarten eintraten. Die Kopfschmerzen hielten mehrere Stunden lang an.

Er war bereit zu einem Test mit geruch- und geschmacklosen Lösungen. Sie enthielten teils 10 Milligramm oder weniger Natriumnitrit, teils eine gleich aussehende Lösung ohne Nitrit. Er wußte nicht, was er jeweils trank. Doch von der Nitritlösung bekam er bei acht von dreizehn Malen Kopfschmerzen, vom Placebogetränk dagegen keine. Nach seinem Verzicht auf mit Nitrit behandeltes Fleisch verschwanden die Kopfschmerzen.

Welche Nahrungsmittel am wahrscheinlichsten Kopfschmerz verursachen

- Koffein (Kaffee, Tee, Eistee, Cola),
- Schokolade,
- Käse (außer: Frischkäse, Hüttenkäse und amerikanischer Käse),
- Joghurt und saure Sahne,
- Nüsse (einschließlich Erdnußbutter),
- haltbar gemachte Fleischsorten und Trockenfleisch (wie Würstchen, Wurst, Magerspeck, Salami und Mortadella),
- alkoholische Getränke (besonders Rotwein, Sekt und dunkle oder schwere alkoholische Getränke; Wodka zeigt eine geringere Tendenz, Kopfschmerzen zu verursachen),
- Mononatriumglutamat,
- Zitrusfrüchte (Orangen, Grapefruit, Zitronen, Limonen), Ananas und ihre Säfte,
- sonstige Obstsorten (Bananen, Rosinen, rote Pflaumen, Dosenfeigen, Avocados),
- manche Gemüsesorten (dicke, Lima-, Puff- und weiße Bohnen, Zuckererbsen, Sauerkraut und Zwiebeln),
- manche Brotprodukte (selbstgemachte Hefebrotarten, Sauerteigbrot und andere mit Hefe gebackene Produkte),
- Aspartam (NutraSweet).

Quelle: Dr. David Buchholz, Johns Hopkins University

Aspartam-Kopfschmerzen

Kann der Süßstoff Aspartam (NutraSweet) Kopfschmerzen auslösen? Die Hersteller bezeichnen den Süßstoff als untadelig. Aber es sind hinreichend Beschwerden bei Regierungsstellen und Klagen bei Spezialärzten eingegangen, um den Schluß zu erlauben, daß Aspartam bei empfindlichen Menschen Kopfschmerzen verursachen kann. »Aspartam kann bei einem nicht unbedeutenden Teil von Kopfschmerzopfern und insbesondere Migräneleidenden ein bedeutsamer Auslöser sein«, betont Dr. R.B. Lipton, Neurologe am Headache Unit of Montefiore Medical Center in New York City, nach einem Test bei 117 Patienten.

Eine Studie von Shirley M. Koehler an der University of Florida hat gezeigt, daß Aspartam bei 50 Prozent einer Testgruppe die Häufigkeit von Migräne steigerte. Nach vierwöchigem Konsum einer Dosis von 300 Milligramm Aspartam viermal täglich stieg die Gesamtzahl von Migräneanfällen im Vergleich zur Einnahme eines Placebos auf das Doppelte (von einem Durchschnitt von 1,55 auf 3,55). Außerdem dauerten die Kopfschmerzen länger, und einige Versuchspersonen spürten während der durch Aspartam erregten Schmerzphasen »ungewöhnlichere Symptome« wie Schwindelgefühl, Zittern und vermindertes Sehvermögen. Warum Aspartam Migräne auslöst, ist nicht bekannt. Es scheint aber, wie andere Kopfschmerzauslöser in der Ernährung auch, vor allem Menschen mit angeborener Empfindlichkeit zu behelligen.

MSG-Kopfschmerzen

Manche Forscher bestreiten, daß es so etwas wie durch MSG (Mononatriumglutamat) ausgelöste Kopfschmerzen gibt, die von anderen Anzeichen wie dem sogenannten »Chinesisch-Essen-Syndrom« begleitet werden – etwa ein Glühen und Prickeln in Gesicht und Brust, Schweißausbrüche, außergewöhnlich starke Unterleibskrämpfe und Schwindelgefühl. Dennoch zählen viele Kopfschmerzspezialisten MSG zu den gewöhnlichen Auslösern vaskulärer Kopfschmerzen. Dr. Saper erklärt, daß manche Leute MSG nicht gut umwandeln, so daß es sich im Blutfluß aufbaut und zu einer chemischen Überreaktion und Kopfschmerzen führt.

Die Verwendung von MSG zur Verstärkung des Aromas in konservierten Nahrungsmitteln ist weit verbreitet. MSG muß nicht auf den Etiketten erwähnt werden. Wenn Sie MSG-empfindlich sind, sollten Sie sich vor Ingredienzen in acht nehmen wie hydrolisiertem Gemüseprotein oder hydrolisiertem Pflanzenprotein, die MSG enthalten – das empfiehlt Dr. Alfred L. Scopp von der Northern California Headache Clinic.

Koffein: Wohltäter – Übeltäter

Seien Sie bei Koffein vorsichtig! Paradoxerweise kann es Kopfschmerzen sowohl verursachen wie lindern. Eine einzige Tasse starker Kaffee kann milde

Kopfschmerzen beseitigen. Und für sich genommen ist Koffein ein schmerzstillendes Mittel, das Acetaminophen ähnelt, wie Tests des Psychiaters Dr. Nicholas Ward an der University of Washington ergeben haben.

Aber Koffein hat eine düstere Kehrseite, die es zu einer weitverbreiteten Gefahr als Kopfschmerzerzeuger macht, erläutert Dr. Buchholz. Nach seinen Erkenntnissen nährt Koffein bei zahlreichen nichtsahnenden Menschen Kopfschmerzen und ist vielleicht sogar in Wirklichkeit deren Haupterreger. Obwohl es stimmt, daß Koffein Kopfschmerzen für eine Weile zu lindern vermag, indem es erweiterte und geschwollene Blutgefäße verengt, kann es nach Dr. Buchholz auf die Dauer einen Rückschlag bewirken. »Wenn die Wirkung des Koffeins nachläßt, schwellen die von ihm zuvor verengten Blutgefäße gewaltig an, dehnen sich in einer gegenläufigen Aktion aus und verursachen noch schlimmere Kopfschmerzen als vorher.« Und deshalb, so unterstreicht Buchholz, verursacht ein regulärer Genuß von Koffein bei vielen Menschen auf die Dauer Kopfschmerzen, selbst wenn sie meinen, daß es ihnen rasch Linderung verschafft. Er warnt davor, Koffein gegen Kopfschmerzen einzusetzen.

Welche Menge an Koffein ist bei Kopfschmerzen gefährlich? Das ist von Person zu Person verschieden, weil die Toleranz gegenüber Koffein sehr stark variiert. Bei empfindlichen Menschen löst eine einzige Tasse Kaffee Kopfweh aus; andere können viele Tassen trinken, ohne Kopfschmerzen zu bekommen, erklärt Dr. Buchholz. »Ich will nicht sagen, daß alle Koffein aufgeben sollten«, fügt er hinzu, »doch für Menschen, die leicht Kopfschmerzen bekommen und auf Koffein empfindlich reagieren, ist ein Verzicht auf Koffein vielleicht das beste, um sich von den Kopfschmerzen zu befreien.«

Warnung: Um Entzugserscheinungen zu vermeiden, sollten Sie das Koffein im Laufe von mehreren Wochen langsam reduzieren, statt abrupt damit aufzuhören.

Kopfschmerzen durch Koffeinentzug

Wenn Sie an Koffein gewöhnt sind, könnte es geschehen, daß Sie sich elend fühlen, wenn Sie keins mehr bekommen. Experten weisen darauf hin, daß tatsächlich Millionen von Menschen unter beeinträchtigenden Kopfschmerzen und anderen Symptomen leiden, die, ohne daß sie die Ursache ahnen, durch Koffeinentzug ausgelöst werden. Sie hatten derartige Kopfschmerzen immer für ziemlich selten und belanglos gehalten – für ein Phänomen, das nur bei starken Kaffeetrinkern (mehr als fünf Tassen täglich) auftritt, die plötzlich das gewohnte Koffein vermissen. Obwohl starke Kaffeetrinker nach einem Entzug besonders stark leiden, betreffen solche Schmerzen normalerweise auch Menschen, die im Tagesdurchschnitt nur ein bis zwei Tassen Kaffee trinken und dann auf Koffein verzichten oder ihre tägliche Dosis aus anderen Gründen nicht bekommen.

Versuchspersonen, denen bei Forschungsprojekten das Koffein entzogen wurde, nennen ihre Kopfschmerzen »so stark wie noch nie«. Manche schaffen es nicht, normal zu funktionieren, und sind vorübergehend behindert. Für viele Leute ist der Koffeinentzug so störend und schlimm, daß Experten in einem Bericht des »American Journal of Psychiatry« vor kurzem feststellten, er müsse wie eine Form geistiger Störung erklärt werden.

Untersuchungen von Dr. Roland R. Griffith an der Johns Hopkins University School of Medicine zeigen, daß Koffeinentzug bei Menschen auftreten kann, die nur eine einzige Tasse starken Kaffee oder drei alkoholfreie koffeinhaltige Getränke pro Tag trinken. Dr. Griffith entdeckte ebenfalls, daß zu Koffeinentzugssymptomen nicht nur Kopfschmerzen gehören, sondern auch Müdigkeit, leichte Depression, Muskelschmerzen und -steifheit, grippeähnliche Zustände, Übelkeit und Erbrechen. In einer bedeutsamen Untersuchung ließen Dr. Griffith und seine Kollegen 62 Kaffeetrinker zwei getrennte Zweitageperioden lang ganz ohne Koffein, indem sie ihnen abwechselnd entweder täglich eine Koffeinpille (entspricht nur etwas mehr als zwei Tassen Kaffee) oder eine Placebopille verabreichten. Wenn sie kein Koffein erhielten, klagten erstaunlicherweise 52 Prozent über Kopfschmerzen; 11 Prozent fühlten sich erschöpft; 11 Prozent waren deprimiert; manche zeigten Grippesymptome; und 13 Prozent hatten solche Schmerzen, daß sie die Testregeln verletzten und Aspirin oder ähnliche schmerzstillende Tabletten einnahmen.

Symptome wie Kopfschmerzen setzen 12 bis 24 Stunden nach Aufgabe des Koffeins ein, erreichen den Höhepunkt nach 20 bis 48 Stunden und dauern normalerweise ungefähr eine Woche an.

Wie ein Mann seine Kaffeerausch-Kopfschmerzen kurierte

Er war 34 Jahre alt und litt unter heftigen, pochenden Kopfschmerzen, die stets mehrere Stunden anhielten und oft an Wochenenden auftraten. Als sein Arzt feststellte, daß physisch alles in Ordnung bei dem Mann war, riet er zu einer psychiatrischen Untersuchung. Dabei kam nichts zum Vorschein, außer daß er bei Angsttests ziemlich viel Punkte erreichte. Ein bedeutender Hinweis: Das einzige, was seine Kopfschmerzen linderte, waren rezeptfreie schmerzstillende Medikamente, die Koffein enthielten. Er nahm regelmäßig täglich acht bis zehn solcher Tabletten; gewöhnliches Aspirin oder Darvon zeigte keine Wirkung.

Er prahlte: »Ich kann problemlos zehn bis fünfzehn Tassen am Tag runterschlucken. Soviel Kaffee wie ich trinkt im Büro sonst niemand.« Seine durchschnittliche Aufnahme an Werktagen betrug rund 1500 Milligramm Koffein. Es war nicht überraschend, daß er an den Wochenenden daheim, fern dem Streß der Arbeit, normalerweise weniger Kaffee trank.

Sein Arzt vermutete, daß die Ursache der Kopfschmerzen an den Wochenenden im Koffeinentzug lag. Er geriet immer dann in einen elenden Zustand, wenn der Koffeingehalt seines Blutes sank. Als der Mann überzeugt worden war, daß er seine Koffeinorgien aufgeben mußte, waren die Kopfschmerzen binnen einiger Wochen fast verschwunden. Sein Angstpunkteniveau war wieder normal.

Falls Sie Morgenkopfweh haben – überprüfen Sie Ihren Kaffeekonsum!

Überraschenderweise können Sie Koffeinentzugs-Kopfschmerzen haben, ohne es zu wissen und ohne bewußt Koffein aufzugeben. Manchen Kaffeegenießern können solche Schmerzen sogar ein nahezu beständiger, unerkannter Begleiter sein. Wenn Sie morgens häufig mit Kopfschmerzen aufwachen, so könnte das vom Koffeinentzug während der Nacht herrühren. Die morgendliche Tasse Kaffee bringt dann den Koffeinstoß, der die Kopfschmerzen auslöscht. Aber es handelt sich um einen Teufelskreis, der immer mehr »Fixen« verlangt.

Wenn sie während Wochenenden und Urlaub an Kopfschmerzen leiden, könnten Sie auf eine Verringerung Ihrer täglichen Koffeindosis während der Arbeitswoche zurückgeführt werden. Eine neue Untersuchung zeigt, daß postoperative Kopfschmerzen, deren Ursache man früher in der Narkose vermutet hatte, bei vielen Menschen einfach vom Fehlen ihrer normalen Koffeindosis während der Operation und der Stunden davor verursacht sind.

Wie man vom Koffein loskommt, ohne Kopfschmerzen zu bekommen

Um Ihren Körper daran zu hindern, sein Mißfallen zu zeigen, wenn ihm plötzlich das Koffein entzogen wird, reduzieren Sie es nach und nach. Hier ist der Rat von Experten an der Tufts University: Versuchen Sie einige Tage eine Tasse weniger zu trinken, bis Sie sich wohl fühlen. Oder mischen Sie normalen mit koffeinfreiem Kaffee, um die Menge von Koffein zu verdünnen, und erhöhen Sie allmählich die Menge des koffeinfreien Kaffees. Sie müssen selbstverständlich auch die anderen Quellen von Koffein reduzieren.

Wenn Sie rauchen, brauchen Sie mehr Koffein, um angeregt zu werden, betonen die Kapazitäten an Tufts, weil Raucher Koffein im Blut schneller umwandeln oder verbrauchen als Nichtraucher. Das bedeutet: Wenn Sie das Rauchen aufgeben, sollten Sie auch weniger Koffein zu sich nehmen, sonst würden Sie vom Koffein besonders nervös werden, weil Sie ja viel mehr Koffein im Kreislauf führen.

Katerkopfschmerz

Achten Sie nicht nur darauf, wieviel Sie trinken, sondern auch was Sie trinken. Nicht allein der Alkohol bereitet Ihnen Katerkopfschmerzen, sagt Dr. Solomon, sondern auch noch andere Bestandteile, Zutaten oder aromatische Geschmacksstoffe, die in alkoholischen Getränken die besondere, unterschiedliche Geschmacksnote hervorheben. Einige sind im Ursprungsstoff enthalten wie Karbolsäure in Trauben oder Aldehyde aus dem Destillations- oder Reifungsprozeß. Andere sind Additive, wie zum Beispiel Sulfit.

Getränke mit vielen solchen Geschmacksstoffen sind Rotwein, Champagner und Bourbon, und das dürfte der Grund sein, warum sie häufig als Kopfschmerzerreger genannt werden. Wodka hat die niedrigste Konzentration solcher Geschmacksstoffe und verursacht auch weniger Katersymptome. Das heißt nicht, daß Sie Wodka in Unmengen trinken können, ohne mit Folgen rechnen zu müssen. Bei einer genügenden Alkoholmenge können Sie immer Kopfschmerzen bekommen.

Es ist unklar, wie Katerkopfschmerzen zustande kommen, aber sie scheinen sich durch Stoffwechselstörungen im Gehirn wegen zuviel Alkohol zu ergeben und können eine Art von »Gehirnhypoglykämie«, das heißt einen niedrigen Zuckerstand, verursachen. Deshalb empfehlen manche Experten, vor dem Zubettgehen eine Kleinigkeit zu sich zu nehmen, die reich an Fruchtzucker ist – etwa Fruchtsaft. »Fruchtzucker kann die chemischen Stoffe im Alkohol umwandeln helfen, die Kopfschmerzen und sonstige Katersymptome verursachen«, sagt Dr. Solomon. Es ist auch sehr wichtig, große Mengen Flüssigkeit zu trinken, weil Alkohol Dehydratation verursacht. Wie bei anderen Arten von Kopfschmerzen ist die Empfindlichkeit in bezug auf Katerkopfschmerzen auch erblich bedingt.

Nahrungsmittelmigräne bei Kindern: Die Egger-Studie

Ihr Kind könnte an Migräne leiden, die durch Nahrungsmittel verursacht wird, ohne daß Sie es ahnen – so die neuen Enthüllungen des britischen pädiatrischen Neurologen Joseph Egger vom Hospital for Sick Children in London. Dr. Egger untersuchte die Auswirkungen von Nahrungsmittelüberempfindlichkeit bei 88 Kindern mit starker Migräne. Die bahnbrechenden Ergebnisse der ersten sorgfältig kontrollierten Doppelblinduntersuchung dieser Art wirkten wie ein Schock. Die neuen Erkenntnisse über das breite Spektrum von Nahrungsmitteln, die bei Kindern Migräne verursachen können, haben die medizinische Fachwelt aufgerüttelt.

Dr. Egger hat zu seiner eigenen Überraschung entdeckt, daß 93 Prozent der Jungen und Mädchen im Alter zwischen drei und sechzehn Jahren von Kopfschmerzen befreit wurden, wenn sie aufhörten, bestimmte Nahrungsmittel zu essen. Manche genasen fast sofort, als die schädlichen Nahrungsmittel von ihrem Speisezettel gestrichen wurden. Bei anderen Kindern hielten die Kopfschmerzen sich noch drei Wochen.

Eine besondere Überraschung war, daß 55 verschiedene Nahrungsmittel Kopfschmerzen und auch andere Symptome wie Unterleibsschmerzen, Durchfall, Asthma, Ekzeme und Hyperaktivität verursachten. Der Übeltäter Nummer eins war Kuhmilch; sie löste bei 30 Prozent der Kinder Migräne aus. Es folgten Eier (27 Prozent), Schokolade (25 Prozent), Orangen (24 Prozent), Weizen (24 Prozent), Käse (15 Prozent) und Tomaten (15 Prozent). Weiter unten auf der Liste kamen Schweinefleisch, Rindfleisch, Mais, Soja, Tee, Hafer, Kaffee, Erdnüsse, Magerspeck, Kartoffeln, Äpfel, Pfirsiche, Trauben, Huhn, Bananen, Erdbeeren, Melonen und Karotten.

Die meisten Kinder reagierten auf mehrere Nahrungsmittel; auf nur eines lediglich ungefähr 20 Prozent. Manche Migränen setzten wenige Minuten nach Genuß eines schädlichen Nahrungsmittels ein. In anderen Fällen verstrich fast eine Woche, bis die Schmerzen sich bemerkbar machten. Im Durchschnitt waren es zwei bis drei Tage. Eine weitere unheimliche Feststellung: Normalerweise liebten die Kinder die Speisen, die ihnen Schmerzen verursachten. »Sie sehnten sich manchmal geradezu nach ihnen und aßen davon oft sehr große Mengen«, wie Dr. Egger berichtet. Er vermutet, daß Nahrungsmittelallergien, die Migräne auslösen – im Unterschied zu typischen Nahrungsmittelallergien, die sofort wirken und bereits in winzigen Mengen Schaden zufügen –, sich wegen ständiger Berührung mit Antigenen nur langsam entwickeln und größerer Mengen bedürfen, um Reaktionen hervorzurufen.

Die »Kopfschmerzepilepsie« gibt's nicht mehr

In einer weiteren bahnbrechenden Studie hat Dr. Egger entdeckt, daß Kinder mit Migräne oft epileptische Anfälle bekamen und daß solche Anfälle durch Verzicht auf bestimmte Nahrungsmittel auch unter Kontrolle gebracht werden können. Dr. Egger untersuchte 63 Kinder, von denen 18 nur an Epilepsie litten; 45 hatten regelmäßig solche epileptischen Anfälle als auch Migränekopfschmerzen. Die Kinder aßen vier Wochen lang eine sogenannte »oligoantigenische Diät«, die aus Nahrungsmitteln bestand, die bekanntermaßen keine allergischen Reaktionen hervorrufen.

Bei den Kindern mit Epilepsie und Migränen vollbrachte die Diät wahre Wunder. 55 Prozent bekamen überhaupt keine Anfälle mehr; bei 25 Prozent gab es weniger Anfälle. Auf Kinder nur mit Epilepsie blieb die Diät ohne Wirkung.

Zum weiteren Beweis führte Dr. Egger eine placebokontrollierte Doppelblinduntersuchung durch, indem er suspekte Nahrungsmittel der Ernährung nacheinander unbemerkt wieder hinzufügte. Bei 32 Kindern - 89 Prozent - kehrten die Anfälle wieder. Die Nahrungsmittel, die am häufigsten Anfälle auslösen: Kuhmilch (37 Prozent der Kinder), Kuhmilchkäse (36 Prozent), Zitrusfrüchte und Weizen (29 Prozent), Eier (19 Prozent), Tomaten (15 Prozent), Schweinefleisch (13 Prozent), Schokolade (11 Prozent) und Mais (10 Prozent). Sämtliche Kinder reagierten auf mindestens zwei Nahrungsmittel.

Die Kinder mieden diese Nahrungsmittel weiterhin. Nach einer Zeit von sieben Monaten bis drei Jahren hatte über die Hälfte von ihnen die Anfälle überwunden, bei anderen waren sie um die Hälfte zurückgegangen. Außerdem war die Migräne bei den meisten gänzlich verschwunden oder seltener geworden. Dr. Egger betont mit allem Nachdruck, daß Diät eine wirksame Behandlung des Epilepsie-Migräne-Syndroms sein kann.

Der Zusammenhang zwischen Epilepsie und Migräne hat laut Dr. Egger seit langem Neurologen verblüfft. Er vermutet, daß beide mit chemischen Veränderungen bei Neurotransmittern im Gehirn verknüpft sind, die von Substanzen in der Nahrung beeinflußt werden. So sind etwa opiumartige Peptide mit epileptischen Anfällen und immunologischen Veränderungen in Beziehung gebracht worden. Laut Dr. Egger enthalten manche Nahrungsmittel, insbesondere Milch und Weizen, opiatähnliche Peptide. Er sieht da einen möglichen Zusammenhang.

Behandeln Sie Ihre Migräne mit Ingwer

Versuchen Sie es mit Ingwer! Das altmodische Gewürz könnte zum Vorbeugen oder Beseitigen von Migräne genauso gut wirken wie starke, rezeptpflichtige Medikamente mit potentiell ernsthaften Nebenwirkungen. Ingwer, der in manchen Kulturkreisen jahrhundertelang zur Behandlung von Kopfschmerzen, Übelkeit und Nervenstörungen verwendet wurde, scheint ein physiologisch plausibles Mittel - so Dr. Krishna C. Srivastava von der Universität Odense in Dänemark. Wie Aspirin und andere hochentwickelte Medikamente gegen Migräne wirkt Ingwer auf Prostaglandine ein, die hormonähnlichen Substanzen des Körpers, die Entzündungsreaktionen und Schmerzen zu beherrschen helfen, indem sie Histamine einbeziehen, erläutert Dr. Srivastava. Ingwer funktioniert tatsächlich wie Aspirin, indem er die Prostaglandinsynthese blockiert und so eine Linderung von Entzündung und Schmerzen herbeiführt.

Dr. Srivastava und seine Kollegen gaben einer 42 Jahre alten Patientin den Rat, bei dem ersten Anzeichen von Sehstörungen (der Aura), die oft eine bevorstehende Migräne ankündigen, Ingwer einzunehmen. Sie tat es und schluckte 500 bis 600 Milligramm (ungefähr ein Drittel eines Teelöffels) von zermahlenem Ingwer mit Leitungswasser. Der Erfolg war laut Dr. Srivastava großartig. Innerhalb von dreißig Minuten wurde »die abortive Wirkung auf die Kopfschmerzen erkennbar«. Während der nächsten drei bis vier Tage nahm die Frau von neuem viermal täglich ein Drittel eines Teelöffels von zermahlenem Ingwer ein.

Das Experiment war so erfolgreich, daß die Frau damit begann, ungekochte frische Ingwerwurzeln zu einem regelmäßigen Bestandteil ihrer Nahrung zu machen. Häufigkeit sowie Intensität ihrer Migräne ließen wesentlich nach. Vor der Ingwerkur bekam sie zwei bis drei Migräneanfälle monatlich. Während der dreizehn Monate der Ingwerkur litt sie jeden zweiten Monat nur an ziemlich schwachen Kopfschmerzen.

Die Ärzte vermuten, daß Ingwer Migräne durch einen Mechanismus oder eine Kombination von verschiedenen Mechanismen eliminiert oder vorbeugend wirkt - auf ziemlich ähnliche Weise wie moderne Medikamente. Da keine Nebenwirkungen festgestellt wurden, weist Dr. Srivastava darauf hin, daß Erwachsene und Kinder im Kampf gegen die Migräne Ingwer ohne Gefahr ausprobieren können.

Fischöl gegen Migräne

Essen Sie Fisch als Vorbeugungsmittel gegen Kopfschmerzen. Dr. Timothy McCarrens Experimente am University of Cincinnati College of Medicine haben gezeigt, daß über sechs Wochen Fischölkapseln bei ungefähr 60 Prozent der Versuchspersonen mit heftiger Migräne die Schmerzen blockierten und die Anfälle um die Hälfte reduzierten – von zwei pro Woche auf zwei jede zweite Woche. Die Heftigkeit der Kopfschmerzen ließ ebenfalls nach. Aus noch unbekannten Gründen fanden Männer mehr Erleichterung durch Fischöl als Frauen. Dr. McCarren betont außerdem, daß eine Einschränkung des Konsums von gesättigten Tierfetten manchmal Migräne vorbeugen könnte, weil gesättigtes Fett die Bildung einer bestimmten hormonähnlichen Substanz stimuliert, deren Einfluß zu Migränen führen kann.

Das heißt allerdings nicht, daß Sie ein Stück Fisch wie eine Pille einnehmen können, wenn sich Kopfschmerzen ankündigen. Die Forschung betont, daß ein regelmäßiger Genuß von vor allem fettem Fisch wie Lachs, Thunfisch, Makrelen und Sardinen eine Langzeitwirkung auf die Gehirnchemie haben und dazu beitragen könnte, die Migräneanfälle mit der Zeit zu verringern.

Unerwartete Schmerzkiller in der Nahrung

Austern, Langusten, Leber, Nüsse, Samen, grüne Oliven und Weizenkleie als Schmerzmittel? Durchaus möglich nach neuen Untersuchungen des U. S. Department of Agriculture. Alle genannten Nahrungsmittel sind reich an Kupfer – einem Mineral, das gegen gewöhnliche Schmerzen zu wirken scheint, die normalerweise durch rezeptfreie Schmerzmittel gelindert werden. Das ist eine überraschende Erkenntnis von Dr. James G. Penland, einem Psychologen des U. S. Department of Agriculture.

Dr. Penland machte diese Entdeckung, als er Studien über Männer und Frauen analysierte, die in einer Sonderabteilung eines Krankenhauses eine mineralienarme Diät befolgten. Er merkte, daß die Versuchspersonen während dieser kupferarmen Diät doppelt so häufig nach Schmerzmitteln verlangten, als wenn sie Nahrung mit ausreichendem Kupfer bekamen. Sie baten um rezeptfreie Schmerzmittel wie Aspirin und Tylenol gegen gewöhnliche Schmerzen bzw. Kopfschmerzen.

Dr. Penland stellte die Theorie auf, daß ein Kupfermangel, wie er unter Amerikanern ziemlich häufig vorkommt, die Gehirnchemie und/oder das Zusammenziehen der Blutgefäßwände beeinflussen und auf diese Weise mehr Schmerzen und Kopfschmerzen verursachen könnte.

Diätempfehlungen zur Bekämpfung von Kopfschmerzen

Versuchen Sie zunächst Kopfschmerzen vorzubeugen, indem Sie Auslöser in der Nahrung identifizieren und meiden. Nachstehende Ratschläge gibt Dr. David Buchholz seinen Patienten:

- Verzichten Sie einen Monat lang auf alle Speisen der Liste »Welche Nahrungsmittel am wahrscheinlichsten Kopfschmerz verursachen« (siehe Seite 299). Meiden Sie auch koffeinhaltige Medikamente.
- Falls Sie regelmäßig Koffein trinken, achten Sie darauf, damit langsam über zwei Wochen aufzuhören. Sie können Kaffee und Tee ohne Koffein und kohlensäurehaltige Getränke trinken, die kein Koffein enthalten.
- Wenn Ihre Kopfschmerzen nachlassen oder verschwinden, können Sie »experimentieren«, indem Sie ein einzelnes Nahrungsmittel jeden dritten Tag oder zweimal in der Woche versuchen. Wenn Sie wieder Kopfschmerzen bekommen, werden Sie wissen, daß dieses Nahrungsmittel tatsächlich Kopfschmerzen hervorruft und daß Sie es wirklich meiden müssen. Dr. Buchholz weist darauf hin, daß ein Nahrungsmittel manchmal 24 Stunden braucht, bis es Kopfschmerzen auslöst. Nachdem Sie genau festgestellt haben, welche Nahrungsmittel bei Ihnen Kopfschmerzen verursachen, können Sie sie absetzen. Für den Fall, daß Sie oft unter Kopfschmerzen leiden, empfiehlt er außerdem, Koffein nicht wieder in die Ernährung aufzunehmen.
- Sie könnten dem Rat anderer Spezialisten folgen und zusätzlich mehr Fisch und etwas Ingwer essen, die bei manchen Leuten Kopfschmerzen abblocken.
- Wenn ein Kind unter starken Kopfschmerzen und/oder epileptischen Anfällen leidet, sollten Sie als Grund eine Nahrungsmittelallergie in Betracht ziehen. Der Hauptverdächtige ist Milch.

Mit Nahrungsmitteln gegen gewöhnliche Infektionen und Atembeschwerden

Welche Nahrung die Immunkräfte stärkt und Infektionen abwehrt

Nahrungsmittel, die Immunkräfte stimulieren können: Joghurt · Shiitakepilze · Knoblauch · Nahrungsmittel mit Beta-Karotin und Zink · eine vegetarische Ernährung · eine fettarme Ernährung.
Nahrungsmittel, die die Immunkräfte schwächen können: Fettreiche Ernährung, besonders mehrfach ungesättigte Pflanzenöle wie Mais-, Färberdistel- und Sojabohnenöl.

Nichts ist für Ihre Gesundheit so wichtig wie ein gutfunktionierendes Immunsystem. Es kann Sie vor sämtlichen Problemen von leichten Infektionen bis zu Krebs schützen. Gewiß, Ihr Immunsystem ist von Ihrer genetischen Beschaffenheit stark beeinflußt, aber nicht minder von Umweltfaktoren. Da spielen Ihre Eßgewohnheiten eine große Rolle. Die Wissenschaft hat erst vor kurzem damit begonnen, die faszinierenden, komplexen Funktionsweisen des Immunsystems und seine Abhängigkeit von der Ernährung zu erforschen und aufzuschlüsseln. Es wird zunehmend klarer, daß Sie Ihr Immunsystem mit der Ernährung manipulieren können. Nahrungsmittel enthalten Vitamine, Mineralien und andere exotische Verbindungen, die, wie neue Forschungen zeigen, die Arbeit des Immunsystems weitgehend stimulieren können. Sie steigern Ihren Widerstand sowohl gegen die unterschiedlichen viralen und bakteriellen Infektionen wie auch gegen die krebsartigen Gewächse, die je nach Tätigkeit der Immunmechanismen entweder gedeihen oder sterben.

Wie Nahrungsmittel auf das Immunsystem einwirken können

Sie können mit dem, was Sie essen, die Leistung der weißen Blutkörperchen beeinflussen – der Frontkämpfer gegen Infektion und Krebs. Es sind die Neutrophilen, die Bakterien und Krebszellen einkesseln und töten, und die Lymphozyten, zu denen die Tumorzellen (T-Zellen), Bakterienzellen (B-Zellen) und natürliche Killer-(NK-)Zellen gehören. Die B-Zellen erzeugen wichtige Antikörper, die sofort losstürmen, um fremde Eindringlinge wie Viren, Bakterien und Tumorzellen zu zerstören. T-Zellen steuern viele Immunvorgänge und erzeugen zwei chemische Stoffe namens Interferon und Interleukin, die zur Abwehr von Infektionen und Krebsarten essentiell notwendig sind. Natürliche Killerzellen werden als erste Verteidigungslinie gegen die Entwicklung von Krebs betrachtet; sie zerstören Krebszellen wie auch von Viren infizierte Zellen.

Wie durch die Forschung reichlich dokumentiert, tragen verschiedene Nahrungsmittel und Nahrungskomponenten dazu bei, die Konzentrationen von weißen Blutkörperchen im Blut und ihre Leistungskraft zu steuern. Nahrungsmittel veranlassen also das Immunsystem zum Aktivwerden und kräftigen es in seiner laufenden Tätigkeit.

Der starke Joghurteffekt

Wenn Sie für Ihr Immunsystem sonst auch nichts tun – essen Sie Joghurt! Er ist ein uralter Kämpfer gegen Krankheiten. Inzwischen steigt sein Ansehen in wissenschaftlichen Kreisen rapide an. Daß Joghurt Bakterien töten und außer Gefecht setzen kann, weiß man schon seit langem. Doch neue Forschungen zeigen, daß Joghurt auch die Immuntätigkeit weitreichend fördern kann. Wie neue Studien über Tiere und Menschen belegen, kann Joghurt die Erzeugung von Gamma-Interferon anregen, die Tätigkeit von natürlichen Killerzellen steigern und die Bildung von Antikörpern beschleunigen. Claudio De Simone, Professor der Medizin an der Universität von L'Aquila in den Abruzzen, entdeckte vor einigen Jahren bei seinen wissenschaftlichen Arbeiten über Zellkulturen, daß Joghurt zur Optimierung des Immunverhaltens genauso wirksam ist wie das synthetische Medikament Levaesole.

Die Wirkung bei Menschen wird überzeugend bewiesen durch eine Untersuchung von Georges M. Halpern von der University of California School of Medicine in Davis. In der ersten großangelegten Studie der Immunwirkungen von Joghurt fanden Dr. Halpern und seine Kollegen heraus, daß Menschen, die vier Monate lang täglich zwei Tassen Joghurt essen, die fünffache Menge an infektionsbekämpfendem Gamma-Interferon in ihrem Blut hatten als Menschen, die keinen Joghurt aßen. In dieser Untersuchung an 68 Menschen zwischen zwanzig und vierzig Jahren bekam ein Drittel keinen Joghurt, ein Drittel bekam Joghurt mit aktiven lebenden Kulturen, und ein Drittel bekam Joghurt, der erhitzt wurde, um die lebenden Kulturen zu zerstören. Nur der Joghurt mit lebenden aktiven Kulturen von *Lactobacillus bulgaricus* und *Streptococcus Thermophilis* (Standard im Joghurt in der ganzen Welt) erhöhte Interferon.

Noch aufsehenerregender war das Ergebnis einer einjährigen Folgestudie Dr. Halperns: 170 Gramm Joghurt pro Tag wirkte bei jungen wie alten Erwachsenen vorbeugend gegen Erkältungen, Heuschnupfen und Durchfall. Heuschnupfensymptome reduzierten sich auf ein Zehntel, Erkältungen um 25 Prozent.

Selbst tot kämpft Joghurt weiter

In einer weiteren bahnbrechenden Forschung hat Dr. Joseph A. Scimeca, ein Ernährungswissenschaftler bei Kraft General Foods, Inc., nachgewiesen, daß Joghurt Immunität stark genug stimuliert, um Lungenkrebs bei Mäusen zu blockieren. Obwohl Wissenschaftler seit langem vermutet haben, daß Joghurt eine gegen Krebs wirksame Eigenschaft hat, handelt es sich um den ersten positiven Beweis dafür, daß die für gewöhnlichen Joghurt erforderlichen zwei bakteriellen Kulturen Krebs verhüten können. (Andere Forschungen deuten darauf hin, daß die Acidophilus-Kultur, die in amerikanischem Joghurt auch verwendet wird, insbesondere Dickdarmkrebs verhüten helfen könnte.)

Dr. Scimeca fütterte Mäuse mit gewöhnlichem Joghurt aus dem Supermarkt; dann injizierte er ihnen Krebszellen. Joghurt reduzierte die erwartete Anzahl von Krebsfällen um ein Drittel. Es war bemerkenswert, daß sogar Joghurt, in dem durch Erhitzung 95 Prozent der lebenden Kulturen getötet worden waren, Krebs verhütete.

Das Geheimnis? Wahrscheinlich die Eigenschaft von Joghurt, die Aktivität der natürlichen Killerzellen zu steigern. Dr. Scimeca und andere Forscher haben nachgewiesen, daß Joghurt bei Menschen und Tieren die Aktivität von Killerzellen antreibt, die die Tumorzellen zerstören.

Die Mäuse bekamen große Mengen von Joghurt zu fressen. Dr. Scimeca verweist aber auf die Tatsache, daß *die Anzahl bakterieller Organismen* der Zufuhr durch unsere üblichen Joghurtportionen entsprach. Nach seinen Worten ist es die Konzentration von Lactobacillus-Organismen im Joghurt, welche natürliche Killerzellen zu heftigeren Angriffen gegen Krebszellen antreibt. So merkwürdig es scheint, doch selbst tote Bakterien verfügen nach seinen Beobachtungen noch über immunstärkende Kräfte. Das heißt, selbst erhitzter und tiefgefrorener Joghurt, bei dem Bakterienkulturen oft abgetötet werden, kann die Immunität steigern.

Begeistern Sie sich für die alten Shiitakepilze

Geben Sie Ihrem Immunsystem einen Stoß, und essen Sie Shiitake - die großen, braunen, fleischigen asiatischen Pilze, die man immer häufiger auf europäischen Märkten findet. Von Praktikern der traditionellen chinesischen Medizin werden die Heilwirkungen von Shiitake schon seit langem hochgeschätzt. Im Jahr 1960 entdeckte Dr. Kenneth Chochran von der University of Michigan den Grund. Er isolierte aus dem Shiitake eine antivirale Substanz namens Lentinan, die eine starke immunstimulierende Eigenschaft aufweist.

In einer langen Reihe von Forschungsstudien hat Lentinan aus Shiitake sich als hervorragendes Mittel zur Stärkung der Immunkräfte erwiesen. Vor allem kann das Lentinan aus Shiitake die biologische Reaktion modifizieren und die Tätigkeit von großen Phagozyten (Makrophagen) und T-Lymphozyten steigern. Die Forschung hat gezeigt, daß es die Makrophagen zu erhöhter Produktion von tumorbekämpfendem Interleukin-1 veranlaßt und die zytotoxische (zellzerstörende) Aktivität der Makrophagen verstärkt. Der Pilz provoziert auch die Vermehrung von T-Lymphozytzellen, insbesondere Helferzellen, und deren Produktion von Interleukin-2.

Wissenschaftliche Forschungen an der Medizinischen Semmelweis-Universität in Budapest haben außerdem ergeben, daß Lentinan Zellen so modifizieren kann, daß sie der Koloniebildung bzw. Ausbreitung von Lungenkrebszellen widerstehen. Somit kann der Shiitake dem Immunsystem helfen, Krebs sowohl zu bekämpfen wie ihm vorzubeugen.

Das Geheimnis von Knoblauch

Vertrauen Sie den immunstärkenden Eigenschaften des Knoblauchs! Vielleicht läßt sich der Ruf dieser Knolle als Kämpfer gegen Bakterien, Viren und Krebs aus seiner Eigenschaft erklären, die Schlagkraft des Immunsystems zu erhöhen. Knoblauch mehrt vor allem die Stärke von T-Lymphozyten und Makrophagen, die in Immunfunktionen eine Schlüsselrolle innehaben. Entdeckt hat das Dr. Benjamin H. S. Lau von der School of Medicine an der Loma Linda University. In Laborstudien hat Dr. Lau dokumentiert, daß Knoblauchextrakt Makrophagen zu erhöhter Erzeugung von Wirkstoffen antreibt, die Mikroben und Tumorzellen töten. Dr. Lau bezeichnet Knoblauch als einen »Modifikator von biologischen Reaktionen«. Inzwischen bemühen sich die Wissenschaftler, synthetisch Modifikatoren biologischer Reaktionen für die Krebstherapie zu entwickeln.

Vor einigen Jahren aßen Dr. Tarig Abdullah und Kollegen der Akbar Clinic and Research Center in Panama City, Florida, große Mengen von rohem

Knoblauch – bis zu fünfzehn Zehen täglich –, oder sie nahmen Kyolic, einen japanischen kaltgepreßten Knoblauchextrakt; andere Kollegen aßen keinen Knoblauch. Das Blut der Knoblauchesser enthielt mehr natürliche Killerzellen; diese NK-Zellen zerstörten 140 bis 160 Prozent mehr Krebszellen als die NK-Zellen der Nichtknoblauchesser.

Der Immunvorteil der Vegetarier

Bringen Sie Ihr Immunsystem auf Touren, indem Sie alle Arten von Obst und Gemüse essen. Diese pflanzlichen Nahrungsmittel enthalten eine Menge Verbindungen inklusive Vitamin C und Beta-Karotin, die die Immunität steigern können. Vegetarier haben stärkere Immunabwehrkräfte. Eine neue Untersuchung am Krebsforschungszentrum in Heidelberg verglich das Blut von männlichen Vegetariern und Fleischessern mit dem Ergebnis, daß die weißen Blutkörperchen der Vegetarier *gegen Tumorzellen doppelt so effektiv waren als die von Fleischessern.* Das bedeutet, daß die Vegetarier für die gleiche Aufgabe nur die Hälfte der weißen Blutkörperchen brauchten, die die Fleischesser benötigten. Warum die weißen Blutkörperchen der Vegetarier tödlicher sind, ist noch unklar. Man vermutet, daß sie möglicherweise über größere Armeen von natürlichen Killerzellen oder grausamen NK-Zellen verfügen. Die Vegetarier hatten selbstverständlich auch höhere Blutkarotinwerte. Karotin aus Obst und Gemüse ist erwiesenermaßen ein Verbündeter Ihres Immunsystems.

Die Immuntransporter: Obst und Gemüse

Stürzen Sie sich auf Karotten, Spinat und anderes Obst und Gemüse, das reich ist an Beta-Karotin. Karotin steigert die Immunabwehr gegen bakterielle und virale Infektionen wie gegen Krebs. In einer Studie über sechzig Männer und Frauen mit dem durchschnittlichen Alter von 56 Jahren erhöhte Beta-Karotin den Prozentsatz spezifisch infektionsfeindlicher Immunzellen wie natürlicher Killerzellen und aktivierter Lymphozyten und T-Helferzellen. Das ergab sich aus Forschungen von Dr. Ronald R. Watson an der University of Arizona in Tucson. Je mehr Beta-Karotin, desto größer die Vermehrung schützender Immunzellen. Zum Beispiel: 30 und 60 Milligramm Beta-Karotin täglich über zwei Monate steigerten beide die Immunzellen, aber die größere Dosis war wirksamer. Zwei Monate nach dem Ende der Beta-Karotin-Zufuhr sanken die Immunzellen wieder auf die Werte vor dem Experiment. Die erwähnten Dosierungen entsprechen fünf bis zehn Karotten oder ein bis zwei Tassen Süßkartoffelbrei pro Tag. Eine an stark karotinhaltigen Nahrungsmitteln reiche Ernährung - mit Spinat, Mangold, Süßkartoffeln, Kürbis und Karotten - könnte den Körper also mit den zur Immunstimulierung notwendigen Mengen von Beta-Karotin versorgen.

Zink möbelt alternde Immunsysteme auf

Sie müssen unbedingt Nahrungsmittel essen, die reich an Zink sind. Bei Zinkmangel kann Ihr Immunsystem nämlich nicht in Höchstform sein. Dieses Mineral begünstigt viele Aspekte der Immuntätigkeit - etwa die Produktion von Antikörpern und T-Zellen und sonstige Tätigkeiten der weißen Blutkörperchen. Tiere mit Zinkmangel sind unfähig, Angriffe von Bakterien, Viren und Parasiten abzuwehren. Und Erwachsene und Kinder mit Zinkmangel leiden beispielsweise häufiger an Erkältungen und Infektionen des Atmungstrakts.

Zink kann sogar ein alterndes Immunsystem verjüngen, wie Dr. Novera H. Spektor behauptet, ein an den National Institutes of Health tätiger Wissenschaftler. Nach seiner Ansicht ist Zink in der Lage, Immunfunktionen, die ab sechzig Jahren rasch zurückgehen, wiederherzustellen. Nach den mittleren Jahren beginnt die Thymusdrüse, die in unserer Immunabwehr eine wesentliche Rolle spielt, stark zu schrumpfen. Da die Thymusdrüse das Hormon Thymulin absondert, welches die Erzeugung von T-Zellen auslöst, reduziert sich aber mit zunehmender Schrumpfung der Thymusdrüse auch der Ausstoß von Thymulin.

Dennoch ergaben italienische Untersuchungen an älteren Mäusen, daß die tägliche Zufuhr niedriger Dosierungen von Zink erstaunliche 80 Prozent neuen Wachstums der Thymusdrüsen und eine erhebliche Zunahme der aktiven Hormone und T-Zellen, die Infektionen bekämpfen, zur Folge hatte.

Als Dr. Nicola Fabris vom Centro Nazionale di Ricerche in Ancona einer kleinen Gruppe von Leuten über 65 täglich 15 Milligramm Zink gab, sprangen die Blutwerte von Hormonen und T-Zellen so in die Höhe, daß sie die Werte von jungen Menschen erreichten.

Die größte Quelle für Zink sind Austern. Etwa 80 Gramm rohe Austern enthalten 63 Milligramm Zink; die gleiche Menge von geräucherten Austern enthalten sogar rund 100 Milligramm (eine Liste von anderen zinkreichen Nahrungsmitteln: Seite 453).

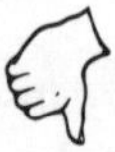

Fett stumpft das Immunsystem ab

Halten Sie sich bei Fett zurück! Zuviel Fett, besonders des falschen Typs, verschlechtert die Immunkräfte. Es liegt Beweismaterial vor, daß zuviel Fett die Aktivität der natürlichen Killerzellen des Menschen zerstört - Immunzellen, die im Körper patrouillieren und freie Radikale und Krebswirkstoffe zu zerschlagen versuchen, bevor diese Brückenköpfe bilden. In einer Forschungsstudie veranlaßte Dr. James R. Herbert, Assistenzprofessor für Medizin und Epidemiologie an der University of Massachusetts Medical School, junge Männer, das Fett in ihrer Ernährung von durchschnittlich 32 Prozent auf 23 Prozent Anteil ihrer Kalorien zu reduzieren. Ihre NK-Aktivität hob sich um etwa 48 Prozent. Den größten Immunanstieg verzeichneten dabei die Männer mit besonders fetter Ernährung.

Die Immunvitalität ist aber auch vom Typ des Fettes abhängig. Fischöl, das Omega-3-Fettsäuren enthält, scheint die Immunität zu verbessern. Hingegen geben die mehrfach ungesättigten pflanzlichen Fette (Omega-6-Fettsäuren), die in Mais-, Färberdistel- und Sonnenblumenöl überwiegen, Grund zu besonderer Beunruhigung. Sie können die Immunabwehr schwer beeinträchtigen. Diese Öle können zum Beispiel die Bildung von Lymphozyten verhindern und auf diese Weise eine partielle Stillegung von Immunreaktionen verursachen.

Die pflanzlichen Omega-6-Fette neigen obendrein dazu, schneller zu oxidieren und freie Radikale des Sauerstoffs zu bilden, welche die Immunzellen angreifen. Mehrere Untersuchungen mit Tieren ergaben, daß diese pflanzlichen Fettarten die Immunfunktionen und die Tätigkeit gegen freie Radikale schwächen. Maisöl fördert bei Tieren Krebs.

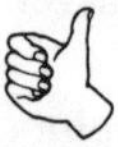

Warum Weintrinker gegen bestimmte Infektionen besonders immun sind

Sie können unwissentlich Ihren Widerstand gegen einige Infektionen stärken, indem Sie etwas Alkohol, besonders Wein, trinken. Der Grund: Er kann krankheitserzeugende Organismen zerstören oder außer Gefecht setzen. Die alten Griechen verwendeten Wein zum Desinfizieren von Wunden. Die Franzosen benützten ihn während des Zweiten Weltkrieges zum Reinigen von kontaminiertem Leitungswasser. Während der heftigen Choleraepidemie in Paris Ende des 19. Jahrhunderts hat Wein unzählige Menschenleben gerettet. Ein französischer Arzt hatte bemerkt, daß Weintrinker gegen die Seuche immuner waren, und empfahl den Menschen, zu ihrem Schutz Wein ins Wasser zu mischen. Untersuchungen eines österreichischen Militärarztes bestätigten, daß Cholera-

und Typhusbazillen innerhalb von fünfzehn Minuten getötet werden, wenn sie rotem oder weißem Wein, pur oder halb und halb mit Wasser gemischt, ausgesetzt sind. Spätere Untersuchungen haben gezeigt, daß Wein konsequent jede Menge von Bazillen einschließlich Salmonellen, Staphylococcus und E. coli tötet, die gewöhnliche Ursachen von Nahrungsmittelvergiftungen sind. Obwohl Wein wegen chemischer Verbindungen, die im Gärungsprozeß aus der Haut der Traube erzeugt werden, spezielle infektionsbekämpfende Kräfte enthält, kann einfacher Alkohol ebenfalls unerwünschte Bazillen vernichten.

> »Mit Hilfe der modernen Wissenschaft beweisen wir heute, was unsere Großmütter schon immer wußten. Sie töteten die Bazillen in Fisch und Obst, indem sie sie in Wein marinierten.«
>
> *Professor Yves Glories, Önologie-Institut, Bordeaux*

Wenn Sie alkoholische Getränke trinken und gleichzeitig Nahrungsmittel essen, die mit bestimmten krankheitserzeugenden Bazillen oder Viren infiziert sind, so sind Sie weniger krankheitsgefährdet, erklärt Dr. Karl C. Klontz von der Food and Drug Administration. Dr. Klontz führt für diese These Studien an, denen zufolge Menschen, die nur ein einziges alkoholisches Getränk tranken, während sie mit Salmonellen und Staphylococcus kontaminierte Speisen aßen, ein geringeres Risiko hatten, einer Nahrungsmittelvergiftung durch die Bazillen zu erliegen. Er fand in einer neuen Untersuchung heraus, daß Alkohol die Gefahr von Hepatitis durch infizierte rohe Austern nahezu eliminieren kann.

Nach einem Ausbruch von Hepatitis A, die durch infizierte rohe Austern verursacht war, stellte Dr. Klontz fest, daß Leute, die die Austern mit einem Glas Wein, einem Cocktail oder einem Schluck Schnaps hinunterspülten, an keiner leberschadenden Infektion erkrankten. Der Alkohol reduzierte das Hepatitisrisiko tatsächlich um 90 Prozent. Die Menge der verzehrten infizierten Austern spielte keine Rolle. Biertrinker waren allerdings dagegen nicht geschützt. Bier enthält nicht genügend Alkoholkonzentrationen, um den Virus unschädlich zu machen. Dr. Klontz ist der Auffassung, daß Alkohol auf irgendeine Weise die Absorption des Hepatitisvirus im Blutkreislauf blockiert oder den Großteil der Organismen abtötet, bevor sie den Dünndarm erreichen.

Vorsicht: Rohe Austern, selbst wenn sie mit Alkohol verzehrt werden, sind nicht ungefährlich, betont Dr. Klontz. Alkohol zerstört nicht den potentiell tödlichen Organismus *Vibrio vulnificus*, der ebenfalls in Austern vorkommt. Er wird nur durch Kochen vernichtet.

Ernährungsstrategien zur Steigerung der Immunkräfte

- Um Widerstandskraft gegen Infektionen und Krebs zu bilden, ist sicherlich nichts besser, als große Mengen von Obst und Gemüse zu essen, die an Beta-Karotin und Vitamin C reich sind.
- Gehen Sie sparsam mit Fleisch und besonders fettem Fleisch um.
- Schränken Sie den Verbrauch von Omega-6-Fettsäuren des Typs ein, der sich in Maisöl, Distelöl und Sonnenblumenöl findet.
- Essen Sie Meeresfrüchte, besonders fetten Fisch und Schaltiere, und andere zinkreiche Nahrungsmittel.
- Essen Sie regelmäßig Joghurt.
- Seien Sie sparsam mit Zucker. Es gibt einige Beweise dafür, daß er die Immunität verringert.

Nahrung gegen Erkältung, Grippe, Bronchitis, Nebenhöhlenprobleme und Heuschnupfen

Nahrungsmittel, die helfen können: Hühnersuppe · Knoblauch · Meerrettich · scharfe Chilipfefferschoten · scharfe Currygewürze · Vitamin-C-reiche Nahrungsmittel · Joghurt.
Nahrungsmittel, die schaden können: Milch.

Es wirkt fast unheimlich, aber wenn es um Beschwerden der Atemwege wie Erkältung und Grippe geht, so haben die uralten Heilmittel der Nahrung, deren Kenntnis jahrhundertelang von Weisen und Großmüttern weitergegeben wurde, den Test der wissenschaftlichen Überprüfung bestanden. Der Arzt, der darüber am besten Bescheid weiß, ist Dr. Irwin Ziment, Professor der Medizin an der University of California in Los Angeles. Dr. Ziment kam nach Vorlesungen über die frühe medizinische Literatur zu der Erkenntnis, daß die Nahrungsmittel, die über Jahrhunderte zur Bekämpfung von Erkrankungen der Atemwege verwendet wurden, den heutigen Medikamenten sehr ähnlich sind. Sie haben eine gemeinsame Wirkungsweise: Sie verdünnen und lösen die Lungensekretion, damit sie die Atemwege nicht verstopft, sondern ausgehustet oder ganz natürlich ausgestoßen werden kann. Solche Nahrungsmittel und Medikamente werden als »mukokinetische« Mittel bezeichnet; dazu gehören auch Mittel, die Abschwellungen bewirken und Schleim lösen. Die wichtigste Arznei der Nahrungsapotheke bei Atemkrankheiten sind Chilipfeffer und andere scharfe Sachen. Schon Hippokrates verschrieb Essig und Pfeffer, um die Entzündungen der Atemwege zu lindern.

Wie scharfe Speisen Medikamente imitieren

Laut Dr. Ziment funktionieren manche Nahrungsmittel auf folgende Weise: Der im Mund brennende Stoff in den scharfen roten Pfefferschoten ist Kapsaizin, das in seiner chemischen Zusammensetzung dem Medikament Guaifenesin nicht unähnlich ist. Guaifenesin ist ein schleimlösendes Mittel, das in etwa 75 rezeptfreien und -pflichtigen Arten von Hustensirup, Hustentabletten und Expektorantia wie Robitussin, Vicks Formula 44D und Sudafed enthalten ist.

Allicin, das dem Knoblauch den Geschmack verleiht, wird im Körper in ein Heilmittel umgewandelt, das dem S-Carboxymethylcystein (Mucodyn) ähnlich ist, einem europäischen Medikament für Lungen, das den Mucusfluß reguliert.

Die aktive Chemikalie in Meerrettich, einem Angehörigen der Senffamilie, ist Allylisothiocyanat oder Senföl, das die Enden der Geruchsnerven reizt und so Tränen und Speichelbildung auslöst.

> »Viele rezeptfreie Medikamente für Erkältungen, Husten und Bronchitis bewirken genau das gleiche wie Pfefferschoten. Ich glaube allerdings eher an den Pfeffer. Pfefferschoten sind ohne Nebenwirkungen. Ich bin überzeugt, daß 90 Prozent aller Menschen scharfes Essen vertragen und daraus Nutzen ziehen würden.« *Dr. Irwin Ziment, Lungenspezialist*

Warum Sie scharf gewürzt essen sollten

Die besten mukokinetischen Nahrungsmittel sind unbestreitbar scharf und pikant. Es ist gar nicht überraschend, sagt Dr. Ziment, daß die beliebten Nahrungsmittel zur Behandlung von Lungen- und Atemwegskrankheiten seit der Antike Senf, Knoblauch und scharfe Chilipfefferschoten sind. Obwohl die aktiven Substanzen in diesen Nahrungsmitteln einen anderen Mechanismus haben könnten, glaubt Dr. Ziment doch, daß sie in der Regel eine plötzliche Flut von Flüssigkeit in den Atemwegen auslösen, die den Mucus ausdünnen, so daß er leichter fließt.

Wenn der scharfe Stoff Mund, Hals und Magen erreicht, berührt er Nervenrezeptoren, die Botschaften zum Hirn schicken, das wiederum den Vagusnerv aktiviert, der die sekreterzeugenden Drüsen längs der Atemwege beherrscht. Die Drüsen setzen sofort Wellen von Flüssigkeit frei, die die Augen zum Tränen und die Nase zum Laufen bringen – wie jeder weiß, der schon einmal in eine scharfe Pfefferschote oder einen kleinen Berg von Wasabi gebissen hat, einer scharfen Senfart, die mit Sushi serviert wird. Stellen Sie sich die gleiche Freisetzung von wäßrigen Flüssigkeiten in den Bronchialwegen Ihrer Lunge vor. Das Aufbrechen der Verstopfungen, das Ausschwemmen der Nebenhöhlen und das Wegwaschen von Reizstoffen sind verbreitete pharmakologische Merkmale aller scharfen, beißenden Nahrungsmittel, erläutert Dr. Ziment. Er verschreibt scharfe Nahrungsmittel, wenn die Sekrete in den Atemwegen dickflüssiger als normal sind, inklusive bei Sinusitis, einer Erkältung der Nebenhöhlen mit Verstopfung, Asthma, Heuschnupfen, einem Emphysem und chronischer Bronchitis.

Dr. Ziment drängt auch darauf, daß Menschen, die schon unter chronischer Bronchitis und einem Emphysem leiden, regelmäßig, mindestens dreimal die Woche, scharfe Sachen essen. Wer von seinen Patienten diesen Rat befolgt, kann leichter atmen und braucht weniger ärztliche Behandlung. Untersuchungen haben Ziment außerdem bestätigt, daß der Genuß von Scharfem und Pikantem die Neigung zu chronischer Bronchitis und zu Emphysemen selbst bei Rauchern abschwächt. Die Hauptursache von chronischer Bronchitis und Emphysemen *ist* das Rauchen.

Hühnersuppe, immer wieder Hühnersuppe!

Warum soll man bei Erkältung Hühnersuppe essen? Die erste und maßgebliche Empfehlung von Hühnersuppe stammt von Moses Maimonides, dem bedeutenden Arzt des 12. Jahrhunderts. Als Sultan Saladin Maimonides um eine Heilung des Asthmas seines Sohnes bat, hat Maimonides, so wird erzählt, Hühnersuppe verordnet. Es tut nichts zur Sache, daß die Hühnersuppe aus fetten Hühnern und ohne Knoblauch gekocht wurde; sie hat wahrscheinlich auch so noch gutgetan, meint Dr. Ziment, da sie echte medizinische Wirkungen hat. Dr. Ziment sagt: »Huhn enthält, wie die meisten Nahrungsmittel mit Protein, eine natürliche Aminosäure namens Cystein, die beim Suppenkochen freigesetzt wird. Cystein weist eine bemerkenswerte Ähnlichkeit mit einem Medikament namens Acetylcystein auf, das Ärzte ihren Patienten bei Bronchitis und Entzündungen der Atemwege verschreiben.« Er fügt an, daß Acetylcystein in der Tat ursprünglich aus Hühnerfedern und -haut gewonnen wurde. Pharmakologisch betrachtet, verdünnt Acetylcystein, wie andere mukokinetische Mittel auch, den Mucus in den Lungen, so daß er leichter ausgestoßen werden kann.

Dr. Marvin Sackner, ein Lungenspezialist am Mount Sinai Center in Miami Beach, stimmt dem zu. »Die Hühnersuppe enthält eine aromatische Substanz . . ., die Atemwege frei machen hilft.« Dr. Sackner ist der Autor der berühmten Studie über Hühnersuppen, die 1978 in der renommierten medizinischen Zeitschrift »Chest« veröffentlicht wurde. Weil er skeptisch war, ob »jüdisches Penicillin«, wie Hühnersuppe genannt wurde, Erkältungssymptome besser bekämpfte als heißes Wasser, ließ Dr. Sackner fünfzehn gesunde Männer und Frauen schlückchenweise heiße Hühnersuppe, heißes Wasser oder kaltes Wasser trinken. Fünf und nochmals dreißig Minuten später maß er den Grad, zu dem Mucus und Luft durch die Nasenwege der Versuchspersonen passierten.

Zu Sackners Überraschung wirkte gegen die Verstopfung Hühnersuppe besser als heißes oder kaltes Wasser. Außerdem erwiesen sich sogar Hühnersuppen*dämpfe* wirksamer als heiße *Wasser*dämpfe. Dr. Sackner glaubt sogar, daß kalte Hühnersuppe »hilft, die Erkältung in Ihrer Nase zu lösen, und wenn die Hühnersuppe heiß ist und dampft, wird sie noch rascher und effektiver wirken«.

Und bei einer Riesenverstopfung der Atemwege empfiehlt Dr. Ziment, der Hühnersuppe viel Knoblauch, Zwiebeln, Pfeffer und scharfe Gewürze wie Curry oder scharfes Chili beizugeben. Er nennt so eine Suppe »das beste Heilmittel gegen Erkältung, das es gibt«. Um Erkältung und Grippeinfekte zu vermeiden oder zu bekämpfen, rät Dr. Ziment zu einer Schüssel würziger Hühnersuppe täglich.

Hinweis: Es ist besser, die Hühnersuppe schluckweise als auf einmal zu trinken, da der therapeutische Effekt etwa eine halbe Stunde anhält, so daß man ein beständiges langsames Einnehmen des heilenden Mittels in der Suppe braucht.

Dr. Ziments heiße Tips bei Atemproblemen

»Bei einer verstopften Nase ist es besser, ›scharfe Salsa‹ zu essen, als Mentholhustentabletten zu lutschen«, meint Dr. Irwin Ziment. Weitere Tips von Dr. Ziment zum Gebrauch scharfer Sachen gegen eine verstopfte Nase, Brustkongestion, Sinusitis, Bronchitis und Emphysem:

- Tropfen Sie zehn bis zwanzig Tropfen Tabasco in ein Glas Wasser, und trinken Sie es, oder gurgeln Sie damit.
- Kauen Sie an einer Chilischote.
- Essen Sie eine scharfe mexikanische Mahlzeit; falls Ihre Atemprobleme chronisch sind, dreimal die Woche.
- Geben Sie eine ganze geschälte Knoblauchzehe in Ihre Suppe. Wenn Sie den Knoblauch vorab kurz in die Mikrowelle geben, bewahren Sie das Allicin, die wichtigste therapeutische Substanz.

Verscheuchen Sie Erkältungen mit Knoblauch

Wenn Sie spüren, daß Sie einen rauhen Hals bekommen, essen Sie ein wenig Knoblauch oder Zwiebel, um Ihre Erkältung oder Grippe zu verscheuchen. »Wenn Sie das früh genug machen, werden Sie möglicherweise nicht einmal krank«, sagt James North, Vorstand des Instituts für Mikrobiologie an der

Brigham Young University in Provo, Utah. Er bestätigte, daß diese beiden Nahrungsmittel die Viren töten, die für Erkältungen und Grippen verantwortlich sind – wie die Volksmedizin behauptet. Dr. North fand zum Beispiel heraus, daß Knoblauchextrakte beinah zu 100 Prozent sowohl einen Rhinovirus, der bei Menschen Erkältungen verursacht, als auch Parainfluenza-3, einen Grippe- und Atemwegvirus, abtötet.

Knoblauch wird seit langem überall in der Welt als Heilmittel gegen Erkältungen verwendet. Er ist in Rußland so verbreitet, daß er als »russisches Penicillin« bekannt ist. Es wird berichtet, daß russische Beamte zur Bekämpfung einer Grippeepidemie einmal eine halbe Tonne Knoblauch importierten.

Die starken antibakteriellen und -viralen Eigenschaften des Knoblauchs sind durch Hunderte von Tests bewiesen.

> »Das beste Hausrezept gegen Erkältungen, das ich gefunden habe, empfiehlt den Genuß von ein paar rohen Knoblauchzehen bei den ersten Symptomen . . . Schneiden Sie ihn in Stücke, und schlucken Sie die Stücke wie Pillen. Wenn Sie Blähungen davon bekommen, essen Sie weniger. Ich empfehle ein oder zwei Knoblauchzehen täglich für Menschen, die an chronischen oder stets wiederkehrenden Erkältungen, häufigen Pilzinfektionen oder unter geringer Widerstandskraft gegenüber Infektionen leiden.«
>
> *Dr. Andrew Weil,*
> *Autor des Buches »Natural Health, Natural Medicine«*

Ertränken Sie Ihre Erkältung

Ärzte raten bei Erkältungen oder bei Grippe stets, daß man viel trinken soll. Das hat einen guten Grund: Wenn Ihre Nase verstopft ist, atmen Sie durch den Mund, und dann können die Schleimhäute entlang der Atmungswege dehydriert werden. In solch ausgetrocknetem Umfeld gedeihen Viren besser. Wenn Sie die Atemwege feucht halten, schrecken Sie Viren ab. Heiße Flüssigkeiten sind besser als kalte; es gibt Anzeichen dafür, daß Hitze schon an sich Viren »kaltmachen« kann. Und wie Dr. Sackler und andere Forscher entdeckt haben, können heiße Wasserdämpfe die Verstopfung bis zu einem gewissen Grad bekämpfen. Trinken Sie täglich sechs bis acht Gläser hauptsächlich klarer Getränke einschließlich Wasser. Aber keine Milch!

> »Wenn ich eine Erkältung habe, halte ich mich an mein eigenes Mittel – eine heiß gebratene Zwiebel, kurz bevor ich ins Bett steige.«
>
> *Aussage, die George Washington zugeschrieben wird*

Verstopfte Nase? Probleme mit der Nebenhöhle? Dann meiden Sie Milch!

»Meiden Sie Milch, wenn Sie eine Erkältung haben«, so lautet ein weitverbreiteter Ratschlag. Milch produziert angeblich Mucus, so daß Sie das Gefühl haben, noch verstopfter zu sein. Dem ist gar nicht so, behaupten Experten. Sie sollten Milch und Milchprodukte aber trotzdem streichen, wenn Sie verstopfte Atemwege haben.

Forscher an der University of Adelaide in Australien haben vor kurzem den Volksglauben widerlegt, daß Milch Mucus verursacht. Sie haben einen Test durchgeführt, bei dem sie sechzig gesunde Personen mit einem Erkältungsvirus infizierten. Dann sammelten sie die Nasensekretionen und stellten Vergleiche an. Manche Versuchspersonen tranken keine Milch; andere tranken ganze elf Gläser Milch am Tag. Etwa ein Drittel erklärte, daß sie bei einer Erkältung Milch mieden, vor allem deshalb, weil Milch Schleim oder Mucus hervorriefe.

Doch die Forscher konnten keinen Beweis dafür finden, daß Milchtrinker eine stärkere Nasensekretion produzierten. Die Forscher stellten die Vermutung an, daß die ein wenig dickflüssige Konsistenz von Milch den Hals etwas mehr verstopft und das Gefühl erzeugt, als ob der Hals mit Mucus angefüllt wäre, obwohl in den Lungen und in der Nase eigentlich nicht mehr Mucus erzeugt wird.

Nichtsdestotrotz sagt Dr. Ziment, daß Milch die Symptome von Verstopfung verschlimmert - aber nicht, weil es Schleim verursacht. Milch, sagt er, hat die umgekehrte Wirkung von scharfen Nahrungsmitteln. Das scharfe Zeug ruft die Freisetzung von Sekretion hervor, die den Mucus verdünnt und so die Verstopfung erleichtert. Doch Milch schwächt oder »sediert« die Sinnesrezeptoren in Mund und um den Magen, so daß die Flut von wäßrigen Sekretionen unterdrückt wird und die Verstopfung andauert. (Das ist, nebenbei bemerkt, der Grund, weshalb Milch ein gutes Gegenmittel gegen ein brennendes Gefühl im Mund ist, wenn Sie zuviel Chilischoten gegessen haben.) »Milch scheint den Sekretionsreflex zu verlangsamen, den Scharfes anregen hilft«, kommentiert Dr. Ziment.

Und wenn Sie Probleme mit den Nebenhöhlen haben, ist es ebenfalls vernünftig, Milch und Milchprodukten aus dem Weg zu gehen, meint Dr. Andrew Weil, der an dem University of Arizona College of Medicine lehrt. Er findet, daß es den meisten Patienten mit Nebenhöhlenproblemen wesentlich bessergeht, wenn sie zwei Monate lang auf Milch verzichtet haben.

Bei Halsschmerzen und Husten – Tee und Grog

Hausmittel gegen Erkältungssymptome gibt es in Hülle und Fülle. Die folgenden vier halten wissenschaftlichen Überprüfungen stand:

Russischer Meerrettichtoddy. Einem Glas warmem Wasser geben Sie einen Eßlöffel geriebenen frischen Meerrettich, einen Eßlöffel Honig und einen Teelöffel gemahlene Gewürznelken bei. Umrühren. Das ist ein Rezept von Dr. Ziment, der es als ein altes russisches Heilmittel bei Halsschmerzen ausgibt. »Trinken Sie es langsam, schlückchenweise, und rühren Sie immer wieder um, da der Meerrettich dazu neigt, sich zu setzen«, rät er. Oder benutzen Sie es zum Gurgeln. In jedem Fall wirkt es beruhigend und hilft, den Hals zu heilen.

Süßholzwurzeltee. Süßholz hat eine anästhesierende Wirkung. Es beruhigt bei Halsschmerzen den Hals, unterdrückt Husten. Benutzen Sie Süßholz in Maßen; es kann den Blutdruck erhöhen.

Salbeigurgelmittel. Deutsche Ärzte empfehlen gewöhnlich ein heißes Salbeigurgelmittel bei Halsschmerzen und Mandelentzündung, berichtet Michael Castleman, Autor des Buches »The Healing Herbs«. Den therapeutischen Nutzen verdankt Salbei seinen adstringierenden Tanninen, sagt er und gibt folgende Anweisungen für ein Gurgelmittel: Nehmen Sie ein oder zwei Teelöffel getrocknete Salbeiblätter pro Tasse kochenden Wassers. Zehn Minuten ziehen lassen. Er warnt jedoch davor, Salbei in medizinischen Dosierungen an Kinder unter zwei Jahren zu geben.

Zwiebelhustensaft. »Geben Sie sechs gehackte weiße Zwiebeln in einen Topf mit zwei Litern kochendes Wasser, und fügen Sie eine Tasse Honig hinzu. Lassen Sie das Ganze bei schwacher Hitze zwei Stunden kochen, und seihen Sie es in einen Topf ab. Nehmen Sie es in regelmäßigen Abständen, vorzugsweise warm.« Das empfehlen Dr. Michael Murray und Dr. Joseph Pizzorno in ihrem Buch »Encyclopedia of Natural Medicine«.

Dr. Dukes Mittel gegen Kehlkopfentzündung

Sie sind heiser von einer Kehlkopfentzündung? Diese Entzündung des Larynx geht mit Trockenheit, Husten und Halsschmerzen einher. Dr. Jim Duke, Experte für Heilpflanzen im U. S. Department of Agriculture, berichtet, daß etliche Nahrungsmittel Verbindungen enthalten, die helfen können.

»Wenn ich eine Kehlkopfentzündung hätte«, sagt Dr. Duke, »würde ich Ananassaft mit etwas Ingwer, Muskat, Rosmarin und grüner Minze und ein wenig Süßholz als Süßstoff trinken.« Sie alle sind Hausmittel gegen Kehlkopfentzündung, die wissenschaftlich bewährt sind, sagt er. Sie könnten auch Thymian und Kardamom hinzufügen, die ebenfalls therapeutisch wirken. Er empfiehlt, das Süßholz bei hohem Blutdruck wegzulassen.

Supernahrung zur Abwehr von Heuschnupfen und Erkältungen

Fangen Sie drei Monate vor der Pollenzeit oder der kalten Jahreszeit an, Joghurt zu essen. Er kann Ihre Immunkräfte aufbauen und Ihre Anfälligkeit für beide Leiden drastisch reduzieren, rät der Immunologe Dr. Georges Halpern von der University of California in Davis. In einer überprüften einjährigen Untersuchung mit 120 jungen und älteren Erwachsenen fand er heraus, daß die Anzahl der Tage, an denen die Versuchspersonen Heuschnupfen, besonders von Graspollen, hatten, wesentlich reduziert wurde, wenn sie eine dreiviertel Tasse Joghurt täglich aßen. Die Joghurtesser hatten etwa zehnmal weniger Symptome von Heuschnupfen und Allergien. Und sie hatten außerdem im Jahr etwa 25 Prozent weniger Erkältungen als die Nichtjoghurtesser.

Joghurt mit lebenden Kulturen stärkt das Immunsystem, indem es die Produktion von Gamma-Interferon anregt, das Infektionen und allergische Reaktionen bekämpft. Je mehr Gamma-Interferon, desto weniger Immunglobuline der IgE-Klasse, die die Hauptbestandteile bei allergischen Reaktionen sind. In vorhergehenden Untersuchungen hat Dr. Halpern entdeckt, daß Gamma-Interferon um das Fünffache anstieg bei jenen, die täglich zwei Tassen Joghurt mit lebenden Kulturen aßen. Auch wenn also drei Viertel einer Tasse schon nützlich sind, meint Dr. Halpern, können Sie doch einen wesentlich höheren Schutz gegen Erkältungen und Heuschnupfen erwarten, wenn Sie anderthalb bis zwei Tassen Joghurt am Tag essen. Sie sollten mindestens drei Monate vor der Heuschnupfen- oder Erkältungszeit damit anfangen, da es sehr lange dauert, bis sich genug Gamma-Interferon in Ihrem System aufgebaut hat, führt Dr. Halpern aus. Außerdem muß der Joghurt lebende Kulturen enthalten, um wirksam zu sein. Joghurt, in dem die Bakterienkulturen abgetötet wurden, funktionierte in Dr. Halperns Tests nicht.

Außerdem können Zwiebeln Heuschnupfen lindern. Zwiebeln haben einen außergewöhnlich hohen Gehalt an Quercetin, das von manchen Ärzten zur Überwindung allergischer Reaktionen empfohlen wird.

Vitamin C bekämpft Bronchitis

Wenn Sie sich Sorgen wegen einer chronischen Bronchitis machen, sollten Sie den Verzehr von Vitamin-C-reichen Nahrungsmitteln in Ihrer Ernährung steigern. Das Essen solcher Nahrungsmittel kann helfen, die Lungen vor Schaden und anschließender, schwächender Bronchitis zu schützen, erklärt Dr. Joel Schwartz von der U. S. Environmental Protection Agency. Chronische obstruktive Bronchitis, eine »Raucherkrankheit«, bei der die Atemwege entzündet und mit dickem, den Atem behindernden Schleim blockiert werden, hat ihre Ursache teils in einem Mangel an dem zellschützenden Antioxidans Vitamin C.

Eine neuere, umfangreiche Untersuchung, die Dr. Schwartz mit 9000 Erwachsenen durchgeführt hat, stützt diese Theorie. Er entdeckte, daß Menschen, die täglich 300 Milligramm Vitamin C zu sich nahmen, nur zu 70 Prozent eine chronische Bronchitis oder Asthma bekamen, verglichen mit jenen, die nur ein Drittel der Menge, also etwa 100 Milligramm, einnahmen. Den Unterschied macht eine Honigmelone oder zwei 0,2-Liter-Gläser Orangensaft aus.

Dr. Schwartz sagt, daß eine Vitamin-C-reiche Ernährung vor allem bei Zigarettenrauchern wichtig ist, die in besonderem Maße dem Risiko einer chronischen obstruktiven Bronchitis ausgesetzt sind, wenn sie bereits lange rauchen. Zahlreiche Forschungsarbeiten bestätigen, daß anormal niedrige Blutwerte von Vitamin C für Raucher typisch sind, vermutlich weil es vom Körper sehr rasch aufgebraucht wird, um den giftigen oxidativen Mitteln im Zigarettenrauch entgegenzuwirken. Tatsächlich brauchen Raucher so viel oxidationshemmendes Vitamin C, daß sie dreieinhalbmal mehr Vitamin C als Nichtraucher benötigen, damit das Gleichgewicht stimmt.

Könnte es möglich sein, fragt sich Dr. Schwartz, daß Vitamin C das fehlende Glied in der Erkenntniskette ist – zumindest eine teilweise Erklärung dafür, weshalb 10 bis 15 Prozent der Zigarettenraucher der chronischen obstruktiven Bronchitis erliegen und andere Raucher nicht? Vielleicht ruinieren die Glücklichen ihre Lungen zum Teil nicht, weil sie die Wirkung des Rauchens abschwächen, indem sie größere Mengen von Antioxidans-Substanzen in Obst und Gemüse einnehmen? Dr. Schwartz und andere Experten meinen, daß solche Oxidationsverhüter wesentlich sind für den Schutz des Lungengewebes vor Schäden, die zu chronischer obstruktiver Bronchitis und Emphysemen führen können.

Dr. Schwartz sagt auch, daß eine salzreiche Ernährung zu Atemkrankheiten führen kann, Emphyseme eingeschlossen. Der Grund: Zuviel Natrium bringt das Natrium-Kalium-Verhältnis aus dem Gleichgewicht, was eine übertriebene Reaktion der Atemwege und des Nervensystems auslöst, die zu Entzündung und Lungenschäden führt.

Weitere Anti-Grippe-Nahrung

- Ingwer kann Grippeviren vernichten.
- Eine Substanz namens Lentinan in Shiitakepilzen bekämpft, japanischen Tests zufolge, Grippeviren besser als ein rezeptpflichtiges Medikament gegen Viren.
- Quercetin, das in Zwiebeln konzentriert ist, hat antivirale und antibakterielle Eigenschaften.

Mit Zwiebeln, Pfefferschoten und Fisch gegen Asthma

Nahrungsmittel, die Asthma lindern können: Zwiebeln · Knoblauch · Fischöl · scharfe Chilipfefferschoten · Vitamin-C-haltige Obst- und Gemüsearten · Kaffee.
Nahrungsmittel, die Asthma verschlimmern können: Tierische Nahrungsmittel · Allergieauslöser wie Nüsse, Eier, Cola.

Der Gedanke, daß Nahrung Asthma verhindern kann, ist sehr alt. Der Ebers-Papyrus, ein ägyptischer medizinischer Text von 1550 v. Chr., verschrieb bei Asthma Feigen, Trauben, Weihrauch, Kümmel, Wacholderbeeren, Wein und süßes Bier. Die frühe chinesische Medizin empfahl Teeblätter *(Camellia sinensis)*, aus dem 1888 das antiasthmatische Medikament Teophyllin gewonnen wurde. Antike griechische und römische Ärzte verordneten zur Behandlung von Asthma scharfe und beißende Nahrungsmittel wie Knoblauch, Pfeffer, Zimt und Essig. Der berühmte mittelalterliche Philosoph und Arzt Moses Maimonides schrieb ein ganzes Buch über Asthma, in dem er Süßwasserfisch, Fenchel, Petersilie, Minze, Brunnenkresse, Bockshornklee, Radieschen, Feigen, Quitten, Rosinen, Wein und Gerstenbrei als Arzneien nannte. Von diesen alten Heilmitteln werden heute aus wissenschaftlicher Sicht scharfe Nahrungsmittel, Obst, Gemüse und Fisch empfohlen.

Vier Möglichkeiten, wie Nahrung Asthma beeinflußt

Obwohl Asthma noch immer sehr komplex und für uns voller Rätsel ist, wissen wir genauer denn je, wie es durch die Ernährung beeinflußt werden kann. Der Grund dafür liegt in einem neuen Verständnis der Ursprünge von Asthma. (Übrigens hat die Zahl der Asthmaleidenden in Amerika ein noch nie dagewesenes Hoch erreicht. Sie ist seit 1980 bis 1990 um 50 Prozent auf insgesamt zehn Millionen Fälle angestiegen. Die Todesfälle haben sich beinah verdoppelt.)

Asthma ist gekennzeichnet durch wiederkehrende Anfälle von Keuchen, Husten und Atemnot, die von leicht bis zu lebensbedrohend reichen können. Bei solchen Anfällen werden die Luftwege in den Lungen plötzlich mit Mucus und anderen Sekretionen verstopft; wenn sie nicht befreit werden, kann die Verstopfung Ersticken zur Folge haben. Experten wissen jetzt, daß die langfristige, eigentliche Ursache von Asthma eine chronische Entzündung und das Verdicken der Bronchialröhren und Nasendurchgänge ist, die zu heftigen Muskelkrämpfen, Verengung der Atemwege und daraus resultierenden Atembeschwerden führen. Die neue Therapie ist daher hauptsächlich darauf ausgerichtet, die beständige Entzündung zu bekämpfen.

Eine richtige Ernährungsweise vermag die Asthmaanfälle vor allem auf viererlei Weise zu schwächen oder zu verhindern - indem sie dazu beiträgt, die zugrundeliegende Entzündung der Luftwege in den Griff zu bekommen, die Luftwege zu erweitern, den Mucus in den Lungen auszudünnen und asthmaauslösende Reaktionen auf Nahrungsallergien zu verhindern.

Die Zwiebeltherapie

Zuallererst: Essen Sie regelmäßig Zwiebeln. Zwiebeln enthalten mindestens drei gegen Entzündungen wirkende Substanzen, die der Hauptursache von Asthma einen Schlag versetzen. Ein sehr bekannter Forscher auf diesem Gebiet, Dr. Walter Dorsch von der Johannes-Gutenberg-Universität in Mainz, hat im Saft und in bestimmten Verbindungen der Zwiebel starke Kräfte gegen Entzündungen entdeckt. In einem Test entwickelte ein chemischer Stoff in der Zwiebel, nämlich Diphenylthiusulfinat, eine stärkere entzündungshemmende Aktivität als Prednisolon, ein weitverbreitetes Medikament gegen Entzündungen. Außerdem fand Dr. Dorsch heraus, daß Zwiebeln unmittelbare antiasthmatische Wirkungen haben. Bei einem Experiment wurden Meerschweinchen zum Inhalieren von Histamin veranlaßt, das Asthmasymptome induziert. Ihre Histaminreaktion sprang um 300 Prozent in die Höhe. Doch als die Tiere dann auch mit Zwiebelextrakt gefüttert wurden, sanken die Histaminreaktion sowie die Gefahr eines Asthmaanfalls.

Bei Menschen wirken Zwiebeln ebenfalls. Als Versuchspersonen nach dem Trinken von Zwiebelsaft Reizstoffen ausgesetzt wurden, kam es zu 50 Prozent weniger Bronchialasthmaanfällen. Für die wichtigste aktive Zwiebelsubstanz gegen Inflammationen hält Dr. Dorsch Thiosulfinate. Zwiebeln sind allerdings auch noch ganz besonders reichhaltig an einer weiteren wirksamen

Verbindung gegen Entzündung, dem Quercetin, das auch Allergien einschließlich Heuschnupfen abschwächen kann. Das Antioxidans Quercetin scheint Zellmembranen zu stabilisieren, die Histamin freisetzen. Quercetin ist in seiner chemischen Zusammensetzung Cromolyn ähnlich, einem antiallergischen Heilmittel, das Histaminfreisetzung hemmt.

Dr. Eric Block von der State University of New York in Albany hat auch etwas entdeckt, das er eine »bizarre Schwefelverbindung« in Zwiebeln nennt, die in Reagenzgläsern »die biochemische Kettenreaktion verhindern hilft, die zu Asthma und Entzündungsreaktionen führt«.

Eine weitere Erklärung für die Wirkkräfte gegen Asthma in Zwiebeln ist, wie im »Journal of the American Medical Association« berichtet wird, darin zu sehen, daß Asthma manchmal von einer bakteriellen Infektion durch *Chlamydia pneumoniae* herrührt und Zwiebeln dafür berüchtigt sind, Bakterien zu zerstören.

Fischöl gegen Asthma

Machen Sie es sich unbedingt zur Regel, fetten Fisch zu essen. Zur Langzeitbehandlung von Asthma ist Fischöl ein guter Tip. Fischöl, nachgewiesenermaßen ein Mittel gegen Entzündungen, kann Entzündungen der Luftwege heilen helfen und so die Regeneration der Schleimhaut der Luftwege ermöglichen, die das Atmen wieder erleichtert. Das melden britische Wissenschaftler. Sie verordneten Asthmaleidenden zehn Wochen lang hohe Dosierungen von Fischöl, die etwa 230 Gramm Makrele täglich entsprachen. Sie stellten fest, daß das Fischöl die Produktion der entzündungsfördernden Leukotriene im Körper um 50 Prozent reduzierten; und solche Leukotriene sind, als Auslöser von Bronchialverengungen, tausendmal wirksamer als Histamin.

Die Forscher hielten den Test für zeitlich nicht lang genug, um bei Asthmaleidenden eine Verbesserung des Atmens zu entdecken. Sie meinen, daß für eine wirkliche Heilung der entzündeten Luftwege durch Fischöl mehr Zeit erforderlich wäre. Sie behaupten aber, daß ein regelmäßiger Konsum von Fisch mit seinem reichen Gehalt an entzündungshemmenden Omega-3-Fettsäuren Asthma zum einen verhüten und zum anderen auch heilen kann, indem es die Angriffe von Entzündungen auf die Atemwege dauernd unterdrückt. Es ist richtig, daß Völkerstämme wie die Eskimos, die ständig viel Meeresfrüchte essen, wenig unter Asthma leiden. Und eine neuere Untersuchung von Dr. Joel Schwartz an der amerikanischen Environmental Protection Agency hat ergeben, daß Fischesser in den Vereinigten Staaten viel weniger zu Asthma und anderen Atembeschwerden neigen.

Einige Studien haben zusätzlich eine sofortige Erleichterung von Asthmaleiden durch Fischöl festgestellt. Am Guy's Hospital in London zeigten Asthmapatienten, die Fischöl einnahmen, weniger Atembeschwerden in der sogenannten späten Asthmareaktion, einem Entzündungsleiden, das mit zwei bis sieben Stunden Verzögerung nach den anfänglichen Atembeschwerden auftritt.

Ähnlich haben französische Forscher am Rothschild-Krankenhaus in Paris kürzlich bei einem Doppelblindversuch erkannt, daß es manchen Asthmapatienten nach neunmonatiger Versorgung mit Fischölpräparaten besserging.

Achtung: Eine Untersuchung hat demonstriert, daß Fischöl die Luftwegverstopfungen bei *aspirinempfindlichen* Asthmatikern verschlimmerte.

Werden Sie mit Obst und Gemüse das Keuchen los

Wenn Sie besser atmen wollen, müssen Sie viel Obst und Gemüse essen, wegen des Vitamin-C-Gehalts. Auch sie können helfen, Asthma unter Kontrolle zu bringen, wahrscheinlich indem sie die Entzündung schwächen, sagt Dr. Schwartz. Seine Analyse der Ernährung von 9000 Erwachsenen führte zu dem Ergebnis, daß Amerikaner mit dem höchsten Konsum von Vitamin-C-reichen Nahrungsmitteln und folglich dem höchsten Vitamin-C-Gehalt im Blut eine geringere Neigung zu Atembeschwerden durch Asthma oder Bronchitis zeigten.

Im einzelnen verkürzte eine Tagesmenge von mindestens 300 Milligramm Vitamin C die Gefahr von Asthmakeuchen und Bronchitis um 30 Prozent. Das entspricht der Menge in drei 0,3-Liter-Gläsern Orangensaft oder drei Tassen gekochtem Brokkoli. Die meisten Amerikaner führten sich aber nur ein Viertel dieser Vitaminmenge zu.

Worauf beruht die antiasthmatische Wirkung von Vitamin C? Dr. Schwartz sieht viele mögliche Gründe, so auch die oxidationshemmende Eigenschaft von Vitamin C, die unter anderem die freien Radikale des Sauerstoffs zu neutralisieren vermag, die Entzündungserreger sind. Vitamin C beschleunigt auch den Histaminstoffwechsel (Histamin wird während Allergiereaktionen gebildet) und wirkt auf den Muskel ein, der in Bronchospasmen verwickelt ist. Außerdem beeinflußt Vitamin C die Prostaglandine, die Entzündungen steuern helfen. In anderen Tests haben hohe Dosierungen von Vitamin C – von 500 bis 1000 Milligramm täglich – Asthmaanfälle verhindert und die Atemfunktionen verbessert, weil sie Bronchialverengungen lösten.

Vegetarier atmen besser

In Obst und Gemüse könnte es noch komplexere Wirkkräfte gegen Asthma geben als nur Vitamin C. Es gibt Hinweise, daß ein drastisches Wechseln zu Obst und Gemüse und das Aufgeben aller tierischen Produkte Asthma lindern hilft. Bei einer Untersuchung ging es 25 Patienten *nach vier Monaten ohne Verzehr von Fleisch und Milchprodukten zu 71 Prozent besser, nach einem Jahr sogar 92 Prozent.* Das hieß in diesem Fall - ohne Konsum von Fleisch, Fisch, Eiern oder Milchprodukten. Vielleicht wirkte diese Ernährungseinschränkung deshalb, erklären Ärzte, weil den Patienten bei dieser Ernährungsweise mögliche Allergieerreger vorenthalten wurden - Nahrungsmittelsubstanzen, die Asthma auslösen können. Oder eine andere Möglichkeit: Eine Hauptursache von Entzündungsreaktionen sind Leukotriene; die aber werden aus Arachidonsäure erzeugt, einer Fettsäure in tierischen Nahrungsmitteln.

Versuchen Sie es einmal mit feurigen Pfefferschoten

Zur sofortigen Linderung von Asthma sollten Sie scharfe Sachen essen. Scharfe Chilipfefferschoten, würziger Senf, Knoblauch und Zwiebeln - sie alle können Asthmatikern das Atmen erleichtern, weil sie die Atemwege öffnen, berichtet der Lungenspezialist Dr. Irwin Ziment von der University of California in Los Angeles. Solche Nahrungsmittel haben nach seiner Aussage »mukokinetische« (mucusbewegende) Eigenschaften, die den dickflüssigen Mucus verdünnen, der sonst die kleinen Atemwege verstopfen und das Atmen damit erschweren würde.

Zum einen wirken feurige Nahrungsmittel laut Dr. Ziment dadurch, daß sie die Nervenenden im Verdauungstrakt anregen, die eine Freisetzung wäßriger Flüssigkeiten in Mund, Hals und Lungen auslösen. Diese Sekretionen helfen, den Schleim zu verflüssigen, so daß er die Atemwege nicht verstopft und ausgeschieden werden kann.

Darüber hinaus besitzen feurige Nahrungsmittel noch andere antiasthmatische Eigenschaften. Man hat herausgefunden, daß Kapsaizin, der scharfe Stoff in Chilischoten, eine entzündungshemmende Aktivität zeigt, wenn er gegessen wird; wenn er inhaliert wird, erweitert er bei Personen mit schwachem Asthma die Bronchien.

Eine gute Medizin – Kaffee

Probieren Sie es mit Kaffee, um die Bronchialröhren zu erweitern. Im 19. Jahrhundert war Koffein eines der wichtigsten Heilmittel gegen Asthma; in den zwanziger Jahren wurde es jedoch durch Theophyllin ersetzt, das im allgemeinen noch immer verschrieben wird. Doch es gibt wissenschaftliche Beweise dafür, daß Koffein bei Verhütung und Behandlung von Asthmasymptomen nützlich sein kann. Zum einen scheinen Kaffeetrinker weniger Asthma zu haben. Eine größere Untersuchung an 72 284 Italienern über fünfzehn Jahre erlaubte den Schluß, daß ein regelmäßiger, langfristiger Kaffeekonsum, vermutlich wegen des Koffeins, sowohl die Heftigkeit der Bronchialanfälle als auch ihr Vorkommen verminderte. Bei Konsumenten von regelmäßig einer Tasse täglich sank die Wahrscheinlichkeit von Asthma um 5 Prozent; bei Konsumenten von zwei Tassen täglich um 23 Prozent und bei Trinkern von drei Tassen und mehr um 28 Prozent. Das Trinken von mehr als drei Tassen brachte keinen bedeutenden zusätzlichen Vorteil. Die Ärzte sagten, daß das Koffein in drei Tassen Kaffee etwa die gleiche bronchialerweiternde Wirkung hat wie die Standarddosis von Theophyllin.

> »Eines der häufigsten und am meisten geschätzten Heilmittel von Asthma ist starker Kaffee.«
>
> *Dr. Hyde Salter, in: »Edinburgh Medical Journal« (1959)*

Ähnlich äußerte vor kurzem der Harvard-Forscher Dr. Scott T. Weiss, daß regelmäßiges Kaffeetrinken etwa zwei Millionen Fälle von Asthma in den Vereinigten Staaten beseitigen könnte. Dr. Weiss, der Gesundheitsdaten der Regierung von 20 000 Amerikanern analysiert hat, fand heraus, daß regelmäßige Kaffeetrinker etwa ein Drittel weniger Asthmasymptome hatten als Nichtkaffeetrinker. Kaffeekonsumenten neigten vor allem weniger zu Keuchanfällen sowie Bronchitis und Allergien. Und abermals schienen drei Tassen täglich mehr zu schützen als zwei Tassen am Tag, wenngleich schon eine Tasse pro Tag Gutes bewirkte. Dr. Weiss bemerkt, daß Kaffee und Tee die am längsten bekannten Bronchialerweiterer sind, Heilmittel, die die Atemwege öffnen und das Atmen erleichtern. Eine Untersuchung erachtete Koffein als zu etwa 40 Prozent so wirksam wie das weithin verwendete Medikament Aminophyllin. Theoretisch spaltet sich Koffein im Körper in andere Verbindungen auf, besonders in Theophyllin, das die Muskeln entspannt, welche die Bronchialröhren umgeben.

Einige Tassen starker schwarzer Kaffee sind auch zur Notfallbehandlung von Asthmaanfällen gut – genauso wirksam wie Theophyllin –, behaupten Forscher an der University of Manitoba.

Asthma der Pepsi-Generation

Manche Nahrungsmittel können besonders bei Kindern plötzliche, akute Asthmaanfälle hervorrufen. Solche allgemein verbreiteten Auslöser von Nahrungsallergie sind Eier, Fisch, Nüsse und Schokolade. Sogar Cola kann aus unbekannten Gründen bei den Kleinen Asthmasymptome verursachen, wie britische Wissenschaftler am Hammersmith Hospital in London entdeckten. Zehn Kinder zwischen sieben und siebzehn Jahren berichteten ausnahmslos, daß sie gleich nach dem Trinken von Cola typisch keuchten und husteten und daß diese Wirkung für den Zeitraum von einer Stunde bis zu einigen Tagen anhielt. Um herauszufinden, ob wirklich eine physische Reaktion vorlag, ließen die Wissenschaftler die Kinder an einem Tag Cola und an anderen Tagen Soda- und Leitungswasser trinken. Dann wurde ihr Atmen gemessen. Tatsächlich zeigten neun von den zehn Kindern innerhalb von dreißig Minuten nach dem Trinken der Cola eine erhöhte Empfindlichkeit der Atemwege gegenüber Histamin, wenn es auch zu keiner wesentlichen Beeinträchtigung der Funktionen der Atemwege kam.

Die Forscher machten Cola für das Keuchen und Husten verantwortlich: »Wir glauben, daß nun zum erstenmal gezeigt wurde, daß Colagetränke Asthmasymptome verursachen können.«

Asthma durch Kuhmilch

Seien Sie skeptisch gegenüber Milch! Milch ist ein weiterer häufiger Haupterreger von Asthma. Eine milchlose Diät kann bei manchen Asthmatikern eine beträchtliche Verbesserung mit sich bringen. Obwohl Kinder am ehesten zu asthmatischen Reaktionen auf Milch neigen, können diese auch bei Erwachsenen auftreten.

Ein 29jähriger Mann begann plötzlich zwei- bis dreimal die Woche unter Bronchospasmen zu leiden; jeder Anfall dauerte ein bis zwei Stunden. Nach dem Frühstück schien er jeden Tag einen trockenen Husten und Atemnot zu entwikkeln. Sein Asthma wurde so schlimm, daß er einige Male auf die Notfallstation des Krankenhauses gefahren werden mußte. Eines Tages trank er dann ein Glas kalte Milch - zwanzig Minuten später befand er sich mit einem größeren Bronchoanfall und Nesselausschlag am ganzen Körper auf der Notfallstation, wo er medikamentös behandelt wurde. Binnen einer Stunde hatte er sich wieder erholt. Doch seine Ärzte in Madrid behielten ihn für weitere Tests da.

Es stellte sich heraus, daß die Ursache Milch war. Als er weisungsgemäß eine viertel Tasse Milch trank, erlitt er prompt ein Bronchospasma. Als ihm getrocknetes Kasein (von Milch) verabreicht wurde, erlitt er innerhalb von zwanzig Minuten einen Keuchanfall und Unterleibsschmerzen.

Wie die Ärzte berichteten, setzte die schwere Allergie plötzlich ein, ohne Vorwarnsignale. Er hatte sonst keine Nahrungsmittelallergien. Und solange er keine Milch anfaßte, kehrten die Asthmasymptome auch nicht zurück.

Asthma durch die chinesische Küche

Hüten Sie sich vor Mononatriumglutamat (MNG). Wer für MNG empfindlich ist, bekommt Kopfschmerzen, ein brennendes Gefühl im Nacken, ein Gefühl der Beklemmung in der Brust, Übelkeit und Schweißausbrüche. MNG kann aber auch einen Asthmaanfall auslösen. Im übrigen läßt sich solch ein Zusammenhang nicht immer leicht ausmachen, da der Anfall nicht unbedingt sofort auftreten muß. Er kann in einer verzögerten Reaktion sechs bis zwölf Stunden später kommen. Zu dem Ergebnis kamen Australier, als sie 32 Asthmatiker testeten, von denen viele MNG-bedingtes Asthma zu haben schienen.

Nach einer zusatzfreien Diät von fünf Tagen wurden den Versuchspersonen verschiedene Dosierungen von MNG gegeben. Mehr als 40 Prozent reagierten mit Asthma. Sieben hatten ein oder zwei Stunden nach der Einnahme von MNG Asthma zusammen mit Symptomen des »Chinesisch-Essen-Syndroms«. Bei sechs Versuchspersonen erschienen die Asthmasymptome erst sechs bis zwölf Stunden später. »Diese Untersuchungen bestätigen, daß MNG Asthma verursachen kann, daß der Anfall um so wahrscheinlicher kommt, je höher die Dosierung ist, und daß MNG nicht für alle Menschen problemlos ist«, folgerten die Forscher.

Ernährungsstrategien zur Bekämpfung von Asthma

- Konzentrieren Sie sich darauf, entzündungshemmende Nahrungsmittel zu essen, die die Entzündung der Schleimhäute an den Atemwegen wahrscheinlich verhindern und abschwächen können. Solche Nahrungsmittel versprechen, neue Schäden abzuwehren und zu einer Heilung der Atemwege und einer Wiederherstellung richtigen Atmens zu führen. Versuchen Sie, folgende Nahrungsmittel in Ihre tägliche Ernährung einzubeziehen: Zwiebeln, Knoblauch, fettigen Fisch, Obst und Gemüse insbesondere mit viel oxidationshemmendem Vitamin C.
- Ebenfalls wesentlich: Meiden Sie Pflanzenöle wie Maiskeim-, Färberdistel- und Sonnenblumenöl, die reich an Omega-6-Fettsäuren sind.

Diese fördern Entzündungen und wirken den Vorteilen entzündungshemmender Nahrungsmittel entgegen, besonders des Fischöls.

- Schränken Sie entweder den Genuß von Fleisch und allen tierischen Fetten ein, oder meiden Sie sie vollständig; auch sie fördern Entzündungen.
- Essen Sie scharfe Pfefferschoten und würzige Speisen; beides wirkt vorbeugend und abschwächend. Beides erleichtert das Atmen, indem es die Atemwege frei macht.
- In einem Notfall können Sie zur Linderung eines Asthmaanfalls Kaffee trinken. Wenn der Kaffee für Sie sonst keine nachteiligen Wirkungen hat, könnten Sie mit drei Tassen Kaffee pro Tag auch Asthmasymptomen vorbeugen.
- Meiden Sie Nahrungsmittel, die das Atmen zu erschweren oder Asthmaanfälle auszulösen scheinen.

Gegenmittel bei Blasenentzündungen

Nahrungsmittel, die Blasenentzündungen vermeiden oder lindern helfen können: Moosbeeren · Heidelbeeren · viel Flüssigkeit.
Nahrungsmittel, die die Symptome verschlimmern können: Koffein · Schokolade.

Blasenentzündungen suchen Frauen öfter heim als jedes andere Gesundheitsproblem außer Erkältungen. Sie spüren einen Drang zu häufigem Urinieren, das gewöhnlich brennt und schmerzt, und manchmal ist dann auch Blut im Urin. Solche Entzündungen in den Harnwegen oder Blasenentzündungen, auch als Zystitis bekannt, werden gewöhnlich durch weitverbreitete *Escherichia-coli*-Bakterien verursacht, die in den oberen Harntrakt, die Harnröhre und die Blase gelangen. (Es ist auch möglich, Zystitissymptome ohne eine Infektion zu bekommen, wenn die Blase gereizt wird.) Männer leiden seltener unter Blasenentzündungen.

Moosbeeren und Heidelbeeren: Eine neue Theorie hält

Trinken Sie Moosbeerensaft, um wiederkehrende Blasenentzündungen abzuwehren. Es ist ein jahrhundertealter Rat, der neue Glaubwürdigkeit gewonnen hat. Die Ärzte haben lange angenommen, daß Moosbeeren (auch als *Cranberries* erhältlich) wirkten, weil sie einen sauren Urin erzeugten, der die infektionsverursachenden *E.-coli*-Bakterien abtötete. Doch neue Ergebnisse enthüllen ein viel raffinierteres Moosbeerenkomplott gegen Bakterien. Moosbeeren wie auch Heidelbeeren besitzen einzigartige Verbindungen, die die infektiösen Bakterien daran hindern, an den Zellwänden des Harntraktes und der Blase hängenzubleiben. *E.-coli*-Bakterien, die normalerweise im Darm existieren, kriechen in den

Harntrakt, wo sie mit Hilfe winziger härchenartiger Anhängsel an Blasenzellen festmachen und die Infektion weiterverbreiten. Doch die Substanz in der Moosbeere lähmt die »Landevorrichtung« der Bakterien, so daß sie im Urin weggespült werden und ihre Versuche, einen infektiösen Brückenkopf zu bilden, vereitelt werden.

Dr. Anthony Sobota, Professor für Mikrobiologie an der Youngstown State University in Ohio, entdeckte 1984 den Moosbeerenmechanismus als erster. 1991 machten dann israelische Wissenschaftler vom Weizmann Institute of Science Furore, als sie im »New England Journal of Medicine« verkündeten, mindestens zwei Verbindungen entdeckt zu haben, die in Moosbeeren wie in Heidelbeeren enthalten sind und die Moleküle außer Gefecht setzen, mit deren Hilfe die *E.-coli*-Keime sich an den Oberflächenzellen des Harntraktes festsetzen. Die israelischen Wissenschaftler testeten verschiedene Fruchtsäfte, darunter von Grapefruit, Mango, Guave, Orange und Ananas, aber nur Heidelbeer- und Moosbeerensaft hatten die richtige chemische Zusammensetzung, um die Haftfähigkeit der infektiösen Keime wirksam lahmzulegen. Die Wissenschaftler glauben, daß diese beiden Beerenarten einzigartig sind. Heidelbeeren gehören zur gleichen Strauchgattung *(Vaccinium)* wie Moosbeeren.

Durch Tests ist erwiesen, daß eine halbe bis zwei Tassen Moosbeerensaft täglich wirksam sind. Eine klassische, oft zitierte Untersuchung von Prodromos N. Papas von der Tufts University School of Medicine aus dem Jahre 1961 ergab, daß der tägliche Konsum etwa eines halben Liters Moosbeerensaft über drei Wochen lang bei 73 Prozent einer Gruppe von 60 Patienten die Infektionen verhinderte. Nach Absetzen des Saftes stellten sich die Entzündungen bei etwa der Hälfte von ihnen innerhalb von sechs Wochen wieder ein. Selbst 0,1 bis 0,2 Liter Moosbeerensaftcocktail (30 Prozent Moosbeerensaft), der über sieben Wochen Tag für Tag eingenommen wurde, verhütete Harntraktentzündungen bei etwa zwei Dritteln von 28 älteren Männern und Frauen, wie eine Untersuchung aus dem Jahre 1991 ergab.

Ernährungsanweisungen, um Blasenentzündungen vorzubeugen

- Wenn Sie immer wieder Harntraktentzündungen haben, sollten Sie es mit einer täglichen Dosis von ein oder zwei Tassen Moosbeerensaft oder Moosbeerensaftcocktail versuchen. Wenn die verantwortlichen Bakterien *E.-coli-Bakterien* sind, stehen die Chancen gut, daß sich damit künftige Entzündungen vermeiden lassen.
- Versuchen Sie es auch mit Heidelbeeren, die eine Haftung der Bakterien im Harntrakt auf ähnliche Weise abblocken.

- Trinken Sie sehr viel Flüssigkeit – mindestens einige Liter am Tag.
- Meiden Sie während einer akuten Entzündung Koffein und Schokolade; sie könnten das entzündete Gewebe reizen.

Wichtig: Moosbeerensaft kann stetig wiederkehrende Entzündungen im Urintrakt *verhüten*. Sie sollten sich aber zur *Heilung* akuter Entzündungen nicht auf Moosbeerensaft verlassen. Dafür können rezeptpflichtige Antibiotika erforderlich sein.

Eine Diät zum Aushungern des Herpes-Virus

Die drei schlimmsten Lebensmittel bei Herpesanfälligkeit: Schokolade · Nüsse · Gelatine.

Haben Sie wunde Stellen im Gesicht oder »Fieberblasen«, entzündete Mundecken, Blasen im Genitalbereich, Gürtelrose (eine schmerzvolle Entzündung der Sinnesnerven) oder infektiöse Mononucleose, die auch als Epstein-Barr-Krankheit bekannt ist? Wenn ja, werden Sie wie vierzig Millionen Amerikaner und Europäer vom Herpes-Virus gequält. Und Sie könnten die Ausbrüche durch Ihre Ernährung in den Griff bekommen. Obwohl der Virus in 90 Prozent von uns schlummert, kann sehr wohl die Ernährung, wie Dr. Richard S. Griffith, Professor emeritus der Medizin an der Indiana University School of Medicine und Spezialist für Infektionskrankheiten meint, darüber entscheiden, ob der Virus reaktiviert wird und Herpessymptome hervorruft. Dr. Griffith erklärt es so:

Wie Herpesausbrüche unter Kontrolle gebracht werden können

Moleküle Ihrer Nahrung landen in Ihren Körperzellen. Ob Sie dem Virus ein Festessen bereiten oder bei seinem Zusammentreffen mit den Zellen magere Kost bieten, kann darüber entscheiden, ob der Übeltäter erneut auflebt, um Sie zu quälen. Wenn Sie den Herpes-Virus hinreichend mit der richtigen Nahrung füttern, kann er heftig wachsen und den Körper dazu drängen, Fieberblasen, Blasen an den Genitalien und andere Symptome zu erzeugen. Andererseits können Sie den Virus aber auch aushungern bzw. eindämmen, damit er nicht soviel Ärger verursachen kann.

Im Herpesdrama gibt es gute und böse Nahrungsmittel. In den 50er

Jahren, sagt Dr. Griffith, wurde entdeckt, daß Aminosäuren in Nahrungsmitteln das Wachstum des Herpes-Virus entweder ersticken oder anregen. Die Zuführung der Aminosäure Arginin ließ den Herpes-Virus in Zellkulturen stark wachsen. Die Aminosäure Lysin dagegen brachte das Wachstum und die Ausbreitung des Herpes-Virus in den Zellen zum Stillstand. Einer Theorie zufolge umwickelt das Lysin die Zelle mit einem Schutzmantel, der den Virus hindert, die Zelle zu durchdringen und ihrer Substanz zu berauben. Wäre es in dem Fall nicht sinnvoll, den Herpes-Virus mit einer Nahrung zu füttern, die nur wenig wachstumstimulierendes Arginin und viel wachstumhemmendes Lysin enthält? Umgekehrt dürfte es riskant sein, dem Virus ein Festessen zu bereiten.

So sieht es Dr. Griffith. Er rät Herpes-Patienten seit etwa zwanzig Jahren, den Virus durch den Genuß von lysinreichen und argininarmen Nahrungsmitteln auszuhungern. Was zählt, sagt er, sind die relativen Mengen dieser beiden Aminosäuren in Ihren Zellen. Es hängt vom »Gleichgewicht der Kräfte« zwischen diesen beiden Aminosäuren ab, ob der Virus von Zellen Besitz ergreift und in Ihrem Körper wächst und gedeiht. Unter diesen Umständen brauchen Sie viel Lysin und wenig Arginin, um den Virus unter Kontrolle zu halten.

Die Arginin-Experimente

Um zu erkennen, wie Arginin den Herpes-Virus dazu bringen kann, verrückt zu spielen, führte Dr. Griffith einen Test durch, bei dem er Patienten hohe Dosierungen von Arginin verabreichte - 500 Milligramm viermal täglich - und die Zufuhr von Lysin einschränkte. Drei von fünf Patienten bekamen daraufhin so schlimme Ausbrüche von Herpes, daß er den Test abbrach. Eine Versuchsperson, die gewöhnlich nur Fieberblasen auf der Lippe hatte, bekam sie unter dem Auge. Bei einem kleinen Mädchen brach Herpes im ganzen Mundbereich aus. Diese ernsten Ausbrüche traten nach der Einnahme des Arginins über Nacht ein. Nur 60 Gramm Erdnüsse oder Schokolade müßten Sie essen, um die Testmenge von Arginin zu erreichen.

Der Verzehr von genügend lysinreichen Nahrungsmitteln kann zugleich helfen, sich über die Gefahr einer argininreichen Ernährung hinwegzusetzen. Lysinreiche Nahrungsmittel sind Milch, Sojabohnen und Fleisch, u. a. von Rind und Schwein. (Lysin wird oft der Tiernahrung beigemengt, daher kann es in Fleisch reichhaltig vorkommen.) »Ich habe bemerkt, daß Herpes-Patienten offenbar nicht viel Milch trinken«, kommentiert Dr. Griffith. »Und Kleinkinder haben die ersten Anfälle von Herpes-Infektion gewöhnlich gleich, nachdem sie abgestillt worden sind und ihnen die lysinreiche Milch entzogen wird.«

Nahrungsmittel, die Herpes fördern

Es kommt nicht nur auf die Menge an, sondern auf das Gleichgewicht von arginin- und lysinhaltigen Nahrungsmitteln. Die folgenden Nahrungsmittel haben einen im Vergleich zu Lysin hohen Argininggehalt und tendieren daher laut Dr. Griffith dazu, das Wachstum des Herpes-Virus anzuregen.

Völlig zu meiden: Mandeln · Paranüsse · Cashewnüsse · Haselnüsse · Erdnüsse · Pecannüsse · Walnüsse · Schokolade · Gelatine.

Einzuschränken sind, falls Sie davon viel essen: Kokosnüsse · Gerste · Mais · Hafer · Weizen, -keime sowie Gluten inklusive Pasta · Rosenkohl.

»Aber ich esse Nüsse und bekomme keinen Herpes«

Trotzdem bekommt nicht jeder vom Genuß argininhaltiger Nahrungsmittel Herpessymptome. Und das Streichen argininreicher Speisen hilft auch nicht bei allen Anfällen von Herpes. Manche Leute können beliebig viel Nüsse essen, ohne den Virus aufzuscheuchen. Weshalb? Aus dem gleichen Grund, weshalb Salz nicht bei allen Menschen den Blutdruck erhöht, erläutert Dr. Griffith. Die Sache ist individuell sehr verschieden.

Man kann eine argininarme, lysinreiche Diät zum Vorbeugen und Heilen verwenden, sagt Dr. Griffith. »Wenn man bereits eine Herpeswunde hat, kann man nichts Schlimmeres tun, als argininreiche Lebensmittel wie Nüsse zu essen. Das hält das Viruswachstum aufrecht.« Seinen Erkenntnissen pflichten keineswegs alle Fachleute bei. Doch seine Ernährungsrichtlinien sind risikolos, und die Alternative sind möglicherweise teure Heilmittel mit potentiell gefährlichen Nebenwirkungen und/oder geringem therapeutischen Effekt.

Wie man erkennt, ob eine Nahrung Herpes auslöst

»Man braucht nur zu experimentieren«, sagt Dr. Griffith. Falls argininhaltige Nahrungsmittel wie Nüsse, Schokolade und Gelatine die Ausbrüche von Herpes verursachen, läßt sich das sofort erkennen. Es ist, wie er betont, ganz einfach: Essen Sie viele Erdnüsse und/oder Schokolade und Gelatine, und warten Sie ab, ob Sie am nächsten Tag die Anfänge von Gesichtsherpes, Blasen oder Schmerz spüren. Bei manchen Menschen reicht schon eine Handvoll Erdnüsse, um einen Ausbruch von Herpes auszulösen. Bei anderen ist dazu eine größere Menge erforderlich. Normalerweise reicht für einen Test jedoch eine kleine Packung oder 100 Gramm Nüsse.

»Wenn Sie darauf keine Herpesreaktion entwickeln, dann liegt die Ursache wahrscheinlich nicht in der Ernährung«, meint Dr. Griffith. Darüber sollten Sie sich dann also keine Sorgen mehr machen. Bei Menschen, die für solche durch Nahrungsmittel induzierten Herpesausbrüche anfällig sind, erkennt man es jedesmal. »Wenn Herpes bei Ihnen einmal vom Nüsseessen ausbricht, wird er jedesmal kommen beim Nußverzehr«, sagt er. »Die Reaktion ist sehr beständig.«

Hören Sie frühzeitig damit auf. Wenn die Herpesinfektion erst einmal in ausgewachsenen Fieberblasen oder Wundstellen offensichtlich ist, wird eine Heilung mit der Lysin-Arginin-Methode schwieriger. Je früher Sie die Initiative ergreifen, desto besser. Am wirksamsten sind die diätetischen Maßnahmen, mit denen Sie wiederkehrenden Herpesausbrüchen vorbeugen oder Symptome im Anfangsstadium abwarten können – gleich nachdem Sie das Stechen und den Schmerz eines bevorstehenden Anfalls spüren. Genau in diesem Moment sollten sie die argininreichen Lebensmittel aus Ihrer Ernährung streichen.

Seetang gegen Herpes

Eine weitere Möglichkeit, Herpes einzuschränken, kann der Verzehr von Seetang sein. Wenn der Virus auf gewisse eßbare Seetangarten stößt, schrumpft er zusammen und zieht sich zurück. Das entdeckten zwei Forscher am University of California's Naval Biosciences Laboratory in Berkeley bei Reagenzglastests. Sie taten Extrakte von acht verschiedenen Seetangarten der roten Algenfamilie in Reagenzgläsern zusammen mit menschlichen Körperzellen, die entweder mit dem Herpes-simplex-Virus 1 (der Fieberblasen verursacht) oder dem Virus 2, der Herpes genitalis hervorruft, infiziert worden waren. Das Ausbreiten der Viren wurde um 50 Prozent reduziert. Es gab ein noch eindrucksvolleres Ergebnis, als die Wissenschaftler menschliche Körperzellen zunächst den Seetangextrakten aussetzten und die Viren zwei Stunden später hinzutaten – die Viren gediehen überhaupt nicht. Die Herpesaktivierung war 100prozentig abgeblockt.

Gürtelrose und Schokolade

Gürtelrose kann ein äußerst schmerzhafter Zustand sein. Sie taucht oft bei den Älteren auf. Eine Schätzung ergab, daß etwa die Hälfte aller über Achtzigjährigen Gürtelrose gehabt hat. Die Krankheit tritt ein, erklärt Dr. Griffith, wenn der Herpes-Virus, der sehr lange Zeit im Körper gewesen ist, wiederauflebt, möglicherweise weil die Immunresistenz mit dem Alter nachläßt. Er gerät in die Nervenzellen, auf der Haut entstehen schmerzvolle Blasen; selbst nachdem sie verheilt sind, bleibt der Schmerz in etwa 5 Prozent der Fälle wegen der sogenannten postviralen Neuralgie.

Gürtelrose ist ein ernstes Leiden, das ärztlicher Behandlung bedarf. Zur Vorbeugung empfiehlt Dr. Griffith jedoch, argininhaltige Nahrungsmittel zu vermeiden. Ein Beispiel: Eine ältere Patientin hatte einen großen Osterhasen als Tischdekoration; eines Tages aß sie ihn dann größtenteils auf. Am nächsten Tag bekam sie Gürtelrose. Wenn Sie schon postvirale Neuralgie haben, empfiehlt Dr. Griffith, zum Test täglich drei- bis viermal zwei 500-Milligramm-Lysintabletten einzunehmen, um zu sehen, ob es hilft.

Tips zur Bekämpfung von Mundecken, Lippengeschwüren, Herpes genitalis, Gürtelrose und der Epstein-Barr-Krankheit

Wenn Sie von Herpesausbrüchen gequält werden, versuchen Sie, argininhaltige Nüsse, Schokolade und Gelatine aus Ihrem Speiseplan zu streichen. Wenn Sie einen Herpesausbruch haben oder dessen Anfänge spüren, hören Sie sofort auf, argininreiche Nahrungsmittel zu essen. Je schneller Sie die Initiative ergreifen, desto eher werden Sie profitieren, sagt Dr. Griffith.

Im allgemeinen findet er, daß das Reduzieren von stark argininhaltigen Speisen genügt, um dem Virus einen Strich durch die Rechnung zu machen. Wenn es nicht klappt, empfiehlt er, ein oder zwei 500-Milligramm-Lysintabletten täglich einzunehmen, solange die Herpesinfektion wiederzukommen scheint.

Solche Maßnahmen werden nicht bei jedem wirken, doch Sie könnten gerade zu denen gehören, denen sie ein wenig Erleichterung bringen. Es ist einen Versuch wert.

Heilkräftige Nahrungsmittel bei Problemen mit Gelenken und Knochen

Arthritis deformans: Bahnbrechende Diätkuren

Nahrungsmittel, die am ehesten Arthritis verursachen oder verschlechtern können: Mais · Weizen · Milch · Fleisch · pflanzliche Omega-6-Öle (von Mais, Färberdistel, Sonnenblumen).
Nahrungsmittel, die Arthritis lindern könnten: Fetthaltiger Fisch · vegetarische Kost · Ingwer.

Alte medizinische Schriften und volkstümliche Pamphlete sind gefüllt mit diätetischen Heilverfahren gegen Arthritis und Rheumatismus. Meiden Sie Tomaten, Kartoffeln und andere »Nachtschattengewächse«; verzichten Sie auf Fleisch, gewürzte und saure Gerichte, Zitrusfrüchte, Kaffee, weißen Zucker, Getreideflocken. Essen Sie mehr Seetang, Teufelsfisch, Yucca und Ginseng. Schon 1766 verschrieb ein englisches medizinisches Fachbuch Lebertran gegen chronisches Rheumaleiden und Gicht. Mitte des 19. Jahrhunderts wurde Lebertran routinemäßig gegen verschiedene Krankheiten der Gelenke und des Rückgrates verordnet, wie das 1907 veröffentlichte »Dispensatory of the United States« feststellt. Später machte Dale Alexander in einem Bestseller den Lebertran allgemein bekannt; er behauptete, daß Lebertran hilft, »die Gelenke zu schmieren«. Seine Erklärung war simpel, doch die moderne Wissenschaft weiß mittlerweise, warum er mit seiner Idee beinahe ins Schwarze traf.

Mit Volksmärchen hat das nichts mehr zu tun

Die Auffassung, daß Arthritis und insbesondere Arthritis deformans etwas mit Ernährung zu tun haben, wurde lange als gefährlicher mittelalterlicher Unsinn abgelehnt, als reine Quacksalberei. Heute können das nur noch Ärzte glauben, die mit den Fortschritten der Medizin nicht auf dem laufenden sind. Neue medizinische Entdeckungen beweisen nämlich die Fähigkeit von Nahrungsmitteln, eine Entzündung - das Schlüsselereignis bei Arthritis, das wörtlich »Feuer in den Gelenken« bedeutet - auf Touren zu bringen oder zu beruhigen. Führende Arthritisspezialisten erkennen inzwischen an, daß die Ernährung die Symptome von Arthritis lindern und daß sie in manchen Fällen die einzige Hauptursache des Leidens sein könnte. Die Neigung zu Arthritis kann vererbt sein, und andere Faktoren, sogar ein Virus, können eine Rolle spielen. Trotzdem gibt es neues überzeugendes Beweismaterial, daß die Ernährung Arthritis entweder verschlimmern oder bekämpfen kann.

Es gibt sogar wissenschaftliche Unterstützung für die Vorstellung, die in der Volksmedizin seit langem galt, daß bestimmte Nahrungsmittel wie Teufel sind, die in den Körper von manchen empfindlichen Menschen eindringen und sie zerstören, daß nur eine Teufelsaustreibung dieses Nahrungsmittels aus Ihrer Ernährung Sie retten wird und daß außerdem Ihr Lieblingsnahrungsmittel Ihr schlimmster Peiniger sein könnte. Wenn das wie eine Handlung eines Horrorfilms klingt, lesen Sie den bemerkenswerten Fall der Engländerin Ms. X.

»Mein Käsehunger hat mich zum Krüppel gemacht«

Gebildete Leser könnten skeptisch auflachen, wenn sie solche Schlagzeilen in einem billigen Massenblatt lesen. Aber Ärzte haben nicht gelacht, als in dem gesetzten und seriösen »British Medical Journal« die gleiche Geschichte unter der nüchternen Überschrift erschien: »Rheumatoid Arthritis and Food: a Case Study«.

Die arme Ms. X. mit ihren nur achtunddreißig Jahren hatte schon elf Jahre lang unter Arthritis deformans gelitten. Die Gelenke ihrer Arme, Beine und Hüften waren stark entzündet und geschwollen. Sie konnte kaum mehr fest mit der Hand greifen, sich kaum ohne fürchterliche Schmerzen bewegen. Sie war jeden Tag mehrere Stunden lang extrem erschöpft und steif.

Nichts hatte bei ihr genützt. Sie war schon mit allen möglichen schweren Geschützen der modernen Wissenschaft behandelt worden - Salicylat, entzündungshemmenden, nichtsteroiden Mitteln, Gold, Penizillamin, Prednison und sogar Blutaustausch. Sie verschafften ihr wenig oder gar keine Erleichterung; ihre toxische Nebenwirkung machte sie in der Tat noch kränker.

Dann begannen ihre Rheumatologen am Hammersmith Hospital in London, ihr Fragen zu ihrem großen Verlangen nach Käse zu stellen. Sie gab zu, daß sie seit Anfang Zwanzig eine Leidenschaft für Käse hatte. Ihr Verlangen war so stark, daß sie manchmal ein ganzes Pfund Käse an einem Tag aß. Die Ärzte hatten bei ihr auch Allergien auf mehrere Medikamente festgestellt; sogar Aspirin verdarb ihr den Magen.

Wie Nahrungsmittel Arthritis deformans beeinflussen

Es ist mittlerweile bekannt, daß eine Diät mindestens auf zwei ganz unterschiedliche Weisen Arthritis deformans unterdrücken kann. Zum einen können bestimmte Nahrungskomponenten, besonders Fett, die Tätigkeit von hormonartigen Wirkstoffen des Körpers regulieren, die Eikosanoide genannt werden und Entzündungen, Schmerzen und sonstige arthritische Symptome unter Kontrolle halten helfen. Zum anderen kann Arthritis deformans bei manchen Menschen als eine erstaunlich starke, allergieähnliche Reaktion auf bestimmte Nahrungsmittel auftreten. In dem einen Fall könnten Sie die Symptome dadurch behandeln, daß Sie bestimmte Nahrungsmittel essen, die wie Medikamente wirken, um die Schmerzen, die Schwellung, die Müdigkeit und die Steifheit zu lindern. In dem anderen Fall kann der Verzicht auf ein bestimmtes Nahrungsmittel eine sofortige und dauerhafte Heilung herbeiführen, weil die Funktionsstörung damit für immer bezwungen ist.

Niemand weiß, warum manche Menschen für durch Nahrungsmittel verursachte Arthritis anfälliger sind als andere. Eine Vermutung geht dahin, daß manche Arthritisleidende einen anormal durchlässigen oder »undichten« gastrointestinalen Trakt haben, durch den Nahrung oder bakterielle Antigene (die Allergien auslösen) leicht in den Blutkreislauf geraten, wo sie Entzündungen oder andere Störungen verursachen. Eine andere Theorie lautet, daß Bakterien sich in den Gedärmen durch bestimmte Speisen nähren und dann Toxine erzeugen, die die Symptome verursachen.

Solche durch Nahrung hervorgerufene Arthritis deformans könnte jedoch ganz und gar nicht der klassischen Krankheit entsprechen. Der Arthritisforscher Dr. Richard Panush macht darauf aufmerksam, daß »allergische Arthritis« eine völlig andersgeartete Störung sein könnte, die mit Arthritis deformans nichts zu tun hat.

Trotzdem häufen sich die Hinweise auf einen bestehenden Zusammenhang zwischen Arthritis und Nahrung.

Könnte es sich um eine Nahrungsmittelallergie handeln? Könnten diese Schmerzen und dieses Leiden durch eine Substanz verursacht sein, die ihr Körper als fremdartig erkannte, so daß er das Immunsystem alarmierte, um Armeen von Antikörpern zur Bekämpfung des glücklosen Invasoren auszuschicken, und dabei versehentlich ihre Gelenke und ihren Körper beschädigte?

Würde diese virulente Arthritis verschwinden, wenn sie solch einen Schuldigen finden könnten? Es war einen Versuch wert. Die Ärzte überzeugten sie, alle Milchprodukte - Milch, Butter und Käse - zu meiden.

Innerhalb von drei Wochen nahmen ihre Gelenkschwellungen und ihre morgendliche Steifheit ab; in den folgenden Monaten verschwanden sie völlig. Sie vermochte wieder zu greifen; sie wurde die Schmerzen los. Blutanalysen ergaben, daß ihr Immunsystem sich von der furchterregenden Dysfunktion wieder erholt hatte. Nach über zehn Jahren lähmender Schmerzen, die die beste moderne Medizin nicht zu lindern vermocht hatte, war sie kuriert - nicht nur von den Symptomen, sondern von der Krankheit überhaupt.

Eines Tages aß sie aus Versehen ein Milchprodukt. Zwölf Stunden später kehrten die Symptome von Arthritis vehement zurück. Die Ärzte führten eine definitive, bestätigende Untersuchung durch. In der Fachsprache der Mediziner heißt sie »Immunitätstest« - eine bewußte erneute Zufuhr des schädigenden Nahrungsmittels.

Nachdem Ms. X. zehn Monate lang ihre Beweglichkeit ganz zurückgewonnen und fast keine Arthritis mehr hatte, bestellten die Ärzte sie wieder ins Krankenhaus und beobachteten sie drei Tage lang, an denen sie anderthalb Kilo Cheddarkäse aß und sieben Tüten Milch trank. Ihr Körper veränderte sich binnen 24 Stunden. Die Armeen von zerstörerischen Antikörpern waren erneut auf dem Marsch, die Arthritis deformans war wieder voll da - mit Greifschwäche, Morgensteifheit, geschwollenen Fingern (ein Finger wurde doppelt so groß) und allergischen Immunstörungen. Tests auf IgE-Antikörper für Milch- und Käseprotein waren positiv. Die zerstörenden Antikörper hatten den Höhepunkt zwölf Tage nach dem Einstellen des Genusses von Milch und Käse durch Ms. X. erreicht. Es war keine Überraschung, daß Käse die stärkere Reaktion auslöste.

Soweit bekannt, kehrte die Arthritis von Ms. X. nicht zurück, solange sie weder Käse aß noch Milch trank.

Mais ist verdächtig: Auch er lähmt

Angespornt von dem Fall, bei dem Käse als Missetäter überführt worden war, kam ein anderer Arzt auf die Idee, über einen genauso dramatischen Fall von Arthritis zu berichten, der durch ein anderes Nahrungsmittel verursacht worden war - diesmal durch Mais. »Die nach meiner Erfahrung eindrucksvollste Patientin litt 25 Jahre lang unter Arthritis deformans und nahm Azathioprin ein sowie lösliches Aspirin . . ., hatte bereits einen Plasmaaustausch gehabt, und es ging mit ihr langsam, aber sicher bergab«, so schrieb der Londoner Arzt Dr. Ronald Williams im »British Medical Journal«.

Es stellte sich heraus, daß sie eine Allergie auf Mais hatte, der ironischerweise in der Beimischung ihrer Arzneimittel als Füllstoff benutzt wurde. Sie verzichtete in ihrer Ernährung völlig auf Mais, und es kam binnen einer Woche zu einer »dramatischen« Besserung, wie Dr. Williams berichtet. Als dann nach sechs Wochen ihre Arthritis auf schlimme Weise von neuem ausbrach, vermutete Dr. Williams, daß da leider der Placeboeffekt einer neuen Behandlung nachgelassen hätte. Man entdeckte jedoch bald, daß während dieser Wochen ohne ihr Wissen Maizena ihrer Sauce beigemischt worden war. Das Maizena wurde entfernt, und ihre Gesundheit besserte sich schnell weiter. »Sie fühlt sich viel besser als je zuvor in den letzten zehn Jahren, und so sieht sie auch aus«, schrieb Dr. Williams.

> »Niemand wäre so dumm, alle Fälle von Arthritis deformans mit einer Nahrungsmittelallergie in Verbindung zu bringen, aber wenn es nur bei einem unter zwanzig Fällen zutrifft – und ich vermute, daß die Zahl viel höher liegt –, dann bezweifle ich, ob wir das Recht haben, Patienten bei einer so langwierigen Krankheit eine so einfache, sichere, rasche Untersuchung ohne körperlichen Eingriff vorzuenthalten.«
>
> *Dr. Ronald Williams*

Hüten Sie sich ebenfalls vor Getreide

Italienische Forscher an der Universität Verona berichten von einer Patientin, die sich von Arthritis deformans erholte, als sie keine Getreideflocken mehr aß. Trotz Spritzen von Corticosteroiden und Oralgoldsalz war es ihr ständig schlechter gegangen, bis die Ärzte entdeckten, daß sie unter einer allergischen Reaktion auf Getreideflocken litt.

Folglich eliminierten sie drei Wochen lang Getreideflocken aus ihrer Ernährung, und es ging ihr viel besser. Zum Test aß sie dann absichtlich wieder Getreideflocken, und die Schmerzen in den Gelenken, die Morgensteifheit und alle übrigen Symptome von Arthritis deformans kehrten zurück. Sie entfernte drastisch Getreide aus ihrer Ernährung und bekam keine Schmerzen mehr; nach einem Jahr, zur Zeit des Berichts, waren alle Anzeichen von Arthritis verschwunden.

Getreideflocken sind tatsächlich eine häufige Ursache von Arthritis deformans. Eine britische Untersuchung erklärte Getreideflocken, und besonders Mais- und Weizenflocken, zum Missetäter Nummer eins bei einer Gruppe von Patienten mit Arthritis deformans, die nahrungsempfindlich waren. Mehr als die Hälfte bekamen Symptome, nachdem sie diese Flocken gegessen hatten. Man vermutet, daß der kritische Wirkstoff in Weizen Gluten ist.

Fasten für eine rasche Linderung

Patienten mit Arthritis deformans fühlen sich normalerweise besser, wenn sie fasten oder sich auf wenige Nahrungsmittel beschränken. Die Schmerzen und die Steifheit in den Gelenken lassen nach. Das wird von medizinischen Belegen reichlich bestätigt - ein überzeugender Beweis dafür, daß die Ernährung hilft, die Agentia von Entzündung zu regulieren, und daß Sie selbst eine Art von Behandlung durchführen können, indem Sie bestimmte Nahrungsmittel meiden. Nun sind zwar Reaktionen auf Nahrungsmittel individuell äußerst verschieden; da könnte fast jede nur erdenkliche Speise als Auslöser in Frage kommen. Aber die Hauptverdächtigen sind Fleisch und Fleischfett.

Viele Menschen haben durch eine spartanisch strenge vegetarische Diät Erleichterung gefunden, etwa durch die Dong-Diät, die von dem Arzt Dr. Collin H. Dong aus San Francisco entwickelt wurde und 1973 durch den Bestseller »The Arthritis Cook Book« weite Verbreitung fand. Die Dong-Diät verbietet sowohl Fleisch als auch Tomaten, Milchprodukte, Paprikaschoten, Alkohol, scharfe Gewürze und chemische Zusätze wie vor allem MNG (Mononatriumglutamat). Diese Nahrungsmittel können Allergien auslösen, die Arthritis verursachen. Möglich ist das bestimmt.

Als der Rheumatologe Dr. Richard Panush, Leiter der medizinischen Abteilung des Saint Barnabas Medical Center in New Jersey, 26 seiner Patienten, die seit langem an fortschreitender Arthritis deformans litten, diese Diät verschrieb, fühlten sich fünf von ihnen entschieden besser - aber auch andere, die eine Placebodiät bekamen, welche mehrere Nahrungsmittel einschränkte. Bei beiden Gruppen hatten etwa 20 Prozent weniger Morgensteifheit, einen stärkeren Griff und Gelenke, die weniger geschwollen und empfindlich waren. Wurde die Diät unterbrochen, so bekamen mehrere Patienten wieder Anfälle. Dr. Panush, bis dahin ein großer Skeptiker, was die These von einem Zusammenhang zwischen Ernährungsweise und Arthritis betraf, räumte ein, daß »gelegentlich ein Patient gegen bestimmte Nahrungsmittel empfindlich sein könnte«. Nach späteren Tests bestätigte Dr. Panush, daß einer der Patienten ernsthafte arthritische Reaktionen auf Milch, ein anderer auf Garnelen und ein dritter auf das Fleischkonservierungsmittel Nitrit zeigte.

Drei Gründe für Fleischverzicht bei Arthritis deformans

1. Fleisch enthält den Typ von Fett, der die Erzeugung von entzündlichen Agentia im Körper stimuliert.
2. Fleisch kann »allergische« Reaktionen verursachen, die aufgrund indi-

vidueller, wahrscheinlich vererbter Reaktionen arthritische Anfälle erzeugen.

3. Manche Fleischarten, besonders haltbar gemachte Fleischwaren wie Magerspeck, Schinken, Würstchen und Aufschnitt, enthalten Konservierungsmittel, die in manchen Einzelfällen zusätzlich allergische arthritische Reaktionen auslösen.

Triftige Argumente für Vegetariertum

Verzichten Sie auf Fleisch, und Ihre Arthritis könnte verschwinden. Das ergab 1991 eine weithin anerkannte, bahnbrechende Untersuchung norwegischer Forscher, die dokumentierte, daß eine fleischlose Ernährung bei neun von zehn Patienten Symptome von Arthritis deformans abschwächte. Die angewandten Diäten wirkten nicht nur deshalb therapeutisch, weil Fleisch allergische Reaktionen auslöst, sondern auch weil Tierfett Gelenkentzündungen begünstigt, wie die Forscher kommentierten.

Dr. Jens Kjeldsen-Kragh vom Institut für Immunologie und Rheumatologie am Nationalen Krankenhaus für Rheumatismus in Oslo fand heraus, daß der Wechsel zu einer vegetarischen Diät zu einem besseren, stärkeren Griff, weniger Schmerzen, geringere Schwellung und Empfindlichkeit in den Gelenken sowie weniger Morgensteifheit bei ungefähr 90 Prozent einer Gruppe von arthritischen Versuchspersonen führte – im Vergleich zu einer Kontrollgruppe, die sich auf gewöhnliche Weise ernährte. Die Versuchspersonen bemerkten eine Besserung innerhalb eines Monats, und diese hielt während des ganzen einjährigen Experiments an.

Um die Körper von den Rückständen der schädlichen Nahrungsmittel zu befreien, stärkten sich die Versuchspersonen während der ersten Woche mit einer flüssigen »Fasten«-Diät aus Kräutertees, Gemüsebrühen und Säften von Karotten, roter Bete, Sellerie und Kartoffeln. Während der nächsten drei bis fünf Monate folgten sie einer vegetarischen Diät (keine Tiererzeugnisse wie Fleisch, Fisch, Milch und Eier). Sie mieden auch Gluten (Weizen), Raffineriezucker, Zitrusfrüchte, starke Gewürze und Konservierungsstoffe – die alle möglicherweise Symptome verursachen könnten. Dann setzte der Prozeß ein, in dem sie nach und nach wieder ein Nahrungsmittel nach dem anderen aufnahmen – zuerst eine »neue« vegetarische Speise, später auch Milch- und Weizenprodukte. Wenn innerhalb von 2 bis 48 Stunden nach dem Essen ein Anfall vorkam, setzten sie es wieder ab, warteten eine Woche und versuchten es dann von neuem. Wenn das Nahrungsmittel beim zweiten Versuch Symptome verursachte, wurde es ganz vom Speisezettel gestrichen. Dr. Kjeldsen-Kragh schloß, daß es etwa *70 Prozent der Patienten besserging, weil sie Fette und besonders Fleischfett mieden,* die den Entzündungsprozeß fördern könnten. Die anderen, vermutet er, fühlten sich besser, weil sie »allergische Nahrungsmittel« von ihrer Ernährung ausschlossen.

Ein Beweis dafür, daß eine vegetarische Diät besser ist als Medikamente

Die langjährige Arthritis einer Frau verschwand, nachdem sie eine vegetarische Diät begann, die ihre Abhängigkeit von starken Medikamenten beendete, berichtet ihr Arzt, Dr. Joel Fuhrman in New Jersey. Dr. Fuhrman meint, es könnte »absurd klingen, daß etwas so Einfaches wie eine Diät Arthritis heilen kann«. Trotzdem könne eine Änderung der Ernährung so außergewöhnlich wirksam sein, daß es »vielleicht unverantwortlich wäre«, sie nicht zu empfehlen. Hier ist seine Beschreibung des Falles:

> »Eine 62 Jahre alte Frau mit ernster Arthritis deformans und anderen Problemen wurde mit neun verschiedenen Medikamenten behandelt – Altace, Azulfidine, Beclovent, Digoxin, Ecotrin, Nasalcrom, Organidin, Prednisone und Seldane. Seit zehn Jahren konnte sie ihre Hand nicht zu einer Faust ballen und hatte in mehreren Gelenken Schmerzen.
>
> Wir beschlossen, mit Fasten anzufangen und mit einer pflanzlichen vegetarischen Diät zu folgen. Nach dem medizinisch überwachten Fasten war ihre Arthritis verschwunden . . . Die Frau hält jetzt, fünf Monate später, die vegetarische Diät ein. Und sie hat immer noch keine Schmerzen. Sie braucht keines von den neun Medikamenten mehr, die sie benötigte, bevor sie vor sechs Monaten in meine Praxis kam. Sie hat wieder die Körperkraft und Bewegungsfähigkeit gewonnen, die sie zehn Jahre zuvor verloren hatte.«

Ist Arthritis auch eine Milchallergie?

Wenn Sie an Arthritis leiden, geben Sie eine Woche lang Milch und Milchprodukte auf, und beobachten Sie, ob die Symptome nachlassen. Das ist ein rascher, einfacher Test, und er könnte erstaunliche Ergebnisse zeitigen. Hier finden Sie den Beweis, daß Milchprodukte bei manchen Menschen Arthritis verursachen. Zum Beispiel untersuchte Dr. Richard Panush einmal eine 52jäh-

Zwanzig Speisen, die Arthritis zu verschärfen drohen

Sie finden hier eine Liste mit den Nahrungsmitteln, die bei den meisten Patienten Arthritis-deformans-Symptome verursachen, nach einer neuen Untersuchung der britischen Kapazität L. Gail Darlington. Mais und Weizen waren die schlimmsten Übeltäter

Nahrungsmittel	*Prozent*	*Nahrungsmittel*	*Prozent*
Mais	56	Malz	27
Weizen	54	Käse	24
Schinkenspeck/		Grapefruit	24
Schweinefleisch	39	Tomaten	22
Orangen	39	Erdnüsse	20
Milch	37	Rohrzucker	20
Haferflocken	37	Butter	17
Roggen	34	Lamm	17
Eier	32	Zitrone	17
Rindfleisch	32	Soja	17
Kaffee	32		

rige Frau, welche die Schuld für ihre Arthritis deformans teilweise auf Milch schob. Wie erwartet litt sie unter höllischen Qualen, wenn sie ungekennzeichnete Kapseln von gefriergetrocknetem Milchpulver einnahm (das Äquivalent von 225 Gramm Milch). Die Gelenke schwollen an und wurden empfindlich, und morgens war sie eine halbe Stunde lang steif. Die Symptome waren am schlimmsten zwischen 24 und 48 Stunden nach Einnahme der Milch und verschwanden innerhalb von ein bis zwei Tagen. Sie war durch bloßen Verzicht auf Milchprodukte in der Lage, die Arthritis unter Kontrolle zu halten. Es gelang Dr. Panush, den Verdacht gegen Milch noch weiter zu bestärken, als er Kaninchen statt Wasser Milch zu trinken gab und damit in ihren Gelenken Synovitis (Entzündung der Gelenkinnenhaut) verursachte.
Könnte Arthritis also irgendwie mit Milchzuckerintoleranz oder gewöhnlicher »Milchallergie« zusammenhängen? Das vermuten israelische Wissenschaftler insbesonders bei Frauen, obwohl sie den Grund dafür nicht zu erklären vermögen. In einer Untersuchung an fünfzehn Frauen und acht Männern mit Arthritis stellten sie fest, daß bei Verzicht auf Milch sieben Patienten eine 50prozentige Minderung ihrer Schmerzen und Schwellungen erlebten und ihre Medikamente

dementsprechend reduzieren konnten. Diese Patienten waren jedoch interessanterweise allesamt Frauen, die unter Laktasemangel litten; Laktase ist das Enzym, das Laktose oder Milchzucker verdauen hilft. Mit anderen Worten: Sie vertrugen keine Laktose; sie reagierten auf Kuhmilch allergisch. Falls Sie also eine Frau mit Laktoseintoleranz sind, müssen Sie sich darüber im klaren sein, daß Ihre Arthritis mit Ihrem Milchkonsum in Zusammenhang stehen kann.

Die rätselhafte Tomatenphobie

Tomaten und andere Mitglieder der Nachtschattengewächse wie Kartoffeln, Auberginen und Paprikaschoten stehen in dem schlechten Ruf, Arthritissymptome zu verursachen. Meiden Sie diese schrecklichen Nachtschattengewächse, und Ihre Arthritis wird sich vermutlich verringern oder ganz verschwinden, wie es in der Volksweisheit oft heißt.

Diese Vorstellung setzt sich inzwischen durch, hauptsächlich wegen der Erfahrungen von Dr. Norman F. Childers, jetzt Professor für Gartenbau an der University of Florida. Als bei ihm behindernde Störungen wie starke Gelenkschmerzen und -steifheit auftraten, beobachtete er seine Eßgewohnheiten ganz genau und kam zu dem Schluß, daß die Arthritissymptome einige Stunden nach dem Essen von Tomaten auftraten. Er wußte, daß die Nachtschattengewächse in der Vergangenheit oft als suspekt galten. Früher wurden Tomaten zum Beispiel für tödlich gehalten und Unkraut von der Gattung der Nachtschattengewächse (die das giftige Solanin enthalten) mit rheumatischen Störungen bei Vieh in Verbindung gebracht.

Wie verbreitet ist nahrungsbedingte Arthritis?

Im Grunde weiß niemand, wie verbreitet ernährungsbedingte »allergische Arthritis« sein könnte. Man ist praktisch auf Vermutungen angewiesen, und da eine definitive Studie bis heute fehlt, gehen die Schätzungen weit auseinander. Dr. Panush schätzt die Zahl auf ungefähr 5 Prozent aller Patienten mit Arthritis deformans. Sein früherer Mitarbeiter Dr. Robert Stroud von der University of Florida hält zwischen 20 und 30 Prozent für möglich.

Dr. James C. Breneman, damals beim University of Cincinnati Medical Center und Vorsitzender eines Komitees am American College of Allergists zur Untersuchung von Zusammenhängen zwischen Arthritis und Nahrungsallergien, nannte eine wesentlich höhere Zahl. »Ich halte die Vermutung für angemessen, daß etwa zwischen 60 und 80 Prozent der

Arthritisleidenden von diätetischen Umstellungen profitieren könnten«, sagte er. Ein Doppelblindtest kam sogar zu dem Schluß, daß zwischen 85 und 90 Prozent der Patienten Symptome haben, die durch bestimmte Nahrungsmittel verschlimmert werden.

Dr. Childers eliminierte ein Nachtschattengewächs nach dem anderen aus seiner Ernährung, und all seine Schmerzen schwanden. Er behauptet, Anerkennung von Tausenden anderer bekommen zu haben, die ähnliche Erleichterung erlebten. Nach Dr. Childers Feststellung enthalten Nachtschattengewächse Toxine, welche die Körperzellen empfindlicher Menschen angreifen. Nach seiner Schätzung gilt das für 10 Prozent der Bevölkerung.

Einige Experten zeigen sich bei dieser Verunglimpfung der Tomate überrascht, weil keine durch Gegenversuche kontrollierten wissenschaftlichen Tests Nachtschattengewächse als prominente allergische Auslöser von Arthritis belasten. Eine britische Untersuchung stufte Tomaten als Arthritisauslöser auf der vierzehnten Stelle von zwanzig Nahrungsmitteln ein; und ein weiteres Nachtschattengewächs gab es auf dieser Liste nicht. Dr. Panush vermutet, daß manche Leute, die ein breites Spektrum von Nachtschattengewächsen als Verursacher von Arthritis ausschließen, da zufällig eines für unbedenklich halten könnten, das Arthritissymptome auslöst. Gibt es jedoch irgendeinen Grund für die Annahme, daß die Nachtschattengewächse übler sind und Ihre Gelenke mehr als jedes andere Nahrungsmittel angreifen könnten? Das Beweismaterial dafür ist bis heute schwach, obwohl viele Menschen noch immer davon überzeugt sind, daß sie weniger Schmerzen haben, wenn sie Nachtschattengewächse nicht mehr essen.

Fazit: Leider gibt es keine allgemeingültige, einfache, »richtige« Diät, auf die Sie sich verlassen könnten, um Ihre arthritischen Probleme zu lösen. Sie müssen sich Ihre persönliche Diät gegen Arthritis selbst nach eigenem Maß zusammenstellen und herausfinden, welche Nahrungsmittel bei Ihnen selbst als Ursache verantwortlich zu machen sind.

Kann ein Hering pro Tag Ihnen den Rheumatologen ersparen?

Einen Hering pro Tag – das ist ein guter Tip. Und ein guter Tip ist auch der – ein Stück Lachs, Makrele, Thunfisch, eine Dose Sardinen oder sonst einen an Omega-3-Fettsäuren reichen Fisch zu essen. Die jahrhundertealte Volksweisheit hatte recht. Fischöl ist ein echtes entzündungshemmendes Mittel, behauptet der Arthritisspezialist Dr. Alfred D. Steinberg, der an den amerikanischen National Institutes of Health arbeitet. Fischöl kann das Feuer der Entzündung löschen helfen. Außerdem wirkt dieses Meeresöl direkt auf das Immunsystem und zerstört 40 bis 55 Prozent des Ausstoßes von Zytokinen - jener Verbindungen, die zur Zerstörung der Gelenke beitragen.

Es gibt inzwischen mindestens ein halbes Dutzend gründlicher Doppelblindtests, die demonstriert haben, daß mäßige Mengen von Fischöl Arthritissymptome reduzieren, berichtet der bahnbrechende Forscher Dr. Joel M. Kremer, Assistenzprofessor für Medizin am Albany Medical College in New York. In einer von Dr. Kremers Untersuchungen wiesen alle seine 33 Patienten geschwollene bzw. empfindliche Gelenke, Müdigkeit und eine Morgensteifheit auf, die mindestens eine halbe Stunde anhielt. Als sie vierzehn Wochen lang Fischölkapseln einnahmen, ließen die Symptome nach. So verringerte sich beispielsweise die Empfindlichkeit ihrer Gelenke um über ein Drittel, und sie spürten täglich zweieinhalb Stunden länger als zuvor keine Müdigkeit mehr.

Dr. Kremer hat auch entdeckt, daß Fett aus dem Meer die Erzeugung von Leukotrien B4 hemmt, einer Entzündungssubstanz, welche die Hauptverantwortung für die arthritischen Symptome trägt. Je größer der Rückgang von Leukotrien B4, desto weniger empfindlich die Gelenke. Eine weitere Forschungsstudie ergab, daß Fischöl innerhalb eines Monats Leukotriene deutlich verringert. Im übrigen nimmt die Produktion von Leukotrienen einen Monat nach dem Aufgeben des Genusses von Fischöl wieder zu. Man muß normalerweise einen Monat lang Fischöl essen, um eine Besserung zu spüren, erklärt Dr. Kremer. Danach ist die Besserung um so schneller und intensiver, je länger man Fischöl einnimmt.

Wieviel brauchen Sie davon? Die tägliche Menge, die in der Untersuchung benutzt wurde, war das Äquivalent von einer 200-Gramm-Portion Lachs oder etwa zwei Dosen Sardinen. Laut Aussage eines britischen Fachmanns enthalten hundert Gramm Hering so viel aktives Öl des EPA-Typs wie die Dosis von Fischölzusätzen bei der typischen Behandlung von Arthritis.

Zur Bekämpfung einer aktiven Arthritis deformans braucht man mehr Fischöl als zur Vorbeugung. Die Forscher behaupten, wenn Sie über viele Jahre ständig kleine Portionen von fettem Fisch essen, würden Sie von vornherein nie von Arthritis geplagt werden.

Hüten Sie sich vor Maisöl und seinen Verwandten

Wenn Fischfett gut gegen Arthritis ist, so gilt das keineswegs für alle Fette. Schüren Sie nicht das Feuer der Arthritis, indem Sie zu viele pflanzliche Fette essen. Diese Fettarten neigen in der Tat dazu, die gegen Arthritis wirksame Substanz im Fisch zu verwischen. Wenn Sie also ein schönes Stück Lachs zusammen mit einem Salat in Maisöl-Dressing, Sardinen mit Mayonnaise, in Distelöl fritierten Fisch oder sogar Fleisch mit Fisch essen, durchkreuzen Sie gewissermaßen die eigenen guten Absichten und lassen Ihre Gelenke in der Patsche. Die schlimmsten Feinde sind die mehrfach ungesättigten Fettarten mit ihrem hohen Gehalt an Omega-6-Fettsäuren, die man reichlich in Maisöl, Distelöl und Sonnenblumenöl sowie im Fleisch von Tieren findet, die mit diesen Fettarten gefüttert wurden. Viele Experten haben wegen dieser Fettarten immer mehr Befürchtungen.

Das Problem: Ein zu großes Übergewicht von Omega-6-Fettsäuren gegenüber Omega-3-Fischfettsäuren aktiviert die biochemische Zellaktivität und spornt dabei die Erzeugung von Substanzen an, die Entzündungen und andere schädliche Folgen verursachen. Dazu handelt es sich keineswegs um irgendeine rein persönliche »Allergie« auf diese Öle. Die Wirkung stellt für alle Menschen eine potentielle Gefahr dar.

»Schränken Sie Ihren Verbrauch von pflanzlichen Ölen mit Omega-6-Fettsäure ein, wenn Sie an einer chronischen Entzündungskrankheit leiden«, mahnt Dr. George Blackburn von der Harvard-Universität. Solche Fettarten, die Entzündungen verursachen, sind ein Grund, weshalb Fleisch Arthritis stimulieren kann. Kochöle mit der besten Relation von Omega-3- zu Omega-6-Fettsäuren sind Rapssamenöl und Olivenöl. (Vgl. die Liste von Omega-3- und Omega-6-Fettsäuren in Ölen auf Seite 456)

Das Heilmittel Ingwer

Probieren Sie zur Linderung Ihrer Arthritis deformans Ingwer aus, der, Dr. Krishna C. Srivastava zufolge, einer international geachteten Kapazität bei der Erforschung von Gewürzen an der dänischen Universität Odense, ebenfalls gegen Entzündungen wirkt. Ingwer wurde Tausende von Jahren lang in der traditionellen Heilkunde Indiens zur Behandlung rheumatischer Muskel- und Skelettkrankheiten verwendet. Dr. Srivastava erforschte zunächst theoretisch die Wirkungsweise des Gewürzes und testete es dann in geringen Dosierungen drei Monate lang bei einer Gruppe von Arthritispatienten. Bei den meisten ließen Schmerzen, Schwellung und Morgensteifheit nach, und sie konnten sich besser bewegen.

Er berichtet über einen fünfzigjährigen asiatischen Automechaniker, der binnen eines Monats nach Diagnose von Arthritis deformans mit dem Einnehmen von Ingwer begann. Er aß täglich etwa 50 Gramm leicht gekochten frischen Ingwer mit Gemüsen und Fleisch. Seine Symptome schwächten sich nach einem Monat ab. Nach drei Monaten war der Mann »von Schmerzen, Entzündung und Schwellung völlig befreit« und blieb es in den nächsten zehn Jahren, berichtet Dr. Srivastava.

Dr. Srivastava behandelte vor kurzem fünfzig Patienten über einen Zeitraum von zwei Jahren mit Ingwer. Die Dosierung, die er routinemäßig seinen Arthritispatienten empfiehlt, ist entweder 5 Gramm frischer Ingwer oder ein halbes Gramm gemahlener Ingwer (ungefähr ein Drittel eines Teelöffels) dreimal am Tag. Beides, frischer wie gemahlener Ingwer, kann als Gewürz Speisen beigegeben werden. Wenn man Ingwer allein einnehmen will, sollte man ihn in einer Flüssigkeit auflösen, damit er im Mund nicht brennt. Nebenwirkungen scheint Ingwer, wie Experten melden, in so niedrigen therapeutischen Dosierungen nicht zu haben.

Gewürze wirken manchmal besser als Medikamente

Ingwer ist in der Tat besser als die häufig verordneten Medikamente gegen Arthritis, die unter dem Begriff von nichtsteroiden entzündungshemmenden Mitteln (NSAID) zusammengefaßt werden. Wie Dr. Srivastava erläutert, verschaffen diese Medikamente Erleichterung, indem sie meist die Bildung von hormonähnlichen Substanzen blockieren, die Entzündungen verursachen. Doch alle diese Medikamente haben gravierende Nebenwirkungen wie sogar Magengeschwüre, so daß eine langfristige Einnahme nicht ratsam ist.

Ingwer dagegen wirkt durch zwei oder wahrscheinlich mehr Mechanismen und hält die Bildung von Prostaglandinen und anderen Entzündungssubstanzen namens Leukotriene auf. Außerdem löst die oxidationsverhütende Eigenschaft des Ingwers, wie Dr. Srivastava behauptet, Entzündungssäure in der Gelenkschmiere auf.

Ingwer ist nicht das einzige Gewürz, das Arthritis bekämpft. Dr. Srivastava bemerkt, daß Kurkuma, auch Gelbwurzel genannt, und Gewürznelken ebenfalls Entzündungen bekämpfen. Kurkuma hat sich bei Tests mit Tieren als Mittel gegen Entzündungen erwiesen. Kurkumin, eine wesentliche Verbindung der Gelbwurzel, half achtzehn Patienten mit Arthritis deformans gegen Morgensteifheit, langsames Gehen und Gelenkschwellung. 1200 Milligramm Kurkumin hatten die gleiche Wirkung wie 300 Milligramm vom Antientzündungsmittel Phenylbutazon.

Fisch und Knoblauch gegen Osteoarthritis?

Osteoarthritis, die sogenannte »Abnutzungs«-Arthritis, die zu knubbeligen Fingern führt, ist der mit Abstand häufigste Typ. Da sie auch Entzündungen mit sich bringt, könnten Fischöle auch in solchen Fällen wirken. Wie britische Wissenschaftler der St. George's Hospital Medical School in London in einer Vorstudie mit 26 Patienten entdeckten, wirkten kleine Mengen von Fischöl als Ergänzung üblicher Medikamente schmerzlindernd und bewegungserleichternd.

Die vier Ernährungsmethoden zur Bekämpfung von Arthritis

- Entdecken Sie, welche Nahrungsmittel bei Ihnen durch Allergie Arthritis auslösen. Seien Sie äußerst mißtrauisch, was Getreideflocken und Körner, besonders Mais und Weizen, Milchprodukte und Fleisch betrifft. Kapazitäten empfehlen, daß Sie bei Ihrer Suche nach den Verursachernahrungsmitteln nicht ohne ärztliche Aufsicht ganze Speisegruppen eliminieren und wiedereinführen sollten. Sie können jedoch ein verdächtiges Nahrungsmittel von Ihrem Speiseplan streichen und beobachten, ob daraufhin die Symptome aufhören. Warten Sie mindestens ein paar Tage oder eine Woche auf ein Nachlassen der Symptome, bevor Sie dieses Nahrungsmittel dann erneut essen. Falls die Symptome zurückkehren, sollten Sie es ganz streichen.
- Verzichten Sie auf Fleisch, insbesondere auf Schinkenspeck, Schweine- und Rindfleisch. Es wäre möglich, daß Sie eine Überempfindlichkeit gegen bestimmte Fleischarten haben. Gesättigte Tierfette können den Prozeß der Entzündung stimulieren. Versuchen Sie, ob Ihnen eine vegetarische Ernährungsweise hilft.
- Essen Sie drei- oder mehrmals wöchentlich fetthaltige Fischarten wie Lachs, Hering, Makrelen, Sardinen oder Thunfisch. Diese Fischöle wirken entzündungshemmend. Versuchen Sie es auch mit ein wenig Ingwer täglich.
- Reduzieren Sie gleichzeitig Omega-6-Fett, das in Maisöl, Distelöl und Sonnenblumenöl sowie in Margarine konzentriert vorkommt, die aus diesen Ölen hergestellt werden. Omega-6-Fett kann die Vorzüge von Fischöl zunichte machen, das chemische Gleichgewicht von Fettsäuren in Zellmembranen stören und Entzündungsangriffe auf Gewebe und Gelenke fördern. Das gilt ebenso für Tierfette.

Dr. Srivastava hat auch erkannt, daß Ingwer Schmerzen und Schwellungen bekämpft, die auf Osteoarthritis zurückgehen. Im Rahmen einer wissenschaftlichen Studie erhielten drei Viertel der Patienten bis zu zweieinhalb Jahre lang dreimal täglich einen Drittel-Teelöffel gemahlenen Ingwer; alle erlebten eine Besserung.

Falls Sie Osteoarthritis haben, sollten Sie auch die mehrfach ungesättigten Omega-6-Öle einschränken, das heißt, Maisöl und Verwandte, die Entzündungen verursachen könnten.

Eine verblüffende Möglichkeit: In Indien bemerkten Ärzte während einer Untersuchung über den Einfluß von Knoblauch auf Herzkrankheiten, daß Knoblauchesser häufig ein Nachlassen von Gelenkschmerzen verspüren; das galt vor allem in Fällen von Osteoarthritis. Die Versuchspersonen aßen für die Dauer der Untersuchung täglich zwei bis drei rohe oder gekochte Knoblauchzehen. Daß Knoblauch auf Prostaglandine einwirkt, die Entzündungen regulieren, ist bekannt. Die Knolle ist allerdings bei Arthritispatienten noch nicht explizit getestet worden.

Normale alte Gelenkschmerzen und Nahrungs-»Allergien«

Falls Sie unerklärliche Anfälle von ganz gewöhnlichen Gelenkschmerzen ohne Anzeichen von Arthritis erleben, sollten Sie als Grund eine Nahrungsmittelallergie vermuten. Denn es gibt Nahrungsmittel, die Gelenkschmerzen, -entzündungen und -schwellungen auslösen, auch wenn Sie keine Arthritis haben. Das stellte der britische Rheumatologe Dr. D. N. Golding fest, der am Princess Alexandra Hospital in Harlow, Essex, arbeitet. Er dokumentierte ein Phänomen, das er als »allergische Synovitis« bezeichnet, eine Entzündung der Gelenkinnenhaut, die in den Gelenkhöhlen Flüssigkeit absondert, so daß die Gelenke geschmiert bleiben und sich glatt bewegen. Die Entzündung wird, vor allem wenn die Knochen in Bewegung sind, von Schmerzen und Schwellungen begleitet. Besonders betroffen sind davon Menschen mit verschiedenen Allergien, vor allem mit Ausschlägen, Nesselausschlägen und Heuschnupfen.

Erstaunliche Nahrungsmittel gegen Osteoporose

Nahrungsmittel, die helfen können: Kalziumreiche Nahrungsmittel · Nüsse und Obst · Ananassaft · Vitamin D.
Nahrungsmittel, die schaden können: Zuviel Koffein · Natrium · Alkohol.

Daß Kalzium (anders gesagt: Milch) die Knochenbildung fördert, weiß jeder. Und dafür zu sorgen, feste Knochen zu behalten, könnte Osteoporose verhüten helfen. Diese Krankheit macht die Knochen fortlaufend dünner und quält allein in Amerika 25 Millionen ältere Menschen, davon 80 Prozent Frauen, und führt jährlich zu 1,3 Millionen Brüchen. Es ist im allgemeinen so, daß die Knochen von Frauen nach den Wechseljahren sehr rasch an Härte verlieren und vor allem die Hüften schwächer werden und gefährdet sind. Die Vereinigten Staaten haben eine der höchsten Osteoporoseraten in der Welt.

Wenngleich ein erblicher Faktor wesentlich bestimmt, ob sich bei Ihnen diese Knochenkrankheit entwickelt oder nicht, spielen doch die Ernährung und andere Momente wie Fragen der Körperbewegung eine Rolle, behauptet Dr. Robert P. Heaney, eine bekannte Kapazität von der Creighton University in Omaha, Nebraska. Er zitiert neue Forschungen, die erhellen, wie wichtig für den Kampf gegen diese Krankheit eine regelmäßige Kalziumaufnahme während des ganzen Lebens ist. Neues Beweismaterial deutet auch darauf hin, daß es nicht ausreicht, Mengen von Kalzium zu essen, um starke Knochen zu erhalten; denn das Kalzium, das Sie in Ihrem Körper abgelagert zu haben glauben, kann durch andere Nahrungsmittel wieder abgebaut werden. Zum Schutz gegen Knochenverlust sind nämlich, wie Wissenschaftler inzwischen festgestellt haben, auch noch andere Nährstoffe von großer Bedeutung.

Für die Knochen: Bor

Eine unerwartete neue Entdeckung - ein obskures Halbmetall namens Bor - kann großen Einfluß darauf haben, wie groß die Gefahr einer Osteoporose für Sie ist. Wenn Sie kein Obst und keine Nüsse essen, führen Sie Ihrem Körper nicht ausreichend Bor zu. Dieses Defizit wiederum kann den Kalziumstoffwechsel behindern und damit Ihre Knochen zerbrechlicher machen. Wie neueste Forschungen zeigen, ist Bor imstande, die Versorgung mit dem Hormon Östrogen und anderen Verbindungen entscheidend zu erhöhen sowie einem Kalziumverlust und der Demineralisation der Knochen vorzubeugen. Mit anderen Worten: Bor ist so etwas wie eine milde Therapie mit »Östrogenersatz«.

Ohne genügend Bor kann Ihr Körper wichtiges Kalzium nicht behalten laut Dr. Forrest H. Nielsen, am U. S. Department of Agriculture's Human Nutrition Research Center in North Dakota. Er hat festgestellt, daß postklimakterische Frauen, deren Nahrung nur wenig Bor enthielt, eine Tendenz zeigten, die knochenstärkenden Mineralien Kalzium und Magnesium zu verlieren. Wenn sie jedoch 3 Milligramm Bor täglich bekamen - die sich problemlos mit der Ernährung zuführen lassen -, dann reduzierten sich ihre Kalziumverluste um 40 Prozent.

Wie Dr. Nielsen erläutert, bewirkt Bor anscheinend eine Steigerung der steroiden Hormone im Blut. Bor rief in seinen Tests eine Verdoppelung der aktivsten Östrogenart *Estradiol 17B* hervor und erzielte Werte, wie man sie sonst bei Frauen findet, die mit Östrogenersatz behandelt werden. Das Blut enthielt mehr als die doppelten Mengen von Testosteron, dem Vorboten des Estradiol.

Leider nimmt ein Amerikaner im Durchschnitt nur die Hälfte der Menge von Bor zu sich, die nach den Studien wirksam ist. Dr. Nielsen sieht in diesem Bordefizit einen Grund für die Osteoporoseanfälligkeit der Amerikaner - trotz ihres hohen Konsums von Milchprodukten mit reichem Kalziumgehalt. Hier könnte sich auch eine Erklärung für die Tatsache anbieten, warum Vegetarier weniger an Osteoporose leiden. Das meiste Bor findet sich in Obst, besonders in Äpfeln, Birnen, Weintrauben, Datteln, Rosinen und Pfirsichen, in Hülsenfrüchten, und da vor allem in Sojabohnen, in Nüssen wie Mandeln, Erdnüssen, Haselnüssen und auch in Honig.

Der Schutz der Ananas

Sie sollten, um starke Knochen zu behalten, auch Ananassaft trinken oder andere Nahrungsmittel mit einem reichen Gehalt an dem Grundstoff Mangan. Den Rat gibt Dr. Jeanne Freeland-Graves, Professorin für Ernährungswissenschaft an der University of Texas in Austin. Wie Bor ist auch Mangan am Stoffwechsel aktiv beteiligt. Laut Dr. Freeland-Graves entwickeln Tiere bei Manganmangel starke Osteoporose, und sie nimmt an, daß das gleiche für Menschen gilt. Bei Frauen, die an Osteoporose litten, stellte sie im Blut etwa ein Drittel weniger Mangan fest als bei gesunden Frauen. Wenn Frauen dann Mangan erhielten, absorbierten sie außerdem die doppelte Menge - ein Zeichen, daß der Körper es brauchte.

»Ananas steckt voller Mangan. Wenn wir den Mangan-Anteil in der Nahrung erhöhen wollen, empfehlen wir Ananas zu essen oder Ananassaft zu trinken«, berichtet Dr. Freeland-Graves. Das Mangan der Ananas, und besonders in Ananassaft, wird rasch absorbiert. Andere gute Quellen von Mangan sind Haferschrot, Nüsse, Getreideflocken, Bohnen, Vollkornweizen, Spinat und Tee.

Die Kalzium-Connection

Kalzium ist das bekannteste und wirksamste Mineral zur Abwehr von Osteoporose. Es trägt zur Bildung gesunder Knochen bei und sorgt in späteren Jahren dafür, daß diese nicht zerbröckeln. Der beste Tip - in jungen Jahren Kalzium zur Knochenbildung aufladen. Forscher der Indiana University haben vor kurzem eineiige Zwillinge zwischen sechs und vierzehn Jahren untersucht und entdeckt, daß der Zwilling, der bis zum Erreichen der Pubertät die doppelte Menge Kalzium bekam, um 5 Prozent festere Knochen besaß als der Zwilling, der nur 900 Milligramm täglich erhielt, also etwas mehr als der empfohlene tägliche Bedarf. Ausreichender Kalziumkonsum gibt den Kindern den Schwung, sagen die Forscher. Diese Kinder haben ein um ungefähr 40 Prozent geringeres Risiko, im späteren Leben Knochenbrüche zu bekommen.

Durch viele Untersuchungen ist bezeugt, daß eine gute Kalziumversorgung in jungen Jahren im Alter gesündere Knochen und weniger Brüche bringt. Aber was ist, wenn man während der Kindheit nicht genug Kalzium bekommen hat? Nach dem dreißigsten Lebensjahr, so Dr. Heaney, bewirkt Kalziumzufuhr keine Knochen*bildung* mehr; das heißt, ihre Masse wird dann nicht mehr vermehrt. Eine adäquate Kalziumzufuhr nach der Jugendzeit ist jedoch noch immer entscheidend, weil sie einen Knochenschwund verzögert und somit Brüchen vorbeugt. Frauen sollten alles tun, um mit möglichst starken, schweren Knochen in die Wechseljahre einzutreten; denn in dieser Lebenszeit stellt der Körper die Erzeugung von Östrogen ein, und danach wird mit rasantem Tempo das Kalzium der Knochen aufgebraucht. Nur eine hinreichende Kalziumzufuhr kann solchen Verlust in Grenzen halten und die Knochenstärke bewahren. Eine neue Studie bei 300 postklimakterischen Frauen hat ergeben, daß bei einer

Erhöhung der Kalziumaufnahme von 400 Milligramm - das entspricht eineindrittel Tassen Milch - auf 900 Milligramm täglich - drei Tassen Milch - »der mit dem Altern zusammenhängende Knochenverlust bei Frauen sechs oder mehr Jahre nach den Wechseljahren aufgehoben wurde«. Eine andere neue Untersuchung belegt, daß Frauen und Männer bei einer Zufuhr von über 760 Milligramm Kalzium täglich 60 Prozent weniger Hüftfrakturen hatten als Frauen mit täglich unter 400 Milligramm.

Dr. Heaney zufolge können postklimakterische Frauen mit 900 bis 1000 Milligramm Kalzium pro Tag ihre Knochensubstanz voll erhalten. Aber er weist darauf hin, daß Kalzium keine magischen Eigenschaften besitzt, um Knochensubstanzverlust oder von anderen Faktoren verursachter Brüchigkeit vorzubeugen oder diese umzukehren. Noch so viel Kalzium kann also eine genetische Disposition zu Osteoporose nicht beheben. Dr. Heaney betont: Alles, was Kalzium zu bewirken vermag, ist die Korrektur eines Kalziummangels, der in den Vereinigten Staaten weitverbreitet ist und osteoporotische Knochenbrüche hervorrufen kann.

Sie müssen nicht verzagen, falls Sie keine Milch vertragen. Es gibt außer Milchprodukten noch viele andere hervorragende Kalziumquellen - etwa Mangold und Tofu. Im übrigen absorbieren Sie Kalzium aus Mangold viel besser als aus Milch, sagt Dr. Heaney. Interessanterweise leiden Frauen aus asiatischen Ländern äußerst selten an Osteoporose, obwohl sie sehr geringe Mengen von Milch und anderen Milchprodukten konsumieren. Sie beziehen den größten Teil ihres Kalziums aus Gemüsen mit grünen Blättern und Sojabohnen (Liste von kalziumreichen Nahrungsmitteln: Seite 450 f.).

Vitamin D stärkt die Knochen

Sie müssen sich unbedingt mit genügend Vitamin D versorgen, vor allem wenn Sie eine ältere Frau sind. Ohne genügend Vitamin D werden Knochen schwächer. Und postklimakterische Frauen brauchen 10 Prozent mehr als die empfohlene Menge, damit das Vitamin einem Kalziumverlust vorbeugen kann. Zu die sem Ergebnis gelangte eine Untersuchung bei 333 älteren Frauen von Dr. Elizabeth A. Krall am U. S. Department of Agriculture's Research Center an der Tufts University. Da ist es um so bedenklicher, erklärt sie, daß die meisten Frauen die empfohlene Menge von Vitamin D nicht einmal erreichen. Die durchschnittliche Aufnahme von Vitamin D lag in ihrer Studie bei bloß 112 Internationalen Einheiten (IE); die empfohlene Menge beträgt 200 IE. Ältere Frauen brauchen nach ihren Erkenntnissen jedoch ein Minimum von 220 IE, weil ihre Fähigkeit, Vitamin D zu absorbieren, mit den Jahren abnimmt.

Neuseeländische Forscher der University of Otago fanden auch heraus, daß Frauen, die über zwei oder drei Jahre Vitamin D einnahmen, weniger Brüche aufwiesen als Frauen, die lediglich Kalzium bekamen. Im übrigen erwies Vitamin D sich für Frauen in einem Frühstadium von Osteoporose wirksamer als für Frauen in einem fortgeschritteneren Stadium der Krankheit.

Eine hervorragende Quelle von Vitamin D ist fetter Fisch. 100 Gramm Lachs aus der Dose enthält 500 IE Vitamin D. Die gleiche Menge von Sardinen aus der Dose enthält 300 IE. Aal - mit 5000 IE in 85 Gramm - ist besonders reichhaltig an Vitamin D. Eine Tasse Milch enthält 100 IE. Im Winter wird das Problem der Vitamin-D-Versorgung noch akuter. Da das Sonnenlicht eine gute Quelle von Vitamin D ist, fallen die Werte im Winter sogar bei Menschen in südlichen Ländern (Liste von an Vitamin D reichen Nahrungsmitteln: Seite 454 f.).

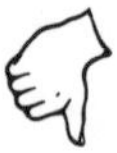

Salz, der Kalziumdieb

Ein zu starker Salzkonsum könnte zu einem Knochenverfall beitragen, insofern er insbesondere ältere Leute des Kalziums beraubt. Neuseeländische Forscher führten ein aufschlußreiches Experiment durch: Sie verordneten älteren Frauen - bei einer gleichbleibenden Kalziumzufuhr - zuerst eine salzarme Diät (1600 Milligramm Natrium täglich) und dann eine stark salzhaltige Ernährung (3900 Milligramm Natrium täglich). Bei der salzreichen Ernährungsweise wurden rund 30 Prozent mehr Kalzium aus dem Körper weggespült und somit den Knochen entzogen. Dieser Vorgang kann in allen Altersstufen Schaden verursachen, doch, wie die Wissenschaftler betonen, ganz besonders bei älteren Frauen mit Neigung zu Osteoporose und Knochenbrüchen.

Diätempfehlungen zum Vorbeugen von Osteoporose

Die beste Vorbeugung besteht darin, sich ein ganzes Leben lang ausreichend mit den Nährstoffen zu versorgen, die Knochensubstanz bilden und bewahren - Kalzium, Bor, Mangan und Vitamin D.

- Nach den Wechseljahren und dem Östrogenausfall könnten bestimmte Nahrungsmittel mit Östrogeneigenschaften wie Sojabohnen und stark borhaltige Speisen den Östrogenspiegel erhöhen helfen und Sie vor der Entwicklung von Osteoporose schützen.
- Wenn Sie eine junge Frau sind, sollten Sie genügend Fett oder Cholesterol essen, um den normalen Fettanteil im Körper und den Östrogenspie-

gel zu sichern und damit die normalen Menstruationsperioden aufrechtzuerhalten.

- Seien Sie vorsichtig mit Nahrungsmitteln und Getränken, die Kalzium entziehen. Trinken Sie nicht mehr als drei Tassen Kaffee pro Tag. Reduzieren Sie Natrium, das Kalzium aus dem Körper wegspült und somit die Knochen schwächt.
- Sofern Sie Alkohol trinken, kann ein Glas täglich den Knochen nützen; zuviel zerstört sie.

Macht Alkohol die Knochen brüchig?

So überraschend es klingen mag, ist es doch die Wahrheit: Ein wenig Alkohol – drei bis sechs Gläser pro Woche – können bei postklimakterischen Frauen den Östrogenspiegel erhöhen und Osteoporose vorbeugen, behaupten Forscher der University of Pittsburgh. Größere Mengen von Alkohol erhöhen jedoch das Östrogen nicht weiter und könnten sowohl für die Knochen als auch für die Gesundheit insgesamt von Nachteil sein.

Es wurde nachgewiesen, daß übermäßiger Alkoholkonsum Osteoporose fördert; der Alkohol greift dann die Knochenzellen direkt an und zerstört sie. Dr. Heaney zufolge sehen bei Autopsien die Knochen von Alkoholikern wie die von vierzig Jahre älteren Menschen aus. Die neue Harvard-Untersuchung ergab, daß Alkohol, besonders Bier und harte Spirituosen, das Risiko, sich eine Hüfte und einen Unterarm zu brechen, erhöhen kann. Und je mehr Alkohol man trinkt, desto größer wird die Gefahr. Frauen, die zwei bis drei Gläser Bier am Tag tranken, verdoppelten die Chancen eines Hüftbruchs im Vergleich zu Frauen, die nicht tranken. Der Genuß von mehr als vier Gläsern harter Spirituosen erhöhte das Risiko um das Siebenfache.

Die für die Knochen unbedenkliche Dosierung entspricht in etwa der bei anderen Beschwerden: nicht mehr als ein bis zwei Gläser pro Tag.

Die richtigen Ernährungsweisen für Fortpflanzungsfunktionen

Sex, Hormone, Fruchtbarkeit und Ernährung

Nahrungsmittel, die helfen können: Obst und Gemüse ·, Nahrungsmittel, die reich an Vitamin C und Folsäure sind.
Nahrungsmittel, die schaden können: Fettreiche Nahrungsmittel.

Vielleicht überrascht es Sie zu erfahren, daß Nahrungsmittel Geschlechtshormone enthalten und imstande sind, die Hormonkonzentrationen in Ihrem Körper zu steuern, daß sie alle Arten von Funktionen wie Geschlechtstrieb, Fortpflanzung, Symptome der Wechseljahre, kardiovaskuläre Krankheiten und Empfänglichkeit für hormonbedingte Krebsarten wie Brustkrebs und Prostatakrebs beeinflussen. Den Wissenschaftlern sind inzwischen mindestens 300, meist eßbare Pflanzen mit östrogenischen Eigenschaften bekannt. Weizenkleie, zu den Kreuzblütlern gehörende Gemüsearten (Kohl, Rosenkohl, Blumenkohl, Brokkoli), Hülsenfrüchte und Alkohol können den Östrogenspiegel verändern. Außerdem lassen sich die weiblichen wie die männlichen Hormone durch die Menge des Fettkonsums regulieren. So kann etwa eine fetthaltige Ernährung für die Geschlechtshormone und damit auch für das sexuelle Leben eines Mannes böse Folgen haben.

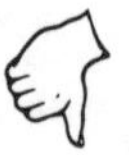

Sollte Rambo Hamburger oder Pasta essen?

Einen echten Macho stellt man sich gewöhnlich als jemanden vor, der seine Virilität, seine körperliche Leistungskraft und seinen Kampfesmut durch fleischliche Nahrung steigert – und nun stellt sich heraus, daß er dadurch eher zum Schwächling wird! Fleisch ist, in Verbindung mit seinem Fett, offenbar nicht gerade das Beste zur Versorgung mit männlichen Hormonen. Durch mehrere Studien ist belegt, daß fettes Fleisch den Geschlechtstrieb sogar dämpfen könnte, insofern es das Vorkommen des männlichen Hormons – des sogenannten Testosterons – im Blut verringerte.

Eine neue Studie von A. Wayne Meikle, Professor für Endokrinologie und Stoffwechsel an der University of Utah School of Medicine in Salt Lake City, hat ergeben: Der Testosterongehalt des Blutes fiel bei einer Gruppe von acht Männern um 50 Prozent, nachdem sie stark fetthaltige Milchshakes getrunken hatten, deren Kalorien zu 57 Prozent aus Fett, 9 Prozent aus Proteinen und 34 Prozent aus Kohlehydraten stammten. Dagegen sank der Testosterongehalt derselben Männer nicht nach dem Trinken fettarmer Shakes, bei denen 73 Prozent der Kalorien von Kohlehydraten, 35 Prozent von Protein und nur 1 Prozent von Fett kamen.

> »Wir notierten nur die prompten Ergebnisse einer fettreichen Mahlzeit. Man darf aber annehmen, daß eine längere fettreiche Ernährung den Geschlechtstrieb eines Mannes reduzieren kann.«
>
> *Dr. A. Wayne Meikle, University of Utah*

Vielleicht gibt es sogar eine »Doppel«-Wirkung auf den Geschlechtstrieb, wenn ein Mann ständig fette Cheeseburger, in der Pfanne mit viel Fett gebratene Hühner, Käse und Eis ißt. Fetthaltige Speisen machen Männer fett, und Männer mit viel Fett im Körper haben einen niedrigen Testosteronspiegel. Im übrigen kann eine fetthaltige Ernährung sogar Erektionen verhindern; denn wie Fett andere Arterien verstopft, führt es auch zur Verstopfung der Arterien, die das Blut zum Penis führen, um die Erektion zu verursachen. Eine Hauptursache von Impotenz ist Arterienverstopfung.

Fette Speisen und Östrogen

Die Fettmenge, die Frauen essen, hat Einfluß auf den Östrogenspiegel. Eine fetthaltige Ernährung erhöht ihn. Eine Einschränkung des Fettkonsums scheint Brustkrebs und möglicherweise noch andere hormonbedingte Krebsarten zu verhüten, da ihnen weniger Östrogen als »Futter« zugeführt wird. Studien belegen, daß prä- und postklimakterische Frauen bei wesentlich eingeschränktem Fettkonsum - von 35 bis 40 Prozent auf 20 Prozent der Kalorien -, auch eine wesentliche Senkung des Östrogenspiegels im Blut aufwiesen.

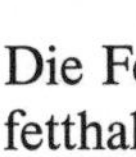

Wie sich Sperma im Alter verjüngen läßt

Wenn das Sperma eines Mannes keine Befruchtung zuwege bringt, so kann es dafür verschiedene Gründe geben. Die Spermien könnten zuwenig oder zu klein, anormal, von schlechter Qualität oder zu träge sein. Sie könnten auch zum Klumpen neigen, zur sogenannten Agglutination, so daß sie sich nicht schnell bewegen können. Solche Probleme werden mit dem Alter schlimmer, jüngere Männer haben flinkeres, potenteres Sperma. Im Grunde beginnt die Qualität des Spermas vom 24. Lebensjahr des Mannes an zu sinken. Im Vergleich mit Achtzehnjährigen haben, wie eine Untersuchung zeigte, 45jährige 30 Prozent weniger Sperma und Spermamotilität, 50 Prozent mehr anormales Sperma und 50 Prozent weniger Spermalebensfähigkeit. Folglich waren drei Viertel der untersuchten älteren Männer unfruchtbar.

Ein Verjüngungselixier für »müdes, altes« Sperma

Für Sperma gibt es jedoch ein Verjüngungselixier, und es ist so alltäglich, daß man es kaum glauben kann - Vitamin C. Es ist wissenschaftlich belegt, daß eine genügende Aufnahme von Vitamin C das Sperma in Schwung bringen und ihm neues Leben und neue Beweglichkeit geben kann. Versuche mit Tieren zeigen, daß ein Mangel an Vitamin C die Hoden ernsthaft zu schädigen vermag - mit der Folge eines Mangels an Sperma. Eine größere Zufuhr von Vitamin C kann die Fertilität bei Menschen wiederherstellen. Es ist bekannt, daß Männer mit Sperma-Agglutinations-Meßwerten über 25 Prozent keine Babys zeugen können. Aber als Dr. William A. Harris, Professor für Geburtshilfe und Gynäkologie an der University of Texas Medical Branch in Galveston, solchen Männern sechzig Tage lang 1000 Milligramm Vitamin C verabreichte, gab es erstaunliche Ergebnisse. Die Anzahl an Spermafäden erhöhte sich um 60 Prozent, sie waren um 30 Prozent lebhafter, der Prozentteil von anormalen Spermafäden sank - und gewissermaßen als ultimativer Beweis hatten alle Männer am Ende des zweimonatigen Versuchs ihre Frauen geschwängert. Von den Männern, die zum »Gegenversuch« kein Vitamin C bekamen, gelang es keinem.

Wieviel Vitamin C ist nötig, um »altes« Sperma zu verjüngen? Um diese Frage ging es bei einer anderen Untersuchung, die Dr. Harrisa mit seinen Kollegen Dr. Earl B. Dawson und Leslie C. Powell an der University of Texas durchführten. Sie versuchten es mit zwei täglichen Verabreichungen von 200 Milligramm und 1000 Milligramm. Die Versuchspersonen waren dreißig Männer zwischen 25 und 45 Jahren, gesund, aber unfruchtbar. Die Ärzte kamen zu dem Schluß, daß eine höhere Dosis an Vitamin C schneller wirken müßte, um die Spermien fruchtbar zu machen. Nach ein paar Wochen wirkte die niedrigere Dosis von 200 Milligramm jedoch genausogut wie die größere. Das heißt, folgert Dr. Dawson, daß beide Dosierungen wirksam sind, aber »die höhere Dosis wirkt dreimal so schnell«.

Man hat die Theorie entwickelt, daß Vitamin C hauptsächlich deshalb wirkt, weil es ein Antioxidans enthält, welches das Sperma vor Angriffen von abtrünnigen Molekülen - den sogenannten freien Radikalen des Sauerstoffs - schützt. Die Agglutination, die Sterilität verursacht, scheint zum Beispiel durch oxidative Schäden herbeigeführt. Wissenschaftler haben dokumentiert, daß eine Substanz, die als nichtspezifisches Sperma-Agglutinin (NSA) bezeichnet wird, die Spermafäden schützt, indem sie sich an die Fläche der Spermatozoen haftet. Aber wenn das NSA von den freien Radikalen oxidiert wird, kann es sich nicht mehr an den Spermafäden befestigen. Folglich klumpen sie zusammen, was ihren Marsch nach vorn bzw. ihre Motilität paralysiert.

Es ist unmöglich, eine Dosis anzugeben, die für alle Männer zur Verjüngung ihrer Spermafäden richtig wäre, weil die für eine Wirkung notwendige Menge an Vitamin C meistens davon abhängt, wie stark das Sperma den toxischen Verbindungen aus Luftverschmutzung, Schwermetallen, petrochemischen Produkten und Zigarettenrauch ausgesetzt ist, sagt Dr. Dawson. Diese Giftstoffe, so glaubt er, sammeln sich mit den Jahren in den Geweben der Samendrüse, wo das Sperma erzeugt wird. Deshalb braucht ein Mann, der in einer Ölraffinerie arbeitet oder zwei Schachteln Zigaretten pro Tag raucht, zur Entgiftung seines Spermas mehr Vitamin C als jemand, der chemisch weniger belastet ist. Solche Akkumulation erklärt auch, warum Männer mit dem Alter unfruchtbarer werden. Dr. Dawson schätzt, daß 16 Prozent aller Männer über 25 an Spermaagglutination leiden, die einen Mangel an Vitamin C und Sterilität bedeutet. Dr. Dawson hat festgestellt, daß starke Raucher die Qualität ihres Spermas in jeder Hinsicht verbessern können, wenn sie mindestens 200 Milligramm Vitamin C täglich einnehmen.

Es ist ganz einfach, diese Dosis, die sich als wirksam herausgestellt hat, in der Nahrung zu finden. Möglicherweise helfen auch schon kleinere Dosierungen, die aber noch nicht getestet wurden. Dr. Dawson empfiehlt Männern, die giftigen Chemikalien ausgesetzt waren, 1000 Milligramm Vitamin C täglich, und das über einige Monate, damit die Spermafäden von toxischen Stoffen gereinigt werden und sich die Rückkehr der Fruchtbarkeit beschleunigt. Danach können niedrige Dosierungen die Qualität des Spermas wahren.

Dr. Dawson weist darauf hin, daß Vitamin C die Fruchtbarkeit nur bei Männern wiederherstellt, die keine spezifischen, empfängnisverhindernden physischen Probleme haben. Derartige Eventualitäten sollte ein Arzt ausgeklammert haben, bevor Sie den Eigenschaften des Vitamin C voll vertrauen sollten.

Eine Orange pro Tag regeneriert defektes Sperma

Männer, die an Vitaminmangel leiden, haben ein größeres Risiko, genetisch schadhafte Spermafäden zu übertragen, die Geburtsschäden verursachen können. Zu diesem Ergebnis kam Dr. Bruce Ames von der University of California in Berkeley. Er analysierte Spermen von 24 Männern. Fünfzehn hatten unterdurchschnittlichen Vitamin-C-Gehalt, und von diesen fünfzehn wiesen acht ein hohes Maß an genetischen Schäden im Sperma auf. Solch geschädigtes Sperma erhöht das Risiko von Geburtsschäden bei Nachwuchs. Merkwürdigerweise können die meisten Männer ihr Sperma bereits mit dem Vitamin C einer einzigen Orange täglich vor genetischen Schäden bewahren.

Der Weckappell für Sperma: Eine Diät

Es ist gar nicht schwierig, sich eine zur Belebung des Spermas notwendige Dosis von Vitamin C zu verschaffen. Die 200 Milligramm Vitamin C, die erwiesenermaßen die normale Funktion des Spermas wiederherstellen, sind in den folgenden Nahrungsmitteln zu finden:

- eineinhalb roten Paprikaschoten (212 Milligramm),
- zwei Tassen frisch gekochtem Brokkoli (196 Milligramm),
- drei Kiwis (222 Milligramm),
- einer Honigmelone (226 Milligramm),
- drei Orangen (210 Milligramm)
- zwei 225-Gramm-Gläsern Orangensaft (208 Milligramm),
- eineinviertel Tassen gemischtem tiefgefrorenem Obst (234 Milligramm),
- zweieinhalb Tassen Erdbeeren (210 Gramm).

Es ist vorteilhaft, Vitamin C aus Lebensmitteln statt aus einer Flasche zu beziehen. Nahrungsmittel enthalten andere Substanzen, die ebenfalls die Verschlechterung des Spermas aufhalten können, wie Untersuchungen zeigen – so etwa das Antioxidans Glutathion, das in grünem Blattgemüse, Spargel und Avocados konzentriert vorkommt.

Dr. Ames erklärt, daß Spermazellen von freien Radikalen des Sauerstoffs ständig geschädigt werden. Das Antioxidans Vitamin C verhindert solche Schäden. Gleichzeitig arbeiten die Zellen beständig daran, den Schaden am Sperma zu beseitigen. Aber wenn das Reparatursystem des Körpers überlastet wird, weil nicht genügend Vitamin C vorhanden ist, kann ein Geburtsschaden eintreten. »Es erhöht die Gefahr. Um wieviel, wissen wir nicht«, sagt Dr. Ames.

Außerdem ist die Sicherheitsspanne sehr gering. In den von Dr. Ames durchgeführten Tests kam es zu einer Schädigung des Spermas, wenn der Vitamin-C-Gehalt nur leicht unter der empfohlenen täglichen Dosis von 60 Milligramm lag. Eine einzige Orange enthält 70 Milligramm Vitamin C, also genug, um den Schäden entgegenzuwirken. Raucher brauchen mindestens die doppelte Menge an spermaschützendem Vitamin C, weil der Zigarettenrauch einen großen Teil der oxidationsverhütenden Eigenschaften des Vitamins vernichtet, bemerkt Dr. Ames.

Nahrung als Mittel gegen ernsthafte Geburtsschäden

Nervenröhrenschäden wie *Spina bifida* und *Anenzephalie*, die bei einem Neugeborenen Gehirnschaden und Lähmung verursachen können, haben erschütternde Mißbildungen zur Folge. Dennoch können schwangere Frauen die Gefahr solcher Schäden erheblich reduzieren, indem sie einfach nur täglich 4 Milligramm Folsäure nehmen - ein Vitamin B. Seit zehn Jahren hat man mehr und mehr Beweise für die Schutzwirkung der Folsäure gesammelt. Eine neue internationale Studie bei 1817 Frauen - das Werk von Ärzten am Medical College of St. Bartholomew's Hospital in London - hat den Fall entschieden. Alle Frauen hatten zuvor schon ein Baby mit Nervenröhrenschäden zur Welt gebracht. Aber die Frauen, die täglich 4 Milligramm Folsäure einnahmen, verringerten das Risiko eines weiteren Babys mit solchen Schäden um 72 Prozent.

Obwohl Frauen, die schon ein Kind mit solchen Mißgestaltungen geboren hatten, eher ein weiteres solches Baby zur Welt bringen können, kommen die meisten Nervenröhrendefekte nur beim ersten Kind vor. Potentiell sind also alle Föten gefährdet.

Diät zur Verhütung von Geburtsschäden

Eine tägliche Dosis von 4 Milligramm Folsäure, die Nervenröhrenschäden vorzubeugen vermag, kann mit einer normalen Ernährung gegeben sein. So können Sie zum Beispiel den Bedarf mit der folgenden täglichen Nahrungsaufnahme abdecken:

- 1 Tasse Orangensaft (0,07 Milligramm),
- ⅓ Tasse All-Bran (Weizenkleie; 0,1 Milligramm),
- ½ Tasse gekochtem Spinat (0,13 Milligramm),
- ½ Tasse gekochten getrockneten Bohnen (0,12 Milligramm).

Für die Gesundheit eines Fötus müssen Sie genug Folsäure bekommen, *bevor* Sie schwanger werden, sagt Dr. Godfrey Oakley von den Centers for Disease Control and Prevention. Nachher ist es schon zu spät, weil der Schaden während der ersten 28 Tage nach der Empfängnis eintritt - also bevor die meisten Frauen erkennen, daß sie schwanger sind. Genügend Folsäure muß einen Monat vor der Empfängnis und während der drei ersten Monate der Schwangerschaft in ihrem Körpersystem vorhanden sein, meinen die Experten.

Nahrungsmittel als Arznei gegen Menstruationsbeschwerden

Nahrungsmittel, die Menstruationsprobleme erleichtern können: Joghurt und kalziumreiche Nahrungsmittel · Kohlehydrate · manganreiche Nahrungsmittel · Sojabohnen · andere »östrogenische« Nahrungsmittel.
Nahrungsmittel, die Menstruationsprobleme verschlimmern können: Koffein · eine sehr fettarme Ernährung.

Wenn Sie Menstruationsprobleme haben, könnten Sie sie mit Nahrung lindern. Wissenschaftlern ist seit langem bekannt, daß die Ernährung auf das weibliche Hormon Östrogen Einfluß hat, welches auf die Menstruation einwirkt, und daß es einen starken Zusammenhang gibt zwischen Kohlehydraten und dem prämenstruellen Syndrom (PMS). Doch nun offenbart die Forschung erstaunliche neue Hinweise, auf welche Weise bestimmte Nahrungsmittel und Nährstoffe wie Kalzium, Mangan und besonders Fett und Cholesterin die Menstruation beeinflussen können.

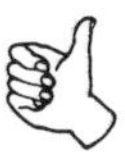

Kalzium unterdrückt Stimmungsumschwünge

Ein extra Glas Magermilch oder eine Tasse Mangold pro Tag könnten helfen, den Stimmungsumschwüngen und Schmerzen vor und während der Periode vorzubeugen und sie zu lindern. Der Grund: Die doppelte Menge an Kalzium, die eine amerikanische Frau durchschnittlich bekommt – also 1300 Milligramm täglich statt der durchschnittlichen 600 Milligramm am Tag –, scheint die Menstruationsbeschwerden zu mildern, erklärt der Psychologe Dr. James G. Penland vom U. S. Department of Agriculture.

Dr. Penland gab einer kleinen Gruppe von Frauen mit typischen Menstruationszyklen über sechs Monate täglich teils 600 Milligramm, teils 1300 Milligramm Kalzium. Die Frauen, welche die kleine Dosis erhielten, zeigten besonders vor der Menstruation entschieden mehr PMS. Ihre Stimmung änderte sich häufiger, sie waren öfter reizbar, ängstlich, depressiv und weinten mehr. Ihre Leistung und Effizienz bei der Arbeit sanken vor und während der Menstruation. Sie litten während der Menstruation auch mehr an Kopfschmerzen, Rückenschmerzen, Krämpfen und Muskelsteifheit. Warum eine geringere Kalziumzufuhr solche schädlichen Folgen hat und welche Rolle Kalzium in diesem komplexen Puzzle von PMS genau spielt, ist laut Dr. Penland noch unklar.

Die Tee-und-Toast-Kur bei schwierigen Perioden

Machen Sie sich Sorgen, weil Sie eine starke Periode haben? Sie könnte zu einem Großteil dadurch bedingt sein, daß Sie nicht genügend manganhaltige Speisen verzehren. Das ist die Erkenntnis von Dr. Phyllis Johnson vom U. S. Department of Agriculture's Human Nutrition Research Center in Grand Forks, North Dakota. Die Erkenntnis kam im Laufe einer Untersuchung bei fünfzehn jungen Frauen, die fünfeinhalb Monate lang mit manganarmer Kost ernährt wurden. Sie aßen bloß 1 Milligramm Mangan pro Tag - ungefähr die Hälfte des amerikanischen Durchschnitts. Zu Dr. Johnsons Überraschung stieg das Volumen der Monatsblutung bei diesen Frauen um 50 Prozent. Der reichlichere Blutverlust spülte zwischen 50 und 100 Prozent mehr Eisen, Kupfer, Zink und Mangan aus dem Körper.

Warum die Blutung soviel stärker ist, bleibt ein Rätsel. Aber »es ist das erste Mal, daß die Forschung eine Wirkung der Ernährung auf die Monatsblutung aufgespürt hat«, sagt Dr. Johnson. Um solchen anormal starken monatlichen Blutverlusten vorzubeugen, sollten Sie mehr Nahrungsmittel essen, die reich an Mangan sind, wie Obst (Ananas vor allem) und Gemüse, Vollkorngetreide und Samen. »Tee enthält ebenfalls viel Mangan«, fügt sie hinzu.

Fettmangel als Ursache für unregelmäßige Perioden

Eine der größten Gefahren für Menstruation und Fortpflanzungsfunktionen ist Fettmangel in Nahrung und Körper. Ohne genügend LDL-Cholesterin - üblicherweise als »schlechtes Fett« bezeichnet - könnte ein normales Menstruieren beeinträchtigt werden, berichtet Dr. Laurence M. Demers, Professor für Pathologie und Medizin am Pennsylvania's Milton S. Hershey Medical Center. Als paradox bezeichnet er, daß manche junge Frauen durch fanatische körperliche Übungen und schlecht überlegte Magerkuren das Fett im Körper und das LDL-Blutcholesterin so niedrig wie möglich zu halten versuchen und dabei ihren monatlichen Zyklus ruinieren, so daß sie vorübergehend unfruchtbar sind und in späteren Jahren für Knochenbrüche und Osteoporose anfällig werden.

Dr. Demers erklärt, daß das weibliche Hormon Östrogen, das die Menstruation reguliert, teilweise von Fett und Cholesterin abgeleitet wird. »Die Leute glauben, daß die Eierstöcke Östrogen erzeugen, aber das tun fetthaltige Gewebe ebenfalls; sie sind eine wichtige Quelle für den Gesamtgehalt an Östrogen im Körper. Wenn der Körper einer Frau über nicht genügend Fett verfügt, stoppt er die Fortpflanzungsfunktionen. Deshalb brauchen Sie einen bestimmten Prozentsatz von Körperfett, um eine normale Hormonbildung für eine normale, regelmäßige Menstruation herbeizuführen.« Sie brauchen dazu auch eine entscheidende Menge an LDL-Cholesterin, fügt er hinzu, weil Östrogen synthetisch aus den Vorsubstanzen von LDL-Cholesterin erzeugt wird. Junge Frauen mit einem sehr niedrigen Gehalt an LDL-Cholesterin sind in einer gefährlichen Situation, wie Dr. Demers betont. Aus noch unbekannten Gründen sind Vegetarierinnen unabhängig von ihrer Fettaufnahme besonders anfällig für unregelmäßige Perioden.

Die Lösung des Problems: Essen Sie ausreichend Fett, um die Fettreserven und das Cholesterin in ihrem Körper hoch genug zu halten und normale regelmäßige Menstruationen zu gewährleisten. Zu empfehlen ist einfach ungesättigtes Fett wie in Olivenöl.

Das prämenstruelle Syndrom – sind Süßigkeiten eine Ursache oder ein Heilmittel?

Spüren Frauen mit PMS ein Verlangen nach Kohlehydraten, weil sie mit solcher »Selbstbehandlung« die Symptome lindern? Oder trägt der Genuß von zuviel Süßigkeiten dazu bei, PMS zu verursachen? Anders gefragt: Sind Kohlehydrate wie Zucker und Schokolade ein Heilmittel oder eine Ursache von PMS?

Es gibt neue Beweise dafür, daß Kohlehydrate PMS-Leiden lindern. Überzeugende Forschungen Judith Wurtmans vom MIT haben ergeben, daß Frauen mit PMS häufig schnell genesen, wenn sie Kohlehydrate, aber keine anderen Nahrungsmittel essen. Dr. Wurtman ließ Frauen mit PMS zu einer Untersuchung während der prä- und postmenstrualen Zeit ihrer Zyklen einige Tage in einem Forschungszentrum des MIT wohnen. Sie durften zunächst essen, was sie wollten. Die Frauen mit den ernsthaftesten PMS haben ausnahmslos besonders viele Kohlehydrate - Kuchen, Brötchen, Nudeln und Kartoffelsalat - zu sich genommen, allerdings nur unmittelbar *vor* der Periode.

Zur Überprüfung führte Dr. Wurtman dann noch einen weiteren Test durch: Sie gab Frauen, die teils an PMS litten, teils nicht, eine bestimmte Dosis von

Kohlehydraten zu essen - zwei Tassen Corn-flakes mit proteinarmer künstlicher Milch. Die PMS-Leidenden waren typisch deprimiert, verärgert, feindselig, erschöpft und reizbar. Binnen einer Stunde nach Einnahme der Kohlehydrate aber waren die Frauen richtig erholt. »Es war, als ob sie Valium bekommen hätten!« rief Dr. Wurtman aus. Bei den Messungen der Stimmung waren 43 Prozent der Frauen weniger deprimiert, 38 Prozent weniger konfus, 47 Prozent weniger müde, 42 Prozent weniger angespannt und 69 Prozent weniger verärgert. Aber in der postmenstrualen Zeit änderten die Corn-flakes die Stimmung weder der nicht unter PMS leidenden Kontrollpersonen noch der PMS-Leidenden. Dr. Wurtman glaubt, daß Kohlehydrate eine höhere Konzentration des Neurotransmitters Serotonin erzeugen, der die Stimmung aufhellt.

Frauen mit PMS sollten ihrem Verlangen nach Kohlehydraten wie Desserts, Bonbons, Brot, Kartoffeln, Reis, Nudeln und Getreideflocken nachgeben, betont Dr. Wurtman. »Solche Gelüste fördern eine Heilung von PMS und sind nicht eine Ursache«, erklärt sie.

Die Psychologin Dr. Deborah J. Bowen von der Washington University stimmt zu. Ihre Untersuchungen haben zu der Erkenntnis geführt, daß die Frauen, die solche Gelüste befriedigen, weniger Menstruationsprobleme wie Krämpfe und Trägheit haben als andere Frauen.

Eine neue Kohlehydratdiät gegen PMS

Einige britische Ärzte sind ebenfalls der Auffassung, daß Kohlehydrate ein gutes Heilmittel gegen PMS sind, und haben sogar eine kohlehydratreiche Diät zur Linderung der Symptome entwickelt. Sie haben entdeckt, daß kleine Portionen von stärkehaltigen Kohlehydraten (Brot, Kartoffeln, Nudeln, Hafer oder Reis) alle drei Stunden und binnen einer Stunde vor dem Schlafengehen oder nach dem Aufstehen das PMS-Leiden bekämpften. In einer Studie bei 84 Frauen mit schwerem PMS entdeckten sie, daß zwischen der Aufnahme von stark kohlehydrathaltigen Speisen normalerweise tagsüber ein Abstand von sieben Stunden und nachts von dreizehn Stunden besteht. Sie baten also die Frauen, alle drei Stunden eine stärkehaltige Diät zu befolgen - das heißt pro Tag sechs kleine Mahlzeiten einzunehmen. Diese Diät wurde ein großer Erfolg; bei 70 Prozent der Frauen trat Linderung ein. Bei fast einem Viertel reichte sie aus, um das PMS-Leiden unter Kontrolle zu halten.

Für die Wirkung solcher Kohlehydratbehandlung haben die britischen Wissenschaftler eine abweichende Erklärung. Sie weisen darauf hin, daß ein regelmäßiger Kohlehydratkonsum während des ganzen Tages einen stetigen Zuckerspiegel im Blut gewährleistet. Lange Abstände zwischen der Aufnahme von

Kohlehydraten führen zum Absinken des Zuckers im Blut sowie dann zum neuerlichen Anstieg. Dieser ist mit einem Ausstoß von Adrenalin verbunden, welcher die volle Nutzung des weiblichen Hormons Progesteron verhindert. Unmäßige Aufnahme von Zucker und Kohlehydraten, wie sie häufig bei Frauen mit PMS vorkommt, könnten Versuche darstellen, den Zucker im Blut zu erhöhen, so daß der Progesterongehalt wieder auf adäquate Mengen gebracht und die Symptome gelindert werden.

Eine andere Theorie: Das Koffein ist schuld

Falls PMS Sie so sehr beeinträchtigt, daß es Ihr Leben durcheinanderbringt, sollten Sie versuchen, für ein paar Monate auf koffeinhaltige Getränke zu verzichten, und beobachten, ob die Symptome daraufhin nachlassen. Das empfiehlt Dr. Annette Rossignol, eine Assistenzprofessorin für öffentliche Gesundheit an der Oregon State University. Dr. Rossignol hatte als erste bemerkt, daß für Frauen in China, die täglich eine halbe bis zu vier Tassen Tee tranken, das Risiko von PMS doppelt so hoch war wie für Frauen, die keinen Tee tranken. Die tägliche Menge von viereinhalb bis acht Tassen erhöhte ihr PMS um das Zehnfache.

Dr. Rossignol führte danach eine Untersuchung mit 841 amerikanischen Studentinnen durch, und wieder schien Koffein der Bösewicht zu sein. Die Studentinnen, die mindestens eine Tasse eines koffeinhaltigen Getränks wie Kaffee, Tee oder Cola pro Tag tranken, zeigten mehr Neigung zu PMS. Aber Koffein verschlimmert PMS bei allen Frauen, auch wenn nicht alle gleichermaßen empfindlich auf die Wirkungen von Koffein reagieren, wie Dr. Rossignol hervorhebt. Sie können den Grad Ihrer persönlichen Empfindlichkeit jedoch ziemlich rasch feststellen. »Innerhalb von zwei oder drei Monaten nach Verzicht auf Koffein können Sie erkennen, ob es bei Ihnen zu PMS beiträgt«, sagt Dr. Rossignol. Auf welche Art und Weise Koffein PMS fördert, ist nicht bekannt.

Läßt sich Östrogen nach den Wechseljahren durch Nahrung ersetzen?

Wenn Frauen aufhören, Östrogen zu erzeugen, treten sie in die Wechseljahre ein und leiden manchmal an Nebenwirkungen wie Hitzewallungen und Stimmungsstörungen. Der Mangel an Östrogen könnte auch die Gefahr von Herzerkrankung und Osteoporose in späteren Jahren erhöhen. Ist es nun aber möglich, dieses Problem durch den Genuß von Nahrungsmitteln zu überwinden, welche die Versorgung des Körpers mit Östrogen erhöhen, und auf diese Weise die Symptome der Wechseljahre zu lindern? »Ja, das ist eindeutig möglich«, sagt Dr. Marc Messina, ein Ernährungswissenschaftler, der früher am National Cancer Institute tätig war. Allerdings ist bisher nicht geklärt, in welchem Ausmaß. Es hängt von den individuellen Reaktionen ab. Daß aber Sojabohnen und Leinöl nach dem Klimakterium den Körper zur Erzeugung von Östrogen anregen können, ist wissenschaftlich belegt.

Bemerkenswerte Studien von Mark L. Walqvist, Professor der Medizin an der Monash University in Victoria, Australien, demonstrierten eine auf Sojabohnen und Leinsamen zurückgehende Östrogenaktivität. Professor Walqvists Forscherteam untersuchte 25 postklimakterische Frauen, die keinen Östrogenersatz eingenommen hatten. Sie aßen zwei Wochen lang wie gewöhnlich. Dann aßen sie abwechselnd zwei Wochen eine Diät, die reich an Sojamehl (45 Gramm pro Tag), roten Kleesprossen und Leinsamen (ungefähr 30 Gramm pro Tag) war. In Experimenten mit Tieren hatten diese Lebensmittel vorher bereits Östrogenaktivität ausgelöst.

Das Sojamehl wie die Flachssamen erhöhten Östrogenspiegel und -aktivität. Nach Prof. Walqvist ist die Ausbildung von Zellen der Vagina ein empfindlicher Indikator. Abstriche der Vagina zeigten eine bedeutend erhöhte Östrogentätigkeit bei den Frauen, die Sojabohnen und Leinsamen gegessen hatten. Als sie diese besondere Diät aufgaben, kehrten die Zellmassen nach ein paar Wochen zur Normalität zurück.

Allerdings entwickeln nur proteinreiche Sojabohnenprodukte eine östrogenische Aktivität, das heißt Sojabohnen, Sojaprotein, Tofu, Sojamilch und Tempeh – aber nicht Sojasauce oder Sojabohnenöl.

Ein Stoff in Obst und Nüssen steigert Östrogen

Nahrungsmittel, die reich am Mineral Bor sind, können den Östrogenspiegel bei postklimakterischen Frauen in einem überraschenden Grad erhöhen – genauso stark wie durch eine Östrogenersatztherapie, wie die Studien von Dr. Forrest Nielsen vom U. S. Department of Agriculture ergaben. Seinem Bericht zufolge scheint Bor zu wirken, indem es steroide Hormone im Blut verstärkt. Er dokumentierte, daß sich bei Frauen, die angemessene Dosierungen von Bor bekamen, die aktivste Form von Östrogen – Estradiol 17B – verdoppelte und Grade erreichte, die einer Behandlung mit Ersatzöstrogen entsprechen.

Die normale Ernährung amerikanischer Frauen enthält nur die Hälfte der

Menge an Bor, die sich bei der Studie als wirksam erwies. Man findet reichlich Bor in Obst, besonders in Äpfeln, Birnen, Trauben, Datteln, Rosinen und Pfirsichen, in Hülsenfrüchten, besonders Sojabohnen, in Nüssen wie Mandeln, Erdnüssen und Haselnüssen und in Honig. Sie können sich die bei der Studie verwendete Dosierung täglich mit ein paar Äpfeln und 100 Gramm Erdnüssen sichern.

Bier und Bourbon steigern Östrogen

An jedem zweiten Tag ein Glas Bier, ein Schnaps, ein Glas Wein oder ein anderes alkoholisches Getränk - das könnte den Östrogenspiegel älterer Frauen erhöhen und möglicherweise Linderung bei klimakterischen Problemen verschaffen. Dieser Überzeugung ist Dr. Judith Gavaler, Forschungsassistenzprofessorin an der University of Pittsburgh. Ihre neuen Studien bei postklimakterischen Frauen dokumentieren, daß drei bis sechs Drinks pro Woche die Quote von natürlichem Östrogen um ungefähr 10 bis 20 Prozent erhöht, das heißt, genausoviel wie eine Therapie mit Östrogenersatz, und gleichermaßen das Risiko von Herzkrankheiten reduziert. Dr. Gavaler hebt jedoch hervor, daß mehr als sechs Gläser wöchentlich zu keinem weiteren Anstieg von Östrogen führen.

Alkohol vermag Östrogen zu steigern, berichtet Dr. Gavaler, weil es möglicherweise die Aktivität eines Enzyms anregt, das Androgene in Estradiol verwandelt. Interessanterweise kommt die Steigerung des Östrogens nicht allein vom Alkohol. Dr. Gavaler fand heraus, daß sowohl alkoholfreies Bier als auch Bourbonextrakt, die beide meistens aus Mais hergestellt werden, bei Tieren und bei postklimakterischen Frauen eine vermehrte Erzeugung von Östrogen verursachten. Demnach rührt die Östrogenaktivität teilweise von natürlichen Hormonen in Körnern, Hopfen und anderen Pflanzen her, die zum Herstellen alkoholischer Getränke verwendet werden. Dr. Galaver hat zwei dieser pflanzlichen Östrogene in Bier isoliert. Sie befürwortet eine umfassende Überprüfung der üblichen Nahrungsmittel auf ihre östrogenischen Eigenschaften - was bisher noch nie versucht worden ist -, damit die Frauen wissen können, welche Nahrungsmittel auf den Östrogenspiegel einwirken.

Können nun Nahrungsmittel, die Östrogen fördern, Brustkrebs verursachen? Dr. Stephen Barnes von der University of Alabama beantwortet diese oft gestellte Frage mit der Bemerkung, daß Sojabohnen zum Beispiel eine merkwürdige östrogenische Wirkung haben, die Brustkrebs sogar zu bekämpfen scheint. Seine Theorie ist, daß Sojabohnen dabei auf ähnliche Weise wirken wie das Brustkrebsheilmittel Tamoxifen. Paradoxerweise, so erklärt er, schützen die

Hormone der Sojabohnen die Brustzellen vor Krebs, und wenn Sojabohnen wie Tamoxifen wirken, kann man auch von ihnen erwarten, daß sie so wie Tamoxifen auch vorbeugend gegen Osteoporose und Knochenschwund wirken. Es bedarf jedoch vieler weiterer Forschung, um die äußerst komplexen Folgen für Frauen und für Männer zu klären, die sich bei gewissen, hormonsteuernden Nahrungsmitteln einstellen können.

Die Zuckerkrankheit und sonstige Ernährungszusammenhänge

Diabetes: Gegengifte und Heilmittel

Nahrungsmittel, die nützlich sein können: Zwiebeln · Knoblauch · Zimt · ballaststoffreiche Nahrungsmittel · Bohnen · Linsen · Bockshornkleesamen · Fisch · Gerste · chromreiche Nahrungsmittel (Brokkoli).

Im Jahre 1550 v. Chr. empfahl der berühmte Ebers-Papyrus, Diabetes mit ballaststoffreichen Weizenkörnern zu behandeln. Daran hat sich seither nicht viel geändert. Pflanzliche Nahrung ist noch immer das Heilmittel erster Wahl, nur haben die Wissenschaftler fundiertere Gründe für die Annahme, daß sie wirksam sind. Jahrhunderte hindurch wurden mehr als 400 Pflanzen als Heilmittel verordnet. In Europa, Asien und im Nahen Osten waren rohe Zwiebel und Knoblauch die bevorzugten Arzneien gegen Diabetes. In China ist Ginseng beliebt. In manchen Teilen Europas werden weithin ganz gewöhnliche eßbare Pilze genutzt, um Blutzucker unter Kontrolle zu halten. Im Irak ist Gerstenbrot das übliche Heilmittel gegen Diabetes. Kohl, Kopfsalat, Rüben, Bohnen, Wacholderbeeren, Luzerne und Koriandersamen tauchen in vielen Ländern und Kulturen als Mittel gegen Diabetes auf.

Die verblüffende Wahrheit ist, daß die Heilung durch Nahrungsmittel ein rationales Fundament hat. Untersuchungen unserer Tage bestätigen, daß all diese Pflanzen bzw. Verbindungen, die in ihnen isoliert werden, den Zucker im Blut senken können und/oder in Tieren, Menschen oder Zellkulturen Insulin stimulieren.

Was Zuckerkrankheit eigentlich ist und wie sie durch die Ernährung beeinflußt wird

Diabetes bedeutet im wesentlichen: zuviel Zucker im Blut. Dazu kommt es, wenn Ihre Bauchspeicheldrüse kein oder nicht genügend oder ineffizientes

Insulin produziert, das Hormon, das die Zellen stimuliert, Glukose (Zucker) zu absorbieren und zu lagern. Wenn das Insulin mit der Glukose nicht fertig wird, steigt der Blutzuckerspiegel anormal an und verursacht Schaden, darunter übermäßiges Urinieren und Durst, Schwäche, Ermüdung, kardiovaskuläre Schäden und Nierenschäden.

Es gibt zwei Haupttypen von Diabetes. Der ernstere, weniger gewöhnliche Diabetes Typ I, befällt Kinder und manchmal junge Menschen unter 35 Jahren. Da die Zellen der Bauchspeicheldrüse, die Insulin aussondern, allmählich, wahrscheinlich durch eine Immunreaktion, zerstört werden, müssen Diabetiker des Typs I Insulinspritzen bekommen, weil die Bauchspeicheldrüse praktisch kein Insulin mehr erzeugt. Typ I ist als insulinbedingter Diabetes oder Jugenddiabetes bekannt.

Eine viel größere Gefahr ist Diabetes vom Typ II, der sich fast immer im Alter von über vierzig Jahren entwickelt. Ironischerweise haben Menschen mit diesem Typ Diabetes oft viel Insulin, das jedoch nicht gut zu wirken vermag, weil die Zellen gegen Insulin beständig sind. Diese nicht durch Insulin bedingte Diabetes im Erwachsenenalter macht 90 Prozent aller Fälle aus; sie plagt rund zwölf Millionen Amerikaner, von denen möglicherweise die Hälfte nicht einmal wissen, daß sie zuckerkrank sind.

Da das, was Sie essen, einen wichtigen Einfluß auf Blutzucker und Insulin hat, spielt die Ernährung eine Hauptrolle beim Auslösen, Verschärfen und Kontrollieren von Diabetes.

So können Nahrungsmittel Diabetes beeinflussen:

- Durch ein Überangebot an bestimmten Nahrungsmitteln, die eine starke, plötzliche Zunahme von Zucker in Blut verursachen und das Insulin überbeanspruchen. Wenn man den Konsum dieser Nahrungsmittel einschränkt, bleibt der Blutzuckerspiegel gleichmäßiger.
- Manche Nahrungsmittel enthalten Verbindungen, die die Aktivität und die Durchschlagskraft von Insulin stimulieren oder auch unmittelbar darauf einwirken, den Zucker im Blut zu regulieren.
- Antioxidantia in Nahrungsmitteln, wie Vitamin C und E, könnten Angriffe freier Radikaler auf Betazellen abwehren, die die Entzündung und andere Schäden verschlimmern. Diese Oxidationsverhüter bekämpfen die Oxidation von LDL-Cholesterin bei Diabetikern, das oxidiert schädlicher sein könnte als das LDL-Cholesterin von Personen ohne Diabetes. Patienten mit Diabetes des Typs II sind zwei- bis dreimal so anfällig für Herzkrankheiten wie Nichtzuckerkranke.
- Besonders interessant ist die Aussicht, daß der Ausbruch von Diabetes des Typs I durch sehr komplexe, verspätete »allergische Reaktionen« auf Nahrungsmittelsubstanzen wie Protein in Milch gefördert worden sein könnte.

»Die Behauptung, daß Zucker Diabetes verursacht, ist falsch. Die wahre Ursache ist ungenügendes oder unwirksames Insulin – das Hormon, das kontrolliert, wie der Körper Zucker metabolisiert. Dem Zucker die Schuld für Diabetes geben ist das gleiche wie das Pferd beim Schwanz aufzäumen.« *Dr. Gerald Bernstein, American Diabetes Association*

Nahrung kann den Anstoß geben

Der Entstehungsprozeß von Diabetes ist komplex und wird bisher auch nur unzureichend verstanden. Nach der gängigen Theorie ist eine Disposition zu Diabetes jedoch angeboren; in Gang gesetzt wird er dann durch Umweltfaktoren, darunter auch Ernährung, die offene Symptome der Krankheit hervorrufen.

Zwischen Ernährung und Diabetes hat stets ein enger Zusammenhang bestanden; das ist kaum überraschend angesichts der Tatsache, daß Diabetes eine Störung der Bauchspeicheldrüse ist, also jener Drüse, die Insulin erzeugt, das notwendig ist, um Nahrungsmittel in Energie zu verwandeln. Der Magen setzt zuerst Kohlehydrate in Glukose um, gewöhnlichen Zucker. Die Bauchspeicheldrüse reagiert, indem sie Insulin produziert, das gebraucht wird, um Glukose aus dem Blutstrom in die Muskeln zu transportieren, wo sie abgelagert und in Energie verwandelt wird. Früher hat man geglaubt, daß zuviel Zucker Diabetes verursachen könnte; heutzutage nicht mehr. Die Entwicklung von Diabetes ist viel komplexer und immer noch sehr rätselhaft. Aber sie ereignet sich nicht von heute auf morgen. Diabetes braucht normalerweise Jahre, um sich zu entwikkeln. Während dieser kritischen Phase können die Nahrungsmittel, die Sie aussuchen, eine genetische Anfälligkeit für Diabetes abwehren helfen.

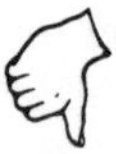

Milch, eine Ursache von Jugenddiabetes?

Geben Sie Säuglingen keine Milch von der Kuh, besonders wenn es in Ihrer Familie eine Vorgeschichte von Diabetes gibt. So merkwürdig es klingen mag, aber Kuhmilch, die in früher Kindheit eingenommen wird, könnte bei genetisch anfälligen Jugendlichen Jahre später Diabetes des Typs I auslösen – was darauf hindeutet, daß Jugenddiabetes eine böse Form von »Nahrungsallergie« ist. Und es bedeutet ferner, daß viele Kinder vor Diabetes bewahrt bleiben könnten, wenn man ihnen in der wahrscheinlich entscheidenden Phase des ersten Lebensjahres keine Milchprodukte zu essen gibt.

Daß Milch Jugenddiabetes anregen kann, wird durch immer mehr Beweismaterial belegt. Man nimmt an, daß es dazu folgendermaßen kommt: Manche Proteine in Kuhmilch liefern das Antigen (fremde Substanz), welches das Immunsystem täuscht. Es greift darauf das eigene Gewebe an - in diesem Fall die entscheidenden Beta-Zellen in der Bauchspeicheldrüse - und zerstört die Fähigkeit dieser Zellen, Insulin zu erzeugen. Eine neue Studie von Hans-Michael Dosch und seinen Kollegen am Hospital for Sick Children in Toronto hat tatsächlich Antikörper entdeckt, die bei 100 Prozent einer Gruppe von Kindern mit Diabetes im Blut eine Immunreaktion auf spezifische Milchproteine nachweist. Diese Antigene fanden sich aber nur bei 2,5 Prozent der nichtdiabetischen Kinder dieser Untersuchung. Die Wissenschaftler sind sich absolut sicher, daß die Proteine allergische Immunreaktionen ausgelöst hatten, die zum Diabetes führen. Bei Labortests mit Ratten lösten Milchproteine eindeutig Diabetes aus; sie zerstörten die insulinabsondernden Beta-Zellen.

Außerdem sind Säuglinge, die gestillt werden und so der Kuhmilch entzogen sind, für einen späteren Diabetes weniger anfällig. In einer weiteren neuen, belastenden Untersuchung verglichen Forscher am Kinderkrankenhaus in Helsinki frühe Ernährung mit Kuhmilch und die Gefahr von späterer Erkrankung an Diabetes. Sie fanden heraus, daß bei Säuglingen, die während der ersten zwei bis drei Monate gestillt wurden, die Gefahr eines Diabetes vor dem vierzehnten Lebensjahr um 40 Prozent niedriger lag. Wird die Kuhmilch noch länger ausgespart, reduziert sich die Gefahr weiterhin. Säuglinge, die in den ersten vier Monaten nicht zusätzlich mit einem Kuhmilchpräparat gefüttert wurden, hatten ein geringeres Risiko, später Diabetes zu entwickeln.

Schwedische Forscher am Karolinska-Institut in Stockholm haben ferner herausgefunden, daß Kinder, die von der Geburt bis zum vierzehnten Lebensjahr mehr Nahrungsmittel essen, die reich sind an Proteinen und komplexen Kohlehydraten und Nitrosamine enthalten, eine höhere Wahrscheinlichkeit von Diabetes haben. Die Forscher nehmen an, daß manche Proteine die Beta-Zellen der Bauchspeicheldrüse direkt angreifen können. Zum Beispiel sind Nahrungsmittel wie Brot, die reich an komplexen Kohlehydraten sind, oft voller Weizengliadin - ein Protein, das bei Labortests mit Ratten Beta-Zellen schädigt. Nitrosamin, ein Wirkstoff, der Krebs verursacht und in gekochtem Schinkenspeck vorkommt, könnte nach ihrer Vermutung für Beta-Zellen ebenfalls toxisch sein.

Wie man schleichende Attacken von Diabetes verhütet

Diabetes II kann sich an Sie heranschleichen. Vielleicht leiden Sie jetzt noch nicht an Diabetes, könnten jedoch kurz davorstehen, ihn zu entwickeln. Übergewicht bedeutet ein großes Risiko. Die meisten Menschen, die an dieser Form von Diabetes leiden, sind übergewichtig. Es ist gewöhnlich ein starkes Abschreckungsmittel wie auch stark heilwirkend, Übergewicht zu verlieren. Es kann aber auch noch eine andere Gefahr auf Sie lauern und zu richtiggehendem Diabetes hinziehen. Möglicherweise gehören Sie zu den 25 Prozent von normalgewichtigen Menschen, die eine Insulinresistenz oder eine Insulinempfindlichkeit haben. Das heißt: Das Insulin ist nicht mehr imstande, so zu wirken, wie es das eigentlich sollte. Insulinresistenz ist ein Merkmal von Diabetes des Typs II, die auch bei fettleibigen Menschen häufig vorkommt. Sehr wichtig – sie kann eine mögliche Entwicklung von Diabetes im voraus ahnen lassen. Insulinresistenz zeigt sich oft bei Menschen, bei denen zehn oder mehr Jahre später Diabetes diagnostiziert wird.

Dies kann folgendermaßen geschehen: Die Zellen reagieren träge und ineffizient auf die Befehle des Insulins, Glukose aufzunehmen. Die Bauchspeicheldrüse muß dann ständig mehr Insulin produzieren, um den Zucker im Blut auf einem normalen Stand zu halten. Müde und strapaziert, könnte die Bauchspeicheldrüse am Ende ihre Fähigkeit verlieren, ausreichend Insulin zu erzeugen, und auf diese Weise den Körper zwingen, vor Diabetes des Typs II zu kapitulieren. Viele Experten sind davon überzeugt, daß sich solche Kapitulation langfristig durch eine richtige Ernährung vermeiden läßt. Insulinwiderstand wird wahrscheinlich vererbt, bleibt aber verborgen, bis er durch ein Umweltereignis – sehr wahrscheinlich die Ernährung – ausgelöst wird.

Ein Großteil der Ernährungswissenschaft verfolgt das Ziel, die vorbeugenden Möglichkeiten zu erforschen, wie der lange Weg von einem Insulinwiderstand bzw. einer Glukoseintoleranz bis zum ausgewachsenen Diabetes abgeblockt werden kann. Manche Nahrungsmittel können Diabetes verhüten helfen.

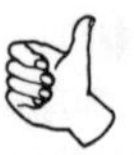

Fisch kommt dem Diabetes zuvor

Fisch könnte das Risiko, Diabetes vom Typ II zu bekommen, um die Hälfte reduzieren. Auf diese überraschende Tatsache stießen holländische Forscher am Nationalen Institut für Volksgesundheit und Umweltschutz. Sie untersuchten 175 normale gesunde ältere Männer und Frauen, um sicherzugehen, daß kein Diabetes und beeinträchtigte Glukosetoleranz vorlag – ein Zustand, der oft Diabetes ankündigt. Als sie die Untersuchung vier Jahre später wiederholten, entdeckten sie viele Fälle von beeinträchtigter Glukosetoleranz. Das Interessante: Von den Menschen, die regelmäßig Fisch aßen, hatten nur 25 Prozent dieses Problem entwickelt, von den Menschen, die keinen Fisch aßen, dagegen 45 Prozent.

Die Forscher kamen zu dem Schluß, daß die Fischesser 50 Prozent weniger Gefahr liefen, Diabetes zu entwickeln, als die Nichtfischesser. Die klare Botschaft: Fisch enthält offenbar eine Substanz - möglicherweise ist es das Omega-3-Fett -, welches die Fähigkeit des Körpers im Umgang mit Glukose erhöht und infolgedessen Diabetes abwehrt. Die zu diesem Schutz notwendige tägliche Menge von Fisch ist sehr gering - nur 30 Gramm magerer, fettiger oder Dosenfisch.

Vorsicht: Ohne Beaufsichtigung eines Arztes sollten Diabetiker keine Fischölkapseln einnehmen. Bei manchen Diabetikern stören sie erwiesenermaßen die Glukoseregulation.

Fett ist kein Freund von Insulin

Essen Sie weniger Fett! Das Fett könnte nämlich die Entwicklung von Diabetes beschleunigen. Eine neue Untersuchung des University of Colorado Health Sciences Center ergab, daß 40 Gramm mehr Fett pro Tag - die Menge in einem 115 Gramm schweren Hamburger und einer großen Portion Pommes frites - das Diabetesrisiko verdreifacht. Zuviel Fett, insbesondere zuviel gesättigtes Tierfett, in der Ernährung scheint die Wirksamkeit von Insulin zu verringern. Wissenschaftler der University of Sydney in Australien nahmen Muskelzellen älterer Männer und Frauen ohne Diabetes, die sich operieren lassen mußten, maßen die gesättigte Fettsäure in den Zellmembranen und untersuchten die Patienten auf ihre Insulinresistenz. Sie fanden, daß die Insulinresistenz um so größer war, je mehr gesättigte Fettsäure vorhanden war. Andererseits zeigten höhere Raten von mehrfach ungesättigten Fetten, insbesondere von Fischöl, in den Geweben eine bessere Insulinaktivität und weniger Widerstand an. Im übrigen berichteten die Forscher, daß Omega-3-Fischöle bei Tierversuchen den Insulinwiderstand effektiv überwänden.

In einer anderen Untersuchung reduzierte Fett die Wirksamkeit von Insulin und förderte einen anormal hohen Zuckerspiegel im Blut. Dr. Jennifer Lovejoy, Assistenzprofessorin an der Louisiana State University, beobachtete die Eßgewohnheiten und die Insulinaktivität bei 45 Männern und Frauen ohne Diabetes. Etwa die Hälfte war fettleibig, die andere Hälfte hatte Normalgewicht. Fettleibigkeit und erhöhter Fettkonsum steigerten den Insulinwiderstand. Das heißt, sagt Dr. Lovejoy, daß sogar normale Menschen, die sehr viel Fett, und besonders viel Tierfett, essen, die Leistungskraft ihres Insulins mindern und ihre Wehrlosigkeit gegen Diabetes erhöhen.

»Für einen Diabetiker sind Kartoffeln wie Süßigkeiten.«

Phyllis Crapo, Assistenzprofessorin an der University of California in San Diego, die entdeckte, daß Kartoffelpüree größere Erhöhungen von Blutzucker verursachte als Eiskrem.

Das Heilmittel Lauch

Essen Sie Zwiebeln! Die Zwiebel nimmt in der Medizin als Heilmittel gegen Diabetes eine traditionell beachtliche Stelle ein. Moderne Untersuchungen zeigen, daß Zwiebeln die Eigenschaft haben, Zucker im Blut zu reduzieren. Indische Forscher gaben Versuchspersonen Zwiebelsaft und ganze Zwiebeln (25 bis 200 Gramm) und fanden heraus, daß der Blutzucker um so mehr sank, je größer die Menge war. Und es machte keinen Unterschied, ob die Zwiebel gekocht oder roh war. Die Forscher kamen zu dem Schluß, daß Zwiebeln auf den Stoffwechsel der Leber von Glukose oder die Freisetzung von Insulin Einfluß nehmen und/oder der Zerstörung des Insulins vorbeugen.

Die wahrscheinlich aktiven hypoglykämischen Wirkstoffe sind *Allylpropyldisulfid* und *Allicin.* Bereits 1923 hatten Wissenschaftler in Zwiebeln ein Mittel zur Senkung des Zuckerspiegels im Blut entdeckt; 1960 fanden Forscher in der Zwiebel antidiabetisch wirksame Verbindungen, die dem gewöhnlich angewandten Präparat ähnlich sind, das als Tolbutamid (Orinase) bekannt ist und die Insulinsynthese oder -freilassung stimuliert. Der Zwiebelextrakt war bei Kaninchen zu 27 Prozent wirksam wie eine Standarddosis von Tolbutamid.

Brokkoli – Wundermedizin bei Blutzucker

Essen Sie Brokkoli! Diese Kohlart ist eine hervorragende Quelle von Chrom, einem Spurenelement, das bei Blutzucker Wunder zu wirken scheint. Wenn Sie Diabetes II haben, kann Chrom Blutzucker regulieren und es oft ermöglichen, das Einnehmen von Medikamenten und Insulin zu reduzieren. Wenn Sie noch am Rande von Diabetes stehen, kann Chrom Sie vor einem Absturz in die Krankheit bewahren. Es stimmt tatsächlich: Wenn, wie es bei jedem vierten Amerikaner der Fall ist, die Glukosetoleranz an der Grenze liegt, kann Chrom das Schlimmste verhüten. Auch wenn der Zuckerspiegel im Blut statt hoch niedrig ist, vermag Chrom ihn zu normalisieren. Welches Problem auch immer mit Blutzucker besteht – Chrom wirkt normalisierend, berichtet Dr. Richard A. Anderson vom U. S. Department of Agriculture's Human Nutrition Research Center in Beltsville, Maryland. Für die steigenden Quoten von Diabetes II macht Dr. Anderson zumindest teilweise einen Chrommangel in der Ernährung verantwortlich; er zitiert vierzehn Forschungsarbeiten aus den achtziger Jahren, die nachweisen, daß Chrom die Glukosetoleranz verbesserte.

Offenbar steigert Chrom die Wirksamkeit des Insulins, so daß Sie weniger Insulin brauchen. Wie das geschieht, ist noch ein Rätsel, aber Dr. Anderson bemerkt, daß biologisch aktives Chrom sich in Reagenzglasexperimenten fest an Insulin heftet und die Hauptaufgabe des Hormons, nämlich Glukose zu Kohlendioxid zu oxidieren, ums Hundertfache erhöht.

Trotzdem bekommen etwa 90 Prozent der Amerikaner weniger Chrom als die empfohlene Menge von 50 bis 200 Mikrogramm pro Tag. Einige chromreiche Nahrungsmittel sind Nüsse, Austern, Pilze, Vollkorn, Weizenflocken, Bier, Wein, Rhabarber, Hefe - und Brokkoli! Eine Untersuchung ergab, daß eine Tasse Brokkoli 22 Mikrogramm Chrom enthält - zehnmal mehr als jedes andere Nahrungsmittel. Gerste ist ebenfalls reich an Chrom; das erklärt, weshalb dieses Getreide im Irak lange Zeit als Heilmittel gegen Diabetes benutzt wurde. Bei Tieren hilft Gerste, die Insulinwellen zu unterdrücken.

Die Wirkkraft von Curry

Nutzen Sie die Kraft von Bockshornkleesamen, die im Nahen Osten seit langem zur Behandlung verschiedener Krankheiten einschließlich Diabetes benutzt werden. Es gibt inzwischen wissenschaftliche Beweise dafür, daß dieser Samen, der im Currygewürz enthalten ist, dazu beitragen kann, Diabetes unter Kontrolle zu bringen.

Wissenschaftler am India's National Institute of Nutrition mahlten vor kurzem Bockshornkleesamen und verabreichten den Puder Diabetikern des Typs I. Die Folge: Ihr Blutzucker sank, ihre Glukosetoleranz verbesserte sich, und das Blutcholesterin sank ebenfalls. Daher kamen die Forscher zu dem Schluß, daß gemahlene Bockshornkleesamen gegen die Zuckerkrankheit nützlich sein könnten.

Israelische Wissenschaftler an der Hebräischen Universität von Jerusalem haben gleichfalls nachgewiesen, daß Bockshornkleesamen bei Diabetikern wie bei gesunden Menschen Blutzucker und Cholesterin verringern können. Außerdem haben sie eine aktive Substanz in Bockshornklee identifiziert. Es handelt sich um eine gelartige, lösliche Faser, genannt *Galaktomannan.* In Versuchen mit Tieren bindet das Bockshornkleegel Gallensäure und senkt das Cholesterin wie gewöhnliche Heilmittel.

Das Heilmittel im Zimt

Geben Sie Ihren Speisen zur Steigerung der Insulinaktivität Gewürze bei. Vielleicht sollten wir Zimt und Gewürznelken nicht bloß zum Würzen von süßen Sachen, sondern viel häufiger verwenden. Diese Gewürze haben die Eigenschaften eines Heilmittels. Sie helfen, den Zucker in diesen süßen Gerichten zu verarbeiten. Dr. Anderson entdeckte, daß verschiedene Gewürze die Insulinaktivität anregen, und das bedeutet: Der Körper ist imstande, den Zukker besser zu verarbeiten, und braucht deshalb weniger Insulin. Dr. Anderson führte eine Reihe von Reagenzglasexperimenten durch und maß die Insulinaktivität bei Vorkommen einiger Nahrungsmittel. Die meisten zeigten keinerlei Wirkung bis auf drei Gewürze und ein Kraut, welche die Insulinaktivität verdreifachten – Zimt, Gewürznelke, Gelbwurzel und Lorbeerblatt. Doch am stärksten wirkte der Zimt.

Schon ein wenig Zimt kann die Insulinaktivität stimulieren. Eine Prise Zimt über einige passende Gerichte kann helfen, den Blutzucker unter Kontrolle zu halten.

Her mit den Bohnen!

Essen Sie Nahrungsmittel, die reich an Kohlehydraten und Fasern sind, wie Hülsenfrüchte, und die Diabetes fern- bzw. unter Kontrolle halten. Das ist der beste Rat für alle, die mit Diabetes zu tun haben, von Experten wie Dr. James Anderson vom University of Kentucky College of Medicine. Er betont nachdrücklich, daß die gleichen Nahrungsmittel, die das Cholesterin senken und Herzkrankheiten bekämpfen, exzellente Kost für Diabetiker darstellen, die sehr gefährdet sind, Herzstörungen zu bekommen. Damit werden insbesondere Nahrungsmittel empfohlen, die reich sind an löslichen Fasern. Nach Dr. Andersons Aussage ist durch mehr als fünfzig Forschungsarbeiten belegt, daß diese faserreichen Nahrungsmittel den Blutzucker, die Triglyzeride und das Cholesterin niedrig halten.

Faserreiche Diäten wirken so gut, daß viele Patienten bei Einhaltung solcher Diät ihr Bedürfnis nach Insulin oder einem anderen antidiabetischen Heilmittel reduziert oder gänzlich eliminiert haben.

Was ist schlimmer – Karotten oder Bonbons?

Essen Sie Nahrungsmittel, die keine starke, lang anhaltende Erhöhung des Blutzuckers auslösen! Solche Nahrungsmittel stehen auf dem sogenannten »Glykämie-Index«, einem relativ neuen Konzept, ganz weit unten. Man hatte jahrelang angenommen, daß einfache Kohlehydrate (Zucker) bei weitem am ärgsten sind, was das Ankurbeln von Blutglukose betrifft, und daß komplexe Kohlehydrate (Obst, Gemüse wie Karotten und Kartoffeln, Getreidekörner und Hülsenfrüchte), die langsam absorbiert werden, neutral oder gut sind. In den späten siebziger und beginnenden achtziger Jahren wurde diese Vorstellung revidiert, als mehrere Wissenschaftler, darunter Dr. Phyllis Crapo von der University of California in San Diego und Dr. David J. Jenkins von der University of Toronto, bei Tests Blutzucker maßen, nachdem die Versuchspersonen verschiedene Nahrungsmittel gegessen hatten. Zum großen Erstaunen aller wurden die schnellsten Erhöhungen des Blutzuckers nicht durch Eiskrem und Bonbons angeregt, sondern durch Karotten, Kartoffeln und haltbar gemachte Getreideflocken. Die Meinung, daß komplexe Kohlehydrate automatisch sicherer für Diabetiker sind als einfache Kohlehydrate, stellte sich als Märchen heraus.

Speisen, die den Blutzucker wahrscheinlich in die Höhe treiben

Sie finden hier den Glykämie-Index bzw. den Einfluß üblicher Speisen auf Blutzucker, im Vergleich zu Glukose, die den stärksten Anstieg von Blutzucker verursacht. Je höher der angegebene Prozentsatz, desto größer die Potenz des Nahrungsmittels, Blutzucker anzuspornen.

100 Prozent:	Glukose.
80 bis 90 Prozent:	Corn-flakes, Karotten, Pastinaken, Kartoffeln (fertiger Kartoffelbrei), Maltose, Honig.
70 bis 79 Prozent:	Brot (Vollkorn), Hirse, Reis (weiß), dicke Bohnen (frische), Kartoffeln (neue).
60 bis 69 Prozent:	Brot (weiß), Reis (braun), Müsli, Weizenschrot, Kräkker, rote Bete, Bananen, Rosinen, Mars-Riegel.
50 bis 59 Prozent:	Buchweizen, Spaghetti (weiß), Mais, Weizenkleie, Haferplätzchen, Erbsen (tiefgefroren), Rübenzukker, Kartoffelchips.
40 bis 49 Prozent:	Spaghetti (Vollkorn), Hafergrütze, Süßkartoffeln, Bohnen, Erbsen (getrocknete), Orangen, Orangensaft.
30 bis 39 Prozent:	Butterbohnen, Limabohnen, grüne Bohnen, Kichererbsen, Äpfel (Golden Delicious), Eiskrem, Mager- und Vollmilch, Joghurt, Tomatensuppe.
20 bis 29 Prozent:	Kidneybohnen, Linsen, Fruktose.
10 bis 19 Prozent:	Sojabohnen, Erdnüsse.

Es folgte eine wissenschaftliche Auseinandersetzung, die zehn Jahre dauerte; man debattierte darüber, ob diese Eigenschaft einzelner Nahrungsmittel, die inzwischen im sogenannten »Glykämie-Index« aufgeführt sind, zur Steigerung des Zuckers irgendeinen praktischen Sinn haben. Ist es schlimm, daß die Nahrungsmittel im Magen durcheinandergemischt werden? Dr. Jenkins behauptet beharrlich: Ja. Seine Forschungen zeigen, daß Nahrungsmittel, die unten auf dem Glykämie-Index stehen, die allgemeine Kontrolle des Blutzuckers bei Patienten mit beiden Typen von Diabetes verbessern. Außerdem senkt die Diät die Triglyzeride, wie er betont.

Nicht nur Dr. Jenkins weist darauf hin, daß sogar Menschen, die nicht zuckerkrank sind, von Nahrungsmitteln profitieren, die auf dem Glykämie-Index weiter unten rangieren. Zunächst einmal tragen diese Nahrungsmittel dazu bei, Erhöhungen des Insulins vorzubeugen, die einen Insulinwiderstand schaffen können - was zu Diabetes führt. Außerdem zeigen neue Forschungen, daß ein hoher Insulingehalt des Blutes unerwünscht ist und Nebenwirkungen haben könnte, da er wie ein Wachstumsfaktor wirkt und Krebs fördert. Diese Nahrungsmittel helfen, den Blutzucker und damit auch das Insulin niedrig zu halten, das zu seiner Verarbeitung erforderlich ist.

Was Diabetiker essen sollten und was nicht

Sie finden hier die beste Antidiabetesdiät nach den meisten Experten in den USA und in England: Essen Sie 50 bis 60 Prozent Ihrer Kalorien in Form von Kohlehydraten, weniger als 30 Prozent in Fett (weniger als 10 Prozent in gesättigtem Fett) und 30 bis 40 Gramm Ballaststoff pro Tag. Doch nach einer neuen Erhebung wird diese Empfehlung von sehr wenig Diabetikern befolgt. Nur 3 Prozent von 92 beobachteten Patienten nahmen 50 oder mehr Prozent ihrer Kalorien in Kohlehydraten zu sich. Bei den meisten lag der Prozentsatz um 40. Nur 14 Prozent der Patienten hielten die Fettaufnahme unter 35 Prozent aller Kalorien ein; die meisten aßen 60 bis 80 Prozent mehr gesättigtes Fett, als sie essen sollten. Und 40 Prozent der Männer, aber nur 10 Prozent der Frauen konsumierten die empfohlene Menge an Ballaststoffen.

Die Forscher erklärten diese entmutigende Situation mit der Bemerkung, daß »viele Diabetespatienten seit Jahren keinen Diätetiker gesehen hatten« und möglicherweise längst überholten Ratschlägen von früher folgten, die eine Einschränkung der Kohlehydrate nahelegten.

Versorgen Sie sich mit oxidationsverhütenden Vitaminen

Wenn Sie Diabetes haben, sollten Sie nicht versäumen, Nahrungsmittel zu essen, die reich sind an Antioxidantia wie Vitamin E, Vitamin C und Beta-Karotin - das rät Dr. James Anderson vom University of Kentucky College of Medicine. Der Grund: Die Arterienverstopfung scheint bei Diabetikern anormal und ärger als bei anderen Menschen. Offenbar ist das LDL-Cholesterin von Diabetikern stärker der Oxidation ausgesetzt und kann deshalb »toxisch« werden. Solch oxidiertes LDL-Cholesterin ist theoretisch besonders fähig, die Arterien zu verstopfen. Das könnte im übrigen laut Dr. Anderson erklären, warum die Gefahr von Herzkrankheiten bei Diabetikern zwei- bis dreimal höher ist.

Wie kommt es zu dem gefährlichen, oxidierten Cholesterin? Wahrscheinlich durch den hohen Blutzuckerspiegel der Diabetiker. Wenn Zucker umgewandelt wird, löst er freie Radikale aus, die dazu tendieren, Cholesterin toxisch zu machen. Aber Sie können dazu beitragen, die freien Radikalen zu neutralisieren, indem Sie Antioxidantia einnehmen, die sie vernichten.

Strategische Diätmethoden gegen Diabetes

- Zur Vorbeugung gegen Diabetes I sollten Sie Babys im ersten Lebensjahr nicht mit Milchprodukten ernähren.
- Um Diabetes II abzuwenden, sollten Sie mehr Fisch, Hülsenfrüchte, Nüsse und chromreiche Nahrungsmittel wie Getreidekörner und Brokkoli essen. Und Übergewicht sollten Sie verlieren. Essen Sie außerdem weniger Fett, weil es Insulinwiderstand fördert.
- Die von den meisten Experten empfohlene Diät enthält Nahrungsmittel, die reich sind an Ballaststoffen, Kohlehydraten und Stärke: schweres Vollkornbrot, Nudeln, Reis, Hafer und besonders Hülsenfrüchte - die auf dem Glykämie-Index sehr weit unten rangieren. Solch stark ballaststoffhaltige Stärke wird langsamer zerlegt, so daß sie nach und nach im Blut absorbiert wird.
- Besonders empfehlenswert sind Nahrungsmittel, die reich an wasserlöslichen Fasern sind, wie Hülsenfrüchte und Haferflocken. Diese Fasern verwandeln sich im Verdauungstrakt in Gel. Sie verlängern die für die Absorption von Zucker in den Nahrungsmitteln erforderliche Zeit und beugen einem gefährlichen Ansteigen von Blutzucker nach den Mahlzeiten vor.

- Der beste klare, deutliche Rat: Man sollte die gleichen Speisen essen, die Herzkrankheiten vorbeugen helfen – also Nahrungsmittel, die arm an Fett, besonders an Tierfett, und reich an ballaststoffhaltigen Kohlehydraten sind, wie Bohnen, Haferflocken, Vollkorn, Nüsse, Obst und Gemüse.

Andere Zusammenhänge, die Sie kennen sollten

Akne: Das Schokoladenmärchen

Wenn Sie befürchten, daß Sie durch Schokolade Akne und Pickel bekommen, so stehen Sie damit nicht allein. Die Meinung ist weit verbreitet. Doch medizinisch handelt es sich da um einen Mythos, wie Dermatologen an der University of Pennsylvania bewiesen haben. Sie überredeten 65 von Akne heimgesuchte Heranwachsende zum übermäßigen Genuß von Schokolade. Einen Monat lang aßen sie täglich die Menge Kakao, die in 500 Gramm Edelbitterschokolade enthalten ist. Dann aßen sie einen Monat lang eine Tafel Schokolade, die gar keine war. Das Akne verschlimmerte sich nicht, als die Jugendlichen echte Schokolade in sich hineinschlangen.

Die McJod-Gefahr

Andererseits sollten Sie, wenn Sie akneanfällig sind, sich davor hüten, regelmäßig zuviel Jod zu essen. Übermäßig viel Jod kann die Poren reizen und so Akneausbrüche mit sich bringen. Jod bekommen Sie natürlich aus mit Jod angereichertem Salz. Hohe Mengen sind überraschenderweise auch in Fastfood und in Milch entdeckt worden. Die amerikanische Consumer's Union fand einmal heraus, daß der durchschnittliche Jodgehalt einer Fast-food-Mahlzeit über dreißigmal höher war als die empfohlene diätetische Menge von 150 Mikrogramm täglich – 4500 Mikrogramm Jod pro Mahlzeit. Eine Analyse von Milchproben, die von 175 Kuhherden aus ganz Wisconsin gesammelt worden waren, kam vor kurzem auf einen Schnitt von 466 Mikrogramm Jod pro Liter Milch; 11 Prozent der Proben enthielten mehr als 1000 Mikrogramm Jod pro Liter. In die Milch kommt das Jod durch verseuchte Melkausrüstungen und Medikamente, die Kühen gegeben werden.

Unter den Nahrungsmitteln sind Algen äußerst jodhaltig – vor allem jene Algen, die zum Einwickeln japanischer Sushis verwendet werden. Die reichhaltigste bekannte Jodquelle ist mit 1020 pro eine Million Teile der Seetang – braune Meeresalgen. Auch Shrimps und Schaltiere sind relativ reich an Jod.

Wieviel Jod notwendig ist, um Pickel hervorzurufen, hängt von einer vererbten Sensibilität gegenüber Jod ab, sagt Dr. James E. Fulton jr., Leiter des Acne Research Institute in Newport Beach, Kalifornien. »Bei manchen Akneanfälligen könnten wohl etwa 1000 Mikrogramm oder 1 Milligramm Jod täglich ein Problem sein.« Andere Forschungen zeigten, daß zwei Seetangkapseln, die jeweils 225 Mikrogramm Jod enthielten, Akneausbrüche auslösten.

Es gibt auch schwedisches Beweismaterial dafür, daß Akneleidende oft an Zinkmangel leiden. Die besten Quellen von Zink sind Schaltiere, besonders Austern und Hummer, Weizenkleie, Vollkornprodukte, Erdnüsse, Pekanüsse, Hülsenfrüchte, Leber und Truthahn.

AIDS: Erstaunliche Möglichkeiten

Es gibt keine konkreten Hinweise dafür, daß der HIV-Virus (die vermutliche Ursache von AIDS) bei Menschen durch Nahrungssubstanzen verhindert, gebremst oder gestoppt werden kann. Doch bei Laborversuchen haben sich einige erstaunliche Perspektiven ergeben. Und gewisse Nahrungsmittel oder deren Substanzen können das Immunsystem stärken und so einige andere Krankheiten und Infektionen abwehren, die mit AIDS verbunden werden.

Virusstopper Gemüse

In Reagenzglasversuchen haben zwei in Nahrungsmitteln vorkommende Verbindungen das Ausbreiten des HIV-Virus abgeblockt – Vitamin C und Glutathion, ein starkes Antioxidans, das konzentriert in Obst und Gemüse vorkommt. Ein erstaunlicher Versuch von Dr. Alton Meister am Cornell University Medical College ergab, daß Glutathion das Ausbreiten des AIDS-Virus zu 90 Prozent aufhielt. Dr. Meister regte menschliche Körperzellen in Petrischalen dazu an, den AIDS-Virus zu erzeugen. Als er Glutathion hinzufügte, verlangsamte sich die Virusreproduktion beachtlich – je mehr Glutathion, desto größer die Wirkung. Dr. Meister berichtet, daß AIDS-Patienten außerordentlich niedrige Glutathionwerte haben und daß ein Glutathionmangel zum Ausbreiten von AIDS beisteuern kann. Glutathion ist ein Antioxidans, das in Obst und Gemüse konzentriert ist.

Immunitätsstärkender Pilz

Jedes Nahrungsmittel, das das Immunsystem verstärkt, könnte helfen. Ein Test ergab einige verblüffende Resultate bei Extrakten des Shiitakepilzes. Japanische Labortests zeigten, daß Shiitake wirksamer gegen den HIV-Virus ist als AZT, ein verbreitetes Medikament gegen AIDS.

Der infektionsbekämpfende Knoblauch

Natürliche Antibiotika wie Knoblauch könnten sich günstig gegen die potentiell verheerenden »opportunistischen Infektionen« auswirken, die gedeihen, wenn das Immunsystem von AIDS-Patienten angeschlagen ist. Solche gewöhnlichen Infektionskrankheiten sind Tuberkulose und Pilzinfektionen an der Lunge. Im Volksglauben wie sogar in der Schulmedizin sind große Mengen Knoblauch benutzt worden, um solche Lungeninfektionen heilen zu helfen. Knoblauch wurde zum Beispiel in den zwanziger und dreißiger Jahren, vor dem Aufkommen der modernen Medikamente, in großem Umfang von Ärzten zur Behandlung von Tuberkulose eingesetzt. Manche Ärzte erforschen nun die Kräfte des Knoblauchs gegen die opportunistischen Infektionskrankheiten, die mit AIDS verbunden sind.

Fazit: Obwohl es aus Tests mit Menschen keine Beweise dafür gibt, daß bestimmte Nahrungsmittelverbindungen AIDS bekämpfen oder verhindern können, ist es doch immer sinnvoll, die bekannten Vorteile gewisser Verbindungen in Nahrungsmitteln bei Infektionskrankheiten zu nutzen. Das heißt, sehr viel Obst und Gemüse mit antiviralem Glutathion und Karotinoiden, darunter Beta-Karotin, zu essen, die nachgewiesenermaßen das Immunsystem stärken. Knoblauch kann auch nicht schaden und könnte bei opportunistischen Infektionen helfen.

Mammafibromatose: Die Koffeinverbindung

Kleine, nicht bösartige, doch oft schmerzvolle Knoten in der weiblichen Brust sind als Mammafibromatose bekannt. Sie könnten solche Knoten eventuell entmutigen, indem Sie eine Familie von Chemikalien in Nahrungsmitteln namens Methylxanthin meiden – die bekannteste ist Koffein. Dr. John Minton an der Ohio State University hat diese Frage als erster 1979 aufgeworfen. Er fand heraus, daß gutartige Knoten bei 69 Prozent einer Gruppe von Frauen verschwanden, die Kaffee, Tee, Cola und Schokolade aufgab, welche die Methylxanthine Koffein, Theobromin und Theophyllin enthielten.

Die anschließenden Forschungen zeigten in den Ergebnissen große Schwankungen. Eine großangelegte Studie italienischer Wissenschaftler am »Mario-Negri«-Institut für Pharmakologische Forschungen dokumentierte im Jahr 1985, daß das Risiko von gutartigen Brustknoten um so größer wurde, je mehr Kaffee Frauen tranken. Ein oder zwei Tassen täglich verdoppelten die Gefahr. Drei oder mehr Tassen täglich vervierfachten die Anfälligkeit. Bei fünf Tassen täglich pendelte sie sich allerdings ein.

Bei vielen anderen Studien ist jedoch keinerlei Zusammenhang festgestellt worden. Nach einer Untersuchung an 3400 Frauen - die größte, die je zu dieser Frage angestellt wurde - schaltete sich das amerikanische National Cancer Institute mit der Ansicht ein: Es gibt keine Verbindung zwischen der Einnahme von Methylxanthinen und einem Risiko von Mammafibromatose.

Eine andere Möglichkeit bietet Kohl. Neue Forschungen deuten darauf hin, daß das Essen von mehr Gemüsen aus der Kreuzblütlerfamilie - Kohl, Brokkoli, Blumenkohl - helfen kann, Mammafibromatose zu verkürzen, insofern es den Stoffwechselprozeß beschleunigt, um schneller Östrogen abzustoßen, das die Brustknoten verschlimmert - so Jon Michnovicz vom Institute for Hormone Research in New York City.

Stillen: Geben Sie Ihrem Baby Knoblauchmilch

Mütter sollten eine Stunde vor dem Stillen ein wenig Knoblauch essen, um den Appetit des Säuglings anzuregen. Jawohl - merkwürdigerweise veranlaßt der starke Geschmack und Geruch von Knoblauch in der Muttermilch den Säugling dazu, mehr zu trinken. Dies ist das Ergebnis einer Studie des Monnel Chemical Senses Center in Philadelphia.

Um die Theorie nachzuprüfen, gaben die Forscher der Hälfte einer Gruppe von stillenden Müttern eine Knoblauchkapsel und der anderen Hälfte eine Placebokapsel. Ein Schluck von der Milch der knoblauchessenden Mütter bestätigte den starken Geruch von Knoblauch. Dennoch mochten die Babys die Milch. Sie blieben länger an der Brust, saugten stärker und tranken in der Regel mehr Milch, wenn sie nach Knoblauch roch.

Wenn Sie vor dem Stillen einen Schluck Alkohol trinken, veranlassen Sie Ihr Baby, weniger zu trinken. Das steht im Widerspruch zu dem Volksglauben, daß ein wenig Bier, Wein oder Spirituosen vor dem Stillen die Milchproduktion antreibt und dem Kind mehr Appetit macht. Aber das Gegenteil ist der Fall - die Säuglinge tranken »bedeutend« weniger Milch von Müttern, die Orangensaft mit einem Schuß Alkohol zu sich genommen hatten.

Katarakte: Obst und Gemüse

Das Essen von Gemüse, besonders von Spinat, kann Sie vor Katarakten bewahren, die sich oft mit dem Alter bilden. Ein Katarakt ist ein Schleier auf der Linse des Auges, der den Verlust des Sehvermögens verursachen kann. Einer Untersuchung im »British Medical Journal« zufolge, stach Spinat als das Nahrungsmittel heraus, das sich bei einer Gruppe älterer Frauen am besten dazu eignete, Katarakte zu verhindern. Ein möglicher Grund: die reichen Reserven von Antioxidantia in Spinat, darunter Beta-Karotin. Die Wissenschaftler haben in der Tat festgestellt, daß bei Frauen, die das meiste Beta-Karotin in Obst und Gemüse aßen, die Wahrscheinlichkeit, Katarakte zu bekommen, nur 40 Prozent beträgt. Die Theorie besagt, daß Katarakte teilweise durch die Oxidierung der Linse verursacht werden, zum Beispiel aufgrund des Sonnenlichts, das viele Jahre auf die Linse trifft. Daher scheint eine ständige Zufuhr vieler schützender oxidationsverhütender Wirkstoffe der Kataraktbildung entgegenzuwirken oder sie zu verzögern.

In der Tat ist es nachgewiesen, daß sparsame Obst- und Gemüseesser viel eher Katarakte bekommen. So hat beispielsweise der Wissenschaftler Paul Jacques vom U. S. Department of Agriculture herausgefunden, daß bei Menschen, die weniger als dreieinhalb Portionen Obst und Gemüse am Tag essen, die Wahrscheinlichkeit eines Katarakts viermal so hoch ist. Und wenn sie weniger als eineinhalb Portionen Obst und Gemüse täglich aßen, kletterte das Risiko auf das Sechsfache.

Außerdem stellte Dr. Jacques fest, daß Menschen mit besonders niedrigen Blutwerten an pflanzlichen Karotinoiden sechsmal mehr zu altersbedingten Katarakten neigten, und Personen mit wenig Vitamin C im Blut waren einem elffach höheren Risiko für eine bestimmte Art von Katarakt ausgesetzt. Niedrige Spiegel von Folsäure, die in grünem Blattgemüse wie Spinat und Brokkoli, aber auch in Hülsenfrüchten zu finden ist, kündigten ebenfalls wahrscheinliche Katarakte an. Im übrigen scheint auch Tee mit seinen vielen Antioxidantia Katarakte abzuwehren.

Und auch Spargel

Bei einer alten Kräuterrezeptur namens *hachimijiogan* wurde lange geltend gemacht, daß sie ein Fortschreiten der Katarakte verhindere. Inzwischen haben Forschungen ergeben, daß das Heilmittel die Werte des Antioxidans Glutathion in der Linse erhöht, dessen Mangel bei allen Formen von Katarakten erkannt wurde. Niedrige Glutathionwerte könnten also zur Bildung von Katarakten beitragen. Glutathion beziehen Sie aus vielen Obst- und Gemüsearten, darunter Spargel, Avocado, Wassermelone und Orangen. Der erwähnte Mechanismus könnte die Wirkkraft der Gemüse gegen Katarakte erklären.

Chronische Müdigkeit: Nahrung löst sie aus und heilt sie

Wenn Sie unter chronischer Müdigkeit leiden - oder einen Menschen kennen, der damit Probleme hat -, so muß Ihnen bewußt sein, daß das ganze Leiden möglicherweise durch eine verzögerte Nahrungsmittelallergie verursacht ist. Die Beschwerde, die als Syndrom chronischer Müdigkeit bekannt ist, läßt sich schwer behandeln und ist durch extreme Müdigkeit und Depression charakterisiert, die oft schwächen. Der Allergologe Dr. Talal Nsouli, außerordentlicher klinischer Professor an der Georgetown University School of Medicine, hat jedoch tatsächlich entdeckt, daß bei etwa 60 Prozent der Patienten, die mit chronischer Müdigkeit zu ihm in die Klinik kommen, Nahrungsallergien die Ursache sind. »Es scheint fast unglaublich«, sagt er, »aber wenn sie auf die betreffenden Speisen verzichten, werden sie völlig gesund.«

Die drei häufigsten Ursachen chronischer Müdigkeit sind, so meint er, Weizen, Milch und Mais. Wenn ein Verdacht auf Nahrungsallergie durch einen Haut- und/oder den gewöhnlichen Bluttest bestätigt wird, läßt Dr. Nsouli den Patienten für drei Wochen lang auf das verdächtige Nahrungsmittel verzichten. Wenn eine Besserung eintritt, macht der Patient einen »Provokationstest« - das heißt, er ißt die Speise wieder, um zu sehen, ob die Symptome innerhalb weniger Tage zurückkehren. Wenn ja, so ist ein überzeugender Beweis geliefert, daß dieses Nahrungsmittel tatsächlich an der Allergie schuld ist.

In einem Fall war ein achtzehnjähriges Mädchen, bei dem das chronische Müdigkeitssyndrom diagnostiziert wurde, wegen schwerer Depression in psychiatrischer Behandlung gewesen und bekam Antidepressiva. Es stellte sich heraus, daß sie auf Weizen allergisch war. »Sie machte eine weizenfreie Diät, und innerhalb von drei Wochen begannen die Symptome zu verschwinden. Sie suchte den Psychiater nicht länger auf und nahm die Antidepressiva nicht mehr ein. Es geht ihr gut«, berichtet Dr. Nsouli. Er betont: Da Reste des Nahrungsmittels noch lange im Körper zirkulieren können, dauert es gewöhnlich drei bis vier Wochen, bevor Sie eine Besserung erwarten können.

Mittelohrentzündung: Verdacht von Nahrungsmittelallergien

Wenn Ihr Baby oder Kind chronische Mittelohrentzündung hat, sollten Sie, um sicherzugehen, die Ernährung überprüfen, bevor Sie auf teure, gefährliche und möglicherweise unnötige Antibiotika und medizinische Prozeduren zurückgreifen. So überraschend es klingen mag, aber die Ursache solch hartnäckiger Ohrentzündungen sind oft Nahrungsallergien.

Wie könnte ein Kind Mittelohrentzündung bekommen, weil die Nahrung ihm nicht bekommt? Eine Nahrungsmittelallergie kann eine chronische Entzündung und das Anschwellen des Mittelohrs auslösen, was zu einer Stagnation der Flüssigkeit führt, die sich dann mit Bakterien füllt. Das Ergebnis ist eine ausgewachsene Entzündung, die medizinisch unter dem Namen *Otitis media chronica* bekannt ist. Wenn sie nicht richtig behandelt wird, kann die Entzündung den knochenartigen Strukturen des Ohrs schaden, Verlust des Gehörs und daraus resultierende Lernprobleme verursachen.

Es ist unglaublich, doch neue Forschungen weisen nach, daß die Ursache der meisten chronischen Mittelohrentzündungen im Essen falscher Nahrungsmittel liegen könnte. In einer größeren Untersuchung testeten vor kurzem die Allergolimmunologen Dr. Talal M. Nsouli und Dr. J. A. Bellanti an der Georgetown University School of Medicine 104 Kinder im Alter zwischen eineinhalb und neun Jahren mit chronischen Mittelohrentzündungen auf Nahrungsmittelallergien. *Erstaunliche 78 Prozent zeigten Empfindlichkeiten auf verschiedene Nahrungsmittel.* Noch wichtiger aber war, daß die Ohrentzündungen bei ganzen 86 Prozent der Kinder verschwanden, als sie die allergieauslösenden Nahrungsmittel sechzehn Wochen lang nicht mehr aßen. Es war nicht weiter überraschend, daß die Mittelohrentzündungen bei fast allen wiederkehrten, als sie wieder zu ihrer normalen Ernährung übergingen. Die häufigsten Sündenböcke: Milch, Weizen, Eier, Erdnüsse und Sojaprodukte.

Dr. Nsouli zufolge hatten die meisten dieser Kinder zahlreiche Spezialisten aufgesucht und standen kurz vor einer Operation, um Röhrchen zum Ablaufen der Flüssigkeit in die Ohren einzusetzen. Glücklicherweise wurden die meisten aufgrund der Entdeckung der wahren Ursache noch vor der Operation bewahrt. Allergien verschwinden gewöhnlich innerhalb von Tagen oder Wochen nach Aufgeben der auslösenden Nahrungsmittel. Doch dauert es Dr. Nsouli zufolge mehrere Monate, bis Mittelohrentzündungen abklingen.

Grüner Star: Fischöl-Perspektiven

Eine überraschende neue Möglichkeit zur Vorbeugung von Grünem Star bzw. Glaukom könnte der Genuß von Fisch und Fischöl sein, berichtet Dr. Prasad S. Kulkarni von der University of Louisville in Kentucky. In neuen Forschungstests mit Kaninchen, die für Augentests in der Regel verwendet werden, zeigte sich bei Fütterung mit einer in Dorschleberöl getränkten Nahrung ein beträchtlicher Rückgang des intraokularen Drucks, der bei Grünem Star typisch erhöht ist. »Wenn es bei Menschen genausogut wirkt wie bei gesunden Tieren, dann könnte es ein gutes Prophylaktikum gegen Grünen Star sein«, sagt Dr. Kulkarni. Wenn normale Kaninchen das fischölgetränkte Futter fraßen, sank der intraokulare Druck bei ihnen um 56 Prozent. Sobald sie den Lebertran nicht mehr bekamen, kehrte der Augendruck der Tiere wieder auf den Stand vor den Experimenten zurück.

Dr. Kulkarni bekam den Anstoß für seine Experimente nach Untersuchungen von Eskimos, die zu erkennen gaben, daß Weitwinkelglaukom bei ihnen nur sehr selten vorkommt. Den Grund dafür vermutete er in ihrer fischölreichen Nahrung aus dem Meer. Die Theorie muß für Menschen natürlich noch überprüft werden. Doch Fisch ist auf jeden Fall eine gute, gesunde Nahrung, und Dr. Kulkarni glaubt, daß ein regelmäßiger Konsum von fettem Fisch helfen könnte, Grünen Star abzuwenden.

Zahnfleischentzündung: Obstblocker

Wenn man nicht genug Vitamin C bekommt, verfault das Zahnfleisch. Das ist Wissenschaftlern genauestens bekannt durch alte Beschreibungen der Geißel Skorbut, die vom 14. bis ins frühe 19. Jahrhundert besonders bei Matrosen weit verbreitet war, die monatelang ohne frisches Obst auf See sein mußten. Eine derbe Schilderung vom Wüten der Skorbutkrankheit beschreibt: »Ihre Münder stanken, und ihr Zahnfleisch verfaulte so sehr, daß es gänzlich abfiel, bis auf die Zahnwurzel.« Die Heilung für Skorbut, 1747 vom britischen Arzt James Lind entdeckt, brachte, wie sich herausstellte, frisches Obst, besonders Zitrusfrüchte. Als aktives Mittel wurde später Vitamin C identifiziert.

Moderne Tests bestätigen, daß ein niedriger Vitamin-C-Konsum Zahnfleischbluten und andere Anzeichen von Zahnfleischentzündung verursacht. Wenn Affen und anderen Tieren Vitamin C entzogen wird, schwillt ihr Zahnfleisch an und blutet, das Collagen degeneriert, und die Zähne werden locker. Die gleichen Entzugserscheinungen treten auch bei Menschen ein. Kanadische Wissenschaftler haben beispielsweise Versuchspersonen Vitamin C zunächst entzogen und ihnen dann Zusätze von 60 bis 70 Milligramm täglich verabreicht - die in einer Orange enthaltene Menge. Es zeigte sich, daß Vitamin C das Zahnfleisch biochemisch aufmöbelt. Das Bluten nahm ab und die Bildung weißer Blutkörperchen zu; collagenerzeugende Fibroblasten vermehrten sich, und das Zahnfleisch gab biologische Anzeichen besserer Gesundheit zu erkennen. Das alles bedeutet nun allerdings nicht, daß riesige Dosierungen von Vitamin C das Zahnfleisch noch gesünder machen würden. Vitamin C scheint das Zahnfleisch nur bei Menschen mit Vitamin-C-Mangel zu verbessern.

Außerdem zeitigte eine durch die amerikanische Regierung veranlaßte großangelegte Analyse, daß die Amerikaner mit einer höheren Vitamin-C-Einnahme weniger zu Zahnfleischerkrankungen tendierten.

Inkontinenz: Koffeintricks

Wenn Sie zu Inkontinenz neigen – also zu häufigem und starkem Urinieren –, so kann das Trinken von Tee oder Kaffee das Bedürfnis noch verschlimmern, aber nicht nur deshalb, weil Koffein ein Diuretikum ist, das die Menge des Urins steigert. Vor kurzem haben Forscher am St. George's Hospital in London einen weiteren Trick des Koffeins ans Licht gebracht. Koffein kann Druck auf die Blase ausüben, indem es die Muskeln zur Kontraktion veranlaßt. So wird das Bedürfnis zu urinieren bei manchen Personen, die Schwierigkeiten haben, den Harn zu halten, noch verstärkt. Bei einem Test untersuchten die Wissenschaftler zwanzig Frauen mit häufigem Drang zu urinieren und zehn, die sich normal unter Kontrolle hatten. Alle Frauen nahmen 200 Milligramm Koffein ein. Diese Menge entspricht einigen Tassen schwachen Kaffees.

Die Tests zeigten, daß sich die Blasen der Frauen mit häufigem Bedürfnis zu urinieren binnen 30 Minuten rasch auffüllten. Und die Blasenkontraktionen der Frauen mit Beschwerden waren etwa doppelt so stark wie die normaler Frauen, bei denen das Koffein keine derartige Wirkung ausübte.

Alkohol ist ebenfalls ein Diuretikum, das Inkontinenz fördern kann. Trotz gegenteiliger Behauptungen gibt es laut dem »Harvard Health Letter« aber keine Beweise dafür, daß außer Koffein und Alkohol noch andere Nahrungsmittel irgendeinen Einfluß auf Inkontinenz haben.

Lupus: Von Fisch- und Nahrungsmittelallergien

Lupus ist eine autoimmune entzündliche Funktionsstörung mit verschiedenen Symptomen wie Schwäche, chronischer Müdigkeit, leuchtendrotem Hautausschlag, Schmerz und Gliederschmerzen. Diät kann zur Linderung der Symptome beitragen. Wie bei anderen entzündlichen Funktionsstörungen auch ist die Art von Fett maßgeblich, die Sie sich zuführen. Als allgemeine Regel sollten Sie tierische Fette und mehrfach ungesättigte pflanzliche Öle des Omega-6-Typs wie Maiskeim-, Distel- und Sonnenblumenöl meiden. Solche Fette fördern Entzündungen. Essen Sie öligen Fisch wie Sardinen und Lachs, der Entzündung bekämpft.

Eine jüngere britische Untersuchung bei 27 Lupuspatienten zeigte, daß es denjenigen unter ihnen, die während der 34wöchigen Versuchszeit Fischölkapseln einnahmen, eindeutig besserging, während es den anderen, die Placebokapseln bekamen, schlechter oder unverändert ging. Dr. Andrew Weil von der University of Arizona Medical School rät Lupuspatienten, dreimal wöchentlich in Olivenöl eingelegte Sardinen zu essen.

Blinder Fleck: Karotten retten alte Augen

Es stimmt wirklich: Der tägliche Verzehr von einer Karotte kann Sie vor Altersblindheit bewahren. Über die Jahre wird die Makula oder auch der blinde Fleck, ein winziger, wesentlicher Teil der Netzhaut, schwer gezeichnet, da er durch das Sonnenlicht und andere Umweltfaktoren ständig rücksichtslosen Banden von freien Radikalen des Sauerstoffs ausgesetzt ist. Mit der Zeit kann die Makula schlechter werden, wodurch eine eingeschränkte Sicht und sogar Blindheit verursacht werden können. Die Degeneration der Makula trifft etwa zehn Millionen Amerikaner über fünfzig Jahre und 30 Prozent der Menschen über siebzig. Doch kann das Füttern der Augen mit beständig niedrigen Dosierungen von Antioxidationswirkstoffen in der Nahrung die jahrelangen Angriffe der freien Radikale abwehren helfen.

In der Tat, Menschen, die besonders viel betakarotinreiches Obst und Gemüse verzehren, sind von einer altersbedingten Degeneration der Makula weniger betroffen. Als Forscher der University of Illinois in Chicago 1988 die Ernährungsweise von etwa 3000 älteren Amerikanern analysierten, stellten sie fest, daß der Verzehr einer einzigen Karotte täglich - oder einer anderen betakarotinreichen Obst- oder Gemüseart - die Wahrscheinlichkeit einer Degeneration der Makula um 40 Prozent reduzierte, verglichen mit dem Konsum solcher Nahrungsmittel, der seltener war als einmal pro Woche. Das Risiko sank außerdem um so mehr, je öfter die Leute die betakarotinreichen Lebensmittel aßen. Die Untersuchung deutet ferner darauf hin, daß Lebensmittel mit viel Vitamin C, einem weiteren Antioxidans, die Degeneration der Makula abwendet.

Heidelbeeren könnten besonders tatkräftig zur Erhaltung des Sehvermögens beitragen. Heidelbeerextrakt, das viele Anthocyanosidverbindungen enthält, verlangsamt den Verlust des Sehvermögens; das haben klinische Studien ergeben.

Und essen Sie Austern!

Ältere Leute haben oft Zinkmangel, der die Degeneration der Makula ebenfalls fördern kann. Zink stimuliert ein Enzym, das für das Funktionieren der Retinazellen wesentlich ist. Wenn dieses Enzym verschwindet, was bei älteren Leuten oft vorkommt, möglicherweise durch einen Zinkmangel, dann können die Zellen anormal werden und die Makuladegeneration vorantreiben. Bei Reagenzglastests treibt Zink die wichtige Enzymaktivität um ganze 190 Prozent an. Außerdem haben hohe Dosierungen von Zinkpräparaten, die unter ärztlicher Aufsicht eingenommen wurden, in manchen Fällen eine fortschreitende Makuladegeneration gebremst.

Stoffwechsel: Kalorienverbrennende Nahrungsmittel

Der Verzehr von pikanten, scharfen Nahrungsmitteln wie Senf und Pfefferschoten kann den Stoffwechsel beschleunigen und somit Kalorien verbrennen. In einem Test fügten britische Forscher einer Mahlzeit etwa drei Fünftel eines Teelöffels mit scharfer Chilisauce oder gewöhnlichem gelben Senf zu. Das scharfe Zeug führte dazu, daß der durchschnittliche Stoffwechsel von zwölf Versuchspersonen um 25 Prozent in die Höhe schoß, das heißt, in den nächsten drei Stunden wurden 45 Kalorien zusätzlich verbrannt. Senf und Chilisauce bewirkten bei einer Person, daß 76 Kalorien bzw. 10 Prozent einer 776-Kalorien-Mahlzeit verbrannt wurden.

Eine neue australische Untersuchung zeigt, daß Ingwer den Stoffwechsel ebenfalls auf Touren bringt. Biochemiker wandten sowohl frischen als auch getrockneten Ingwerextrakt auf das Gewebe von Tieren an und fanden heraus, daß das Gewürz einen rund 20prozentig stärkeren Energieverbrauch stimulierte. Die Hauptursache für die gesteigerte Aktivität war Gingerol, die Chemikalie, die Ingwer seinen scharfen Geschmack verleiht.

Bis zu welchem Grad Ingwer bei Menschen wirken kann, ist noch unbekannt. Manche Forscher glauben, daß viele scharfe Gewürze und Nahrungsmittel zu einer Steigerung von Thermogenese - dem Verbrennen von Kalorien - führen.

Multiple Sklerose: Eine Fettfunktionsstörung?

Multiple Sklerose ist eine rätselhafte neurologische Krankheit mit Symptomen, die von leicht bis stark behindernd reichen. In letzter Zeit verfolgt die Wissenschaft mit neuem Eifer einen diätetischen Zusammenhang. Einige Anhaltspunkte: Völker, die sich mit viel Fett, besonders mit Fett von Milchprodukten, ernähren, weisen hohe Raten von multipler Sklerose auf. Dagegen scheinen Fischervölker gegen diese Funktionsstörung seltsamerweise immun zu sein. Das weckt den Verdacht, daß zum Teil merkwürdige Anormalitäten bei der Fettverdauung schuld sein könnten.

Der Neurologe Dr. Roy Laver Swank von der Oregon Health Sciences University in Portland, USA, behandelt multiple Sklerose seit langem recht erfolgreich mit einer Diät von wenig gesättigtem Fett. In einem Beitrag in der britischen medizinischen Zeitschrift »The Lancet« zeichnete Dr. Swank 1990 den erstaunlichen Erfolg seiner MS-Diät auf. Er beobachtete 34 Jahre lang die Entwicklung von 144 MS-Patienten. Jene, die gesättigtes Fett auf weniger als 20 Gramm täglich kürzten, verzeichneten eindeutig geringere Verschlimmerung und niedrigere Sterberaten als jene, die mehr gesättigtes Fett aßen.

Die deutlichsten Vorteile zeigten sich bei den Personen, die vor Einsetzen einer wesentlichen Behinderung mit der fettarmen Diät begannen. »Wenn wir sie auf die Diät setzten, bevor die Behinderung sich bemerkbar machte, lebten 95 Prozent dreißig Jahre lang ohne Behinderung. Mit den andern, die diese Diät nicht befolgten, ging es bergab, und die meisten starben innerhalb von zwanzig Jahren«, berichtet Dr. Swank. Er ist inzwischen der Auffassung, daß noch weniger gesättigtes Fett - nicht mehr als 15 Gramm täglich - eine größere und raschere Besserung bringt. Als besonders zerstörerisch erwies sich Fett von Milchprodukten; an zweiter Stelle folgte Fleischfett.

Gleichzeitig täte MS-Patienten mehr Fett des maritimen Omega-3-Typs gut. In einer neuen Untersuchung dokumentierten Dr. Ralph T. Holman von der University of Minnesota und Dr. Emre Kokmen von der Mayo Clinic, daß MS-Patienten sehr anormale Fettsäuremuster im Blut haben, die durch einen starken Mangel an Omega-3-Fettsäuren gekennzeichnet sind.

Dr. Holman schreibt solches Mißverhältnis vor allem einem Defekt im Stoffwechsel von Fett zu und schlägt vor, daß es teilweise durch Öle überwunden werden kann, die reich an Omega-3-Fettsäuren sind. »Am wirksamsten ist Fischöl«, sagt er. Pflanzenöle wie Rapsöl und Leinsamenöl können aber auch nützlich sein. Man braucht auch keine »astronomisch hohen Mengen von Öl«, um den Mangel zu korrigieren, meint Dr. Holman. »Wir sprechen hier von wenigen Teelöffeln täglich.«

In einem jüngsten britischen Test mit 312 MS-Patienten reduzierte Fischöl während einer Zeitspanne von drei Jahren die Heftigkeit und die Häufigkeit der Rückfälle.

Dr. Swanks fettarme MS-Diät

Hier sind die Hauptpunkte von Dr. Swanks MS-Diät:

- Kein rotes Fleisch im ersten Jahr; auch kein dunkles Hühner- oder Putenfleisch. Danach nicht mehr als 80 Gramm rotes Fleisch pro Woche, so mager wie möglich.

- Keine Milchprodukte mit 1 Prozent oder mehr Butterfett. Sie können aber jede Menge Magermilch, Leichtmilch, Buttermilch (ohne hinzugefügte Sahne oder Butterflocken), Leichtkondensmilch, fettloses Milchpulver, abgetropften fettarmen Hüttenkäse, Magerquark, 99prozentig fettfreien Käse und fettfreien Joghurt essen.
- Keine Fertigprodukte mit gesättigtem Fett.
- Nicht mehr als 15 Gramm oder 3 Teelöffel gesättigtes Fett täglich. Eine Tasse Vollmilch enthält 5 Gramm gesättigtes Fett, ein Eßlöffel Butter 7 Gramm und 30 Gramm Weichkäse oder Cheddarkäse 6 Gramm.
- Mindestens vier Teelöffel und höchstens zehn Teelöffel ungesättigtes Fett wie Sonnenblumenöl, Maiskeimöl, Baumwollsamenöl, Sojabohnenöl, Sesamöl, Weizenkeimöl, Leinsamenöl, Erdnußöl und Olivenöl pro Tag.
- Ein Teelöffel Lebertran sowie Fisch ein paarmal die Woche oder durchschnittlich 30 Gramm Meeresfrüchte täglich. (Näheres siehe Dr. Swanks »The Multiple Sclerosis Diet Book«, New York: Doubleday, 1987.)

Neuralgie: Heilungsmöglichkeiten durch Ernährung

Jede Art von Linderung durch Ernährung wäre ein Gottesgeschenk für die 15 000 Amerikaner, die jährlich Trigeminusneuralgie bekommen, auch bekannt als *tic douloureux* - eine Nervenfunktionsstörung mit starkem, episodischem Schmerz, der oft plötzlich einsetzt, weniger als eine Minute anhält und dann schnell wieder verschwindet. Der Schmerz ist um Mund, Zähne und Nase zentriert und kann schon durch Kauen, Lächeln, Reden oder Berühren des Gesichts ausgelöst werden. Die übliche Therapie erfordert Medikamente und manchmal eine Operation zur Durchtrennung der Nerven, damit der Schmerz nachläßt, was jedoch mit Nebenwirkungen und Komplikationen verbunden sein kann, unter anderem auch mit dem Verlust des Tastsinns im Gesicht oder der Kontrolle über die Bewegung.

Hoffnung auf Linderung dieser Beschwerde durch Diät machen Forscher am University of Oklahoma Health Sciences Center in Oklahoma City. Sie berichteten vom Fall einer Frau, die den Neuralgieschmerz eliminierte, indem sie auf Koffein verzichtete. Es war ihre eigene Idee, diese Diättherapie zu versuchen. Sie war 45 Jahre alt, als der erste heftige episodische Schmerz auf ihrer rechten Gesichtshälfte auftrat. Das Leiden war so schlimm, daß selbst ein leichter Lufthauch auf ihrer Wange oder ein Versuch zu lächeln den Schmerz auslöste.

Sie trank täglich regelmäßig drei bis vier Tassen Instantkaffee, und sie trank mehr, wenn der Schmerz besonders heftig war. Sie fragte sich, ob das Koffein vielleicht teilweise die Ursache war, und wechselte zu koffeinfreiem Kaffee. Nach zwei oder drei Wochen ließ der heftige Schmerz nach, und sie konnte ihr Gesicht berühren, ohne den furchtbaren Schmerz zu provozieren. Ein Jahr lang blieben die episodischen Schmerzen aus; in der Zeit trank sie keinen Kaffee. Dann trank sie, als Test, eine Woche lang einige Tassen heißer Schokolade. In der darauffolgenden Woche stellte sich der neuralgische Schmerz wieder ein. Später bemerkte sie, daß schon eine Tasse Kaffee mit Koffein genügte, um eine einwöchige Episode von »gemäßigt intensivem« Schmerz auszulösen.

Seit zwei Jahren hat sie den Schmerz dank einer koffeinarmen Ernährung unter Kontrolle. Sie nimmt jetzt nur eine Spur Koffein zu sich, höchsten 10 Milligramm am Tag, im Vergleich zu 380 Milligramm während der schmerzreichen vorhergehenden Jahre.

Dr. Stephen Glore, Assistenzprofessor für klinische Diätetik an der Oklahoma University, der von dem Fall berichtete, meint, daß Koffein bei gewissen Einzelfällen irgendwie das Brennen des sensiblen Trigeminusnervs stimuliert. Dr. Glore betont, daß es keinen Beweis dafür gibt, daß jeder Patient mit dieser Funktionsstörung vom Koffeinverzicht profitieren würde. Doch die Möglichkeit ist wohl für alle einen Versuch wert.

Abschied von Nüssen und Schokolade

Auch der Herpesvirus könnte in diese Form der Neuralgie verwickelt sein, teilt Dr. Richard Griffith mit, Professor emeritus an der Indiana University School of Medicine. Daher schlägt er vor, die argininhaltigen Nahrungsmittel wie Schokolade und Nüsse zu streichen, um den Herpesvirus einschränken zu helfen. Ein Patient, der süchtig auf Nüsse und Schokolade war, hatte wegen seiner Beschwerden bereits einen Operationstermin, folgte dann aber der Empfehlung von Dr. Griffith. Der Schmerz im Gesicht verschwand »geradezu über Nacht« und machte die Operation überflüssig. Ein einziger Patient bedeutet noch keine wissenschaftliche Untersuchung; aber es kann nicht schaden, Dr. Griffiths Methode auszuprobieren, bevor man auf drastischere Behandlungen zurückgreift.

Parasiten? Setzen Sie Knoblauch ein!

Darmparasiten kann jedermann bekommen, am wahrscheinlichsten aber auf einer Reise in Entwicklungsländer. Eine der verbreitetsten Parasiten weltweit ist *Giardia lamblia*, den man sich oft in Trinkwasser holt und der im Magen verheerende Schäden anrichten kann. Eine Untersuchung ergab, daß eine solche parasitäre Magenverstimmung oft für eine Enterokolitis gehalten wird – mit Symptomen wie Unterleibsschmerzen, Verstopfung, Durchfall und Übelkeit. Ein New Yorker Arzt bemerkte vor kurzem, daß etwa die *Hälfte* seiner Patienten, die sich über Enterokolitisprobleme beschwerten, tatsächlich mit dem *Giardia-lamblia*-Parasiten infiziert waren.

Eine Lösung sind Antibiotika, die oft über einen langen Zeitraum hinaus genommen werden müssen und ernste Nebenwirkungen haben können. Eine andere Antwort ist Knoblauch – bei Darmbeschwerden eine weitverbreitete Volksmedizin.

Knoblauch erwies sich in einem Test ägyptischer Ärzte an der Ain-Shams-Universität in Kairo als wirksamer. Geringe Mengen von frischem Knoblauch sowie Knoblauchkapseln wischten die Symptome der *Giardia-lamblia*-Infektion bei 26 Kindern in einem Tag weg. Untersuchungen des Stuhlgangs zeigten, daß binnen drei Tagen alle völlig geheilt waren. Medikamente gegen Giardiase müssen dagegen eine Woche und manchmal zehn Tage eingenommen werden, »möglicherweise mit unerwünschten Nebenwirkungen«, wie die Ärzte zu bedenken geben.

Die Wissenschaftler bereiteten ein Knoblauchheilmittel zu, indem sie dreißig geschälte frische Knoblauchzehen mit ein wenig Wasser in einem Mixer kurz und heftig zu einer homogenen Masse vermischten. Sie hielten diese Knoblauchmischung kühl. Dann gaben sie den Kindern zweimal täglich diese Mischung – etwa das Drittel einer Tasse – mit destilliertem Wasser im Verhältnis eins zu zwanzig zu trinken.

Knoblauch wirkte auch gegen einen anderen Parasiten namens *H. nana*, wie die Ärzte entdeckten. Die Symptome verbesserten sich bei acht von zehn Kindern, die mit diesem Wurm infiziert waren, innerhalb von zwei Tagen und verschwanden in drei Tagen. Die anderen zwei Kinder genasen binnen fünf Tagen völlig.

Parkinsonsche Krankheit – ein Nuß- und Samenmangel?

Wenn Sie in jungen Jahren nicht genug von gewissen Nahrungsmitteln essen, so kann das viele Jahre später Probleme verursachen. Die Voraussetzungen für die Parkinsonsche Krankheit, einer fortschreitenden Dysfunktion des Nervensystems, können früh im Leben durch einen Mangel am Antioxidans Vitamin E geschaffen werden. Diese Theorie wird von dem Neurologen Dr. Lawrence Golbe an der University of Medicine and Dentistry in New Jersey erforscht.

In einer Untersuchung an 106 Patienten mit der Parkinsonschen Krankheit fand er heraus, daß kranke Frauen als junge Erwachsene tendenziell weniger Erdnüsse und Erdnußbutter als der Durchschnitt gegessen hatten. Beide sind reich an Vitamin E. Männliche Patienten hatten in jüngeren Jahren an Salaten mit Dressing gespart; das Öl in der Salatsauce ist reich an Vitamin E. Eine andere Studie zeigte, daß Menschen, die nicht an Parkinson erkrankt waren, nach eigener Aussage als junge Erwachsene mehr Samen, Nüsse und Salatöle gegessen hatten - allesamt reich an Vitamin E. Daher vermuten Wissenschaftler, daß eine zu geringe Vitamin-E-Zufuhr in jungem Alter das Hirn in späteren Jahren irgendwie verletzlich für den Ausbruch der Parkinsonschen Krankheit macht. Es gibt sogar erste Anzeichen dafür, daß massive Dosierungen von Vitamin E (800 bis 3000 Einheiten täglich) das Fortschreiten dieser Krankheit verlangsamen können. Umfassendere Tests zur Vitamin-E-Therapie sind im Gange.

Prostataprobleme: Die Kürbiskur

Wenn Sie das weitverbreitete Leiden einer Vergrößerung der Prostatadrüse haben - es trifft etwa die Hälfte aller Männer über fünfzig -, dann kann das Essen von Kürbiskernen helfen. Nach Dr. James Duke vom U. S. Department of Agriculture wird in vielen Teilen der Welt, vor allem in Bulgarien, der Türkei und der Ukraine, eine Handvoll Kürbiskerne von der Volksmedizin als Mittel gegen dieses Leiden empfohlen - und dafür gibt es inzwischen auch eine wissenschaftliche Begründung. Kürbiskerne sind reich an den Aminosäuren Alanin, Glyzin und Glutaminsäure. In einer mit Gegenversuchen kontrollierten Studie bei 45 Männern reduzierten diese Aminosäuren, pur verabreicht, die Hauptsymptome der Prostataanschwellung. Sie linderte oder minderte etwa nächtliches Harnlassen um 95 Prozent, den Harndrang um 81 Prozent und die Häufigkeit des Urinierens um 73 Prozent.

Überraschenderweise enthält eine Tasse Kürbiskerne das Fünffache der Menge Aminosäuren, die in den Untersuchungen als wirksam erarbeitet worden ist, erklärt Dr. Duke. Er nimmt daher an, daß Kürbiskerne genausogut sind wie die Aminosäuren pur oder gewisse Medikamente.

Andere mögliche Heilmittel bei Prostataanschwellung sind laut Dr. Duke Gurkensamen, Wassermelonensamen, Sesamsamen, Johannisbrot, Sojabohnen, Leinsamen, Mandeln, Walnüsse, Paranüsse und Erdnüsse. Dr. Duke schlägt vor, diese Früchte zusammen mit Kürbiskernen zu einem erdnußbutterähnlichen Aufstrich zu mahlen, den er »Prosnußbutter« nennt. 30 Gramm oder zwei Eßlöffel täglich würden nach seiner Auffassung die therapeutische Menge der Aminosäuren und anderer nützlicher Substanzen liefern.

Schuppenflechte: Fisch für die Haut

Es gibt verblüffende Beweise, daß Fischöle helfen können, die Symptome von Schuppenflechte sowohl zu verhüten wie auch zu lindern - einer Hautentzündungskrankheit, die durch rote, trockene, schuppige Haut, Schmerzen und Jucken gekennzeichnet ist. Britische Forschungen am Royal Hallamshire Hospital in Sheffield führten zu dem Ergebnis, daß eine Dosis Fischöl, die 140 Gramm gleich welchen öligen Fisches wie etwa Makrelen täglich entspricht, die Symptome, besonders das Jucken, innerhalb von acht Wochen »bedeutend« erleichterten. In einer anderen Studie fand der Dermatologe Vincent A. Ziboh von der University of California in Davis heraus, daß 60 Prozent einer kleinen Gruppe von Patienten nach achtwöchigem Einnehmen von Fischölkapseln eine leichte gemäßigte Verbesserung - weniger Röte und Jucken - erlebte. Andere Untersuchungen haben allerdings, wenn überhaupt, keine große Verbesserung durch Fischöl nachgewiesen.

Da Schuppenflechte eine Entzündungskrankheit ist und Fischöl entzündungshemmend wirkt, erscheint es auf jeden Fall sinnvoll, mehr ölhaltigen Fisch zu essen. Mit der Zeit können kleine Infusionen des Öls etwas Gutes bewirken. Am wirksamsten in Fischöl ist die Eikosapentaenoidsäure (EPA), die vor allem in Lachs und Makrele konzentriert vorkommt.

Zusätzlich ist es wie bei allen Entzündungskrankheiten ratsam, inflammationsfördernde tierische Fette und pflanzliche Öle des Omega-6-Typs wie Maiskeim-, Sonnenblumen- und Distelöl, Margarinen und Backfette zu kürzen.

Rauchen - Nahrung, die das Verlangen erstickt

Wenn Sie mit dem Rauchen aufhören wollen, könnten manche Nahrungsmittel Ihr Verlangen nach dem süchtigmachenden Nikotin dämpfen.

Versuchen Sie Haferflocken

Haferflocken und Haferkleie können Ihnen helfen, das Nikotinbedürfnis zu ersticken und das Verlangen nach einer Zigarette zu zügeln. In Indien werden gekochte Haferflocken seit langem zur Behandlung von Opiumsüchtigen verwendet. Dann bemerkte jemand, daß daraufhin die Süchtigen auch an Zigaretten geringeres Interesse zeigten. Das brachte den Forscher C. L. Anand am Ruchill Hospital im schottischen Glasgow darauf, einen Doppelblindtest durchzuführen, ein mit Placebos überprüftes Experiment, das in der wissenschaftlichen Zeitschrift »Nature« veröffentlicht wurde.

Er wählte zwanghafte Zigarettenraucher aus; einer Gruppe gab er einen Extrakt frischen Hafers; der anderen ein Placebo. Einen Monat später hatte bei den Huferessern das Verlangen nach Zigaretten nachgelassen, und sie rauchten nur noch ein Drittel der Zigaretten, die sie vor dem Test geraucht hatten, bzw. der Menge, die die Nichthaferesser rauchten. Fünf von dreizehn gaben das Rauchen sogar gänzlich auf, sieben schränkten es um 50 Prozent ein. Nur einer fuhr mit dem Rauchen fort wie bisher. Außerdem blieb das Verlangen zu rauchen für ganze zwei Monate nach Ende des Einnehmens des Haferextrakts unterdrückt. Bei einem späteren Test mit Mäusen wurde im Hafer eine Verbindung identifiziert, in der man die gegen das Rauchen wirksame Substanz vermutet.

Wenn Sie sich gerade das Rauchen abgewöhnen

Nahrungsmittel, die es erleichtern könnten, indem sie den Alkaligehalt des Körpers steigern: Spinat · das Grün von Rüben · Rosinen · Feigen · getrocknete Limabohnen · Löwenzahnblätter · Mandeln.
Nahrungsmittel, die es schwerer machen, indem sie den Säuregehalt des Körpers steigern: Alkohol · rotes Fleisch · Leber · Innereien · Weizenkleie · getrocknete Linsen · Huhn · Eier · Käse · Erdnüsse · Walnüsse · Pflaumen · Backpflaumen · Moosbeeren · Kaffee.

Essen Sie Spinat, aber kein Fleisch

Stark alkalihaltige Nahrungsmittel wie Spinat und die Blätter von Rüben neigen dazu, das Nikotin im Körper wieder »in Umlauf zu bringen«, wodurch hohe Werte des süchtigmachenden Stoffs beibehalten werden. Daher mindern diese Nahrungsmittel eher das Bedürfnis nach Nikotin, sagt der Nikotinforscher Dr. David Daughton vom University of Nebraska Medical Center. Andere Nahrungsmittel, die den Urin saurer machen, wie etwa Fleisch, spülen das Nikotin eher aus und verstärken das Verlangen nach Nikotin. Daher kann eine Ernährung, die reich an alkalihaltigen Nahrungsmitteln und arm an säurehaltigen Nahrungsmitteln ist, Ihnen nützlich sein, den Zigarettenkonsum langsam zu reduzieren.

In einem von Dr. Daughton durchgeführten Test fiel der Rauchverzicht den Rauchern leichter, denen Natriumbicarbonat verabreicht wurde, um den Körper alkalihaltiger zu machen. Nach fünf Wochen hatten sie ihre Rauchangewohnheit aufgegeben. Nur eine Versuchsperson dieser Gruppe rauchte noch zwei Zigaretten täglich. Alle übrigen, die die alkalihaltige Substanz nicht bekommen hatten, rauchten unverändert.

Auch Dr. Stanley Schachter, Professor für Psychologie an der Columbia University, hat nachgewiesen, daß Menschen mit einem hohen Säuregehalt im Körper mehr rauchten als Personen mit einer alkalischen Körperchemie. »Im säurehaltigen Zustand kommt es bei einem Raucher, der täglich zwei Packungen raucht, zu einem Anstieg des Zigarettenkonsums von etwa 17 Prozent (ungefähr sieben Zigaretten mehr am Tag)«, führt er aus.

Mischen Sie Cola nicht mit Nikotinkaugummis

Wenn Sie Nikotinkaugummis verwenden, um Ihr Verlangen nach Zigaretten zu unterdrücken, können säurehaltige Nahrungsmittel die Wirkung des Kaugummis abblocken und dazu führen, daß Sie noch mehr Zigaretten rauchen, um Ihren Nikotinfix zu bekommen. Konsumieren Sie, mindestens fünfzehn Minuten bevor Sie den Kaugummi verwenden, keine stark säurehaltigen Nahrungsmittel oder Getränke. Das betrifft besonders Cola, Kaffee, Obstsäfte und Bier. Diesen Rat geben Experten des amerikanischen National Institute on Drug Abuse. Sie fanden heraus, daß Männer, die vor dem Kaugummi ihren Mund mit Kaffee oder Cola spülten, vom Nikotin des Kaugummis absolut nichts absorbierten. Das vereitelt den Zweck des Kaugummis, die Raucher durch niedrige Nikotindosen von den Zigaretten zu entwöhnen. Die Raucher werden gezwungen, mehr zu rauchen, um ihre normale Dosis an Nikotin zu bekommen.

Scheidenentzündung: Eine Tasse pro Tag hält sie fern

Wenn Sie schon gehört haben, daß Joghurt Pilzinfektionen bekämpft, dann glauben Sie es. Es ist ein alter Volksglaube, doch er funktioniert wirklich, berichtet Dr. Eileen Hilton, Fachärztin für Infektionskrankheiten am Long Island Jewish Medical Center in New York. Eine Tasse Joghurt am Tag kann solche Infektionen fernhalten.

In einem Forschungstest bat sie eine Gruppe von Frauen mit wiederkehrender Vaginitis - auch als Scheidenentzündung oder Pilzinfektion bekannt -, sechs Monate lang täglich eine Tasse Joghurt natur zu essen. Eine andere Gruppe aß keinen Joghurt. Die Joghurtesser hatten ein dreimal geringeres Vorkommen der Vaginitis als die Nichtjoghurtesser. Frauen, die gewöhnlich drei Ausbrüche von Vaginitis innerhalb von sechs Monaten erlitten, erlebten während der Joghurtdiät nur noch einen oder gar keinen.

Wichtig: Der Joghurt muß, so wie der Joghurt des Tests, lebende aktive Acidophilus-Bakterienkulturen enthalten. Ebendiese *L.-acidophilus*-Bakterien hat Dr. Hilton als die aktiven Entzündungsbekämpfer in Joghurt identifiziert. Überprüfen Sie, um sicherzugehen, das Etikett. Sie können aber auch Ihren Joghurt selber herstellen; Acidophilus-Kulturen sind in vielen Reformhäusern erhältlich. Die Kulturen müssen auch hier lebend sein, um einen therapeutischen Effekt zu haben. Das Erhitzen des Joghurts tötet die Kulturen ab, wodurch der Joghurt therapeutisch gegen Vaginitis unwirksam wird.

Wie man die Heilstoffe in Nahrungsmitteln nutzen kann, um gesund zu bleiben

Sie finden im folgenden Hinweise auf einige der vielen Arten und Weisen, mit denen Nahrungsmittel wie gewöhnliche Heilmittel wirken können. Die spezifischen pharmakologischen Eigenschaften, die in diesem Buch erwähnt werden, sind ausnahmslos in wissenschaftlichen Studien und Berichten dargestellt worden. Eine wichtige Quelle für diese Studien ist die NAPRALERT-Natural-Products-Alert-)Datenbank an der University of Illinois in Chicago, die mehr als 100 000 wissenschaftliche Zeitschriftenartikel über die pharmakologischen Wirkungen von Pflanzen umfaßt. Eine Computersuche dieser Datenbank nach pharmakologischen Eigenschaften (antibiotische Eigenschaften etc.) förderte die größte Mehrheit der genannten Nahrungsmittel zutage. Andere Nahrungsmittel sind einbezogen worden, weil ihre Eigenschaften in der großen Datenbank medizinischer und wissenschaftlicher Publikationen in der National Library of Medicine zitiert sind oder von Wissenschaftlern akademischer Institutionen bzw. Regierungsorgane wie dem National Cancer Institute und dem U.S. Department of Agriculture.

Diese Zusammenstellungen können Sie zu Nahrungsmitteln mit potentiellen pharmakologischen Leistungen hinführen. Dennoch ist es oft schwierig, aufgrund der gegenwärtig vorliegenden Daten zu erfahren, wie wirksam eine bestimmte Nahrungsmitteltherapie sein kann, welche Menge für eine Wirkung notwendig ist und welche Tragweite diese Wirkung im Körper haben kann. In manchen Fällen wurden die aktiven Chemikalien der Nahrungsmittel und des Wirkungsmechanismus identifiziert; in anderen Fällen bleibt der genaue Mechanismus ein Rätsel, selbst wenn Nahrungsmittel und ihre Substanzen spezifische pharmakologische Eigenschaften aufweisen.

Antibiotika:
Wie Nahrung Bakterien abtöten oder hemmen kann

Vielleicht erinnern Sie sich, daß unser erstes Hauptantibiotikum - Penizillin - dem Gerücht nach aus verschimmeltem Brot abgeleitet wurde. Das ist wahrscheinlich ein Märchen. Doch das handelsübliche Penizillin wird heute aus einem Bakterienstamm abgeleitet, der einer verschimmelten Kantalupmelone entnommen ist. Nach dem kommerziellen Erfolg von Penizillin in den vierziger Jahren suchten Wissenschaftler angestrengt nach weiteren natürlichen Bakterienkillern, die sie in Medikamente umwandeln könnten. Einer der verheißungsvollsten Kandidaten war Knoblauch. Louis Pasteur hatte 1858 in der Tat schon bemerkt, daß Bakterien sterben, wenn sie Knoblauch ausgesetzt sind. 1944 isolierte Chester J. Cavallito ein wirksames Antibiotikum in Knoblauch, das riechende Allicin. Aber Allicin hat ein so kurzes Leben und erwies sich als so schwer faßbar, daß man daraus kein Heilmittel herzustellen vermochte. Man mußte es in seiner ursprünglichen Verpackung verabreichen - als rohe Knoblauchzehe.

Knoblauch ist einer der stärksten und komplexesten antibakteriellen Wirkstoffe mit dem breitesten Spektrum. Untersuchungen haben nachgewiesen, daß Knoblauch mindestens 72 Infektionsbakterien tötet oder lähmt, die unter anderem Durchfall, Dysenterie, Botulismus, Tuberkulose und Enzephalitis verbreiten. Zwiebeln sind ebenfalls ein außergewöhnlich starkes Antibiotikum und Antiseptikum. Während des Zweiten Weltkrieges wurden Zwiebeln von den Russen zur Behandlung von Infektionen bei verwundeten Soldaten genutzt. Die alten Griechen und Römer gebrauchten Honig und Wein auf den Schlachtfeldern, um Verletzungen zu säubern und zu heilen. In Nahrungsmitteln gegebene Verbindungen zerstören Bakterien mittels mehrerer Mechanismen, indem sie hauptsächlich die Bakteriensynthese von Proteinen, Folsäuren und Transpepsidase auseinanderspalten, so daß sie sich nicht multiplizieren können. Heidelbeeren und Preiselbeeren können nicht nur Bakterien hemmen, sondern auch ihr Haften an menschlichen Zellen verhindern.

Nahrungsmittel mit antibakterieller Wirkkraft

Apfel, Banane, Basilikum, Cashewnuß, Chilipfeffer, Dill, Heidelbeere, Honig, Ingwer, Joghurt, Kaffee, Karotte, Kohl, Kokosnuß, Knoblauch, Kreuzkümmel, Limone, Meerrettich, Muskatnuß, *nori* (Meeresalge), Olive, Papaya, Pflaume, Portulak, Preiselbeere, Rübe, Salbei, Schnittlauch, Sellerie, Schwarzsenfsamen, Süßholz, Tee, Wassermelone, Wein, Zucker, Zwiebel.

Einige Verbindungen in Nahrungsmitteln mit antibakterieller Wirkkraft

Allicin (Knoblauch), Milchsäurebakterie (Joghurt), Eugenol (Gewürznelke), Anthocyanate (Rotwein).

Wirkstoffe gegen Krebs: Wie Nahrung Krebs bekämpfen kann

Krebs entsteht in einem langsamen Entwicklungsprozeß, der mit einer einzigen Zelle von krebsverursachenden Substanzen in Gang gesetzt wird. Nahrungsmittel und Substanzen in Nahrungsmitteln können in diesem Krebsvorgang während ungefähr zehn Phasen der Entwicklung interferieren - so Dr. John D. Potter von der University of Minnesota. Nahrungsmittelsubstanzen können verhindern, daß zukünftige Krebswirkstoffe »aktiviert« werden. Sie können die Mutation der DNS (genetisches Material) einer Zelle verhindern. Sie können Enzyme im Körper stimulieren, die krebsverursachende Chemikalien aus dem Körper wegspülen. Sie können krebserregende Onkogene daran hindern, sich einzuschalten. Sie können Bakterien bekämpfen, die mit Magenkrebs zusammenhängen. Sie können Hormone manipulieren und toxische Wirkstoffe neutralisieren, die Krebs begünstigen. Sie können die Fähigkeit von Krebszellen daran hindern, zu wuchern und Tumore zu bilden. Sie können sogar verhüten helfen, daß Krebszellen sich ausbreiten, um neue Tumore zu bilden. Gegen Krebs wirksame Verbindungen kommen in starker Konzentration in Obst und Gemüse vor.

Wesentliche Nahrungsmittel mit Antikrebsfähigkeit

Knoblauch, Kohl, Süßholz, Sojabohnen, Ingwer, doldenblütige Gemüse (Karotten, Pastinake, Sellerie), Zwiebeln, Tee, Gelbwurzel, Zitrusfrüchte (Orange, Grapefruit, Zitrone), Vollkornweizen, Flachs, brauner Reis, Nachtschattengemüse (Tomate, Aubergine, Paprikaschoten), zu den Kreuzblütlern gehörende Gemüse (Brokkoli, Blumenkohl, Rosenkohl), grünes Blattgemüse, Haferflocken, Minze, Oregano, Gurke, Rosmarin, Salbei, Kartoffeln, Trauben, Erdbeeren, Himbeeren, Walnüsse, Thymian, Schnittlauch, Senf, Meerrettich, Radieschen, Hülsenfrüchte, Nüsse, Körner, Samen, Rotkohl, Honigmelone, Basilikum, Estragon, Gerste, Meeresfrüchte, Olivenöl.

Vitamine sind aktive Wirkstoffe gegen Krebs. Vitamin C, das zu den besterforschten Substanzen zählt, kennt gegen Krebs über Millionen von Tricks. So kann es zum Beispiel die Umwandlung von Aminen und Nitrit in Nitrosamine verhindern, jene tödlichen Karzinogene, die jeden uns bekannten Typ von Krebs verursachen können. Es kann krebserregende Wirkstoffe der freien Radikale in Zellmembranen neutralisieren und den ersten Schritt auf dem Weg zu Krebs anhalten. Es kann auch helfen, Immunkräfte zu regulieren, und Onkogene und Viren daran hindern, gesunde Zellen in Krebszellen umzuwandeln. Es kann bei Tieren das Wachstum und die Virulenz von Tumoren verhindern. So brauchte zum Beispiel spontaner Krebs bei Mäusen, die mit Vitamin C behandelt worden waren, ein Drittel mehr Zeit, um in Erscheinung zu treten. In anderen Untersuchungen waren die Krebsgeschwüre von mit Vitamin C behandelten Tieren kleiner, weniger angriffslustig und weniger geneigt, sich zu verbreiten.

»Das Vitamin C hat mehrere komplexe Wirkungen auf eine Reihe von biologischen Aktivitäten, die vielleicht ein breiteres Spektrum haben als jedes andere Nahrungsmittel«, schloß ein Bericht von 1990 des National Cancer Institute über die Beziehung von Vitamin C und Krebs.

Gerinnungshemmende Stoffe: Wie Nahrungsmittel »das Blut verdünnen« können

Aspirin, eines von unseren besten »blutverdünnenden« oder gerinnungshemmenden Medikamenten, kam aus der Rinde einer Weide. Aber erst in den siebziger Jahren, mit der Entdeckung von hormonähnlichen Substanzen, den Prostaglandinen, begannen die Wissenschaftler zu verstehen, wie Aspirin wirkt. Sie wissen inzwischen, daß dieses Heilmittel eine Kraft besitzt, die Blutplättchenaggregation verhindert. Es entmutigt Blutkörperchen, unsere kleinsten Blutbestandteile, sich zusammenzuballen oder anzusammeln. Auf diese Weise sind sie weniger klebrig und weniger imstande, Gerinnsel zu bilden, die die Arterien verstopfen. Das ist einer der Gründe für die Annahme der Ärzte, daß kleine Mengen von Aspirin helfen können, Herzinfarkte und Herzanfälle zu verhüten. Nur ein Zehntel einer Aspirintablette - nur 30 Milligramm - verhindert Arterienverstopfung. Aspirin wirkt, indem es die Aktivität der prostaglandinartigen Substanz Thromboxan blockiert, die anderenfalls die Blutplättchen zur Zusammenhaftung stimulieren würde.

Nach dieser Entdeckung war die Vermutung naheliegend, daß auch andere

Pflanzen und Nahrungsmittel durch das Prostaglandinsystem wirken und die Tendenz der Blutplättchen zum Zusammenballen dämpfen könnten. Einige Verbindungen in Nahrungsmitteln sind wie Aspirin gegen Thromboxan wirksam. Andere, wie Knoblauch und Zwiebeln, enthalten mehrere gerinnungshemmende Verbindungen, die auf unterschiedliche biochemische Art und Weise wirken.

Nahrungsmittel mit gerinnungshemmenden Eigenschaften (Aktivität gegen Blutplättchenaggregation)

Zimt, Kreuzkümmel, Fischöl, fetthaltige Tiefwasserfische, Knoblauch, Ingwer, Trauben (Haut), Melone (grün und gelb), Pilze (Mu-Err oder schwarze Baumohrpilze), Zwiebel, Tee, Wassermelone, Wein (rot).

Mittel gegen Depression: Wie Nahrung die Stimmung heben kann

Gewöhnlich scheinen Nahrungsmittel die Stimmung zu steuern, indem sie das Serotonin beeinflussen, einen der interessantesten Neurotransmitter unseres Gehirns. Nahrungsmittel, die Serotonin in unserem Nervensystem vermindern, können uns in eine deprimierte Laune versetzen und uns ängstlich machen. Nahrungsmittel, die unser Gehirn mit normalen Mengen Serotonin versorgen, bessern die Stimmung genauso wie Medikamente. Serotoninaktive Medikamente werden oft zur Behandlung von Depressionen verwendet.

Peptide im Darm, die beim Essen freigesetzt werden, können auch direkt auf das Gehirn und auf den Nervus vagus wirken, der dem Gehirn Impulse überträgt. Obwohl hinsichtlich der genauen Wirkweise nicht alle Wissenschaftler gleicher Meinung sind, ist allgemein anerkannt, daß Kohlehydrate als »Stimmungsmacher« wirken können, insbesondere zur Erleichterung bei manchen Arten von Depression wie etwa den »Moralischen«, der das prämenstruelle Syndrom begleitet, und die schlechte Laune der saisonbedingten Affektstörung. Es wurde vor kurzem festgestellt, daß noch andere Nahrungssubstanzen wie etwa Folsäure die Laune stark beeinflussen können, indem der Serotoningehalt vermutlich durch komplexe Wechselwirkungen der Gehirnchemie reguliert wird.

Nahrungsmittel mit antidepressiver Eigenschaft

Koffein (Kaffee, Tee, Schokolade), Ingwer, Honig, Zucker, Nudeln, Brot, Getreideflocken, Plätzchen, Kuchen, grünes Blattgemüse, Hülsenfrüchte, Meeresfrüchte, Körner, Nüsse.

Wirkstoffe gegen Durchfall: Wie Nahrung gegen Durchfall kämpft

Manche Nahrungsmittel bekämpfen effektiv Durchfall, weil sie Gerbsäuren und andere Verbindungen enthalten, die Adstringentia sind; sie dränieren Wasser aus dem Darm, lassen Fäkalien hart werden und helfen, die Kontraktionen des Darmtrakts (Motilität) einzuschränken, die den Inhalt vor sich herschieben. Diese adstringierenden Wirkstoffe sind der Grund für die Wirkung von getrockneten Heidelbeeren zur Behandlung von Durchfall. (Hinweis: Nur getrocknete Heidelbeeren haben hohe Konzentrationen an adstringierenden Wirkstoffen; frische Heidelbeeren haben sie nicht.) Manch andere Nahrungsmittel scheinen zu wirken, indem sie Bakterien im Darm bekämpfen und eine beruhigende Wirkung ausüben.

Nahrungsmittel mit gegen Durchfall wirksamen Eigenschaften

Heidelbeeren (getrocknet), Zimt, Bockshornkleesamen, Knoblauch, Ingwer, Süßholz, Muskat, Reis, Tee, Gelbwurzel.

Mittel gegen Hypertonie: Wie Nahrung hohen Blutdruck senken kann

Viele pharmazeutische Blutdruckmedikamente wirken rundum indirekt, sagt William J. Elliott, Assistenzprofessor der Medizin und Pharmakologie an der University of Chicago, und haben »beunruhigende Nebenwirkungen wie Ohnmachtsanfälle, Schläfrigkeit und Impotenz«. Er findet im Gegensatz dazu, daß die Nahrung, zumindest bei Tests mit Tieren, den Blutdruck auf eine direktere und einfachere Art senken kann, indem sie nur die Blutgefäße ausdehnt. Das tut Sellerie, sagt er. Er entdeckte, daß eine Sellerieverbindung, die Phthalid genannt wird, die Muskulatur der Blutgefäße entspannt, die Gefäße dehnt und dabei den Blutdruck senkt. Außerdem, fand Dr. Elliott, tut die Verbindung das, indem sie die Wirkung eines Enzyms verhindert, das Katecholamine bildet, die Streßhormone sind. Diese Hormone bewirken ein Kontrahieren der Blutgefäße und damit auch eine Erhöhung des Blutdrucks. Folglich scheint Sellerie den Blutdruck zu senken, indem er die Bildung von Streßhormonen verhindert, die den Blutdruck erhöhen würden.

Interessanterweise könnten Knoblauch und Zwiebel den Blutdruck auf die gleiche Weise senken. Beide enthalten Adenosin, eine Substanz, die Muskeln entspannt.

Nahrungsmittel mit blutdrucksenkender Aktivität

Sellerie, Bockshornklee, Fischöl, Knoblauch, Grapefruit, Olivenöl, Zwiebel.

Oxidationsverhüter: Wie die Nahrung Zellen schützt

Nichts schützt Ihre Gesundheit und verlängert Ihr Leben mehr als eine ständige Versorgung Ihrer Zellen mit oxidationsverhütenden Wirkstoffen. Antioxidantia in Nahrungsmitteln sind eine große, verbreitete Familie von chemischen Kämpfern, die sauerstoffbeladene Moleküle, die auf Zellschädigung versessen sind, unmittelbar angreifen. Antioxidantia stellen eine bedeutende, überwachende Fähigkeit des Körpers dar, die helfen sollte, praktisch alle chronischen Krankheiten wie Herzkrankheiten, Krebs, Bronchitis, Grauen Star, Parkinson und selbst den Alterungsprozeß abzuwenden. Ein Mangel an diesen Stoffen kann Sie sehr verwundbar machen, besonders wenn Sie den Gefahren wie Zigarettenrauch, industriellen Chemikalien und Schadstoffen ausgesetzt sind.

Vitamine und Mineralien können als Antioxidantia doppelt wirksam werden. Das gilt auch für Enzyme und Myriaden von exotischen Verbindungen, die verschiedene biochemische Aufgaben haben. Oxidationsverhüter sind stark konzentriert in pflanzlichen Nahrungsmitteln; man findet sie auch in Meeresfrüchten.

Nahrungsmittel mit hohen Konzentrationen an oxidationsverhütenden Eigenschaften

Avocado, Basilikum, Beeren, Brokkoli, Erdnuß, Fisch, Gewürznelke, Haferflocken, Ingwer, Karotten, Kohl, Kopfsalat (dunkelgrün), Knoblauch (außergewöhnlich stark), Kreuzkümmel, Kürbis, Majoran, Mangold, Muskat, Orange, Paranuß, Peperoni, Pfeffer, Pfefferminze, Rosenkohl, Salbei, Sesamsamen, Spargel, Spinat, Süßholz, Süßkartoffeln, Tomate, Wassermelone, Wirsing, Zwiebel (außergewöhnlich stark).

Einige wichtige Antioxidationswirkstoffe in Nahrungsmitteln

Beta-Karotin: Beta-Karotin, ein orangefarbenes Pigment, das Herzinfarkt, unregelmäßigen Herzschlägen, Schlaganfällen und Krebs, besonders Lungenkrebs, vorbeugt, fördert Immunfunktionen und löscht freie Radikale des Singulettsauerstoffs aus. Krebsopfer (besonders von Lungen-, Magen-, Speiseröhren-, Dünndarm- und Gebärmutterkrebs) haben oft niedrige Beta-Karotin-Werte im

Blut, die einen Mangel an Beta-Karotin in der Ernährung widerspiegeln. Nach einer neuen Untersuchung waren die Beta-Karotin-Werte im Blut bei Lungenkrebsopfern um ein Drittel niedriger als bei gesunden Menschen. Ähnliches fand eine neue britische Untersuchung heraus: Männer mit dem höchsten Beta-Karotin-Gehalt des Blutes hatten nur 60 Prozent Chancen, Krebs, und besonders Lungenkrebs, zu entwickeln im Vergleich mit Männern, die geringe Beta-Karotin-Werte aufwiesen.

Hauptquellen für Beta-Karotine in Nahrungsmitteln: Dunkelorangefarbene Gemüse und dunkelgrüne Blattgemüse. Süßkartoffeln, Karotten, getrocknete Aprikosen, Wirsing, Mangold, Spinat und Kürbis enthalten davon am meisten. Man findet kleinere Mengen in rosa Grapefruit, Mangos, grünem Kopfsalat und Brokkoli. Je dunkler oder grüner die Gemüse oder die Früchte sind, desto mehr Beta-Karotin enthalten sie. Chlorophyll deckt und tarnt in grünen Gemüsen die darunterliegende Orangefarbe ab. Verschiedene Mengen von Beta-Karotin waren eigentlich in allen 28 gewöhnlichen Früchten und Gemüsen vorhanden, die von der USDA (United States Department of Agriculture) getestet wurden.

Hinweis: Beta-Karotin wird laut Untersuchungen des USDA beim Kochen nicht zerstört.

Glutathion: Glutathion ist ein wichtiger Antikrebswirkstoff. Dr. Dean P. Jones, Assistenzprofessor für Biochemie an der Emory University School of Medicine, berichtet, daß Glutathion mindestens dreißig krebserregende Substanzen stillegen kann. Die Verbindung beugt der Peroxidation von Lipiden vor und wirkt als Enzym, um freie Radikale stillzulegen. Auf diese Weise schützt es gegen Herzkrankheiten, Grünen Star und Asthma sowie vor Krebs und anderen Krankheiten, die mit Schäden von freien Radikalen verbunden sind. Glutathion hilft auch Schäden von toxischen Verbindungen wie Umweltverschmutzung zu verhindern, indem es sie im Körper entgiftet. Und bei Reagenzglasexperimenten stoppte Glutathion die Vermehrung des AIDS-Virus fast vollständig.

Hauptquellen für Glutathion: Avocado, Spargel und Wassermelone. Dieses Trio enthält, in normalen Portionen, nach einer Analyse von 98 weitverbreiteten Nahrungsmitteln durch Dr. Jones, das meiste Glutathion. Andere Nahrungsmittel, die an Glutathion reich sind: frische Grapefruits und Orangen, Erdbeeren, frische Pfirsiche, Kartoffeln, Zucchini, Blumenkohl, Brokkoli und rohe Tomaten. Einige Fleischarten, besonders gekochter Schinken sowie magere Schweins- und Kalbskotelettes, enthalten ebenfalls mäßige Menge von Glutathion.

Hinweis: Hohe Konzentrationen von Glutathion kommen nur in frischem und tiefgefrorenem Obst und Gemüse vor. In Dr. Jones' Analysen wiesen haltbar gemachte Nahrungsmittel oder solche aus der Dose nur ein Achtel des wirksamen Antioxidans der frischen oder tiefgefrorenen Nahrungsmittel auf. Wenn man diese Nahrungsmittel kocht, mahlt oder entsaftet, wird ein Teil des Glutathions vernichtet.

Indole: Indole, eine der ersten Klassen von in Nahrungsmitteln entdeckten Antikrebswirkstoffen, können bei Tieren erfolgreich Krebs verhindern. Sie wirken, indem sie die krebserregenden Substanzen entgiften. Indole können bei Menschen besonders zur Vorbeugung gegen Dickdarm- und Brustkrebs dienen. Im letzterwähnten Fall beeinflussen sie den Metabolismus des Östrogens.

Hauptquellen von Indolen: Gemüse, die zu den Kreuzblütlern gehören, wie Brokkoli, Rosenkohl, Kohl, Blumenkohl, Kresse, Meerrettich, Mangold, Kohlrabi, Senf, Radieschen, Gelbe Kohlrübe und Weiße Rübe.

Notiz: Studien an der University of Manitoba haben ergeben, daß zu den Kreuzblütlern gehörende Gemüse im Wasser gekocht die Hälfte ihrer Indole verloren hatten.

Lycopen: Lycopen wird als Antikrebswirkstoff mehr und mehr geschätzt. Forscher an der Johns Hopkins University fanden zum Beispiel heraus, daß Menschen mit Bauchspeicheldrüsenkrebs stark an Lycopenmangel im Blut leiden. Sie stellten auch fest, daß der Lycopengehalt des Blutes bei Menschen mit Mastdarm- und Blasenkrebs niedrig war. Forscher an der University of Illinois in Chicago haben niedrige Lycopenwerte des Blutes bei Frauen mit hohem Risiko für ein Vorkrebsstadium entdeckt, das Gebärmutterhals-Intra-Epithelialneophasie genannt wird. Manche Wissenschaftler halten Lycopen für ein stärkeres Antioxidans als Beta-Karotin.

Hauptquellen von Lycopen in Nahrungsmitteln: Die hochkonzentrierte, am meisten gegessene Quelle sind Tomaten, obwohl Wassermelone gewichtmäßiger reicher an Lycopen ist. Tomaten enthalten 3,1 Gramm Lycopen pro 100 Gramm, Wassermelonen 4,1 Gramm. Lycopen verleiht beiden die rote Farbe. Kleine Mengen gibt es auch in Aprikosen. Für die Farbe roter Beeren ist Lycopen nicht verantwortlich.

Hinweis: Lycopen wird nicht durch Kochen oder Einmachen zerstört. Gekochte Tomaten enthalten genausoviel Lycopen wie rohe Tomaten, wie Untersuchungen des U. S. Department of Agriculture nachgewiesen haben.

Quercetin: Quercetin zählt zu den besonders aktiven Angehörigen der Flavonoidfamilie, das in Obst und Gemüse konzentriert vorkommt. Quercetin ist wahrscheinlich der Hauptgrund für die hervorragenden therapeutischen Eigenschaften der Zwiebel. Manche Zwiebeln sind so voll mit Quercetin, daß die Verbindung bis zu 10 Prozent der Trockenmasse ausmacht, gemäß Analysen von Dr. Terrance Leighton, Professor für Biochemie und Molekularbiologie an der University of California in Berkeley.

Quercetin besitzt vielseitige Leistungsfähigkeiten gegen Krankheiten. »Quercetin ist eine der wirksamsten Substanzen gegen Krebs, die je entdeckt wurde«, sagt Dr. Leighton. Sie beugt Schaden an den DNS-Zellen vor und hemmt Enzyme, die den Wachstum von Tumoren ansporen. Quercetin ist auch entzündungshemmend, antibakteriell, pilzhemmend und antiviral. Es wirkt durch das Immunsystem, um allergische Reaktionen auszulöschen (indem es die Freisetzung von Histamin aus Zellen verhindert), und auf diese Weise scheint es bei der Bekämpfung von Allergien wie Heuschnupfen zu nützen. Quercetin ist in der Tat Cromolyn, chemisch ähnlich einem Antiallergikum, das als Histaminhemmer bekannt ist. Diese Fähigkeit und seine entzündungshemmende Aktivität könnte die bekannte therapeutische Wirkung gegen Asthma und Allergien ausmachen. Quercetin wirkt gegen Thrombose und hilft die Bildung von Gerinnseln verhindern. Als Antioxidans absorbiert es freie Radikale des Sauerstoffs und hilft verhindern, daß Fett oxidiert wird (Lipidperoxidation). So ist Quercetin dafür bekannt, Arterienschaden von freien Radikalen des Sauerstoffs und oxidiertes LDL-Cholesterin zu hintertreiben und die Arterien frei und offenzuhalten.

Hauptquellen von Quercetin: Gelbe und rote Zwiebel (nicht weiße Zwiebel), Schalotten, rote Trauben (nicht weiße Trauben), Brokkoli, Kürbis. Merkwürdigerweise enthält Knoblauch, der engste Verwandte der Zwiebel, kein Quercetin.

Hinweis: Quercetin wird durch Kochen oder Einfrieren nicht beschädigt.

Ubiquinol-10 (Co-Enzym Q10): Diese wenig bekannte Nahrungssubstanz zählt zu den effektivsten Oxidationsverhütern, die dazu dienen, schlechtes LDL-Cholesterin zu entgiften. Hohe Konzentrationen finden sich in LDL-Partikeln. Laut Dr. Balz Frei von der Universität Harvard gelingt es diesem Wirkstoff sogar noch besser als Vitamin E, das LDL-Cholesterin vor gefährlicher Oxidation zu schützen. Ubiquinol-10 unterstützt auch die Regeneration von Vitamin E; die beiden wirken also zusammen. Ubiquinol-10 könnte einer der Gründe sein, warum fetthaltiger Fisch Herzkrankheiten abwehrt.

Hauptquellen von Ubiquinol-10: Sardinen, Makrelen, Erdnüsse, Pistazien, Sojabohnen, Walnüsse, Sesamsamen, einige Fleischarten.

Vitamin C: Vitamin C, ein vielseitiger und wirksamer Antioxidationswirkstoff, scheint gegen Asthma, Bronchitis, Grünen Star, Herzrhythmusstörungen, Angina (Brustkorbschmerzen), männliche Unfruchtbarkeit und von Männern übertragene Geburtsfehler und Krebs jeder Art zu schützen. Bei Reagenzglasversuchen hat es auch das Wachstum des AIDS-Virus verhindert. Die oxidationsverhütenden Eigenschaften des Vitamin C bewahrt LDL-Cholesterin vor dem Oxidieren; auf diese Weise hilft es gegen Arterienverstopfung und kardiovaskuläre Krankheiten. Vitamin C und Vitamin E arbeiten zur gegenseitigen Regeneration und Aufstockung zusammen.

Hauptquellen von Vitamin C: Rote und grüne Paprikaschoten, Brokkoli, Rosenkohl, Blumenkohl, Erdbeeren, Spinat, Zitrusfrüchte, Kohl.

Hinweis: Das Kochen (in Wasser, Dämpfen, Blanchieren) zerstört etwa die Hälfte des Vitamins C in Gemüsen. Aber die Menge von Wasser, die man benutzt, spielt keine Rolle; Tests zeigen, daß Brokkoli, der in 150 Kubikzentimeter Wasser gekocht wird, die gleiche Menge an Vitamin C verliert wie Brokkoli, der in einem ganzen Liter Wasser gekocht wird. Der beste Tip: mit Mikrowelle kochen, die nur zwischen 0 bis 15 Prozent des Vitamins C in Brokkoli zerstört.

Vitamin E (Tocopherol): Wegen seiner oxidationsverhindernden Aktivität wird Vitamin E als bester Schutz für Herz und Arterien gerühmt. Menschen mit hohem Vitamin-E-Gehalt im Blut neigen weniger zu Arrhythmie, Angina und Herzanfällen. Im Unterschied zu Vitamin C und Beta-Karotin ist Vitamin E in Fett löslich und kann auf diese Weise Fettmoleküle gegen oxidative, krankheitsfördernde Schäden schützen helfen. So ist Vitamin E beispielsweise ein großer Feind von Kettenreaktionen der freien Radikale des Sauerstoffs, die die Zellen aufreißen und ihre Membrane oxidieren können. Das Vorkommen von Vitamin E kann die katastrophale Kettenreaktion zum Stillstand bringen. »Das Vitamin E wirkt in den Zellmembranen wie ein kleines Löschgerät«, sagt Joe McCord, ein Experte für Antioxidationswirkstoffe an der University of Colorado.

Vitamin E ist in LDL-Cholesterin enthalten, so daß es verhindern kann, daß LDL-Cholesterin-Fettmoleküle oxidiert oder toxisch werden, was Ereignisse auslösen könnte, die zu mit Blutgerinnseln besetzten, beschädigten Arterien führen.

Hauptquellen von Vitamin E: Pflanzliche Öle, Mandeln, Sojabohnen, Sonnenblumenkerne.

Wirkstoffe gegen Entzündungen: Wie Nahrung Entzündungen lindern kann

Vor zwanzig Jahren und vor der Entdeckung hormonartiger Substanzen, die Prostaglandine und Leukotriene genannt werden, war es unmöglich zu verstehen, auf welche Weise Nahrungsmittel wie Fischöl möglicherweise Entzündungskrankheiten wie Arthritis und Asthma beeinflussen konnten. Inzwischen weiß man, daß Prostaglandine und Leukotriene aus einer Enzymaufspaltung durch die Fettsäure Arachidonsäure entstehen. Was Sie essen, entscheidet darüber, wieviel Arachidonsäure in Ihrem Körper vorhanden ist und welche Typen von Prostaglandinen und Leukotrienen - Botenzellen, die den Immun- und Entzündungsprozeß regulieren - erzeugt werden.

Wenn Sie viel Fleisch und pflanzliche Omega-6-Öle essen, können Sie mehr Arachidonsäure bilden, die die Kettenreaktionen auslöst und zu spezifischen Leukotrienen hinführt, welche Entzündungen auslösen. Andererseits können manche Nahrungsmittel wie Fischöl das Prostaglandinsystem so beeinflussen, daß die Kettenreaktion abgeblockt wird, bei der Heerscharen von Leukotrienen ausgeschickt würden, um Gewebe zu zerstören und Entzündungen zu verursachen. Ein Nahrungsmittel wie Ingwer kann mindestens in drei Stadien intervenieren, um dem komplexen biochemischen Entzündungsprozeß Einhalt zu gebieten.

Andererseits wirkt Kapsaizin - der Stoff, der Chilipfeffer die Schärfe gibt - durch einen anderen Mechanismus, wie Forscher behaupten, die eine neue Klasse von aus Kapsaizin stammenden Heilmitteln gegen Entzündungen getestet haben.

Nahrungsmittel mit entzündungshemmenden Eigenschaften

Ananas, Apfel, Fischöl (Omega-3-Fettsäure wie in Makrelen, Sardinen und Lachs), Ingwer, schwarze Johannisbeeren, Knoblauch, Peperoni, Salbei, Zwiebel.

Wirkstoffe gegen Thrombose: Wie Nahrung Blutgerinnsel vereiteln kann

Manche Nahrungsmittel können Fibrinogen, den Stoff, der die Basis von Blutgerinnseln bildet, im Blut senken. Nahrungsmittel sind auch imstande, das fibrinolytische System, das Blutgerinnsel auslöst, zu stimulieren. Man findet hohe Raten an Fibrinogen und eine niedrige fibrinolytische Aktivität bei Menschen, die zu Arteriosklerose und Herzanfällen neigen.

Nahrungsmittel, die Blutgerinnung verhindern

Peperoni, Fischöl, Ingwer, Knoblauch, Traubensaft, Wakame (braune Alge), Wein (rot), Zwiebel.

Gegen Geschwüre: Wie Nahrung Geschwüre verhüten oder heilen kann

Etliche verblüffende Entdeckungen von britischen und indischen Forschern haben dokumentiert, wie die Ernährung und Nahrungsbestandteile den Widerstand des Magens gegen schädliche, geschwürerzeugende Säfte verstärken. Britische Wissenschaftler haben einen um 20 Prozent dickeren Magenbelag bei Tieren entdeckt, die mit Pulver aus Kochbananen gefüttert worden waren. Indische Forscher haben die Verjüngung von geschwürigen Zellen bei Meerschweinchen fotografiert. Die Heilung wurde durch eine Zunahme von Mucinen bewerkstelligt, die beim Trinken von Kohlsaft erzeugt werden und den Belag des Magens vor Schaden abschirmen. Demnach können Nahrungsmittel Geschwüre durch eine Stärkung des Magenbelags bekämpfen, damit er durch Säureangriffe nicht erodiert wird. Manche Nahrungsmittel erreichen das, indem sie die Vermehrung der Zellen im Magenbelag stimulieren und die sofortige Produktion von Schleim auslösen, der die Zellen mit einem schützenden Belag deckt, und sie damit gegen eine Schädigung durch die Säure versiegeln.

Außerdem könnten antibakterielle Nahrungsmittel wie Joghurt, Tee, Kohl und Süßholz ein passenderes Heilmittel gegen Geschwüre und Gastritis - eine Entzündung des Magenbelags - abgeben, als früher angenommen wurde. Der Grund dafür liegt in einer Entdeckung von Ärzten, der zufolge ein unter der Bezeichnung *H. pylori* bekanntes Mikrob in vielen Fällen die Ursache der zwei Krankheiten zu sein scheint. Die Behandlung von Geschwüren schließt inzwischen oft Antibiotika ein. Also können auch antibakterielle Nahrungsmittel zur Heilung von Geschwüren beitragen.

Nahrungsmittel mit Wirkung gegen Geschwüre

Bananen und Kochbananen, Bockshornkleesamen, Feigen, Ingwer, Kohl und andere zu den Kreuzblütlern gehörende Gemüse (Brokkoli, Blumenkohl, Rosenkohl, Mangold und Weiße Rüben), Süßholz, Tee.

Gegen Viren: Wie Nahrung Viren bekämpfen kann

Was Sie einem Virus, das Ihren Körper zu seinem Zuhause gemacht hat, als Futter zuführen, kann darüber mitentscheiden, ob es ein- oder ausgeschaltet wird, verhungert oder gedeiht, und so auch, ob es eine Krankheit verursacht oder nicht. In außergewöhnlichen Studien an Frauen, die mit einem Virus infiziert waren, das zu Gebärmutterhalskrebs führen kann, entdeckte Dr. Charles Butterworth an der University of Alabama, daß das Virus zerstört wurde, wenn in seiner Umgebung ausreichende Mengen an Folsäuren vorkamen, einem Vitamin B, das in grünem Blattgemüse und Hülsenfrüchten enthalten ist. Dr. Butterworth erläutert, daß die Chromosomen bei einem Mangel an Folsäuren eher an »schwachen« Stellen brechen. Das erlaubt dem Virus, sich in das genetische Material der gesunden Zellen einzuschleichen und die ersten dem Krebs vorausgehenden Veränderungen zu verursachen. Versuchspersonen mit niedrigem Folsäuregehalt in den roten Blutzellen waren fünfmal mehr gefährdet, solche Zellveränderungen zu erleben, als Versuchspersonen mit höheren Folsäurewerten.

Das Herpesvirus ist ein anderer Fall, der zur Debatte steht. Dr. Richard S. Griffith, emeritierter Professor der Medizin an der Indiana University Medical School, ist fest davon überzeugt, daß die Ernährung darüber entscheidet, ob dieses Virus wächst und Schaden verursacht oder untätig und harmlos bleibt. Nach seinen Angaben zeigten Laboruntersuchungen, daß die Aminosäure Arginin das Herpesvirus zum Wachsen bringt und daß die Aminosäure Lysin sein Wachstum zum Stillstand bringt. Dr. Griffith hat die Theorie aufgestellt, daß Lysin sich um die Zelle wickelt, so daß das Virus nicht eindringen kann.

Joghurt hat eine antivirale Wirkung, teils weil er die Wirkung von natürlichen Killerzellen anspornt, die besonders brutale Viren angreifen.

Nahrungsmittel mit antiviraler Wirkung

Ananassaft, Äpfel, Apfelsaft, Avocados, Bohnen, Brokkoli, Erdbeeren, Gerste, Grapefruitsaft, Heidelbeeren, Himbeeren, Ingwer, Kaffee, Knoblauch, Kürbis, schwarze Johannisbeeren, Mais, Meeresalgen, grüne Minze, Nüsse, Orangensaft, Pfirsiche, Pflaumen, Pflaumensaft, Pilze (besonders Shiitake), Preiselbeeren, Salbei, Spargel, Schnittlauch, Stachelbeeren, Tee, Trauben (rot), Wassermelone, Wein (rot), Wirsing, Zitronensaft, Zwiebeln (rot und gelb).

Karminativa:
Wie Nahrung bei Blähungen Erleichterung verschafft

Kräuter und Gewürze wurden lange Zeit in der antiken Medizin als Karminativa angewandt, Wirkstoffe, die helfen, Gas auszustoßen und Blähungen zu verringern. Man nimmt hier als wesentlichstes Heilmittel pflanzliche Öle an, die Muskeln entspannen und auf diese Weise Gas ausströmen lassen. In manchen Fällen bricht das Gas durch einen entspannten Schließmuskel zwischen der Speiseröhre und dem Magen nach oben hervor - die sogenannten Rülpser. Karminativa haben auch eine antispasmodische, muskelentspannende Wirkung im Darm.

Nahrungsmittel mit Wirkstoffen gegen Blähungen (Karminativa)

Anis, Basilikum, Kamille, Dill, Fenchelsamen, Knoblauch, Pfefferminz, Salbei.

Cholesterinmodifizierer:
Wie Nahrung Blutcholesterin verbessern kann

Die Ernährung kann das schädliche LDL-Cholesterin senken, das gute HDL-Cholesterin erhöhen und vorbeugend gegen die Oxidation von LDL-Cholesterin aktiv werden, die für die Arterien noch destruktiver ist. Moderne Heilmittel ahmen die Natur nach. Vor mehreren Jahren haben Wissenschaftler am U. S. Department of Agriculture an der University of Wisconsin in Madison entdeckt, daß als Tocotrienole bezeichnete Substanzen in Nahrungsmitteln ein Enzym beseitigen, das die Cholesterinerzeugung der Leber behindert. Zellen, die Cholesterin brauchen, saugen es aus dem Blutstrom, so daß der Cholesterinspiegel sinkt. Weitere Nahrungsmittel produzieren andere chemische Stoffe, welche die interne Cholesterinerzeugung herabzusetzen scheinen. Genauso wirkt das starke Medikament Mevacor (Lovastatin), das Cholesterin senkt.

Andererseits nimmt man an, daß manche Nahrungsmittel wie etwa Haferflocken Vorräte von Gallensäuren im Darmtrakt erschöpfen, die sonst in Cholesterin verwandelt werden würden.

In dieser neuen, aufregenden Richtung könnten Antioxidantia bewirken helfen, daß das schädliche LDL-Cholesterin nicht oxidiert und für die Arterien toxisch wird. Laut Dr. Balz Frei können oxidationsverhütende Substanzen auf dreierlei Weise wirksam werden. Erstens können sie die Bildung der »Übeltäter« blockieren, der »freien Radikale« des Sauerstoffs, die LDL toxisch machen. Die Antioxidantia sind dazu imstande, indem sie die Enzyme, besonders das Lipoxygenase, angreifen, die die LDL verändernden Wirkstoffe erzeugen. Zweitens könnten die Oxidationsverhüter die gefährlichen Oxidantia im Blut oder in der Arterienwand einkapseln, wo sie erzeugt werden. Man vermutet, daß einer dieser Bösewichter, das sogenannte Superoxid, von Zellen in der Arterienwand erzeugt wird. Das Vitamin C konnte »ihn aufsaugen«, berichtet Dr. Frei.

Drittens könnten Antioxidantia die Verteidigung der LDL-Moleküle verstärken, so daß sie der destruktiven Oxidation besser widerstehen. Wie Dr. Frei bemerkt, enthalten Moleküle von LDL-Cholesterin nicht nur Fette und Proteine, sondern auch natürliche oxidationsverhindernde Stoffe wie Vitamin E und Beta-Karotin. Wenn man mehr von diesen oxidationsverhütenden Nahrungsmitteln ißt, werden die LDL-Moleküle verstärkt, um die oxidierenden Angreifer abzuwehren, die das LDL-Cholesterin verderben und sie damit für die Arterien zu einer so großen Gefahr machen.

Nahrungsmittel, die das schlechte LDL-Cholesterin verringern können

Äpfel, Avocados, getrocknete Bohnen, Gerste, Grapefruitfleisch, Haferflocken, Karotten, Knoblauch, Mandeln, Olivenöl, Reiskleie, Shiitakepilze, Sojabohnen, Walnüsse.

Nahrungsmittel, die verhindern können, daß LDL-Cholesterin toxisch wird

Vitamin-C-reiche Nahrungsmittel, betakarotinreiche Nahrung, Vitamin-E-reiche Nahrungsmittel, Co-Enzym-Q10-reiche Nahrung, an einfach gesättigten Fetten reiche Nahrungsmittel (Olivenöl, Avocados, Mandeln), Rotwein.

Harntreibende Mittel: Wie Nahrung den Urinfluß steigern kann

Technisch gesehen wirken Pflanzen nicht als harntreibende Mittel wie rezeptpflichtige Medikamente, sagt Dr. Varro Tyler, ein Pflanzenspezialist an der Purdue University. Pharmazeutische Diuretika erhöhen die Absonderung von Wasser und Salz. Pflanzendiuretika müßten laut Dr. Taylor eigentlich »Aquaretika« genannt werden, weil sie bloß einen Verlust an Wasser, nicht aber an Natrium stimulieren. Einige leisten das durch Reizen der Zellfilter *(glomeruli)* der Nieren. Also haben sie nicht die gleiche Kraft wie pharmazeutische Diuretika, aber deren Reizmechanismus könnte schädlich sein, wenn Sie an einer Nierenkrankheit leiden. Ein ziemlich starkes Nahrungsmittel-»Aquaretikum«

ist Petersilie, stellt Dr. Tyler fest. Er berichtet, daß Sie eine Wirkung verspüren können, wenn Sie Petersilientee trinken: Geben Sie ein paar gehäufte Teelöffel getrocknete Petersilie in eine Tasse heißes Wasser. Im übrigen hält er auch Theophyllin (in Tee) für ein besseres Diuretikum als Koffein. Beide verlieren allerdings im Fall von Gewöhnung rasch ihre Wirksamkeit.

Nahrungsmittel mit harntreibender Eigenschaft

Anis, Auberginen, Kaffee, Knoblauch, Koriander, Kreuzkümmel, Muskatnuß, Petersilie, Pfefferminze, Sellerie, Süßholz, Tee, Wacholderbeeren, Winterendivie, Zitrone, Zwiebeln.

Mittel zur Abschwellung: Wie Nahrung Lunge und Nebenhöhlen frei machen kann

Es ist seit Jahrhunderten bekannt, daß scharfe, würzige, pikante Speisen helfen können, die Lungen und die Atemwege frei zu machen. Sie tun es, indem sie den Schleim verdünnen und ihn antreiben, sich weiterzubewegen. Beobachten Sie nur einmal, was geschieht, wenn Sie etwas Scharfes essen: Die Augen tränen, die Nase beginnt zu laufen. Das gleiche ereignet sich in den Lungen. Man glaubt, daß scharfe Kost die Nervenenden in der Speiseröhre und im Magen aktiviert und wäßrige Reaktionen verursacht.

Nahrungsmittel, die schleimkinetische (schleimfreimachende) Eigenschaften besitzen

Currygewürze, Knoblauch, Meerrettich, schwarzer Pfeffer, Peperoni, Senf, Thymian, Zwiebel.

Hormone: Wie Nahrung Östrogen reguliert

Viele Pflanzen enthalten Phytoöstrogene, die in der molekularen Struktur dem menschlichen Östrogen ähnlich sind, aber eine andere, schwächere Wirkung haben. Da also pflanzliche Östrogene nicht so stark wirksam sind, dauert es länger, bis sie Vorteile bringen. Sie scheinen aber sicherer zu sein, da ihnen das synthetische Potential von Östrogen fehlt, das widrige Nebenwirkungen erzeugt. Einige Nahrungsmittel, besonders Gemüse der Kohlfamilie, erhöhen ferner das für den Körper notwendige Tempo zum Verbrennen und Beiseiteschaffen des im Körper zirkulierenden Östrogens. Hülsenfrüchte, und da vor allem Sojabohnen, haben eine besondere Östrogen-Aktivität und sind jetzt die Quelle für Verbindungen, die benutzt werden, um die handelsübliche Antibabypille zu produzieren.

Nahrungsmittel mit östrogenischer Aktivität

Ananas, Anis, Äpfel, Blumenkohl, Brokkoli, Erdnüsse, Flachssamen, Haferflocken, Karotten, Kaffee, Kartoffeln, Kohl, Kreuzkümmel, Mais, Reis, Rosenkohl, Sesam, Sojabohnen, Süßholz.

Immunstimulantia: Wie Nahrung das Immunsystem stärken kann

Ein Hauptindikator der Gesundheit liegt darin, wie das Immunsystem die Abwehrmaßnahmen steuert, um Feinde wie Viren und Tumorzellen abzuwehren. Die Möglichkeiten sind in Joghurt offensichtlich: Joghurt stimuliert mindestens zwei lebenswichtige Bestandteile der Immunität - natürliche Killerzellen und Gamma-Interferon. Ein paar Tassen mit lebenden aktiven Kulturen täglich erhöhten die Interferonquoten bei Untersuchungen mit Menschen um das Fünffache. Joghurt verstärkte die Aktivität der natürlichen Killerzellen (NK), die Viren und Tumorzellen angreifen. Der Ernährungswissenschaftler Dr. Joseph Scimeca von der Kraft General Foods Inc. erklärt, daß natürliche Killerzellen, die im Körper zirkulieren, Tumorzellen entlarven, sie ausfindig machen und zerstören. Natürliche Killerzellen sind eine der besten Verteidigungen gegen Tumorzellen und Viren, sagt er. Selbst Joghurt, der so weit erhitzt wurde, daß 95 Prozent der bakteriellen Kulturen abstarben, aktiviert immer noch Killerzellen, wie Dr. Scimeca entdeckte.

Nahrungsmittel, die die Immunkräfte aktivieren

Brokkoli, Joghurt, Karotten, Knoblauch, Körner, Kürbis, Mangold, Nüsse, Öle, Orangen, Paprikaschoten, Schaltiere, Shiitakepilze, Spinat, Süßkartoffel.

Schmerztöter: Wie Nahrung Schmerzen zu stillen vermag

Neue Entdeckungen bei zwei in Nahrungsmitteln häufig anzutreffenden Verbindungen klären, wie die Ernährung die Wahrnehmung von Schmerz verhindern kann. Eine dieser Verbindungen ist Koffein; man hat vor kurzem festgestellt, daß es unabhängig vom üblichen Verbrauch mit anderen schmerzstillenden Medikamenten zusammen ein mildes schmerzstillendes Mittel ist. Das andere ist Kapsaizin, die feurige Chemikalie in scharfem Chilipfeffer, die zur Zeit überall als starkes schmerzstillendes Mittel getestet wird.

Koffein scheint zu wirken, weil es sich als eine Chemikalie namens Adenosin ausgibt und auf diese Weise die Übertragung der Schmerzsignale zum Gehirn unterbricht. Der Körper pumpt Adenosin als Zeichen von Leiden hinaus. Dr. Luiz Belardinelli, Medizinprofessor an der University of Florida Medical School: »Der Schmerz ist das Zeichen, daß etwas nicht richtig ist.« Aber wenn Sie genügend Kaffee trinken, hebt dieser das Schmerzsignal auf. Wie Schläger stoßen die Koffeinmoleküle das Adenosin von der Rezeptorstelle der Zellen weg, nehmen seinen Platz und stellen auf diese Weise die Schmerzsignale ab. Die Rezeptorstellen nehmen Koffein an, weil es dem Adenosin chemisch ähnlich ist, obwohl es nicht die gleiche biochemische Funktion hat. Das ist gut, wenn Koffein Ihre Kopfschmerzen wegschafft. Es könnte allerdings weniger angenehm sein, wenn die Schmerzsignale ihres Herzens von Koffein blockiert würden. Dr. Belardinelli befürchtet, daß Koffein ein so gutes schmerzstillendes Mittel ist, daß es die Menschen daran hindern könnte, ihr Herzleiden zu bemerken, und daß es auf diese Weise dazu beitragen könnte, myokardische Ischämie stillzuhalten, indem eine Person einen Herzinfarkt ohne die schmerzhaften Symptome hat.

Jahrelang haben Menschen zur Linderung von Zahnschmerzen scharfen Pfefferextrakt auf das Zahnfleisch gegeben. Inzwischen weiß man, daß Kapsaizin in Paprikaschoten ein lokales Anästhetikum ist und eine vielversprechende neue schmerzstillende Substanz. Kapsaizin unterdrückt Schmerzen, indem es von den Nervenzellen etwas abzieht, das als Substanz P bezeichnet wird und die Schmerzempfindungen dem zentralen Nervensystem überträgt. Auf diese Weise hilft Kapsaizin, das Empfinden von Schmerz zu verhindern. Seit kurzem wird die scharfe Paprikaschotenessenz zur Bekämpfung von Kopfschmerzen, diabetischer Neuropathie, chronischem Jucken, rheumatischer Arthritis und Neuralgie zu Impfstoff oder Medikamenten verwandelt.

Nahrungsmittel mit analgetischer (schmerzstillender) Wirkung

Chili (Kapsaizin), Gewürznelken, Ingwer, Kaffee (Koffein), Knoblauch, grüne Minze, Süßholz, Zucker, Zwiebeln.

Salicylate: Wie Nahrung aspirinartig wirken kann

Aspirin in der Ernährung? Aber gewiß! Manche Nahrungsmittel, hauptsächlich Obst, besitzen eine aspirinähnliche Wirkung. Der Beweis: Wenn Menschen, die auf Aspirin empfindlich reagieren, solche Nahrungsmittel essen, bekommen sie Reaktionen, die den durch Aspirin verursachten Reaktionen ähneln. Folglich empfehlen Allergiespezialisten Patienten, die aspirinempfindlich sind, Nahrungsmittel zu meiden, in denen Salicylat enthalten ist (der Stoff, aus dem Aspirin hergestellt wird).

Andererseits sind Wissenschaftler an der Möglichkeit interessiert, daß Salicylate in der Ernährung einen Teil des Schutzes von Aspirin bieten könnten. Neue Forschungen deuten darauf hin, daß reguläre niedrige Dosierungen von Aspirin (eine halbe Tablette oder sogar noch weniger pro Tag) helfen könnten, Herzinfarkten, Schlaganfällen und sogar Dickdarmkrebs vorzubeugen. Vielleicht könnten ständige kleine Mengen von salicylathaltigen Nahrungsmitteln einige unserer Gesundheitsprobleme lösen. Die Anwesenheit dieses Naturheilmittels könnte ein weiterer Grund dafür sein, warum manche pflanzlichen Nahrungsmittel uns vor kardiovaskulären Krankheiten und Krebs schützen, erklären die Experten. Salicylate haben gerinnungshemmende, entzündungshemmende und schmerzstillende Wirkungen. Sie können auch Prostaglandine beeinflussen, indem sie das Wachstum von Tumoren verzögern.

Nahrungsmittel, die sehr viel natürliches Aspirin (Salicylate) enthalten

Curry, getrocknete Datteln, Essiggurken, Heidelbeeren, Himbeeren, getrocknete Johannisbeeren, Kirschen, Paprika, getrocknete Pflaumen, Süßholz.

Nahrungsmittel mit mäßigen Salicylaten

Ananas, Äpfel (besonders Granny Smith), Mandeln, Orangen, Paprikaschoten (süß und scharf), Dattelpflaumen, Tee.

Hinweis: Im allgemeinen enthalten Früchte beträchtliche Mengen an Salicylaten, aber Gemüse nicht. (Konservieren und Erhitzen scheint die Salicylatkonzentrationen nicht zu beeinträchtigen.)

Beruhigungsmittel und Tranquilizer: Wie Nahrung das Gehirn beruhigen kann

Wenn Mutter Natur so weise war, das Sedativum Valium in unsere Nahrung zu mischen, wenn auch in winzigen Mengen, und der Zwiebel das milde Beruhigungsmittel Quercetin beizugeben, darf man sich fragen, wie viele weitere, noch unentdeckte gehirnberuhigende Wirkstoffe in unseren Nahrungsmitteln vorkommen. Es ist auch möglich, daß einige natürliche Sedativa wie Morphin wirken, indem sie Opiate an Rezeptoren im Gehirn heften. Andere stimulieren wahrscheinlich die Aktivität und/oder die Menge von Neurotransmittern wie Serotonin, die das Gehirn beruhigen.

Eine Überraschung: Es gibt Valium in Ihrer Nahrung

Sie glauben also, daß das Beruhigungsmittel Valium eine Entdeckung des 20. Jahrhunderts ist? Weit gefehlt. Die Natur hält das Patent. Dieses Heilmittel steht Menschen und Tieren in Form von Nahrung anscheinend seit Äonen zur Verfügung. Auf diese Tatsache stießen deutsche Wissenschaftler, als sie die Gehirngewebe von Menschen untersuchten, die vor 1940 verstorben waren. Valium kam erst in den sechziger Jahren auf den Markt. Trotzdem enthielten die Gehirne aus der Vorvaliumzeit unbestreitbar Spuren von natürlichen Benzodiazepinen – stimmungsändernde Chemikalien, von denen Valium das Hauptbeispiel ist. Irgendwie ist es dort gelandet, viele Jahre bevor Hoffmann-La Roche die Herstellung aufnahm.

Außerdem entdeckten die Wissenschaftler – Dr. Ulrich Klotz und Elisabeth Unseld am Fischer-Bosch-Institut für klinische Pharmakologie in Stuttgart – das Beruhigungsmittel in den Gehirnen von wilden und domestizierten Tieren wie Hunden, Katzen, Hirschen, Kühen und Hühnern sowie in Eiern, in der Kuhmilch und im Blut von Menschen, die das Medikament nie genommen hatten.

Wie konnte es dort landen? Die vernünftigste Erklärung: Die chemischen Stoffe sollten in Pflanzen vorhanden sein, die als Nahrung gegessen wurden. Spurenmengen wurden dann im Gehirn »gefangen«. Also suchten die Wissenschaftler Nahrungsmittel nach Benzodiazepinen ab. Sie fanden sie in Kartoffeln, braunen Linsen, gelben Sojabohnen, Reis, Mais, Pilzen und Kirschen, obgleich nur in winzigen Mengen. Warum hatte Mutter Natur Nahrungsmittel mit winzigen Mengen von Beruhigungsmitteln gemischt? Dr. Klotz vermutet, daß Beruhigungsmittel aus Nahrungsmitteln als Gehirnboten, Neurotransmitter oder Neuromodulatoren dienen könnten. Aber jede pharmakologische Wirkung, wenn es denn eine gibt, muß sehr subtil sein. Nach Dr. Klotz' Berechnungen müßten Sie mindestens 110 Kilogramm Kartoffeln auf einmal essen, um die Wirkung von einer normalen Dosis von 5 bis 10 Milligramm Valium zu erreichen. Ehrlich gesagt, meint er, weiß niemand, ob es bis zu diesem Punkt eine »biologische Rolle« für die natürlichen Beruhigungsmittel gibt. Die Absicht der Natur, sie dorthin zu setzen, bleibt ein wissenschaftliches Rätsel.

Manche Forscher behaupten, daß Zucker, Honig und andere Kohlehydrate das Serotonin beeinflussen und bei den meisten Menschen Ruhe und Schlaf auslösen. Zucker oder Glukose können auch unmittelbar auf die Neuronen im Hypothalamus des Gehirns einwirken. Ferner enthalten einige Nahrungsmittel Peptide oder setzen Peptide im Darm frei, die aus dem Darmtrakt direkt Botschaften zum Nervensystem und zum Gehirn senden können.

Nahrungsmittel mit beruhigenden Eigenschaften

Anis, Fenchel, Gewürznelken, Honig, Ingwer, Knoblauch, Kreuzkümmel, Limonenschale, Majoran, grüne Minze, Orangenschale, Petersilie, Salbei, Selleriesamen, Tee (koffeinfrei), Zucker, Zwiebeln. Zusätzlich haben alle an Kohlehydraten reichen Nahrungsmittel - Zucker und Stärke - auf die meisten Menschen eine beruhigende Wirkung.

Danksagung

Mein tiefster Dank gehört letzthin den Pionieren der Wissenschaft, die ihre Talente, ihre Energie und Phantasie dafür einsetzen, die uralten Geheimnisse der Heilkräfte in der Nahrung zu enträtseln und zu erforschen, wie sie für die gravierenden gesundheitlichen Probleme unserer Zeit genutzt werden können. Dieses Buch ist eine Art Zusammenfassung ihrer Forschungsergebnisse, die sie in jahrelanger Arbeit und durch Einsatz von Kreativität und Entdeckerdrang zusammengetragen haben. Tausende von ihren Analysen habe ich gelesen und ausgewertet, mit Hunderten von ihnen in Interviews, am Telefon, per Telefax und auf Konferenzen kommuniziert. Sie haben mir unzählige Stunden ihrer Zeit gewidmet.

Ich kann auf so begrenztem Raum nicht ihnen allen persönlich danken, doch möchte ich meine Dankbarkeit wenigstens folgenden Wissenschaftlern und Ärzten bekunden, die zur Entstehung dieses Buches maßgeblich beigetragen haben:

James W. Anderson, University of Kentucky; Stephen Barnes, University of Alabama; Gary Beecher, U.S. Department of Agriculture; George L. Blackburn, Harvard Medical School; Elliott Blass, Cornell University; Mark Blumenthal, American Botanical Council; Arun Bordia, Tagore Medical College, India; David Buchholz, Johns Hopkins University; Michael L. Burr, MRC Epidemiology Unit, Cardiff, Wales; Tim Byers, Centers for Disease Control and Prevention; Donald Castell, University of Pennsylvania School of Medicine; Donald Castelli, Framingham (Mass.) Heart Study; Leonard Cohen, American Health Foundation; Leroy Creasy, Cornell University; Stephen L. DeFelice, The Foundation for Innovation in Medicine; Ara H. DerMarderosian, Philadelphia College of Pharmacy and Science; James Duke, U.S. Department of Agriculture; Martin A. Eastwood, Western General Hospital, Edinburgh, Scotland; John Erdman, jr., University of Illinois at Urbana; Norman Farnsworth, University of Illinois at Chicago; Gary Fraser, Loma Linda University; Balz Frei, Harvard School of Public Health; Harinder S. Garewal, Tucson V.A. Medical Center and University of Arizona; Cedric Garland, University of California at

San Diego; Judith Gavaler, University of Pittsburgh; Stanley Goldfarb, University of Pennsylvania School of Medicine; Sherwood Gorbach, Tufts University; William B. Greenough III, Johns Hopkins University; Peter Greenwald, National Cancer Institute; Richard Griffith, Indiana University; Roland Griffiths, Johns Hopkins University; Victor Gurewich, Harvard Medical School; Georges Halpern, University of California at Davis; Yukihiko Hara, Food Research Laboratories, Mitsui Norin Co., Ltd., Shizuoka, Japan; Robert Heaney, Creighton University; Douglas C. Heimburger, University of Alabama at Birmingham; Paul F. Jacques, USDA Human Nutrition Resarch Center on Aging, Tufts University; Mahendra K. Jain, University of Delaware; David J. A. Jenkins, University of Toronto; Ishwarial Jialal, University of Texas Southwestern Medical Center; Dean Jones, Emory University; Frederick Khachik, U.S. Department of Agriculture; David M. Klurfeld, Wistar Institute; Joel M. Kremer, Albany (New York) Medical College; David Kritchevsky, The Wistar Institute; William E. M. Lands, National Institutes of Health; Benjamin H. S. Lau, Loma Linda University School of Medicine; Alexander Leaf, Harvard Medical School; Terrance Leighton, University of California at Berkeley; Robert I. Lin, Nutrition International Company; Donald Lisk, Cornell University; Armar N. Makheja, George Washington University Medical Center; Frank L. Meyskens, jr., University of California at Irvine; Jon Michnovicz, Institute of Hormone Research, New York; Forrest Neilsen, U.S. Department of Agriculture; Paul J. Nestel, CSIRO Division of Human Nutrition, Australia; Talal Nsouli, Georgetown University Medical School; Richard Panush, Saint Barnabas Medical Center, New Jersey; Michael Pariza, University of Wisconsin; James Penland, U.S. Department of Agriculture; Herbert F. Pierson, ehemals Berater am National Cancer Institute; John D. Potter, University of Minnesota School of Public Health; Nicholas Read, University of Sheffield, England; David Rose, American Health Foundation; Norman Rosenthal, National Institute of Mental Health; Harold Sandstead, University of Texas at Galveston; Joel Saper, Michigan State University; Marvin Schuster, Johns Hopkins University; Joel Schwartz, Environmental Protection Agency; Kenneth D. R. Setchell, Children's Hospital Medical Center, Cincinnati, Ohio; Helmut Sies, Medizinische Fakultät der Universität Düsseldorf; Artemis Simopoulos, The Center for Genetics, Nutrition and Health; Peter Singer, Institut für klinische Chemie, Berlin; Gene A. Spiller, The Health Research & Studies Center, Inc., Los Altos, California; Krishna C. Srivastava, Odense University; Denmark; Roy Swank, Oregon Health Sciences University; Michael Thun, American Cancer Society; Varro Tyler, Purdue University; Thomas Uhde, National Institute of Mental Health; A.R.P. Walker, The South African Institute of Medical Research, Johannesburg; Andrew Weil, University of Arizona College of Medicine; John Weisburger, American Health Foundation; Jay Whelan, Cornell University; Joseph L. Witztum, University of California at San Diego; Judith Wurtman, Massachusetts Institute of Technology; Irwin Ziment, UCLA School of Medicine.

Entscheidenden Anteil an der Entstehung dieses Buches haben im übrigen meine Verlegerin Gladys Justin Carr und mein literarischer Agent Raphael Sagalyn, die mich während des Arbeitsprozesses lebhaft unterstützt haben. Mein grenzenloser Dank gebührt auch meiner Freundin Thea Flaum, die das Manuskript in seinen drei Fassungen Wort für Wort gelesen hat und mir mit ihren zahlreichen Verbesserungsvorschlägen eine sehr große Hilfe war.

Was den Ursprung der Neugier betrifft, die mich zum Schreiben dieses Buches anregte, so verdanke ich ihn meiner Großmutter mütterlicherseits, Lola, die mich als Kind mit ihrer Begeisterung für Hausrezepte und medizinische Bücher angesteckt hat. Sie hat mir u. a. ein Buch mit dem Titel *The Favorite Medical Receipt Book and Home Doctor, Comprising the Favorite Remedies of Over one Hundred of the World's Best Physicians and Nurses* von Josephus Goodenough (1907) vererbt, das zwar keine Grundlage für das vorliegende Buch darstellte, aber dennoch indirekt mein Interesse für diese Arbeit geprägt hat.

Anhang

Nahrungsmittel mit den wirksamsten heilenden Vitaminen, Mineralien und Ölen

Betakarotinreiche Nahrungsmittel

	(Milligramm pro 100 Gramm)
Aprikosen, getrocknet	17,6 (ca. 28 Hälften)
Pfirsiche, getrocknet	9,2 (ca. 7 Hälften)
Süße Kartoffeln, gekocht	8,8 (ca. ½ Tasse, püriert)
Karotten	7,9 (ca. 1 ¼ mittelgroß)
Krauskohl	5,4 (ca. ½ Tasse)
Mangold	4,7 (ca. ⅔ Tasse, kleingeschnitten)
Spinat, roh	4,1 (ca. 1 ½ Tassen)
Aprikose, roh	3,5 (ca. 3 mittelgroße)
Kürbis	3,1 (ca. ½ Tasse, püriert/in Dose)
Honigmelone	3,0 (ca. ⅒ Melone)
Rübenblätter	2,2 (ca. ⅔ Tasse, gekocht)
Grapefruit, rosa	1,3 (ca. ½ Grapefruit)
Mango	1,3 (ca. ½ Mango)
Grüner Kopfsalat	1,2 (ca. 10 Blätter)
Brokkoli, gekocht	0,7 (ca. ⅔ Tasse)
Rosenkohl	0,5 (ca. 5 St.)

Kalziumreiche Nahrungsmittel

	(Milligramm pro Portion)
Ricotta: ½ Tasse	337
Parmesan: 28,5 Gramm	336
Milch: 1 Tasse	300

Kalziumverstärkter Orangensaft: 1 Tasse	300
Makrele mit Gräten in Dose: 114 Gramm	263
Joghurt, mager: 1 Tasse	225
Lachs mit Gräten in Dose: 85 Gramm	191
Krauskohl, tiefgefroren, gekocht: ½ Tasse	179
Getrocknete Feige: 5 St.	135
Sardinen mit Gräten: 28,5 Gramm	130
Tofu, fest: ½ Tasse	118
Steckrübenblätter, frisch, gekocht: ½ Tasse	99
Mangold, gekocht: ½ Tasse	90
Brokkoli, frisch, gekocht: ½ Tasse	89
Eibisch, tiefgefroren, gekocht: ½ Tasse	88
Baked Beans: ½ Tasse	80
Sojabohnen, gekocht: ½ Tasse	65
Kichererbsen, gekocht: ½ Tasse	60
Weiße Bohnen, gekocht: ½ Tasse	46
Pintobohnen, gekocht: ½ Tasse	40

Notiz: Alle Milchprodukte sind reich an Kalzium. Alle Käsesorten enthalten durchschnittlich ca. 200 Milligramm Kalzium pro 28,5 Gramm, obwohl einige mehr enthalten, wie zum Beispiel Parmesan und Grana.

Folsäurereiche Nahrungsmittel

	(Mikrogramm pro Portion)
Hühnerleber, leicht gekocht: ½ Tasse	539
Bulgur, gekocht: ⅔ Tasse	158
Eibisch, gefroren, gekocht: ½ Tasse	134
Orangensaft, frisch oder in Flasche: 1 Tasse	136
Spinat, frisch, gekocht: ½ Tasse	130
Weiße Bohnen, gekocht: ½ Tasse	120
Rote Gartenbohnen, gekocht: ½ Tasse	114
Orangensaft, tiefgefroren, verdünnt: 1 Tasse	109
Sojabohnen, gekocht: ½ Tasse	100
Weizenkeime: 28,5 Gramm	100
Spargel, frisch, gekocht: ½ Tasse	88
Steckrübenblätter, frisch, gekocht: ½ Tasse	85
Avocado, Florida: ½ St.	81
Rosenkohl, tiefgefroren, gekocht: ½ Tasse	79

Limabohnen, getrocknet, gekocht: ½ Tasse	78
Kichererbsen, gekocht: ½ Tasse	70
Sonnenblumensamen: 28,5 Gramm	65
Orangenscheiben: 1 Tasse	54
Brokkoli, frisch, gekocht: ½ Tasse	53
Senfblätter, frisch, gekocht: ½ Tasse	51
Himbeeren, tiefgefroren: ½ Tasse	33

Notiz: Viele Getreide enthalten auch 100 Mikrogramm Folsäure pro Portion.

Kaliumreiche Nahrungsmittel

	(Milligramm pro Portion)
Blackstrap (Getränk aus Rum und Sirup): ½ Tasse	2400
Kartoffel, im Ofen gebacken: 1 mittelgroße	844
Honigmelone: ¼ St.	825
Avocado, Florida: ½ Stück	742
Rübenblätter, gekocht: ½ Tasse	654
Pfirsiche, getrocknet: 5 Hälften	645
Backpflaume, getrocknet: 5 St.	626
Tomatensaft: 1 Tasse	536
Joghurt, halbmager: 1 Tasse	530
Limabohnen, getrocknet, gekocht: ½ Tasse	517
Lachs: 100 Gramm	490
Sojabohnen, gekocht: ½ Tasse	486
Spanische Artischocke, gekocht: ½ Tasse	483
Aprikose, getrocknet: 10 Hälften	482
Orangensaft, frisch: 1 Tasse	477
Kürbiskerne: 57 Gramm	458
Süßkartoffeln, gekocht: ½ Tasse	455
Banane: 1 St.	451
Mandeln: 57 Gramm	426
Spinat, gekocht: ½ Tasse	419
Hering: 100 Gramm	419
Milch, mager: 1 Tasse	418
Makrele: 100 Gramm	406
Erdnüsse: 57 Gramm	400

Selenreiche Nahrungsmittel

	(Mikrogramm in 100 Gramm)
Paranüsse	2960
Thunfisch in Wasser, Dose	80
in Öl	76
Thunfisch, weiß, in Wasser, Dose	65
in Öl	60
Sonnenblumenkerne, geröstet	78
Austern, gekocht	72
Hühnerleber, gekocht	72
Weizenmehl, Vollkorn	71
Venusmuschel, Dose	49

Notiz: Innereien sind im allgemeinen reich an Selen, Vollkorngetreide ebenfalls. Die meisten Obst- und Gemüsearten sind im allgemeinen arm an Selen; am reichhaltigsten ist Knoblauch mit 14 Mikrogramm pro 100 Gramm.

Zinkreiche Nahrungsmittel

	(Milligramm pro Portion)
Austern, geräuchert: 85,5 Gramm	103
Austern, roh, ohne Schale: 85,5 Gramm	63
Krabbe, ohne Schale, gedämpft: 2 Stück, mittelgroß	4
Krabbe, gekocht: ½ Tasse	6
Schmorbraten: 85,5 Gramm	7
Kalbsleber, gekocht: 85,5 Gramm	7
Pute, dunkles Fleisch: 100 Gramm	5
Kürbis und Kürbiskerne: 28,5 Gramm	3

Notiz: Fleisch und Geflügel sind allgemein reich an Zink. Viele Getreide haben rund 4 Milligramm Zink pro Portion. Kontrollieren Sie das Etikett.

Vitamin-C-reiche Nahrungsmittel

	(Milligramm pro Portion)
Guave: 1 Stück	165
Rote Paprikaschote: 1 Stück	141
Honigmelone: ½ Melone	113
Piment, Dose: 114 Gramm	107
Grüne Paprikaschote: 1 St.	95
Papaya: ½ St.	94
Erdbeeren, roh: 1 Tasse	84
Rosenkohl: 6 St.	78
Grapefruitsaft: von 1 Frucht	75
Kiwi: 1 St.	74
Orange: 1 St.	70
Tomaten, gekocht: 1 Tasse	45
Orangensaft im Karton oder aus Konzentrat: ½ Tasse	52
Brokkoli, gekocht: ½ Tasse	49
Tomatensaft: 1 Tasse	45
Grapefruit: ½ St.	42
Brokkoli, roh: ½ Tasse	41
Blumenkohl, roh: ½ Tasse	36
Erbsen, grün, roh: ½ Tasse	31
Mangold, gekocht: ½ Tasse	27

Vitamin-D-reiche Nahrungsmittel

100 Gramm	*Internationale Einheit (IE)*
Aal	4700
Pilchard (kalifornische Sardine)	1500
Sardinen, frisch	1500
Heringe, frisch	1000
Lachs, rot	800
Lachs, rosa	500
Makrele	500
Lachs, *chinook*, Pazifischer Ozean	300
Hering, Dose	225

Lachs, Reststücke	200
Thunfisch	200
Milch (mager, fettarm) 236 cm^3	100

Vitamin-E-reiche Nahrungsmittel

Das Vitamin ist in Fett löslich und in Pflanzenölen, Nüssen und Samen konzentriert. Hülsenfrüchte und Kleie sind auch ziemlich reich. Vitamin E fehlt fast völlig in tierischen Nahrungsmitteln. Obwohl Obst und Gemüse an Vitamin E ziemlich arm sind, liefern sie immerhin 11 Prozent des Vitamin E in der amerikanischen Ernährung. Etwa 64 Prozent kommen aus Ölen, Margarinen und Backfetten und etwa 7 Prozent aus Körnern.

(Milligramm pro 100 Gramm)

Nüsse und Samen	
Sonnenblumenkerne	52
Walnüsse	22
Mandeln	21
Haselnüsse	21
Cashewnüsse	11
Erdnüsse, geröstet	11
Paranüsse	7
Pekanüsse	2
Kleien und Hülsenfrüchte	
Weizenkeime	28
Sojabohnen, getrocknet	20
Reiskleie	15
Limabohnen, getrocknet	8
Weizenkleie	8
Öle	
Weizenkeim	250
Sojabohnen	93
Mais	82
Sonnenblumen	63
Färberdistel	38
Sesam	28
Erdnuß	24

Typen von Fettsäuren in Ölen

Öl	*Gesättigt*	*Einfach ungesät.*	*Omega-6*	*Omega-3*
		(Prozente)		
Flachs	9	18	16	57
Rapssamenöl	6	62	22	10
Soja	15	24	54	7
Walnuß	16	28	51	5
Oliven (kaltgepreßt)	14	77	8	1
Erdnuß	18	49	33	0
Mais	13	25	61	1
Färberdistel, normal	10	13	77	0
Sesam	13	46	41	0
Sonnenblumen, normal	11	20	69	0

Notiz: Man kann mühelos merken, daß Mais-, Färberdistel- und Sonnenblumenöle am meisten Omega-6- und am wenigsten Omega-3-Fettsäure enthalten und deshalb allgemein gefährlicher sind. Flachs- und Rapssamenöle haben die besten Verhältnisse von Omega-3- zu Omega-6-Fettsäure. Olivenöl hat am meisten herzschonendes einfach ungesättigtes Fett.

Omega-3-Fettsäure in Meeresfrüchten

Frischer/tiefgefrorener Fisch	*(Milligramm pro 100 Gramm roh)*
Rogen, Finnwal, gemischte Sorten	2345
Makrele, Atlantik	2299
Hering, Pazifik	1658
Hering, Atlantik	1571
Makrele, Pazifik	1441
Lachs, *chinook*	1355
Makrele, spanisch	1341
Weißfisch, gemischte Sorten	1258
Thunfisch, blaue Flosse	1173
Lachs, rot	1172
Lachs, rosa	1005
Steinbutt, Grönland	919
Haifisch, gemischte Sorten	847
Lachs, silber	814

Barsch, gestreift	754
Stint	693
Austern, Pazifik	688
Schwertfisch	639
Lachs, Reststücke	627
Steinbeißer	623
Flußbarsch, gemischte Sorten	595
Seebarsch, gemischte Sorten	595
Regenbogenforelle	568
Pompano, Florida	568
Tintenfisch, gemischte Sorten	488
Garnele, gemischte Sorten	480
Miesmuscheln, blau	441
Austern, Ostküste	439
Pollock, Atlantik	421
Wels, Ärmelkanal	373
Heilbutt, Atlantik und Pazifik	363
Gemeine Languste, gemischte Sorten	373
Pollock, Alaska	372
Krabbe	372
Karpfen	352
Felsenfisch, Pazifik, gemischte Sorten	345
Meeräsche	325
Krabbe, blau	320
Krabbe, Dungeness	307
Ozeanbarsch, Atlantik	291
Thunfisch, Blaufisch	256
Barsch	256
Weißfisch, gemischte Sorten	224
Thunfisch, gelbe Flosse	218
Kabeljau, Pazifik	215
Kammuschel, gemischte Sorten	198
Schellfisch	185
Kabeljau, Atlantik	184
Languste	173
Aal, gemischte Sorten	147
Krake	157
Muscheln	142

Fisch aus der Dose	*(Milligramm pro 100 Gramm)*
Sardellen, in Olivenöl, abgetropft	2055
Heringe, Atlantik, in Salz	1389
Lachs, rosa (Flüssigkeit und Gräten inklusive)	1651
Sardinen, Pazifik, in Tomatensauce (abgetropft, ohne Gräten)	1604
Lachs, rot (abgetropft, mit Gräten)	1156
Sardinen, Atlantik, in Sojabohnenöl (abgetropft, mit Gräten)	982
Thunfisch (*albacore*), weiß, in Wasser (abgetropft)	706
Thunfisch, leicht, in Sojabohnenöl (abgetropft)	128
Thunfisch, leicht, in Wasser (abgetropft)	111

Quelle: U. S. Department of Agriculture

Quellenangaben

Mehr als zehntausend wissenschaftliche Studien wurden bei der Entstehung dieses Buches konsultiert. Es ist deshalb unmöglich, alle zu verzeichnen. Einige der wichtigsten und interessantesten wissenschaftlichen Quellen, die in medizinischen Bibliotheken verfügbar sind, sollen dennoch hier erwähnt werden, wobei immer nur der erste Autor einer Studie an dieser Stelle genannt wird. Das vorliegende Buch enthält zudem zahlreiche bisher unveröffentlichte Informationen, die auf Interviews mit Forschern und auf zusammenfassenden Forschungsmitteilungen in wissenschaftlichen Publikationen basieren.

Arthritis

Belch, J.: Fish oil and rheumatoid arthritis: Does a herring a day keep rheumatologists away? *Annals of the Rheumatic Diseases* 1990; 49, 71–72.

Darlington, L. G.: Dietary therapy for arthritis. *Nutrition and Rheumatic Diseases* 1991; 17(2), 273–285.

Golding, D. N.: Is there an allergic synovitis? *Journal of the Royal Society of Medicine* 1990; 83, 312–314.

Kjeldsen-Krah, J.: Controlled trial of fasting and one-year vegetarian diet in rheumatoid arthritis. *Lancet* 1991; 338(8772), 899–902.

Kremer, J. M.: Clinical studies of omega-3 fatty acid supplementation in patients who have rheumatoid arthritis. *Rheumatic Disease Clinics of North America* 1991; 17(2), 391–402.

Panush, R. S.: Diet therapy for rheumatoid arthritis. *Arthritis and Rheumatism* 1983; 26(4), 462 bis 470.

Panush, R. S.: Food induced (»Allergic«) arthritis: clinical and serologic studies. *The Journal of Rheumatology* 1990; 17, 291–294.

Panush, R. S.: Food induced (»allergic«) arthritis: inflammatory synovitis in rabbits. *The Journal of Rheumatology* 1990, 17, 285–290.

Panush, R. S.: Food-induced (allergic) arthritis: inflammatory arthritis exacerbated by milk. *Arthritis and Rheumatism* 1986: 29(2), 220–225.

Parke, A. L.: Rheumatoid arthritis and food: a case study. *British Medical Journal (clinical research)* 1981; 282(6281), 2027–2029.

Ratner, D.: Does milk intolerance affect seronegative arthritis in lactase-deficient women? *Israel Journal of Medical Sciences* 1985; 21, 532–534.

Srivastava, K. C., et al., Ginger (Zingiber officinale) and rheumatic disorders. *Medical Hypotheses* 1989; 29, 25–28.
Williams, R.: Rheumatoid arthritis and food: a case study. *British Medical Journal* 1981; 283, 563.

Asthma und Bronchitis

Dorsch, W.: Antiasthmatic effects of onions. *International Archives of Allergy and Applied Immunology* 1989; 88, 228–230.
Dorsch, W.: New Antiasthmatic drugs from traditional medicine? *International Archives of Allergy and Applied Immunology* 1991; 94, 262–265.
Dry, J.: Effect of a fish oil diet on asthma: results of a 1-year double-blind study. *International Archives of Allergy and Applied Immunology* 1991; 95(2-2), 156–157.
Lee, T. H.: Effects of dietary fish oil lipids on allergic and inflammatory diseases. *Allergy Proceeding* 1991; 12(5), 299–303.
Rodriquez, J.: Allergy to cow's milk with onset in adult life. *Annals of Allergy* 1989; 62(3), 185a–b.
Schwartz, J.: Caffeine intake and asthma symptoms. *Annals of Epidemiology* 1992; 2(5), 627 bis 635.
Schwartz, J.: Dietary factors and their relation to respiratory symptoms. *American Journal of Epidemiology* 1990; 132(1), 67–76.
Wilson, N.: Objective test for food sensitivity in asthmatic children: increased bronchial reactivity after cola drinks. *British Medical Journal* 1982; 284, 1226–1228.
Ziment, I.: History of the treatment of chronic bronchitis. *Respiration* 1991; 58(1), 37–42.
Ziment, I.: Five thousand years of attacking asthma: an overview. *Respiratory Care* 1986; 31(2), 117–136.

Blähungen

Bond, J. H.: Relation of food ingestion to intestinal gas production and gas related symptoms. *Journal of Environmental Pathology, Toxicology and Oncology* 1985; 5, 157–164.
Jha, K.: Flatulence production abilities of different Indian foods and effect of certain spices on flatulence. *Indian Journal of Pathology and Microbiology* 1980; 23, 279–288.
Levitt, M. D.: Studies of a flatulent patient. *New England Journal of Medicine* 1976; 295(5), 260 bis 262.
Olson, A. C.: Nutrient composition of and digestive response to whole and extracted dry beans. *Journal of Agriculture and Food Chemistry* 1982; 30, 26–32.

Blutcholesterin

Anderson, J. W.: Serum lipid response of hypercholesterolemic men to single and divided doses of canned beans. *American Journal of Clinical Nutrition* 1990; 51(6), 1013–1019.
Barrie, N. D.: Effects of garlic oil on platelet aggregation, serum lipids and blood pressure in humans. *Journal of Orthomolecular Medicine*, 1987; 2(1), 15–21.
Colquhoun, D. M.: Comparison of the effects on lipoproteins and apolipoproteins of a diet high in monounsaturated fatty acids, enriched with avocado and a high-carbohydrate diet. *American Journal of Clinical Nutrition* 1992; 56, 671–677.
Davidson, M. H.: The hypocholesterolemic effects of B-glucan in oatmeal and oat bran. *Journal of the American Medical Association* 1991: 285(14), 1833–1839.
Gadkari, J. V.: The effect of ingestion of raw garlic on serum cholesterol level, clotting time and fibrinolytic activity in normal subjects. *Journal of Postgraduate Medicine* 1991; 37(3), 128–131.

Hermann, W.: The influence of dietary supplementation with omega-3 fatty acids on serum lipids, apolipoproteins, coagulation and fibrinolytic parameters. *Zeitschrift für Klinische Medizin* 1991, 46(19), 1363–1369.

Ripsin, C. M.: Oat products and lipid lowering: a meta-analysis. *Journal of the American Medical Association* 1992; 267/24), 3317–3327.

Robertson, J.: The effect of raw carrot on serum lipids and colon function. *American Journal of Clinical Nutrition* 1979; 32, 1889–1892.

Sendl, A.: Inhibition of cholesterol synthesis in vitro by extracts and isolated compounds prepared from garlic and wild garlic. *Atherosclerosis* 1992; 94(1), 79–85.

Steinberg, Daniel: Antioxidants in the prevention of human atherosclerosis. *Circulation* 1992; 85(6), 2338–2344.

Blutdruck

Alderman, M. H.: Moderate sodium restriction. Do the benefits justify the hazards? *American Journal of Hypertension* 1990; 3, 499–504.

Auer, W.: Hypertension and hyperlipidaemia: garlic helps in mild cases. *British Journal of Clinical Practice Supplement* 1990; 44(8), 3–6.

Beilin, L. J.: Alcohol and hypertension. *Clinical and Experimental Hypertension Theory and Practice* 1992; A14(1&2), 119–138.

Bulpitt, C. J.: Vitamin C and blood pressure. *Journal of Hypertension* 1990; 12, 1071–1075.

Harvard Health Letter. *A special report: high blood pressure*, 1990. Harvard Medical School, Health Publications Group.

Knapp, H. R.: Omega-3 fatty acids, endogenous prostaglandins, and blood pressure regulation in humans. *Nutrition Reviews* 1989; 47(10), 301–313.

Krishna, G. G.: Increased blood pressure during potassium depletion in normotensive men. *New England Journal of Medicine* 1989; 329(18), 1177–1182.

Law, M. R.: By how much does dietary salt reduction lower blood pressure? *British Medical Journal* 1991; 302, 819–924.

Margretts, B. M.: Vegetarian diet in mild hypertension: a randomised controlled trial. *British Medical Journal* 1986; 293, 1468–1471.

Martin, J. B.: Mortality patterns among hypertensives by reported level of caffeine consumption. *Preventive Medicine* 1988; 17(3), 310–320.

Patki, P. S.: Efficacy of potassium and magnesium in essential hypertension: a double-blind, placebo controlled, crossover study. *British Medical Journal* 1990; 301(6751), 521–523.

Sacks, F. M.: Dietary fats and blood pressure: a critical review of the evidence. *Nutrition Reviews* 1989; 47(10), 291–300.

Tobian, L.: Salt and hypertension. Lessons from animal models that relate to human hypertension. *Hypertension* 1991; 17(suppl. 1), 151–158.

Blutgerinnsel

Ernst, E.: Plasma fibrinogen – an independent cardiovascular risk factor. *Journal of Internal Medicine* 1990; 227, 365–372.

Lou, F. Q.: A study on tea-pigment in prevention of atherosclerosis. *Chinese Medical Journal* 1989; 102(8), 579–583.

Gadkari, Jayashree: Effect of ingestion of raw garlic on serum cholesterol level, clotting time and fibrinolytic activity in normal subjects. *Journal of Postgraduate Medicine* 1991; 37(3), 128–131.

Houwelingen, R.: Effect of a moderate fish intake on blood pressure, bleeding time, hematology, and clinical chemistry in healthy males. *American Journal of Clinical Nutrition* 1987; 46, 424–436.

Kiesewetter, H.: Effects of garlic on blood fluidity and fibrinolytic activity: a randomised placebo-controlled, double-blind study. *British Journal of Clinical Practice* 1990; 44(suppl. 69), 24–29.
Lipinska, I.: Lipids, lipoproteins, fibrinogen and fibrinolytic activity in angiographically assessed coronary heart disease. *Artery* 1987; 15(1), 44–60.
Makheja, A.: Antiplatelet constituents of garlic and onions. *Agents Actions* 1990; 29(3–4), 360 bis 363.
Marckmann, P.: Effects of total fat content and fatty acid composition in diet on factor VII coagulant activity and blood lipids. *Artherosclerosis* 1990; 80(3), 227–233.
Mehrabian, M.: Dietary regulation of fibrinolytic factors. *Artherosclerosis* 1990; 84, 25–32.
Seigneur, M.: Effect of the consumption of alcohol, white wine, and red wine on platelet function and serum lipids. *Journal of Applied Cardiology* 1990; 5, 215–222.
Siemann, E. H.: Concentration of the phytoalexin resveratrol in wine. *American Journal of Enol Vitic* 1992; 43(1), 49–52.
Visudhiphan, S.: The relationship between high fibrinolytic activity and daily capsicum ingestion in Thais. *American Journal of Clinical Nutrition* 1982; 35, 1452–1458.
Young, W.: Tea and atherosclerosis. *Nature* 1967; 216, 1015–1016.

Diabetes

Bailey, C. J.: Traditional plant medicines as treatments for diabetes. *Diabetes Care* 1989; 12(8), 553–564.
Close, E. J.: Diabetic diets and nutritional recommendations: what happens in real life? *Diabetic Medicine* 1992; 9(2), 181–188.
Dahlquist, G. G.: Dietary factors and the risk of developing insulin dependent diabetes in childhood. *British Medical Journal* 1990; 300, 1302–1306.
Feskens, E. J. M.: Inverse association between fish intake and risk of glucose intolerance in normoglycemic elderly men and women. *Diabetes Care* 1991; 14(11), 935–941.
Holbrook, T. L.: A prospective population-based study of alcohol use and non-insulin dependent diabetes mellitus. *American Journal of Epidemiology* 1990; 132(5), 902–909.
Jenkins, D. J. A.: Lente carbohydrate: a newer approach to the dietary management of diabetes. *Diabetes Care* 1982; 5, 634.
Karjalainen, J.: A bovine albumin peptide as a possible trigger of insulin-dependent diabetes mellitus. *New England Journal of Medicine* 1992; 327(5), 302–307.
Mahdi, G. S.: Role of chromium in barley in modulating the symptoms of diabetes. *Annals of Nutrition and Metabolism* 1991; 35, 65–70.
Marshall, J. A.: High-fat, low-carbohydrate diet and the etiology of non-insulin dependent diabetes mellitus: the San Luis Valley Diabetes Study. *American Journal of Epidemiology* 1991; 134(6), 590–603.
Sharma, R. D.: Effect of fenugreek seeds on blood glucose and serum lipids in type I diabetes. *European Journal of Clinical Nutrition* 1990; 44(4), 301–306.
Virtanen, S. M.: Feeding in infancy and the risk of type I diabetes mellitus in Finnish children. *Diabetic Medicine* 1992; 9(9), 815–819.
Wolever, T. M. S.: Beneficial effect of a low glycaemic index diet in type-2 diabetes. *Diabetic Medicine* 1992; 9, 451–458.

Durchfall

Brown, K. H.: Dietary management of acute childhood diarrhea: optimal timing of feeding and appropriate use of milks and mixed diets. *Journal of Pediatrics* 1991; 118, 92 S–98 S.

Casteel, H. B.: Oral rehydration therapy. *Pediatric Clin North Am* 1990; 37(2), 295–311.
Hirschhorn, N.: Progress in oral rehydration therapy. *Scientific American* 1991; 264(5), 50–56.
Hyams, J. S.: Carbohydrate malabsorption following fruit juice ingestion in young children. *Pediatrics* 1988; 82(1), 64–68.
Jain, N. K.: Sorbitol intolerance in adults. *American Journal of Gastroenterology* 1985; 80(9), 678–681.
Kneepkens, C. M.: Apple juice, fructose, and chronic nonspecific diarrhoea. *European Journal of Pediatrics* 1989; 148(6), 571–573.
Kotz, C. M.: In vitro antibacterial effect of yogurt on Escherichia coli. *Digestive Diseases and Sciences* 1990; 35(5), 630–637.
Lewis, P.: Starvation ketosis after rehydration with diet soda. *Pediatrics* 1991; 88(4), 806–807.
Lifshitz, F.: Role of juice carbohydrate malabsorption in chronic nonspecific diarrhea in children. *Journal of Pediatrics* 1992; 120(5), 825–829.
Saibil, F.: Diarrhea due to fiber overload. *New England Journal of Medicine* 1989; 320(9), 599.
Wolfe, M. S.: Acute diarrhea associated with travel. *American Journal of Medicine* 1990; 88(suppl. 6A), 34 S–37 S.

Gallensteine

Liddle, R. A.: Gallstone formation during weight-reduction dieting. *Archives of Internal Medicine* 1989; 149(8), 1750–1753.
Maclure, K. M.: Dietary predictors of symptom-associated gallstones in middle-aged women. *American Journal of Clinical Nutrition* 1990; 52(5), 916–922.
Mogadam, M.: Gallbladder dynamics in response to various meals: is dietary fat restriction necessary in the management of gallstones? *American Journal of Gastroenterology* 1984; 79(10), 745–747.
Pixley, F.: Dietary factors in the aetiology of gallstones: a case control study. *Gut* 1988, 29(11), 1511–1515.
Sichieri, R.: A prospective study of hospitalization with gallstone disease among women: role of dietary factors, fasting period, and dieting. *American Journal of Public Health* 1991; 81(7), 880–884.

Gehirn und Verhalten

Bachorowski, J.: Sucrose and delinquency: behavioral assessment. *Pediatrics* 1990; 86(2), 244 bis 253.
Gans, D. A.: Sucrose and delinquency: oral sucrose tolerance test and nutritional assessment. *Pediatrics*; 86(2), 254–261.
Greenwood, C.: Influence of dietary fat on brain membrane phospholipid fatty acid composition and neuronal function in mature rats. *Nutrition* 1989; 5(4), 278–281.
Harper, A. E.: Claims of antisocial behavior from consumption of sugar: an assessment. *Food Technology*, Jan. 1986, 142–149.
Spring, B.: Psychobiological effects of carbohydrates. *Journal of Clinical Psychiatry* 1989; 50(suppl. 5), 27–33.
Spring, B.: Carbohydrates, tryptophan, and behavior: a methodological review. *Psychological Bulletin* 1987; 102(2), 234–256.

Geschwüre

Cheney, G.: Anti-peptic ulcer dietary factor. *Journal of the American Dietetic Association* 1950; 26, 668–672.

Elta, G. H.: Comparison of coffee intake and coffee-induced symptoms in patients with duodenal ulcer, nonulcer dyspepsia, and normal controls. *American Journal of Gastroenterology*, 1990; 85(10), 1339–1342.

Graham, D. Y.: Spicy food and the stomach. *Journal of the American Medical Association* 1988; 260(23), 3473–3475.

Holzer, P.: Intragastric capsaicin protects against aspirin-induced lesion formation and bleeding in the rat gastric mucosa. *Gastroenterology* 1989; 96, 1425–1433.

Ippoliti, A. F.: The effect of various forms of milk on gastric-acid secretion. *Annals of Internal Medicine* 1976; 84, 286–289.

Kaess, H.: Food intolerance in duodenal ulcer patients, non-ulcer dyspeptic patients and healthy subjects. *Klinische Wochenschrift* 1988; 66, 208–211.

Kumar, N.: Effect of milk on patients with duodenal ulcers. *British Medical Journal* 1986; 293, 666.

Marotta, R. B.: Diet and nutrition in ulcer disease. *Medical Clinics of North America* 1991; 75(4), 967–979.

McArthur, K.: Relative stimulatory effects of commonly ingested beverages on gastric acid secretion in humans. *Gastroenterology* 1982; 83, 199–203.

Morgan, A. G.: Comparison between cimetidine and caved-s in the treatment of gastric ulceration, and subsequent maintenance therapy. *Gut* 1982; 23, 545–551.

Pearson, R. C.: Preference for hot drinks is associated with peptic disease. *Gut* 1989; 30, 1201 bis 1205.

Sarin, S. K.: Diet and duodenal ulcer. *Journal of the Association of Physicians of India* 1985; 33(2), 164–167.

Rydning, A.: Dietary Fiber and peptic ulcer. *Scandinavian Journal of Gastroenterology* 1986; 21, 1–5.

Singer, M. V.: Action of beer and its ingredients on gastric acid secretion and release of gastrin in humans. *Gastroenterology* 1991; 101, 935–942.

Sok Wan Han: Protective effect of diallyl disulfide against ethanol-induced gastric mucosal damage in rats. *Bulletin of Clinical Research CMC* 1990; 18(2), 223–236.

Vazquez-Olivencia, W.: The effect of red and black pepper on orocecal transit time. *Journal of the American College of Nutrition* 1992; 11(2), 228–231.

Herzkrankheiten

Bairati, I.: Double blind, randomized, controlled trial of fish oil supplements in prevention of recurrence of stenosis after coronary angioplasty. *Circulation* 1992; 85, 950–956.

Burr, M. L.: Effects of changes in fat, fish, and fibre intakes on death and myocardial reinfarction: diet and reinfarction trial (Dart). *Lancet*, Sept. 1989, 757–761.

Ettinger, P. O.: Arrhythmias and »the holiday heart«: alcohol associated cardiac rhythm disorders. *American Heart Journal* 1978; 95, 555–562.

Fraser, G. E.: A possible protective effect of nut consumption on risk of coronary heart disease. *Archives of Internal Medicine* 1992; 152, 1416–1423.

Gey, K. F.: Inverse correlation between plasma vitamin E and mortality from ischemic heart disease in cross-cultural epidemiology. *American Journal of Clinical Nutrition* 1991; 53(suppl. 1), 326 S–334 S.

Gramenzi, A.: Association between certain foods and risk of acute myocardial infarction in women. *British Medical Journal* 1990; 300(6727), 771–773.

Grobbee, D. E.: Coffee, caffeine and cardiovascular disease in men. *New England Journal of Medicine* 1990; 323(15), 1026–1032.

Hojnacki, J. L.: Effect of drinking pattern on plasma lipoproteins and body weight. *Atherosclerosis* 1991; 88(1), 49–59.

Leaf, A.: Cardiovascular effects of omega-3 fatty acids. *New England Journal of Medicine* 1988; 318, 549–557.
Milner, M. R.: Usefulness of fish oil supplements in preventing clinical evidence of restenosis after percutaneous transluminal coronary angioplasty. *American Journal of Cardiology* 1989; 64(5), 294–299.
Myers, M. G.: Coffee and coronary heart disease. *Archives of Internal Medicine* 1992; 152, 1767 bis 1772.
Myers, M. G.: Caffeine and cardiac arrhythmias. *Annals of Internal Medicine* 1991; 114, 147–150.
Orlando, J.: Effect of ethanol on angina pectoris. *Annals of Internal Medicine* 1976; 84, 652–655.
Riemersma, R. A.: Risk of angina pectoris and plasma concentrations of vitamins A, C, and E and carotene. *Lancet* 1991; 337(8732), 1–5.
Sacks, F.: More on chewing the fat. *New England Journal of Medicine* 1991; 325(24), 1740–1741.
Simopoulos, A. P.: Omega-3 fatty acids in growth and development and in health and disease. *Nutrition Today*, May/June 1988, 12–18.
Singh, R. B.: Randomized controlled trial of cardioprotective diet in patients with recent acute myocardial infarction: results of one year follow up. *British Medical Journal* 1992; 304, 1015 bis 1019.
Stampfer, M. J.: A prospective study of moderate alcohol consumption and the risk of coronary disease and stroke in women. *New England Journal of Medicine*; 319(5), 267–273.
Steinberg, D.: Alcohol and atherosclerosis. *Annals of Internal Medicine* 1991; 114, 967–976.
Verlangieri, Anthony: Effects of d-a-tocopherol supplementation on experimentally induced primate atherosclerosis. *Journal of American College of Nutrition*, 1992; 11(2), 130–137.
Wilson, P. W. F.: Is coffee consumption a contributor to cardiovascular disease? *Archives of Internal Medicine* 1989; 149, 1169–1172.

Entzündungen und Erkältungen

Desencios, J. C.: The protective effect of alcohol on the occurrence of epidemic oyster-borne hepatitis A. *Epidemiology* 1992; 3(4), 371–374.
Halpern, G. M.: Influence of long-term yoghurt consumption in young adults. *International Journal of Immunotherapy* 1991; VII(4), 205–210.
Lau, B. H. S.: Garlic compounds modulate macrophage and T-lymphocyte functions. *Molecular Biotherapy* 1991; 3, 103–107.
Malter, M.: Natural killer cells, vitamins, and other blood components of vegetarian and omnivorous men. *Nutrition and Cancer* 1989; 12(3), 271–278.
Saketkhoo, K.: Effects of drinking hot water, cold water, and chicken soup on nasal mucus velocity and nasal airflow resistance. *Chest* 1978; 74, 408–410.

Koliken

Campbell, J. P.: Dietary treatment of infant colic: a double-blind study. *Journal of the Royal College of General Practitioners* 1989; 39(318), 11–14.
Clyne, P. S.: Human breast milk contains bovine IgG. Relationship to infant colic? *Pediatrics* 1991: 87, 439–444.
Jakobsson, I.: Food antigens in human milk. *European Journal of Clinical Nutrition* 1991; 45(suppl. 1), 29–33.
Leung, A.: Infantile colic. *American Family Physician* 1987; 36(3), 153–156.

Kopfschmerzen

Egger, J.: Is migraine food allergy? A double-blind controlled trial of oligoantigenic diet treatment. *Lancet* 1983; 2, 865–869.
Egger, J.: Oligoantigenic diet treatment in children with epilepsy and migraine. *Journal of Pediatrics* 1989: 114, 51–58.
Griffiths, R. R.: Low-dose caffeine physical dependence in humans. *Journal of Pharmacology and Experimental Therapeutics* 1990; 255(3), 1123–1132.
Henderson, W. R.: Hot dog headache: Individual susceptibility to nitrite. *Lancet* 1972; 2, 1162 bis 1163.
Koehler, S. M.: The effect of aspartame on migraine headache. *Headache* 1988; 28(1), 10–14.
Lipton, R. B.: Aspartame as a dietary trigger of headache. *Headache* 1989; 29(2), 90–92.
Littlewood, J.: Red wine as a cause of migraine. *Lancet* 1988; 1(8585), 558–559.
McCabe, B. J.: Dietary tyramine and other pressor amines in MAOI regimens: a review. *Journal of the American Dietetic Association* 1986(8), 1059–1064.
Mustafa, T.: Ginger (zingiber officinale) in migraine headache. *Journal of Ethnopharmacology* 1990; 29(3), 267–273.
Radnitz, C. L.: Food-triggered migraine: a critical review. *Annals of Behavioral Medicine* 1990; 12(2), 51–65.
Saper, J. R.: Daily chronic headache. *Neurol Clin* 1990; 8(4), 891–901.
Scopp, A. L.: MSG and hydrolyzed vegetable protein induced headache: review and case studies. *Headache* 1991; 31(2), 107–110.
Shulman, K. I.: Dietary restriction, tyramine, and the use of monoaine oxidase inhibitors. *Journal of Clinical Psychopharmacology* 1989: 9, 397–402.
Smith, R.: Caffeine withdrawal headache. *Journal of Clinical Pharmacy and Therapeutics* 1987; 12, 53–57.

Krebs, allgemein

Block, G.: Fruit, vegetables, and cancer prevention: a review of the epidemiological evidence. *Nutrition and Cancer* 1992; 18, 1–29.
Caragay, A. B.: Cancer-preventive foods and ingredients. *Food Technology* 1992; 46, 65–68.
Henson, D. E.: Ascorbic acid: biologic functions and relation to cancer. *Journal of the National Cancer Institute* 1991; 83(8), 547–550.
Lau, Benjamin H. S.: Garlic compounds modulate macrophage and T-lymphocyte functions. *Molecular Biotherapy* 1991; 3, 103–107.
Lubin, F.: Consumption of methylxanthine-containing beverages and the risk of breast cancer. *Cancer Letter* 1990; 53(2–3), 81–90.
Messina, M.: The role of soy products in reducing risk of cancer. *Journal of the National Cancer Institute* 1991; 83(8), 541–546.
Mettlin, C. J.: Patterns of milk consumption and risk of cancer. *Nutrition and Cancer* 1990; 13 (1–2), 89–99.
Schwartz, J. L.: Beta-carotene and/or vitamin E as modulators of alkylating agents in SCC-25 human squamous carcinoma cells. *Cancer Chemotherapy and Pharmacology* 1992; 29(3), 207–213.
Steinmetz, K. A.: Vegetables, fruit and cancer. I. Epidemiology. *Cancer Causes Control* 1991; 2(5), 325–357.
Steinmetz, K. A.: Vegetables, fruit, and cancer. II. Mechanisms. *Cancer Causes Control* 1991; 2(6), 427–442.
Wattenberg, L. W.: Inhibition of carcinogenesis by minor anutrient constituents of the diet. Proceedings of the Nutrition Society 1990; 49(2), 172–183.

Zhang, Yuesheng: A major inducer of anticarcinogenic protective enzymes from broccoli: isolation and elucidation of structure. *Proceedings of the National Academy of Sciences* 1992: 89, 2399–2403.

Brustkrebs

Adlecreutz, H.: Diet and breast cancer. *Acta Oncologica* 1992; 31(2), 175–181.

Barnes, S.: Soybeans inhibit mammary tumors in models of breast cancer. *Progress in Clinical and Biological Research* 1990; 347, 239–253.

Bresnick, E.: Reduction in mammary tumorigenesis in the rat by cabbage and cabbage residue. *Carcinogenesis* 1990; 11(7), 1159–1163.

Holm, L. E.: Treatment failure and dietary habits in women with breast cancer. *Journal of the National Cancer Institute* 1993; 85(1), 32–36.

Howe, G. E.: Dietary factors and risk of breast cancer: combined analysis of 12 case-control studies. *Journal of the National Cancer Institute* 1990; 82(7), 561–569.

Karmali, R. A.: Omega-3 fatty acids and cancer. *Journal of Internal Medicine* 1989; 225 (suppl. 1), 197–200.

Kushi, L. H.: Dietary fat and postmenopausal breast cancer. *Journal of the National Cancer Institute* 1992; 84(14), 1092–1099.

Lee, H. P.: Dietary effects on breast-cancer risk in Singapore. *Lancet* 1991; 337, 1197–1200.

Michnovicz, J. J.: Induction of estradiol metabolism by dietary indole-3 carbinol in humans. *Journals of the National Cancer Institute* 1990; 82(11), 947–949.

Rose, D. P.: Effect of dietary fat on human breast cancer growth and lung metastasis in nude mice. *Journal of the National Cancer Institute* 1991; 83(20), 1491–1495.

Rose, D. P.: High-fiber diet reduces serum estrogen concentrations in premenopausal women. *American Journal of Clinical Nutrition* 1991; 54(3), 520–525.

Dickdarmkrebs

Alberts, D. S.: Effects of dietary wheat bran fiber on rectal epithelial cell proliferation in patients with resection for colorectal cancers. *Journal of the National Cancer Institute* 1990; 82, 1280–1285.

Anti, M.: Effect of omega-3 fatty acids on rectal mucosal cell proliferation in subjects at risk for colon cancer. *Gastroenterology* 1992; 103, 883–891.

DeCosse, J. J.: Effect of wheat fiber and vitamins C and E on rectal polyps in patients with familial adenomatous polyposis. *Journal of the National Cancer Institute* 1989; 81(17), 1290 bis 1297.

Freudenheim, J. L.: Lifetime alcohol intake and risk of rectal cancer in western New York. *Nutrition and Cancer* 1990; 13, 101–109.

Howe, G. R.: Dietary intake of fiber and decreased risk of cancers of the colon and rectum: evidence from the combined analysis of 13 case-control studies. *Journal of the National Cancer Institute* 1992; 84(24), 1887–1896.

Nicholas, C. M.: Intervention studies in adenoma patients. *World Journal of Surgery* 1991; 15, 29–34.

Willett, W. C.: Relation of meat, fat, and fiber intake to the risk of colon cancer in a prospective study among women. *New England Journal of Medicine* 1990; 323, 1664–1672.

Lungenkrebs

Goodman, M. T.: Dietary factors in lung cancer prognosis. *European Journal of Cancer* 1992; 28(2/3), 495–501.

Harris, R. W.: A case-control study of dietary carotene in men with lung cancer and in men with other epithelial cancers. *Nutrition and Cancer* 1991; 15(1), 63–68.
Knekt, P.: Dietary antioxidants and the risk of lung cancer. *American Journal of Epidemiology* 1991; 134, 471–479.
Ziegler, R. G.: Carotenoid intake, vegetables, and the risk of lung cancer among white men in New Jersey. *American Journal of Epidemiology* 1986; 123, 1080–1093.
Ziegler, R. G.: Does beta-carotene explain why reduced cancer risk is associated with vegetable and fruit intake? *Cancer Research* 1992; 52(suppl. 7), 2060 S–2066 S.

Nierensteine

Curhan, G.: A prospective study of dietary calcium and other nutrients and the risk of symptomatic kidney stones. *New England Journal of Medicine* 1993; 328, 833–838.
Ebisuno, S.: Results of long-term rice bran treatment on stone recurrence in hypercalciuric patients. *British Journal of Urology* 1991; 67(3), 237–240.
Gleeson, M. J.: Effect of unprocessed wheat bran on calciuria and oxaluria in patients with urolithiasis. *Urology* 1990; 35(3), 231–234.
Goldfarb, S.: Dietary factors in the pathogenesis and prophylaxis of calcium nephrolithiasis. *Kidney International* 1988; 34, 544–555.
Goldfarb, S.: The role of diet in the pathogenesis and therapy of nephrolithiasis. *Endocrinology and Metabolism Clinics of North America* 1990; 19(4), 805–820.
Hughes, J.: Diet and calcium stones. *Canadian Medical Association Journal*, 1992; 146(2), 137 bis 143.
Iguchi, M.: Clinical effects of prophylactic dietary treatment on renal stones. *Journal of Urology* 1990; 144(2 Pt. 1), 229–232.
Schwille, P. O.: Environmental factors in the pathophysiology of recurrent idiopathic calcium urolithiasis (RCU) with emphasis on nutrition. *Urological Research* 1992; 20, 72–83.
Shuster, J.: Soft drink consumption and urinary stone recurrence: a randomized prevention trial. *Journal of Clinical Epidemiology* 1992; 45, 911–916.
Trinchieri, A.: The influence of diet on urinary risk factors for stones in healthy subjects and idiopathic renal calcium stone formers. *British Journal of Urology* 1991; 67, 230–236.
Wasserstein, A. G.: Case-control study of risk factors for idiopathic calcium nephrolithiasis. *Mineral and Electrolyte Metabolism* 1987; 13, 85–95.

Osteoporose

Heaney, R. P.: Calcium in the prevention and treatment of osteoporosis. *Journal of Internal Medicine* 1992; 231, 169–180.
Johnston, C. C. jr.: Calcium supplementation and increases in bone mineral density in children. *New England Journal of Medicine* 1992; 327(2), 119–120.
Nielsen, F. H.: Boron – an overlooked element of potential nutritional importance. *Nutrition Today*, January/February 1988, 4–7.

Schlaganfall

Acheson, R. M.: Does consumption of fruit and vegetables protect against stroke? *Lancet*, 1983, 1191–1193.
Hillborn, M.: Alcohol abuse and brain infarction. *Annals of Medicine* 1990; 22(5), 347–352.
Khaw, K.: Dietary potassium and stroke associated mortality. *New England Journal of Medicine* 1987; 216, 235–240.

Sato, Y.: Possible contribution of green tea drinking habits to the prevention of stroke. *Tohoku Journal of Experimental Medicine* 1989; 157(4), 337–343.

Sex, Fruchtbarkeit und Menstruationsprobleme

Bowen, D. J.: Variations in food preference and consumption across the menstrual cycle. *Physiology & Behavior* 1990; 47, 287–291.
Dawson, E. B.: Relationship between ascorbic acid and male fertility. *World Review of Nutrition and Dietetics* 1990; 62, 1–26.
Fraga, C. G.: Ascorbic acid protects against endogenous oxidative DNA damage in human sperm. *Proceedings of the National Academy of Sciences* 1991; 88, 1103–1106.
McCallum, K. A.: Hot flushes are induced by thermogenic stimuli. *British Journal of Urology* 1989; 64, 507–510.
Meikle, A. W.: Effects of a fat-containing meal on sex hormones in men. *Metabolism* 1990; 39(7), 943–946.
Van Thiel, D. H.: The phytoestrogens present in de-ethanolized bourbon are biologically active: a preliminary study in a postmenopausal woman. *Alcoholism, Clinical and Experimental Research* 1991; 15(5), 822–823.
Wilcox, G.: Oestrogenic effects of plant foods in postmenopausal women. *British Medical Journal* 1990; 301, 905–906.
Wurtman, J. J.: Effect of nutrient intake on premenstrual depression. *American Journal of Obstetrics and Gynecology* 1989; 161, 1228–1234.

Sodbrennen

Allen, M. L.: The effect of raw onions on acid reflux and reflux symptoms. *American Journal of Gastroenterology* 1990; 85(4), 377–380.
Becker, D. J.: A comparison of high and low fat meals on postprandial esophageal acid exposure. *American Journal of Gastroenterology* 1989: 84(7), 782–785.
Kitchin, L. I.: Rationale and efficacy of conservative therapy for gastroesophageal reflux disease. *Archives of Internal Medicine* 1991; 151, 448–454.
Murphy, D. W.: Chocolate and heartburn: evidence of increased esophageal acid exposure after chocolate ingestion. *American Journal of Gastroenterology* 1988; 83(6), 633–636.
Price, S. F.: Food sensitivity in reflux esophagitis. *Gastroenterology* 1978; 75, 240–243.
Vitale, G. C.: The effect of alcohol on nocturnal gastroesophageal reflux. *Journal of the American Medical Association* 1987; 258, 2077–2079.

Spastischer Dickdarm

Bianchi, P. G.: Lactose untolerance in adults with chronic unspecified abdominal complaints. *Hepatogastroenterology* 1983; 30(6), 254–257.
Friedman, G.: Diet and the irritable bowel syndrome. *Gastroenterology Clinics of North America* 1991; 20(2), 313–324.
Fritznelis, G.: Role of fructose-sorbitol malabsorption in the irritable bowel syndrome. *Gastroenterology* 1990; 99, 1016–1020.
Hunter, J. O.: Irritable bowel syndrome. *Proceedings of the Nutrition Society* 1985; 44, 141–143.
Hunter, J. O.: Food allergy – or enterometabolic disorder? *Lancet*, Aug. 24, 1991, 495–496.
Jones, V. A.: Food intolerance: a major factor in the pathogenesis of irritable bowel syndrome, *Lancet*, Nov. 20, 1982, 1115–1117.
Nanda, R.: Food intolerance and the irritable bowel syndrome. *Gut* 1989; 30, 1099–1104.

Stimmung, Angst und Depression

Benton, D.: The impact of selenium supplementation on mood. *Biological Psychiatry* 1991; 29, 1092–1098.

Bruce, M. S.: The anxiogenic effects of caffeine. *Postgraduate Med Journal* 1990; 66 (suppl. 2), 518–524.

Carney, M. W. P.: Vitamin deficiency and mental symptoms. *British Journal of Psychiatry* 1990; 156, 878–882.

Cowen, R.: Receptor Encounters. *Science News* 1989; 136, 248–252.

Griffiths, R. R.: Low dose caffeine discrimination in humans. *Journal of Pharmacology and Experimental Therapeutics* 1990; 252(3), 970–978.

Ratliff-Crain, J.: Cardiovascular reactivity, mood, and task performance in deprived and nondeprived coffee drinkers. *Health Psychology* 1989; 8(4), 427–447.

Roy-Byrne, P. P.: Exogenous factors in panic disorder: clinical and research implications. *Journal of Clinical Psychiatry* 1988; 49, 56–61.

Wurtman, R. J.: Carbohydrates and depression. *Scientific American*, Jan. 1989, 68–75.

Young, S. M.: Some effects of dietary components (amino acids, carbohydrate, folic acid) on brain serotonin synthesis, mood, and behavior. *Canadian Journal of Physiology and Pharmacology* 1991; 69, 893–903.

Young, S. M.: Folic acid and psychopathology. *Progress in Neuropsychopharmacology and Biological Psychiatry* 1989; 13, 841–863.

Verstopfung und Divertikulose

Brown, S. R.: Effect of coffee on distal colon function. *Gut* 1990; 31, 450–453.

Edwards, C. A.: Fibre and constipation. *British Journal of Clinical Practice* 1988; 42(1), 26–32.

Jain, N. K.: Sorbitol intolerance in adults. *The American Journal of Gastroenterology* 1985; 80(9), 678–681.

Miller, D. L.: Small-bowel obstruction from bran cereal. *Journal of the American Medical Association* 1990; 263(6), 813–814.

Painter, N. S.: Unprocessed bran in treatment of diverticular disease of the colon. *British Medical Journal* 1972; 2, 137–140.

Tomlin, J.: Comparison of the effects on colonic function caused by feeding rice bran and wheat bran. *European Journal of Clinical Nutrition* 1988; 42, 857–861.

Bücher

Burkitt, Denis, M. D. *Eat Right – To Stay Healthy and Enjoy Life More.* New York: Arco Publishing, 1979.

Carper, Jean. *The Food Pharmacy.* New York: Bantam Books, 1988.

Graedon, Joe, and Teresa Graedon. *Graedon's Best Medicine.* New York: Bantam Books, 1991.

Grossman, Richard. *The Other Medicines.* New York: Doubleday, 1985.

Heimlich, Jane. *What Your Doctor Won't Tell You.* New York: Harper Perennial, 1990.

Hoffman, Ronald L., M. D. *Seven Weeks to a Settled Stomach.* New York: Simon and Schuster, 1990.

Hoffman, Ronald L., M. D. *Tired All the Time: How to Regain Your Lost Energy*, New York: Poseidon Press, 1993.

Kronhausen, Eberhard, Ed. B. and Phyllis Kronhausen, Ed. D., with Harry B. Demopoulos, M. D. *Formula for Life*, New York: Morrow, 1989.

Lands, William E. M. *Fish and Human Health*, Orlando, Fla: Academic Press, 1986.

Murray, Michael, N. D. and Pizzorno, Joseph, N. D. *Encyclopedia of Natural Medicine*, Rocklin, Calif.: Prima Publishing, 1991.

Naj, Amal, *Peppers: A Story of Hot Pursuits*, New York: Alfred A. Knopf, 1992.

National Research Council. *Diet and Health*, Washington, D. C.: National Academy Press, 1989.

Perdue, Lewis. *The French Paradox and Beyond*, Sonoma, Calif.: Renaissance Publishing, 1992.

Spiller, Gene A. *The Mediterranean Diets in Health and Disease*, New York: Van Nostrand Reinhold, 1991.

Spiller, Gene A. *The Superpyramid Eating Program*, New York: Random House, 1993.

Reader's Digest. *Magic and Medicine of Plants*, Pleasantville, N. Y.: The Reader's Digest Association, Inc., 1986.

Swank, Roy Laver, M. D., and Dugan, Barbara Brewer, *The Multiple Sclerosis Diet Book*, New York: Doubleday, 1987.

Thompson, W. Grant, M. D. *Gut Reactions: Understanding Symptoms of the Digestive Tract*. New York: Plenum Press, 1989.

Tyler, Varro E., Ph. D. *The Honest Herbal*, third edition. Binghamton, N. Y.: Pharmaceutical Products Press, 1993.

Weil, Andrew, M. D. *Natural Health, Natural Medicine*, Boston: Houghton Mifflin Company, 1990.

Wurtman, Judith J., Ph. D. *Managing Your Mind and Mood Through Food*. New York: Rawson Associates, 1986.

Sachregister